prologue1

제1집 발간사

내분비학회가 발족된지도 9년이 지났습니다. 그러나 내분비학회가 창립된 훨씬 이전인 1979년 3월부터 내분비 연구회라는 이름으로 활동하여 왔습니다. 매달 내분비집담회의 형식으로 각 병원에서 흥미롭고 교육적인 증례를 통하여 학문적인 인간적인 교류가 있었습니다. 내분비 연구회에서 내분비학회를 출범한 후에도 내분비 증례에 대한 월례집담회는 계속되어 금년 4월에 제71차에 이르게 되었습니다. 월례집담회에 발표된 증례들은 실로 매우 다양하여, 우리나라에 이러한 증례가 있었구나 하는 호기심과 함께 내분비학에 더욱 깊게 접하는 청량한 자극제가 되었음은 누구나 부인하지 못할 것입니다. 그러나 집담회에서 발표된 증례들의 일부는 증례보고 형식으로 잡지에 발표되기도 했지만, 대부분 집담회 발표와 함께 잊혀져 버리는 안타까움이 있었습니다. 다행히 내분비학회회원 사이에서 이미 발표된 증례를 모아서 책으로 발간하는 것이 좋겠다는 많은 의견이 있어서 매우 뜻 깊은 일로 생각되었습니다.

학술위원회를 중심으로 이미 집담회에서 발표된 증례들의 재구성을 위하여 일년 가까이 15차에 걸친 모임이 있었습니다. 10년 이상된 증례도 있고, 내분비 검사상 최신 감각에 맞지 않는 증례도 있었고, 증례에 대한 사진과 병리조직 표본을 찾기 힘든 증례도 있어서 모든 증례를 완벽하게 꾸미는 데 있어 많은 어려움이 있었습니다. 이러한 어려움에도 불구하고 강무일, 김성연, 김진우, 오연상, 이현철, 유형준, 최동섭 학술위원 등의 헌신적인 노력으로 증례집이 탄생하게 되었습니다.

본 증례집에 수록된 모든 증례는 우리나라에서 경험된 예들이기 때문에, 우리나라의 내분비 질환의 특징을 잘 나타내 주리라고 생각합니다. 또한 증례의 분석을 가능한 최신의 검사방법 등을 동원하였기 때문에 증례들의 임상적인 접근방식을 제공할 수 있도록 노력하였습니다. 그리고 각 증례의 뒷 부분에는 간단한 증례의 해설과 함께, 증례 파악에 도움을 줄 수 있는 참고문헌을 수록하였습니다. 국내 내분비학회원, 내분비학에 관심을 가지고 있는 학자, 병원전공의 및 의과대학 학생들에 널리 도움을 줄 수 있도록 기대합니다.

내분비학회에서는 계속 사업으로 제 2 집, 제 3 집의 증례집 발간을 계획하고 있습니다. 증례집 발간에 힘써주신 대한 내분비학회 학술위원 그리고 증례를 제공해주신 각 병원 담당 선생님께 심심한 감사의 말씀을 올립니다.

1991년 4월
대한내분비학회 회장
최 영 길

prologue 2

제2집 발간사

대한내분비학회는 학술위원회 주관으로 내분비 대사 증례집을 발간하게 되었습니다.

의학의 발달은, 평소에 흔히 보지 못하였던 증례를 분석하고 해결하는 과정을 통해서 이루어져 왔습니다. 가장 좋은 예가 호르몬 저항 증후군입니다. 이를 통해 호르몬의 작용 기전이 알려지게 되었고 수용체와 되먹임(feedback)의 개념이 정립되었습니다.

본 내분비 대사 증례집은 시상하부, 뇌하수체로부터 대사 질환에 이르기까지 내분비 대사 질환의 거의 모든 부분을 망라하고 있습니다.

이들은 자주 경험할 수 없는 질환입니다. 그러나 이들 질환의 발견, 이해, 분석, 해결까지는 그 어느 연구보다도 예리한 통찰력과 많은 노력이 필요합니다.

앞으로도 대한내분비학회 회원 여러분의 증례에 대한 더 많은 관심과 연구를 기대합니다.

또한 이 증례집을 통해서 새로운 내분비학의 지식이 더 확산되기를 기대합니다.

끝으로 이 증례집을 발간하기까지 노고를 아끼지 않으신 학술위원회 여러분과 학회 임원, 출판 관계자 여러분께 깊은 감사를 드립니다.

감사합니다.

대한내분비학회 회 장 김 선 우
대한내분비학회 이사장 김 영 설

authors

학술 위원회

위원장	강무일	가톨릭대학교 의과대학 내과학 교실
간 사	유순집	가톨릭대학교 의과대학 내과학 교실
위 원	김동선	한양대학교 의과대학 내과학 교실
	김두만	한림대학교 의과대학 내과학 교실
	김성운	경희대학교 의과대학 내과학 교실
	김재범	서울대학교 자연과학대학 생명과학부
	박태선	전북대학교 의과대학 내과학 교실
	오기원	성균관대학교 의과대학 내과학 교실
	이병석	연세대학교 의과대학 산부인과학 교실
	정재훈	성균관대학교 의과대학 내과학 교실
	정호연	경희대학교 의과대학 내과학 교실
	차봉수	연세대학교 의과대학 내과학 교실
	최제용	경북대학교 의과대학 생화학 교실

〈가나다 순〉

c|o|n|t|e|n|t|s

목 차

1

시상하부-뇌하수체

2 갑상선

c|o|n|t|e|n|t|s
목 차

3

부신

4

당뇨병

5

성선기능장애

c|o|n|t|e|n|t|s

목 차

6 부갑상선-골대사

7 기타(흥미로운 내분비 질환)

Chapter 01 시상하부-뇌하수체

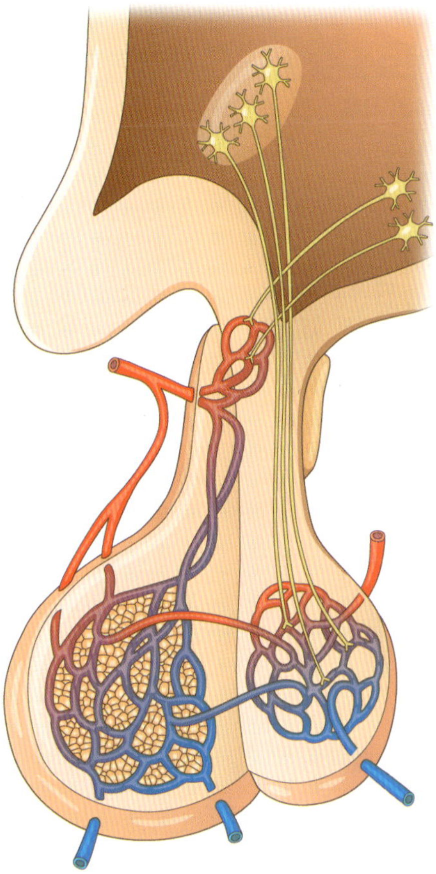

01 대퇴골두 골단 분리증과 동반된 두개인두종으로 인한 범발성 뇌하수체기능저하증

병력

【17세 남자】

- **주소 :** 성장 및 이차 성적 발달의 지연
- **과거 병력 :** 1997년 5월 우측 대퇴골두 골단 분리증 진단후 비관혈적 정복술 및 나사 내고정술을 시행

진찰 소견

내원 당시 활력징후는 혈압 110/70 mmHg, 맥박수 80회/분, 호흡수 18회/분, 체온 36.4℃이었고, 신장 160cm(10~25 percentile), 체중 58kg (50~70 percentile) 이었다. 액모 및 음모는 없었고 고환(2mL) 및 음경(1.6×4.7cm)의 크기는 작았다. 우측고관절의 외상은 없었으나 압통과 부종 및 동통을 수반한 운동제한이 있었다. 신경학적 검사상 양측 대광반사는 정상이나, 시야 검사상 양이측 반맹 소견이 관찰되었고, 그 외 특이소견 없었다.

검사 소견

(1) 내분비 검사

복합 뇌하수체 전엽 자극 검사(표 1, 2)

(2) 방사선 검사

수근관절 촬영에서 골 연령은 15~16세로 환자의 연령에 비해 약간 지연되어 있었으며 성장판은 아직 폐쇄되지 않았다. 고관절의 전후면 사진에서 대퇴골두 성장판이 다소 넓어지고 불규칙한 모양을 보였으며 대퇴골두는 심한 후하방 전위를 보였다(그림 1). 뇌하수체 자기공명 촬영에서 제3뇌실과 시상하부를 압박하는 낭성의 큰 종괴가 터어키안 내부에서부터 주변으로 확장된 소견을 보였다(그림 2).

(3) 기타 검사

두개인두종 의심하고 우측 전두-측두-두정 골 성형 개두술(frontotemporoparietal osteoplastic craniotomy)과 종괴 제거술을 시행하였고 종괴는 낭성으로 분홍색조를 띄었고 반대측까지 확장되어 있었으나 주위와의 유착소견은 없었으며 시상하부는 심하게 눌려 있었고 시신경은 경미하게 눌려있었다.

(4) 병리조직 검사

광학 현미경 소견상 클로버 잎 모양의 구조와 낭성공간 주변부의 관병식상 배열을 하고 있는 핵들이 관찰되어서 법랑종형 두개인두종을 진단하였다(그림 3). wet keratin과 stellate reticulum도 관찰되었다.

경과

종괴 제거 수술후 신장 162cm, 체중 74kg, 허리둘레는 96cm이었으며, 범발성 뇌하수체기능저하증에 대해 L-thyroxine 0.1mg/day 경구, Prednisolone 5mg/day 경구, Growth hormone 1U/day×6day/week 피하주사, Testosterone 250mg/month 근육내 주사로 투여 받고 있으며 수술후 1년 경과후 신장 170cm(25~50 percentile), 체중 78.1kg(>97 percentile), 허리둘레 86cm으로 성장과 동시에 복부비만이 호전되었다. 성장호르몬 치료전 IGF-1은 32.91

ng/mL, 치료 5개월후 197.57ng/mL로 정상범위로 회복되었다. 남성호르몬 치료전 Tanner stage I에서 치료후 Tanner stage IV로 이차 성징의 성숙이 있었다. 대퇴골두 골단 분리증은 비관혈적 정복술 및 나사 내고정술 시행 후 고정된 위치에서 골단판이 유합되어서 더 이상 전이가 일어나지 않았다.

도움말

두개인두종은 두개강내 종양의 3~5%를 차지하며 터어키안 부위에서 뇌하수체 선종 다음으로 가장 흔한 종양이며, 범발성 뇌하수체기능저하증이 7%에서 동반된다. 대퇴골두 골단 분리증은 골성장판 붕괴에 의해서 대퇴골두가 대퇴경부에 대하여 후하방으로 전위되는 것으로 그 확실한 원인이 밝혀지지 않고 있으나 생리적으로 호르몬 분비과정에 많은 변화가 일어나는 급성장기인 사춘기에 많이 발생하며 내분비계 질환과 연관이 있다고 추측하고 있다. 동반된 내분비 질환으로 갑상선기능저하증, 성장호르몬 결핍증, 범발성 뇌하수체기능저하증, 성선기능저하증, 부갑상선기능항진증, 성장호르몬 과다, 복합내분비선 종양, 터너증후군과 시신경교종, 요붕증, 기술되지 않은 내분비질환을 동반한 두개인두종 등이 보고되었다. Randol 등은 대퇴골두 골단 분리증과 내분비질환이 동반된 85명의 환자들을 고찰하여 24%에서 두개인두종이 있음을 보고하였는데, 두개인두종을 동반한 군에서 동반하지 않은 군보다 더 비만하였으며 두개인두종을 동반한 군에서 대퇴골두골단분리증이 발생하기전 내분비질환을 진단하는 경우가 더 많다고 보고하였다.

본 증례에서는 대퇴골두골단분리증 진단당시 내분비학적 이상에 대한 가능성을 고려하지 않고 일차 수술 후 늦게 진단되었던 경우로, 사춘기의 환자가 대퇴골두 골단 분리증이 진단된 경우 약 1/3에서는 내분비학적 장애가 동반되므로 반드시 내분비학적 검사를 시행하는 것이 필요하리라 생각된다.

참고 문헌

1. 전용범, 서광윤 : Turner mosaicism(45XO/46XX)과 hypogonadism 및 diabetes insipitus를 동반한 slipped capital femoral epiphysis의 치험 1례 보고. 대한정형외과학회지 18 :1013-1018, 1983
2. Loder RT, Wittenbery b, Desilva G : slipped Capital femoral epiphysis assoliuted with endourive disorders.
3. Ivan D, James L : Anderson's Pathology, pp1936-1937, S. Louis Missouri USA Mosby-Year Book Inc, 1996
4. Beverly MKBr, Gilbert HD : Harrison's principles of internal medicine, 14th ed, pp1988-1999, USA, The McGrow-hill Companies Inc, 1998

표 1. 복합 뇌하수체 전엽 자극 검사 : 1997. 12

1) After L-dopa 500mg, TRH 200μg, GnRH 100μg at 5 :30 AM

	Basal	30 min	60 min
GH(ng/mL)	0.14	0.12	0.18
LH(mIU/mL)	0.30	0.34	0.39
FSH(mIU/mL)	0.59	0.57	0.51
TSH(mIU/L)	0.07	0.19	0.21

2) After R-I 4u at 12 :30 PM

	Basal	30 min	60 min
Blood glucose level(mg/dL)	92	68	74
GH(ng/mL)	0.12	0.13	0.11
Cortisol(μg/dL)	0.7		1.22

표 2. 복합 뇌하수체 전엽 자극 검사 : 1998. 4

After R-I 5u, TRH 200μg, GnRH 100μg at 8 AM

	Basal	30min	60min
Blood glucose level(mg/dL)	83	43	77
GH(ng/mL)	0.34	0.34	0.28
Prolactin(ng/mL)	0.5	1.1	0.8
LH(mIU/mL)	0.2	0.8	0.7
FSH(mIU/mL)	0.1	0.4	0.4
ACTH(pg/mL)	6.19.	19.52	12.03
Cortisol(μg/dL)	1.0	4.0	4.9
TSH(mIU/L)	0.05	0.07	0.07
T_3(ng/dL)	71.7		
T_4(μg/dL)	1.1		
Testosteron(ng/mL)	‹0.2		
E_2(pg/mL)	‹20		

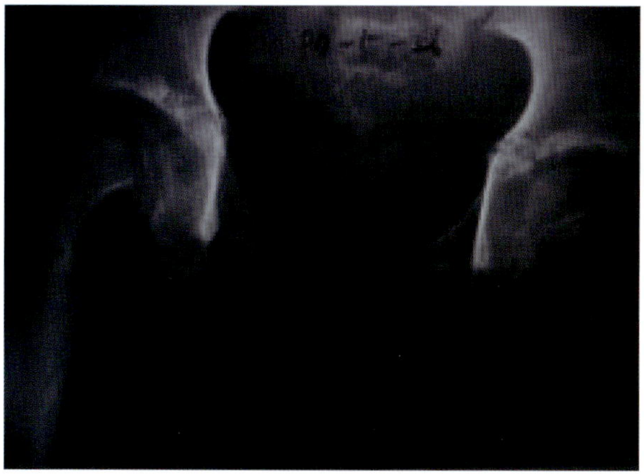

그림 1. 수술전 양측 고관절 전후 촬영상에서 우측대퇴골두가 골두 직경의 약 절반정도 우측 대퇴골간단에서 후내측으로 전위된 소견

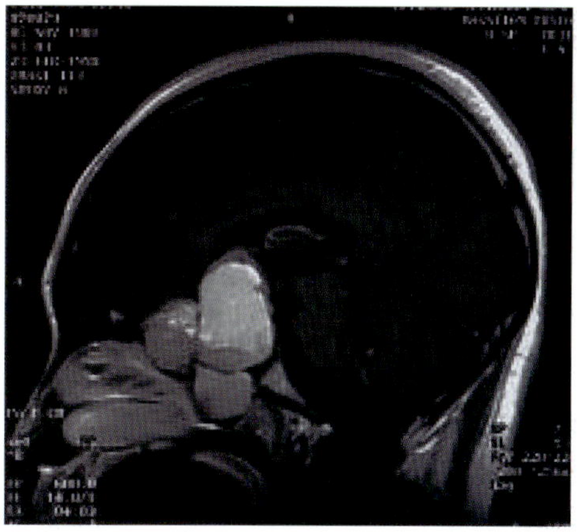

그림 2. 조영 증강후 T1 weighted 시상면 뇌사기 공명 영상 소견상 경계가 명확한 소엽을 형성하는 큰 낭성의 안장 옆의 조영 증강 종괴가 상부로 팽창하여 시상하부와 제3 뇌실을 압박 하고 있음.

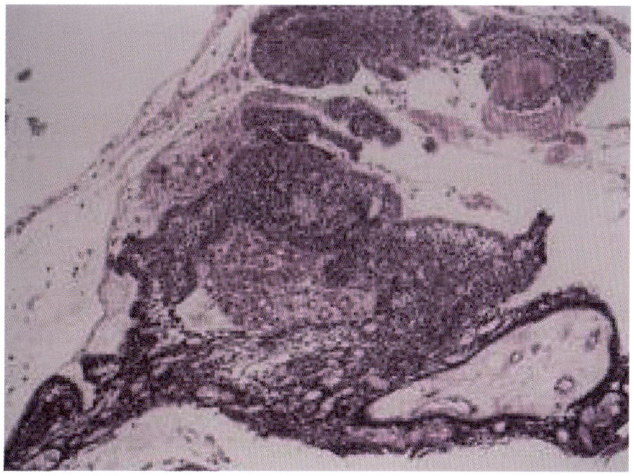

그림 3. 법랑종형 두개인두종의 미세 구조로서 클로버 잎 모양의 구조, 낭성 공간, 말초의 울타리 모양의 핵을 보이고 있음(H&E 염색×40)

02 성인 여자에서 발견된 뇌하수체 전엽 무형성증

병력

[33세 여자]

- **주소 :** 저신장 및 성적 유치증
- **현병력 :** 6년 전 당뇨병으로 진단받고 경구 혈당 강하제를 불규칙하게 복용하였고, 3년 전 당뇨병성 증식성 망막증으로 광응고술을 시술받음.
- **과거력 :** 제태 기간 38주에 집에서 정상 질식 분만을 통해 출생하였으며, 출생 당시는 정상 체구였으나 출생 직후부터 성장이 지연되고, 12세 이후로는 성장이 멈춤.
- **가족력 :** 환자의 어머니가 50세 경에 당뇨병 진단을 받고, 71세에 당뇨병성 신부전으로 사망.

진찰 소견

내원 당시 환자의 생체 징후는 혈압 120/80mmHg, 맥박수 70회/분, 호흡수 18회/분, 체온 36.6℃였으며, 신장 134cm, 체중 31.3kg이었다. 두개골이나 귀, 구개 등에 기형은 관찰되지 않았으나, 안장코(saddle nose)가 의심되었고, 양안의 당뇨병성 망막증과 좌안의 녹내장 소견 보였다. 갑상선의 종대나 만져지는 결절은 없었다. 유두 및 유방의 발달은 Tanner stage I 이었고, 액와모 및 치모는 관찰되지 않았다. 청진상 호흡음과 심음은 정상적이었고, 복부나 배부 및 피부에는 특이소견 없었다.

검사 소견

(1) 일반 검사

- **일반 혈액검사 :** 백혈구 9500/mm³, 혈색소 9.0 g/L, 혈소판 334,000/mm³, 혈청철 7.2 μmol/L(40.2 μg/dl), TIBC(total iron-binding capaity) 36 μmol/L(201 μg/dl), ferritin 52.33 μg/L,
- **생화학 검사 :** 혈중 요소 질소 15.4mg/dL, 크레아틴 1.1mg/dL, 칼슘 9.2mg/dL, 인 3.72mg/dL,공복 혈당 325mg/dL, 총콜레스테롤 278.6mg/dL, 중성지방 726mg/dL, HDL-cholesterol 38.6mg/dL, LDL-cholesterol 162.1mg/dL, 당화 혈색소 12.3%
- **요 검사 :** 케톤뇨 음성, 비중 1.030

(2) 내분비 검사

공복 혈장 C-peptide농도 0.19ng/mL, 항GAD(glutamic acid decarboxylase) 항체 0.01mIU/L 이하

복합 뇌하수체 전엽 자극검사 결과(표 1).

(3) 유전학 검사

핵형 검사상 46, XX였고, metaphase에 있는 60개의 세포 검사 결과에서 mosacism 등 다른 이상 소견은 관찰되지 않았다.

(4) 방사선 검사

요골 원위부와 대퇴 골두의 성장판이 아직 닫히지 않은 상태였고, Greulich 및 Pyle의 기준으로 골 연령은 16~17세로 산정되었다. 터키안의 cone down 촬영에서 뇌하수체

와(pituitary fossa)가 거의 형성되어 있지 않았다. 뇌하수체 자기공명 영상에서 뇌하수체 전엽이 형성되어 있지 않았고 뇌하수체 경이 흔적으로 보였다(그림 1). 골반 초음파 검사상 난소는 관찰되지 않았고, 자궁은 위축되어 있었다. 요골 부위의 단일광자 골 흡수촬영에서 T-score -2.8로 골다공증 소견을 보였다.

(5) 기타 검사

Korean Wechsler Intelligence Scale에서 지능지수는 84였다.

경과

환자는 현재 이차 성징 발현을 위해 premarin® (conjugated estrogen) 0.3mg과 provera®(medroxyprogesterone acetate) 0.125mg을 투여하고 있으며, 갑상선 기능은 부분적인 결핍으로 판단하여 갑상선 호르몬을 투여하지 않은 채 갑상선 기능을 추적 검사하고 있다. 지속형 인슐린으로 혈당 조절 중이고, 골 다공증에 대해서는 칼슘과 비타민 D제제를 투여하고 있다. 키가 3퍼센타일 이내로 저신장이 심한 상태이나 양안에 당뇨병성 증식성 망막증이 있어 성장호르몬 사용을 고려하지 않고 있다.

도움말

선천성 범발성 뇌하수체 전엽 기능 저하증의 원인으로는 선천성 뇌 종양 혹은 encephalocele, 중추 신경계 감염, 특발성 혹은 유전적인 뇌하수체 호르몬 결핍, 염색체 이상 그리고 선천적 뇌하수체 전엽 무형성증 등이 있다. 이들 환자는 저신장, 이차 성징 발달 장애 등 호르몬과 연관된 증상을 보인다. 이 중 뇌하수체 전엽 무형성증은 분만 시 직접적인 혹은 출생 전후의 저산소증에 의하여 시상하부 및 뇌하수체 경(pituitary stalk)의 손상으로 발생하는 것으로 추측하여 왔는데, 최근에는 뇌하수체 전엽의 형성과 분화에 관계하는 유전자 이상이 중요한 원인으로 대두되고 있다. 1980년대에 이르러 뇌하수체 전엽 세포 내에서 전사 인자인 Pit-1과 Prop-1 등을 발견하였고, 실제로 선천성 뇌하수체 기능저하증 환자들 중 Pit-1과 Prop-1의 유전자인 PIT1 혹은 PROP1(Prophet of Pit-1) 돌연변이에 의한 예들이 밝혀지기 시작하였다. 본 증례에서는 임상 소견과 복합 뇌하수체 자극 검사상 성장 호르몬과 이차성 갑상선 기능 저하증뿐 아니라 중증의 성선자극호르몬 결핍성 성선 기능 저하증이 동반되어 있어 PIT1 보다는 PROP1(Prophet of Pit-1) 돌연변이가 더 의심되었다. PROP1 돌연변이는 열성 유전되는데, 현재 다양한 위치에서 유전자 이상이 보고되고 있으며, 뇌하수체 전엽의 기능저하가 환자마다, 그리고 한 개인에서도 나이에 따라 변화하는 양상을 보이고, 뇌 자기공명영상에서도 역시 다양한 뇌하수체 병변을 보인다. 본 증례에서는 내원시 부신피질 자극 호르몬을 제외한 뇌하수체 전엽호르몬기능저하증이 동반되어 있었고, 뇌 자기공명 영상에서 뇌하수체 와의 크기가 작고, 뇌하수체 전엽이 거의 형성되지 않음을 관찰할 수 있었다.

뇌하수체 전엽의 무형성증으로 인한 뇌하수체 전엽 호르몬 결핍증으로 저신장과 성선 기능 장애가 생긴 증례를 뇌 자기공명 영상과 복합 뇌하수체 자극검사를 통해 진단하였고, PROP1 등의 유전자 이상에 의한 원인을 배제하기 위하여 가족을 포함한 환자의 혈액을 채취하여 유전자 검사가 추후 필요할 것으로 사료된다.

참고 문헌

1. Craft WH, Underwood LE, Wyk JJV, Hill C : High incidence of perinatal insult in children with idiopathic hypopituitarism. J Pediatr 96 : 397-402, 1980
2. Bodner M, Karin M : A pituitary-specific trans-acting factor can stimulate transcription from the growth hormone promoter in extracts of non-expression cells. Cell 50 :267-275, 1987
3. Ingraham HA, Chen R, Mangalam HJ, Elsholtz HP, Flynn SE, Lin SR, Simmons DM, Swanson L, Rosenfeld MG : A tissue-specific transcription factor

containing a homeodomain specifies a pituitary phenotype. Cell 55 :519-529, 1988

4. Cogan JD, Wu W, Phillips III, Arnhold IJ, Agapito A, Fofanova OV, Osorio MG, Bircan I : The PROP1 2-base pair deletion is a common cause of combined pituitary hormone deficiency. J Clin Endocrinol Metab 83 :3346-3349, 1988
5. Vance ML : Hypopituitarism. N Engl J Med 330 :1651-1662, 1994
6. Deladoey J, Fluck C, Buyukgebiz A, Kuhlmann BV, Eble A, Hindmarsh PC, Wu W, Mullis : "Hot spot" in the PROP1 gene responsible for combined pituitary hormone deficiency. J Clin Endocrinol Metab 84 :1645-1650, 1999
7. Fofanova O, Takamura N, Kinoshita E, Vorontsov A, Vladimirova V, Dedov I, Yamashita S : MR imaging of the pituitary gland in children and young adults with congenital combined pituitary hormone deficiency associated with PROP1 mutation. Am J Roentgenol 174 :555-559, 2000
8. Reynand R, Chadl-chaieb M, Valletote-kasics, Barler A, sarles J, Pellsgrini-Bouiuer I, Enjalbert A, Chaieb L, Brue T: Afamilial form of Longenital hypopitutarism due to PROP mutation in a larse kindred : phenotypc and in vivo fnnctional stuchies. J Clin Endocrinel Metab 89 : 5779-86, 2004

표 1. 복합 뇌하수체 전엽 자극 검사

Hormone	Basal	Time 30 min.	60 min.	90 min.
Glucose(mg/dL)	85	13*	268	
TSH(mIU/L)	3.72	6.71	6.34	
GH(ng/mL)	<0.01	<0.01	<0.01	<0.01
LH(mIU/mL)	0.28	0.09	0.10	
FSH(mIU/mL)	0.10	0.08	0.24	0.14
Cortisol(μg/dL)	10.45	17.45	18.02	12.98
ACTH(pg/mL)	9.77			

* 심한 저혈당으로 포도당 정맥투여하였음.
Free T_4 0.67(0.95~2.23ng/dL), Free T_3 1.40(1.60~3.80pg/mL)
Somatomedin-C 30.40(89~372ng/mL), Estradiol 0.07pg/mL 이하
Progesterone 0.10pg/mL 이하

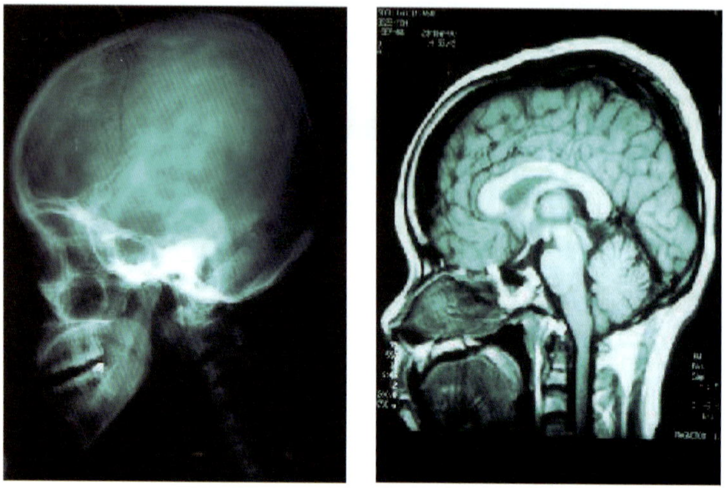

그림 1. 환자 뇌하수체 영상 분석. 좌측 그림은 접형동 cone down 방사선 사진으로 환자의 뇌하수체 와가 정상보다 훨씬 작아져 있음. 우측 사진은 환자의 접형동 자기 공명 영상 으로 T1 시상면으로 뇌하수체 줄기가 미세하게 남아있으나 뇌하수체 전엽은 관찰되지 않고 있음.

03 임신과 동반된 임파구성 뇌하수체염

병력

【26세 여자】

- **주소 :** 내원 2개월 전부터 시작된 두통 및 오심을 동반한 구토
- **현병력 :** 내원 2개월 전 두번째 임신 후 두통과 오심, 구토가 심해져 내원 1개월 전 인공유산(임신 5주째)을 하였으나 증상이 계속되어 타원에서 뇌자기공명영상검사을 시행하였으며 검사상 뇌하수체 종괴가 의심되어 본원으로 전원.
- **과거력 :** 첫번째 출산은 정상분만이었으며 출산 후 합병증은 없었고 그 외 특이한 병력이나 약물 복용력 없음.
- **가족력 :** 특이 사항 없음

진찰 소견

내원 당시 활력징후는 혈압 100/60 mmHg, 맥박수 72회/분, 호흡수 20회/분, 체온 36.5℃ 이었다. 말단비대와 안면윤곽의 변화, 월상안과 중심성 비만의 소견은 관찰되지 않았으며 유루 분비도 없었다. 신경학적 검사상 의식은 명료하였으며 감각기능 및 운동기능은 정상이었고 뇌신경검사와 소뇌기능검사도 정상이었다. 안과 전문의가 시행한 안저검사 소견은 정상이었으며 시야검사에서 시야결손은 없었다.

3) 검사 소견

(1) 일반 검사

말초 혈액 검사와 혈청 생화학 검사에서 ESR 22 mm/hr(정상범위 : 1~15mm/hr) 이외에는 모두 정상이었으며 혈청 전해질 검사와 소변 검사도 정상이었다.

(2) 내분비 검사

기저 호르몬 검사 소견 : TSH <0.05 μIU/mL (정상범위 : 0.3~5.0 μIU/mL), T3 162ng/dL(정상범위 : 85~185ng/dL), free T_4 0.77ng/dL(정상범위 : 0.6~1.7ng/dL, cortisol 0.4 μg/dL, GH 2.1ng/mL, prolactin 3.1ng/mL

복합 뇌하수체 전엽 자극검사 (표 1)

(3) 방사선 검사

두개골 단순 X-선 촬영에서는 특이 소견이 없었으나 타원에서 시행한 뇌자기공명영상검사에서 터어키안와(sella turcica)를 확장시키는 뇌하수체 종괴가 관찰되었다(그림. 1A). 종괴는 1.0× 1.0cm 크기의 타원형이었으며 해면정맥동(cavernous sinus)과 시신경교차부(optic chiasm)를 외측으로 압박하면서 터어키안와 상방으로 확장되어 있었으나 해면정맥동과의 경계는 뚜렷하였고 주위조직으로 침범한 증거는 없었다. T1 강조영상에서 균일한 저신호강도를 보이면서 gadolinium(Gd-DPTA)에 의한 조영증강이 관찰되어 비기능성 뇌하수체 거대선종이 강력하게 의심되었다.

(4) 병리 조직 검사

뇌하수체 내 임파구와 형질세포가 미만성으로 침윤된

임파구성 뇌하수체염이 진단되었다(그림 2~4).

경과

갑상선호르몬과 부신피질호르몬을 투여하면서 경접형동 종양제거술을 시행하였으며 경막에 단단하게 부착된 견고한 뇌하수체 종괴를 제거하였다. 수술 후 1일째 뇌자기공명영상검사를 시행하였다(그림 1B). 수술 후 특별한 합병증없이 회복되었으며 수술 후 8일째 시행한 기저 호르몬 검사 소견은 TSH 0.2 μIU/mL, T3 25ng/dL, T4 6.2 μg/dL, free T4 0.72ng/dL, prolactin <0.1ng/mL이었다. 환자는 더 이상 임신을 원하지 않았으며 levothyroxine 100 μg/day, prednisolone 5mg/day, conjugated estrogen 0.625mg/day, progesterone 10mg/day로 호르몬 치환요법을 시행하면서 현재까지 특별한 문제없이 외래에서 추적관찰 중이다.

도움말

임파구성 뇌하수체염은 1962년 Goudie 등이 처음으로 보고한 뇌하수체의 일차성 염증성 질환으로서 대부분 임신 또는 출산과 관련되어 발생하며 드물게 남성이나 임신과 관계없는 여성에서도 발생함이 알려져 있다. 병리학적 검사상 뇌하수체 내 림프구와 형질세포의 미만성 침윤 및 섬유화 소견이 특징적이며 병인은 아직까지 명확하지 않으나 약 30%에서 다른 자가면역질환이 함께 동반되는 점으로 미루어 볼 때 자가면역기전이 중요한 원인일 것으로 추측된다.

임파구성 뇌하수체염의 주 증상은 두통 및 시야결손이며 임신 초기에는 임신오조(hyperemesis gravidarum) 또는 뇌막염과 유사한 증상이 나타나기도 하는데 뇌자기공명영상검사에서 관찰되는 뇌하수체 종괴는 뇌하수체 선종과 구별하기 힘든 경우가 많으므로 만약 여성에서 임신 중이나 출산 후 두통과 시야결손이 있으면서 뇌하수체 종괴가 관찰되면 반드시 임파구성 뇌하수체염의 가능성을 고려하여야 한다. 그리고 뇌하수체 종괴와 함께 일시적 또는 영구적 뇌하수체기능저하증이 나타나기도 하므로 임상적으로 뇌하수체기능저하증이 의심되는 경우에는 반드시 뇌하수체 복합자극검사와 호르몬 치환요법을 시행하여야 한다.

참고 문헌

1. Asa LS, Bilbao JM, Kovacs K : Lymphocytic hypophysitis of pregnancy resulting in hypopituitarism : A distinct clinico-pathologic entity. Ann Intern Med 95 :166-171, 1981
2. Cosman F, Post KD, Holub DA : Lymphocytic hypophysitis : Report of 3 new cases and review of the literature. Medicine(Baltimore) 68 :240- 256, 1989
3. Pestell RG, Best JD, Alford FP : Lymphocytic hypophysitis : The clinical spectrum of the disorder and evidence for an autoimmune pathogenesis. Clin Endocrinol 33 :457-466, 1990
4. Lee JH, Laws ER Jr, Guthrie BL : Lymphocytic hypophysitis : Occurrence in two men. Neurosurgery 34 :159-163, 1994
5. Honegger J, Fahlbusch R, Bornemann A : Lymphocytic and granulomatous hypophysitis : Experience with nine cases. Neurosurgery 40 :713-723, 1997
6. Tubridy N, Mollgy J, Saunders D, Bell : A, powell M, Plant GT : PostPartum pituitany hypophysiti. J Neuroophthalmol.

표 1. 복합 뇌하수체 전엽 자극 검사

Time (min)	basal	30	60	90
Glucose (mg/dL)	95	47	72	86
GH (ng/mL)	1.6	1.6	2.1	1.5
ACTH (pg/mL)	0.1	1.0	1.7	1.2
Cortisol (μg/dL)	0.1	0.1	0.1	0.1
TSH (μIU/mL)	0.1	0.5	0.6	1.3
FSH (mIU/mL)	5.3	6.5	7.6	7.7
LH (mIU/mL)	0.4	2.3	3.5	4.4
Prolactin (ng/mL)	4.3	7.9	10.2	12.4

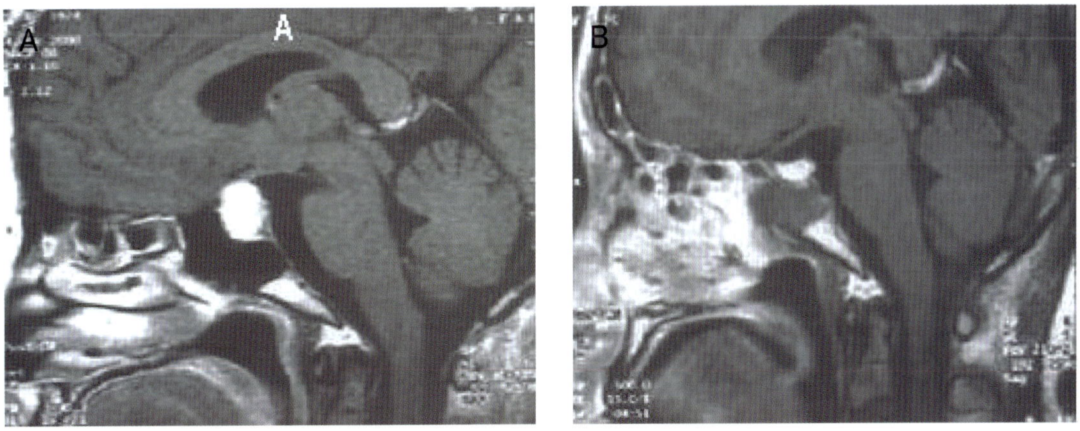

그림 1. (A) 수술전 T1-weighted 자기 공명 영상. 뇌하수체 종괴는 시신경 교차부를 압박하고 있음. (B) 경접형도 종양 절제술 후 자기 공명 영상.

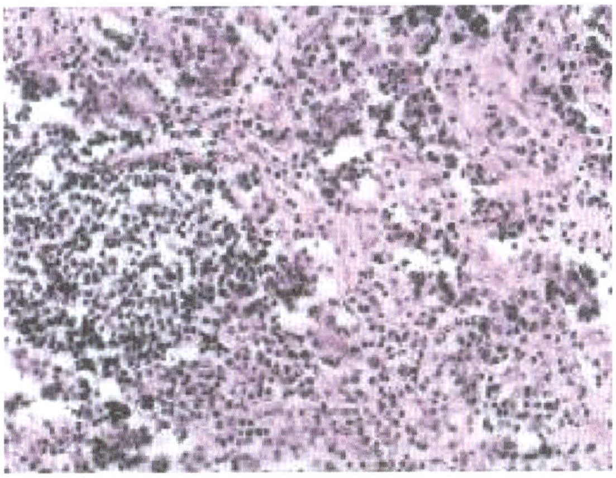

그림 2. 뇌하수체세포 중위에 림프구들과 형질세포의 침윤이 두드러짐 (H&E 염색)

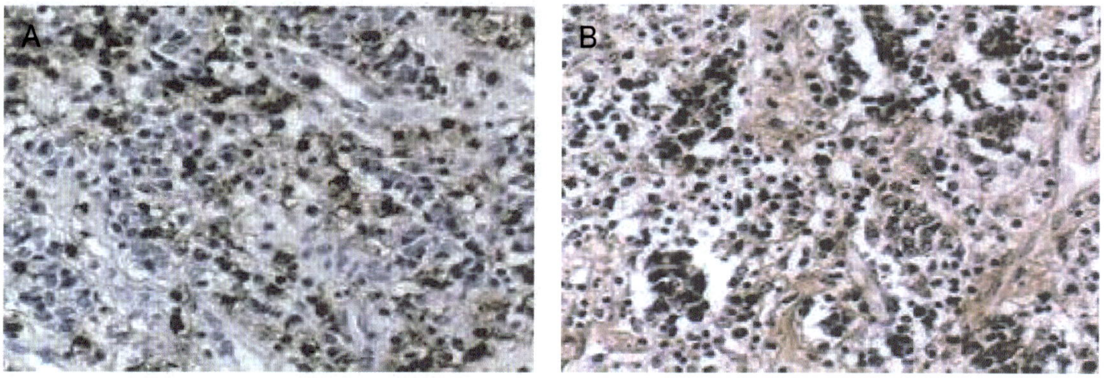

그림 3. (A) 림프구들은 백혈구 공동 항원(leukocyte common antigen:LCA)양성을 보임. (B)뇌하수체 세포들은 neuron specific enolase(NSE)에 양성 반응을 보임

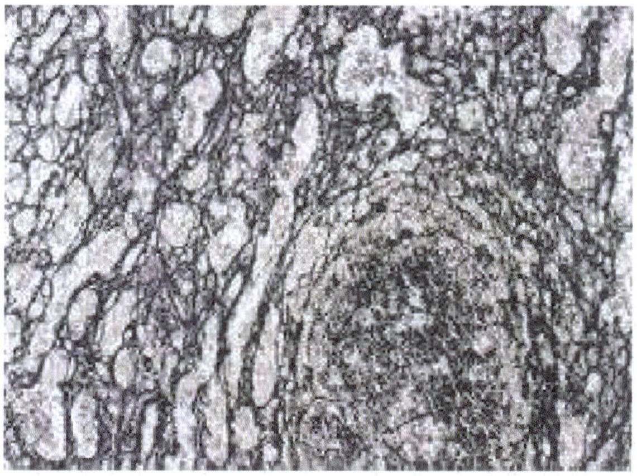

그림 4. 레티쿨린 섬유 망상이 정상 뇌하수체내의 꽈리 구조를 둘러싸고 있고 종자 중심을 형성한 림프모양 소포가 관찰됨(레티쿨린 염색)

04 폐경후 여성에서 진단된 임파구성 뇌하수체염

병력

【64세 여자】

- **주소 :** 두통, 우측 안구통
- **현병력 :** 내원 3년 전부터 시작되고 3주전 악화된 간헐적인 박동성 두통.
  두통의 양상은 좌측 대뇌 반구쪽에 치우치고, 두통이 있을때 오심과 함께 우측 안구 통증도 동시에 호소함.
- **과거력 :** 10년 전 경미한 고혈압으로 진단 받은 적이 있으나 항고혈압제는 복용하지 않고 있음. 4남매를 둔 주부로서 15세에 초경이 시작되었고, 52세에 폐경이 되었으며, 특이한 약물 복용력은 없음.
- **가족력 :** 특이 사항 없음

진찰 소견

내원 당시 의식은 명료하였고, 키는 158cm, 몸무게는 51kg이었으며, 혈압은 120/70mmHg, 체온은 36℃였다. 안구 돌출 혹은 안근 마비의 소견은 없었으며, 흉부 청진상 심음과 호흡음은 정상이었다. 복부 및 사지에서 특이 소견은 관찰되지 않았고, 뇌신경 기능 검사를 비롯한 신경학적 검사는 정상이었다.

검사 소견

(1) 일반 검사

- **일반혈액검사 :** 백혈구 5,100개/mm^3, 혈색소 12.5g/dL, 혈소판 252,000개/mm^3
- **생화학검사 :** 나트륨 141mmol/L, 칼륨 3.4mmol/L, 혈중 요소 질소 7.0mg/dL 크레아틴 0.9mg/dL, 칼슘 8.8 mg/dL 인 3.6 mg/dL 공복 혈당 92mg/dL

(2) 내분비 검사

수술전 기저 호르몬 검사 (표 1).

(3) 방사선 검사

자기공명영상 사진에서 시신경교차를 압박하는 1.8×1.2×1.0cm의 뇌하수체 종양 소견을 보였으며, 내부에는 낭성 부위를 관찰할 수 있었고 변연부는 Gadolinium에 염색되는 소견을 보였다(그림 1A, 1B).

(4) 기타 검사

자가면역 항체 검사에서 항미토콘드리아 항체는 음성, 항핵항체는 약양성을 보였고, 항미크로솜항체는 음성, 항티로글로불린항체는 1 :100의 약양성 소견을 보였다.

(5) 병리 조직 검사

제거한 종양의 조직에서는 임파구와 형질세포(plasma cell) 및 약간의 중성구로 구성된 심한 세포 침윤이 발견되었고, 종양을 의심할 수 있는 비전형적인 이상세포는 발견되지 않았다. 면역조직화학 검사상에 MGP(형질세포), LCA(염증 침윤) 및 L-26, UCHL 등의 임파구 특이 염색도 양성으로 나타나, 임파구성 뇌하수체선염으로 진단되었다(그림 2A, 2B, 2C).

경과

환자는 경구 아세타미노펜에 반응이 없었고, 시간이 경과함에 따라 두통이 더욱 심해졌으며, 시야 검사에서는 정상소견을 보였으나 자기공명영상 사진상 시신경교차의 압박 소견이 있어, 경접형골 뇌하수체 종양 제거술을 시행하였다. 수술 후 두통과 안구통은 소실되었으며, 특별한 술후 부작용은 관찰되지 않았다. 수술후 6주에 TRH 400 μg, LHRH 100 μg, Regular insulin 0.1 unit/kg을 이용하여 복합 뇌하수체 자극검사를 실시하였다. 기저 호르몬 수치에 있어서는 GH(0.12ng/mL), LH(3.4mIU/L)의 경미한 저하 소견이 관찰되었으나, 자극에 대한 반응은 정상적이었다(표 2). 수술후 5개월의 아침 호르몬 검사는 IGF-I이 110.72ng/mL으로 감소 소견을 보이는 것 외에 비교적 정상범위를 유지하고 있었으며수술후 6개월에 시행한 뇌하수체 자기공명영상 사진에서도 종괴의 재발 및 기타 이상소견은 발견되지 않았다. 환자는 현재 특별한 증상을 호소하고 있지 않으며 호르몬 보충 요법 또한 시행하고 있지 않으나, 향후 뇌하수체 호르몬 결핍 발생에 대하여 추적 관찰 중이다.

도움말

임파구성 뇌하수체선염은 자가 면역성 병인에 의한 것으로 생각되는 뇌하수체의 염증성 질환이다. 1962년 Goudie와 Pinkerton이 하시모토 갑상선염을 가진 여성에서 동반된 뇌하수체 전엽의 염증성 질환을 보고한 이래, 전세계적으로 150예 정도가 보고되고 있으며, 국내에서는 약 4예 정도가 보고되고 있는 비교적 드문 질환이다. 8-9 :1의 비율로 여성에게서 호발하며, 특히 임신 후반기나 출산후의 젊은 여성에서 많이 발생하는 것으로 알려져 있다. 그러나 임신과 상관없는 중년기 이후의 여성 및 남성에서도 발생하는데, 국내에서는 요붕증을 특징으로 하는 남성 1예가 보고되어 있다. 하시모토 갑상선염, 전신성 홍반성 루푸스 등의 자가면역성 질환과 동반하는 경우가 많으며, 제1형 당뇨병등과 동반된 예들도 보고되어 있어 자가 면역 질환임을 강력히 시사하나, 질환에 특이한 항체가 증명되어 있지는 않다.

임파구성 뇌하수체염을 임상적으로 진단하기는 쉽지 않다. 종괴 증상과 호르몬 결핍 증상이 자가 면역 질환을 가진 환자나 주산기의 젊은 여성에서 발생할 경우에는 임파구성 뇌하수체염의 가능성을 의심할 수 있으나, 다른 임상적 환경에서 이를 의심하기는 어렵기 때문이다.

본 증례에서는 환자의 연령을 비롯한 임상적 환경과 방사선학적 검사상 임파구성 뇌하수체염을 우선적으로 의심하지 못하여 스테로이드 치료를 시행하지 못했으며, 자기공명영상 사진상 종괴가 시신경교차를 압박하고 있는 소견과 함께 환자가 심한 두통을 호소하고 있어 경접형동 종괴 제거술을 시행하였다. 수술후 두통은 소실되었으며, 호르몬 검사상의 호전이 관찰되어 현재 특별한 투약은 시행하고 있지 않으나, 향후 호르몬 보충요법의 필요성을 판단하기 위해 지속적인 추적 관찰을 필요로 한다. 이와 함께 임상적 환경상 임파구성 뇌하수체염의 발생을 의심하기 어려운, 임신과 관련이 없는 여성이나 남성에 있어서의 뇌하수체 종괴의 감별진단에 임파구성 뇌하수체염이 포함되어야 하며, 이의 발생이 의심될 경우에는 진단 및 치료적 의미에서 스테로이드 투여가 고려되어야 할 것이다.

참고 문헌

1. 문우성, 강명재, 이동근, 김형일, 최호열, 김상호 : 요붕증을 보인 남성에게 발생한 림프구성 하수체염. 대한병리학회지 30 :528-532, 1996
2. Pestell RG, Best JD, Alford FP : Lymphocytic hypophysitis. The clinical spectrum of the disorder and evidence for an autoimmune pathogenesis. Clin Endocrinol (Oxf) 33 :457-466, 1990
3. Thodou E, Asa SL, Kontogeorgos G, Kovacs K, Horvath E, Ezzat S : Clinical case seminar : Lymphocytic hypophysitis : Clinicopathological finding. J Clin Endocrinol Metab 80 :2302-2310, 1995
4. Ezzat S, Robert GJ : Autoimmune hypophysitis.

Trends Endocrinol Metab 8 : 74-80, 1997

5. Ji JD, Lee SY : Lymphocytic hypophysitis in a patient with systemic lupus erythematosus. Clin Exp Rheumatol 18 :78-80, 2000

6. Jo YS, Lee HJ, Rha SY, Hong Wj, Song Cj, Kim YK, Ro HK : Lympho cytic hypophysitis with diabetes insipidus : improvement by methylprednisolone Pulse therapy. Korean J Intern Med 19 : 189~192, 2004

표 1. 수술전 기저 호르몬 검사 소견

	Hormone Level	Normal Values
ACTH(pg/mL)	16.5	4.7~41
Cortisol(μg/dL)	1.3	3.1~22.4
GH(ng/mL)	2.51	0.68~3.68
IGF-I(ng/mL)	215.0	144~252
TSH(μIU/mL)	0.3	0.35~5.5
Free T4(ng/dL)	0.70	0.89~1.76
LH(mIU/L)	0.5	>20
FSH(mIU/L)	5.4	>20
PRL(ng/mL)	29.9	0~20

표 2. 수술 6주후 복합 뇌하수체 자극 검사 결과

			Time		
(단위)	Baseline	30min	60min	90min	120min
Glucose(mg/dL)	97	35	152	129	
ACTH(pg/mL)	15.4	38.9	85.6	19	23.5
Cortisol(ug/dL)	5.9	6.5	15.7	18.3	14.3
GH(ng/mL)	0.12	0.19	3.71	1.24	0.37
TSH(uIU/mL)	0.24	4.5	3.61	2.86	
Free T4(ng/dL)	0.96				
LH(mIU/L)	3.4	10.7	16.3	21.6	
FSH(mIU/L)	12.4	18.4	20.8	23.9	
PRL(ng/mL)	10.6	69.7	96.3		42.9

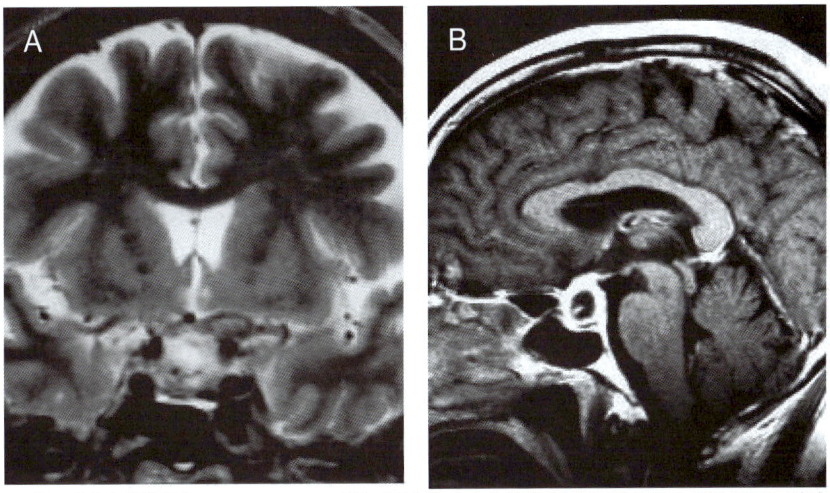

그림 1. 뇌자기 영상에서 1.8×1.2×1.0cm크기의 뇌하수체 종괴가 시신경 교차부를 누르고 있음. 내부는 낭성 부분을 포함하고 있음.

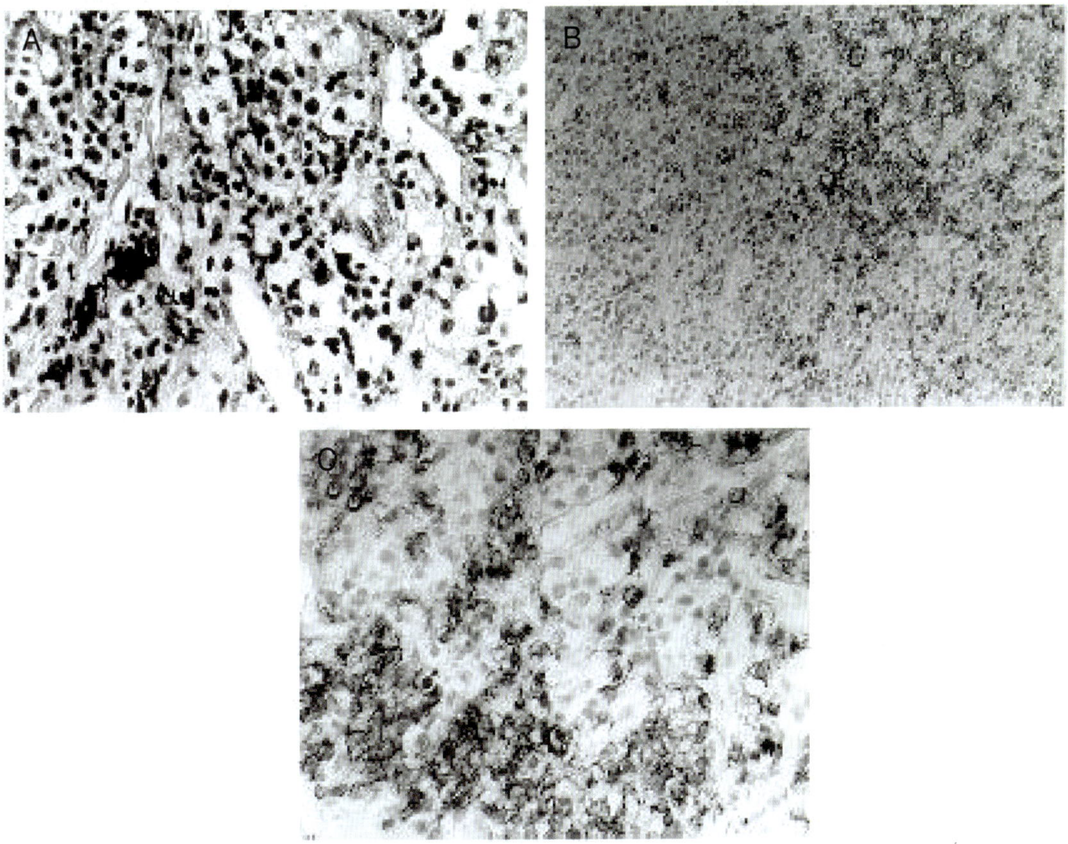

그림 2. 이 단면(HE x400)에서 림프구, 형질 세포, 일부 중성구로 구성된 광범위한 세포 침윤으로 인한 뇌하수체 구조의 소실과 남아있는 산재된 내분비 세포(A). 면역화학 염색상 L-26(B)과 LCA양성(C)소견을 보임.

05 폐 선양낭성암에 동반된 중추성 요붕증으로 발현한 뇌하수체 종양

병력

【52세 여자】

- **주 소 :** 다음, 다뇨
- **현병력 및 과거력 :** 환자는 비 흡연자이었고, 평소 건강하였으며 3주전부터 발현한 다음, 다뇨를 주소로 내원함.

진찰 소견

이학적 검사상 키 155cm, 체중 65kg, 혈압 130/90mmHg, 맥박은 70회/분, 호흡 18회/분, 체온 36.5℃였다. 급성 병색을 보였으나 의식은 명료하였고, 결막에 빈혈 소견은 없었고 공막의 황달이나 경부 림프절 비대나 경정맥 울혈 소견은 없었다. 청진상 호흡음이 우하 폐야에서 감소되어 있었으며 심음은 규칙적이고 심 잡음은 들리지 않았다. 복부는 부드럽고 편평하며 장음은 정상이고 반발통은 없었고 장기 비대나 만져지는 종물은 없었다. 양측 척추 늑골각 압통은 없었으며 경골부위 함요 부종은 관찰되지 않았다.

검사 소견

(1) 일반 검사

- **일반혈액사 :** 백혈구 7800/mm³, 혈색소 13.7g/dL, 혈소판 272,000/×109/mm³
- **생화학검사 :** 혈중 요소 질소 14mg/dL, 크레아틴 0.8mg/dL, 칼슘 9.2mg/dL, 인 4.34mg/dL, 나트륨 146 mmol/L, 칼륨 4.2mmol/L, 염소 123mmol/L, 공복 혈당 97mg/dL, 요 삼투압 112mOsm/kg, 혈청 삼투압 297mOsm/kg

(2) 내분비 검사

탈수 검사(표 1)

복합 뇌하수체 자극 검사 (표 2)

(3) 방사선 검사

외래에서 시행한 단순 흉부 촬영에서 우중엽과 우하엽의 허탈과 함께 우측 폐문 아래 종괴가 관찰되었다. 흉부 전산화 단층 촬영상 우측 원위부 중간 기관지에 완전 폐색을 일으키는 약 5cm 크기의 종괴가 관찰되었으며, 우중엽과 우하엽의 허탈이 동반되어 있었고, 심낭을 침범하였다(그림 1). 주위의 림프절 비대는 관찰되지 않았다. 단순 두부 촬영 소견상 터키안의 이상 소견은 관찰되지 않았다. 뇌하수체 자기공명 영상에서 뇌하수체경의 바로 하방인 뇌하수체 경 후부에 7mm 크기의 종괴가 관찰되었다(그림 2).

(4) 병리조직 검사

기관지 내시경상 우측 원위부 중간 기관지의 종괴에 의한 완전 폐색을 관찰하였고, 조직 생검으로 선양낭성암을 확진하였다(그림 3). 뇌하수체 종괴에 대해서 조직 검사는 시행하지 않았다.

경과

환자는 폐 선양낭성암의 뇌하수체 전이로 인한 중추성 요붕증으로 진단하고 DDAVP 10 μg을 비강 2회/일 분무

후 다음 증상의 호전과 함께 소변량도 하루 6리터 이상에서 1.5리터 정도로 감소하였다. 혈청 전해질 검사상 나트륨 142mmol/L, 칼륨 4.0mmol/L, 염소 108mmol/L이었으며 요 삼투압 578 mOsm/kg, 혈청 삼투압 288mOsm/kg이었다. 화학요법은 시행하지 않았고 폐와 터키안에 각각 6000 cGy의 방사선을 조사한 결과, 뇌의 자기공명 영상과 흉부 전산화 단층 촬영상 두 부위 모두 부분 관해를 보였으며(그림 4, 5), 체중이 65kg에서 66kg으로 약 1kg증가하였다. 이후 외래에서 시행한 골주사검사상 좌측 9번째, 우측 9번째 늑골과 2번째 흉추, 양측의 고관절, 우측 천골장골부관절 등에 다발성 골전이를 보였다(그림 6). 방사선 치료 종료 10개월이 경과한 현재 폐와 뇌하수체 종양의 추가적인 병변의 크기 변화는 관찰되지 않았고, 현재 외래에서 DDAVP 사용하면서 추적 관찰 중이다.

도움말

뇌하수체 전이 및 중추성 요붕증을 일으키는 원발성 종양에는 유방암, 폐암, 방광암, 췌장암, 신세포암, 갑상선암 등이 있으며, 국내에서는 김 등이 최초로 원발 부위가 확인되지 않은 터키안 주위의 전이성 악성 선종 1예를 보고한 이후, 신세포암과 십이지장 팽대부 주위 선암, 폐의 선암, 그리고 전이성 악성 림프종 등에서 터키안 주위로 전이한 증례 보고들이 있었다.

뇌하수체 전이암에 의한 요붕증의 증상은 바소프레신 투여로 대부분 잘 조절된다. 뇌하수체 전이암에 있어 전이 부위와 원발 부위에 대한 방사선 치료나 화학요법으로 증상이 호전을 보인 예도 있으나, 근본적인 치료는 기대하기 어렵다. 전이암에 의해 요붕증 증상이 나타난 환자는 대부분 기저 질환이 말기 상태이고, 주로 신경세포나 축삭의 기능 이상보다는 파괴에 의하므로 뇌하수체 병변 부위가 회복되기 어렵기 때문이다. 전이 병변의 진행 속도나 진단 후 평균 여명은 원발성 종양의 종류에 따라 다양하다.

폐에 원발성으로 발생하는 선양낭성암은 드문 암으로서 자라는 속도는 매우 느리나, 비록 국소적 병변을 보인다 할지라도 이미 다른 장기에 전이되어 있을 가능성이 있다. 수술이 가능하지 않은 경우 방사선 치료를 시행하며, Grillo 등은 기관내에 발생한 선양낭성암의 치료 및 경과를 보고하면서 절제할 수 없었던 경우 방사선 치료에 대한 반응이 좋았다고 보고하였고, Muller 등도 폐에 원발성으로 발생하는 선양낭성암에 방사선 치료가 효과적이었다고 보고하였다. 방사선 치료의 양은 일반적으로 4500~6000 cGy이었고, 수술을 하지 않고 방사선 치료만 받았던 환자에서는 6000cGy이상이었으나 7000cGy를 넘는 경우는 없었다. 본 증례의 경우에는 폐와 터키안에 각각 6000cGy의 방사선 조사한 결과 뇌의 자기공명 영상과 흉부 전산화 단층 촬영상 두 병변 모두 부분 관해를 보였으며 방사선 치료 종료 10개월 후에도 폐와 뇌하수체 종양의 의미 있는 크기 변화는 없었다. 이것은 뇌하수체의 종양과 폐에 발생한 종양이 방사선 치료에 반응이 있으며 자라는 속도가 매우 느리다는 것을 의미하며, 뇌하수체 종양이, 폐에 원발성으로 발생한 선양낭성암의 전이임을 시사하는 소견이다. 또한 골주사검사상 다발성 골전이가 있는 것도 이를 뒷받침하는 소견이라 할 수 있다(그림 6).

참고 문헌

1. 김홍치, 이헌재 : 터키안 및 그 주위병소. 대한신경외과학회지 2 :37-49, 1973
2. 정성우, 이광우, 강민수, 안재훈, 김범생, 김문찬 : 신장암의 뇌하수체 전이 1예. 대한의학협회지 34 : 671-677, 1991
3. 신은택, 이은직, 김경래, 이경미, 배희동, 이관식, 정윤석, 안광진, 임승길, 이현철, 허갑범 : 뇌하수체에 전이된 십이지장 팽대부주위 선암종 1예. 대한내분비학회지 8 :88-93, 1993
4. 김도훈, 김홍성, 김윤미, 조미연, 송광선, 정춘희, 신계철 : 중추성 요붕증으로 나타난 뇌하수체 전이성 폐암 1예. 대한내분비학회지 12 :602-608, 1997
5. 임승길, 송영득, 이현철, 허갑범, 김현수, 김경래, 이유미, 윤용석, 권석호, 남재현, 이상학 : 전이성 악성 림프종에 의한 중추성 요붕증 1예. 대한내분비학회지

12 :596-601, 1997

6. Kimbel DW, O'neal BP : Systemic cancer presenting as diabetes insipidus : clinical and radiographic features of 11 patients with a review of metastatic-induced, diabetes insipidus. Cancer 52 :15 :2355-2358, 1983
7. Moran CA, Suster S, Koss Mn : Primary adenoidcystic carcinoma of the lung. A clinicopathologic and immunohistochemical study of 16 cases. Cancer 73 :1390-1397, 1994
8. Muller A, Stockamp B, Schnabel T : Successful primary radiation therapy of adenoid cystic carcinoma of the lung. Oncology 58 :15-17, 2000
9. Fassett DR, Could well WT : Metastasis to Pitnitary gland. Neurosurg Focus. 15 : 16(4) : E8, 2004

표 1. 탈수 검사

Hours	Body Weight (kg)	Serum electrolyte (mmol/L)	Serum Osm (mosm/kg)	Urine Osm (mosm/kg)
AM 6	66.65	139.7	289	134
AM 7	65.5			79
AM 8	65	143.8	293	104
AM 9	64.6			167
AM 10	63	145.7	315	194
AM 11	64.1			196
AM 12	63.95	146.3	303	235
PM 1	63.75			301
PM 2	63.60	146.2	315	325
PM 3	63.45			312
PM 4*	63.35	147.4	304	328
PM 5	63.25			527

*Pitressin 5g intravenously

표 2. 복합 뇌하수체 자극 검사

	Basal	30min	60min	90min	120min
Glucose (mg/dL)	97	31	40	77	98
GH (ng/mL)	1.57	2.03	3.70	8.20	4.32
ACTH (pg/mL)	35				
Cortisol (g/dL)	7.34	6.63	19.41	22.61	23.47
TSH (IU/mL)	0.91	5.10	4.40	3.01	1.99
Prolactin (ng/mL)	16.81	41.72	44.37	30.75	22.23
FSH (mIU/mL)	19.68	24.25	31.54	36.42	36.71
LH (mIU/mL)	15.39	45.47	69.79	82.20	68.51

Free T3; 1.37pg/mL(normal range, free T4; 2.51 ng/dL(normal range, estradiol; 12 pg/mL(normal range)

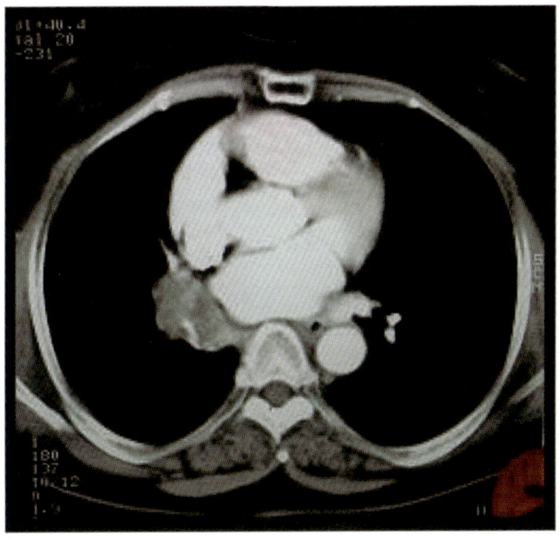

그림 1. 흉부 단층 촬영상 우측 중간에 기관지 원위부를 폐쇄시키는 폐종괴 소견을 보이고 우측 중엽과 하엽의 허탈 소견이 관찰됨

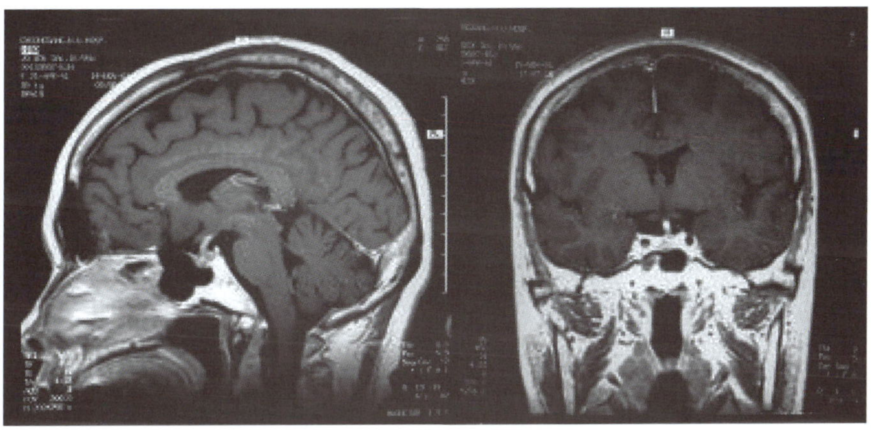

그림 2. 뇌 자기 공명 영상에서 비정상적으로 두꺼운 뇌하수체 줄기 직하방에 7mm크기의 뇌하수체 후엽 종괴가 관찰됨.

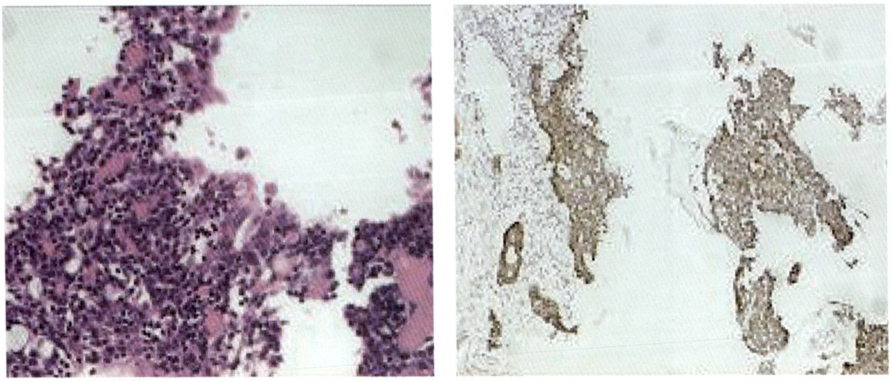

그림 3. 작은 종양 세포들이 전형적인 체모양으로 구성되어 있으며 미세 낭포 공간은 유리질화된 결체 조직인 점액을 함유하고 있음. 이들 세포들은 cytokeratin 염색상에서 양성 반응을 보임.

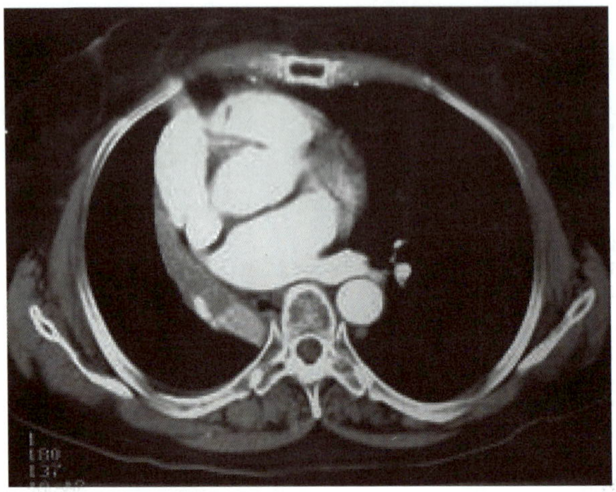

그림 4. 흉부 단층 촬영상 우측 중간 기관지에 있는 종괴는 감소되었음.

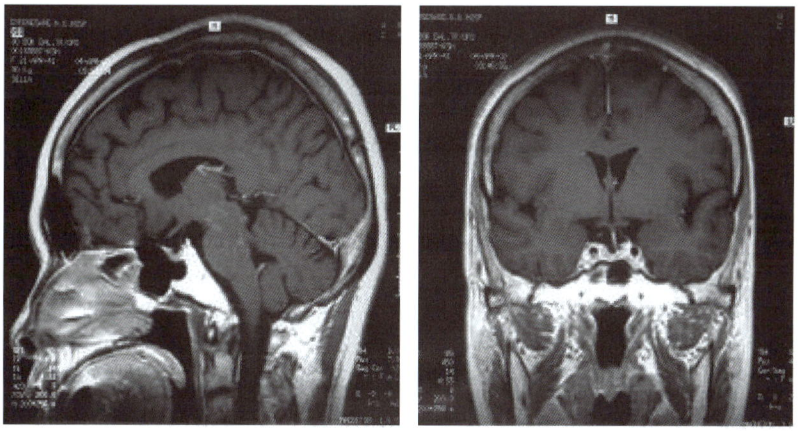

그림 5. 뇌하수체와 뇌하수체 줄기의 크기는 뇌 자기 공명 영상에서 현저히 감소되었음.

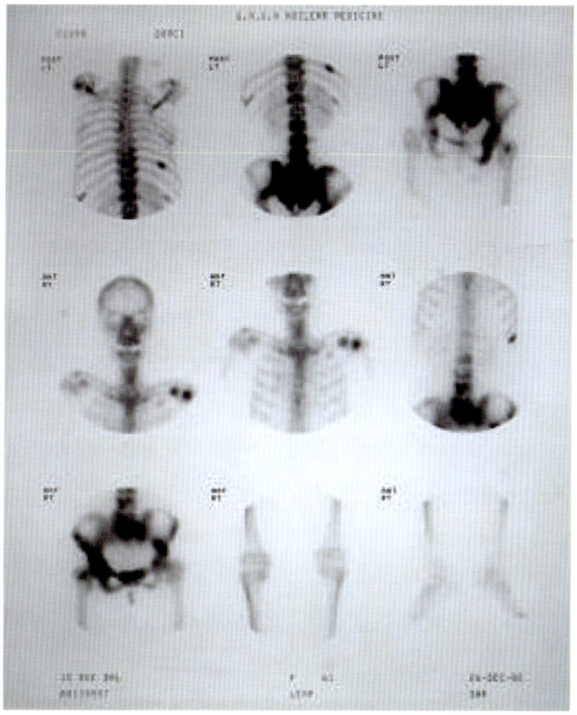

그림 6. 다발성 국소 활성이 우측 9번째 늑골, 좌측 10번째 늑골, 제 2흉추, 우측 전장 관절 그리고 양측 고관절에서 관찰됨

06 고립성 가족성 성장 호르몬 분비선종

[증례 1]

병력

【43세 남자】

- **주소 :** 코골이
- **현병력 :** 내원 3개월 전부터 코골이 증상이 발생하여 개인 이비인후과 의원 방문하여 치료하던 중 외모에서 말단비대증이 의심되어 본원 내분비 내과로 내원.
- **과거력 :** 내원 1달 전 고혈압을 진단 받고 칼슘 차단제를 복용중.
- **가족력 :** 아버지의 신장은 190cm이었으며 58세에 급사하였고 사망원인은 밝혀지지 않았다.

진찰 소견

내원 시 혈압은 160/90mmHg, 맥박은 분당 80회, 체온은 36.5℃이었고 신장은 199cm, 체중은 99kg이었다. 의식은 명료하였으며 안와 상연이 뚜렷했고 하악골은 돌출되어 있었다. 갑상선은 촉지되지 않았다. 흉부 및 복부의 이학적 검사상 이상 소견은 없었으며 손과 발은 커져 있었고 두께도 두꺼워져 있었다.

검사 소견

(1) 일반 검사

- **혈액 검사 :** 백혈구 5100 /mm^3, 혈색소 15.1g/dL, 혈소판 204,000/mm^3
- **생화학 검사 :** 공복 혈당 92mg/dL, 칼슘 9.0mg/dL, 인 3.3mg/d

간기능, 신기능 검사, 혈청 전해질 검사, 소변 검사는 모두 정상임

(2) 내분비 검사

성장 호르몬은 35.50ng/mL(정상 : 〈0.1ng/mL), IGF-1은 1533 ng/mL(연령, 성별대비 정상 : 100~366ng/mL), 프로락틴은 2.8ng/mL(정상 : 0.0~10.0 ng/mL).

- **부신피질자극 호르몬, 코티졸, 갑상선 호르몬, 성 호르몬, 부갑상선 호르몬, 인슐린, 글루카곤, 가스트린 :** 정상 범위.
- **100 g 경구 포도당 부하에 의한 성장 호르몬 억제 검사 :** 성장 호르몬은 기저치, 30분, 60분, 90분, 120분의 측정치가 각각 41.40, 45.10, 38.50, 34.00, 38.30 ng/mL로 억제되지 않음.
- **복합 뇌하수체 자극 검사 :** 다른 뇌하수체 호르몬의 기저치는 정상 범위였으며 자극에 따른 반응 역시 정상이었음.

(3) 유전학 검사

GNAS1 유전자의 codon 217에서 GTC(valine)→GCC(alanine)로의 점상 돌연변이가 발견되었다.

(4)방사선 검사

뇌하수체 자기공명영상에서 1cm 크기의 경정동맥을 침범하지 않고 조영증강이 안 되는 종양이 관찰되었다(그림 1).

(5) 병리 조직 검사

적출된 뇌하수체 종양은 일정한 모양의 호산성의 세포질을 가지는 다각형의 세포가 판을 이루고 있었으며 성장 호르몬과 프로락틴 염색에 양성을 나타내었다(그림 2).

경과

뇌하수체 선종에 대해 접형동 경유 선종 제거술을 시행하였고 수술 후 시행한 성장 호르몬은 0.610ng/mL, IGF-1은 366.0ng/mL이었다. 환자는 수술 후 특별한 합병증 없이 외래에서 추적 관찰 중이다.

[증례 2]

병력

【14세 남자】

- **주소** : 거인증에 대한 검사
- **현병력** : 증례 1의 아들로 방문 당시 신장이 183cm이며 성장이 지속되어 거인증에 대한 검사를 위해 내원.

진찰 소견

혈압은 130/80mmHg, 맥박은 분당 80회였으며 신장은 183cm(>95 percentile), 체중은 61kg(90percentile)이었고 외모상의 특이한 소견은 없었다.

검사 소견

(1) 일반 검사 : 정상

(2) 내분비 검사

성장 호르몬 9.38ng/mL(정상 : 0.22 ~5.04ng/mL), IGF-1 1232ng/mL(연령, 성별대비 정상 : 292~768ng/mL), TSH 5.92 μUI/mL(정상 : 0.17~ 4.05 μUI/mL), free T4 1.16ng/mL (정상 : 0.89~1.78 ng/mL), 프로락틴 8.6ng/mL(정상 : 0.0~10.0ng/mL)

부신피질자극 호르몬, 코티졸, 성 호르몬, 부갑상선 호르몬, 인슐린, 글루카곤, 가스트린 :정상.

100g 경구 포도당 부하에 의한 성장 호르몬 억제 검사 : 성장 호르몬은 기저치, 30분, 60분, 90분, 120분의 측정치가 각각 0.33, 5.45, 2.83, 0.74, 0.25ng/mL로 30분, 60분의 측정치가 1ng/mL 미만으로 억제되지 않음.

(3) 유전학 검사

GNAS1 유전자의 돌연변이는 발견되지 않았다.

(4) 방사선 검사

뇌하수체 자기공명영상에서 초기 조영증강 시기에 해면정맥동을 침범하지 않는 선상의 결손이 발견되고 이는 후기 조영증강 시기에 조영이 되어 뇌하수체 미세선종에 합당한 소견이었다(그림 3).

경과

1년간 6cm의 성장이 지속되었으며 추적검사로 시행한 뇌하수체 자기공명영상에서 선종의 크기는 현재까지 변화가 없는 상태이다. 미세선종에 대한 수술을 권유하였으나 환자의 개인적인 사정으로 연기되고 있다.

도움말

뇌하수체 성장 호르몬 분비선종은 대개 산발적으로 가족력 없이 발생하는 질병이지만 가족력을 보이는 경우는 고립성 가족성 성장 호르몬 분비선종이거나 다발성 내분비 증후군, Carney complex의 하나로 발생하는 경우이다. 이 중 고립성 가족성 성장 호르몬 분비선종은 한 가족 내에서 적어도 두 명 이상의 구성원이 제1형 다발성 내분비 증후군이나 Carney complex 양상을 나타내지 않으면서 뇌하수체 선종에 의한 말단 비대증이나 거인증이 발병하는 경우를 말하며, 1974년 Levin 등이 말단비대증과 흑색 가시세포증을 보인 두 명의 형제에서 성장 호르몬의 수치를 측정함으로써 처음 보고한 이후 현재까지 28가족에서 68예가 보고되어 있는 드문 질병이다(표 1).

이 두 질병과 비교해 볼 때 본 증례는 아버지와 아들이 2대에 걸쳐 성장 호르몬을 분비하는 뇌하수체 선종을 진단받았고 할아버지의 경우도 확진을 하지는 못하였으나 58세에 급사하였고 키가 190 cm로 장신이었다는 점으로 미루어 가족력을 가진 뇌하수체 성장 호르몬 분비선종이 의심되었다. 하지만 두 증례에서 모두 칼슘과 인, 글루카곤, 인슐린, 가스트린, 부갑상선 호르몬 농도가 정상이었으므로 대부분의 다발성 내분비 증후군이 90%이상에서 부갑상선 기능 항진증이 동반됨을 고려하면 다발성 내분비 증후군의 일부일 가능성은 떨어진다고 생각된다. 또한 Carney complex를 의심할 만한 피부 병변 및 다른 증후가 관찰되지 않아서 이에 대한 가능성도 배제할 수 있었다.

고립성 가족성 성장 호르몬 분비선종도 다른 유전적인 질환과 마찬가지로 20세 전후로 일찍 발생하게 되고 따라서 거인증이 높은 빈도로 나타나게 된다. 이에 Menis 등은 가족성 말단비대증보다 고립성 가족성 성장 호르몬 분비선종이라는 용어가 이 질환의 유전적 특징을 설명하는데 더 적합하다고 주장하였다. 본 증례에서 아버지는 30세 전후에 외관상의 변화를 보였으나 인지하지 못하고 지내던 중 코골이 증상으로 개인의원을 방문하였다가 43세에 진단되었고, 아들은 14세에 거인증이 의심되어 검사를 시행하였기 때문에 비교적 일찍 진단되었다. 현재까지 보고된 68예에서도 본 증례와 유사하게 가족 내에서 처음 진단받은 환자는 말단비대증이나 이에 의한 다른 증상으로 늦게 진단된 반면 이후 환자들은 먼저 의심함으로써 조기에 발견되는 경향이 있었다.

또한 가족력을 보이는 뇌하수체 선종은 거대선종이나 주변 조직을 침윤하는 형태의 종양이 많다. 한 보고에 의하면 산발적으로 발생한 종양의 수술 완치율이 미세선종의 경우 80%, 거대선종에서는 50%인 반면 가족성 성장 호르몬 분비선종의 경우에는 미세선종의 경우 8명 중 2명(25%), 거대선종은 20명 중 2명(10%)에서만 수술로 완치 가능하였다고 하여 가족력이 있는 경우 크기가 크고 침습적인 경과를 보임을 알 수 있었다. 이러한 현상은 유전적인 질환의 특성으로 이해하거나 젊은 환자에서 발생하는 종양이 좀더 진행이 빠른 것과 관련해서 생각해 볼 수 있겠다.

가족성 성장 호르몬 분비선종의 유전 형태는 불완전한 투과력(incomplete penetrance)을 가진 상염색체 우성 질환이라는 의견이 우세하고 원인이 되는 유전자는 아직 빈도가 드물다는 질병 자체의 한계점 때문에 정립되어 있지 않은 상태이다. 말단비대증과 관련되어 GNAS1 유전자의 돌연변이의 빈도는 4~40%까지 다양하게 보고되어 있으며, 국내에서도 김 등이 44예의 산발적 뇌하수체 성장 호르몬 분비선종에서 GNAS1의 돌연변이(codon 201, 227의 점상 돌연변이)의 빈도를 15.9%로 보고한 바 있다. 본 증례에서도 GNAS1 유전자의 DNA sequencing을 시행하였으나 증례1의 환자에서 발견된 codon 217의 점상 돌연변이가 증례2의 환자에서 발견되지 않아 가족성 성장 호르몬 분비선종과 GNAS1과의 관련성을 입증하지 못하였다.

참고 문헌

1. Gadelha MR, Kineman RD, Frohman L : Familial somatotropinomas : Clinical and genetic aspects. Endocrinologist 9 : 277-285, 1999
2. Verloes A, Stevenaert A, The BT, Petrossians P, Beckers A : Familial Acromegaly : Case report and review of the literature. Pituitary 1 :273-277, 1999
3. Giustina A, Barkan A, Casanueva FF, Cavagnini F, Frohman L, Ho K, Veldhuis J, Wass J, Werder K, Melmed S : Criteria for cure of acromegaly : A consensus statement. J Clin Endocrinol Metab 85 : 526-529, 2000
4. Kim HJ, Kim MS, Park YJ, Kim SW, Park DJ, Park KS, Kim SY, Cho BY, Lee HK, Jung HW, Han DH, Lee HS, Chi JG : Prevalence of Gs alpha mutations in Korean patients with pituitary adenomas. Endocrinol 168 :221-226, 2001
5. Menis ED, Prezant TR : Isolated familial somatotropinomas : Clinical features and analysis of the MEN1 gene. Pituitary 5 :11-15, 2002
6. Soares Bs, Frohman LA : Isolated tamiliod Somatotropinomov. Pituitary. 7 : 95~101, 2004

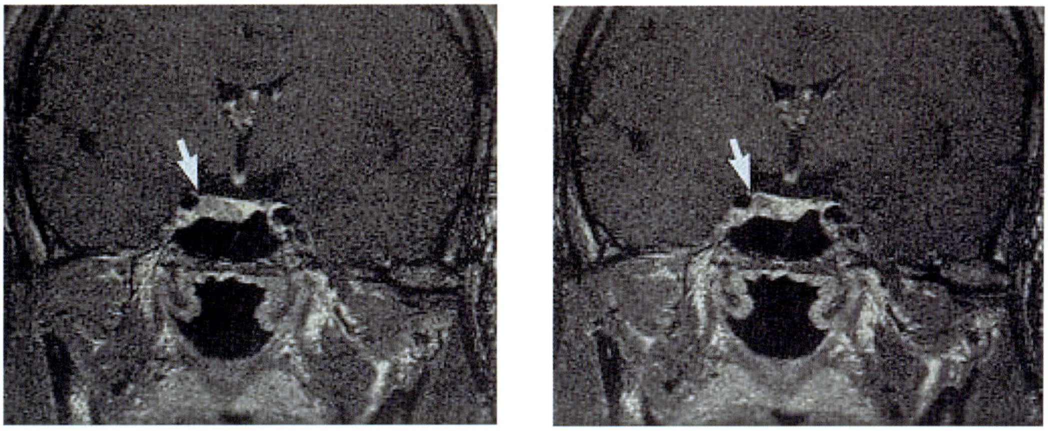

그림 1. 뇌하수체 자기 공명 영상의관상면에서 뇌하수체 전엽에서 초기 동맥기와 지연기에서 조영증강이 되지 않는 1cm 직경의 비정상적인 종괴가(화살표) 관찰됨.

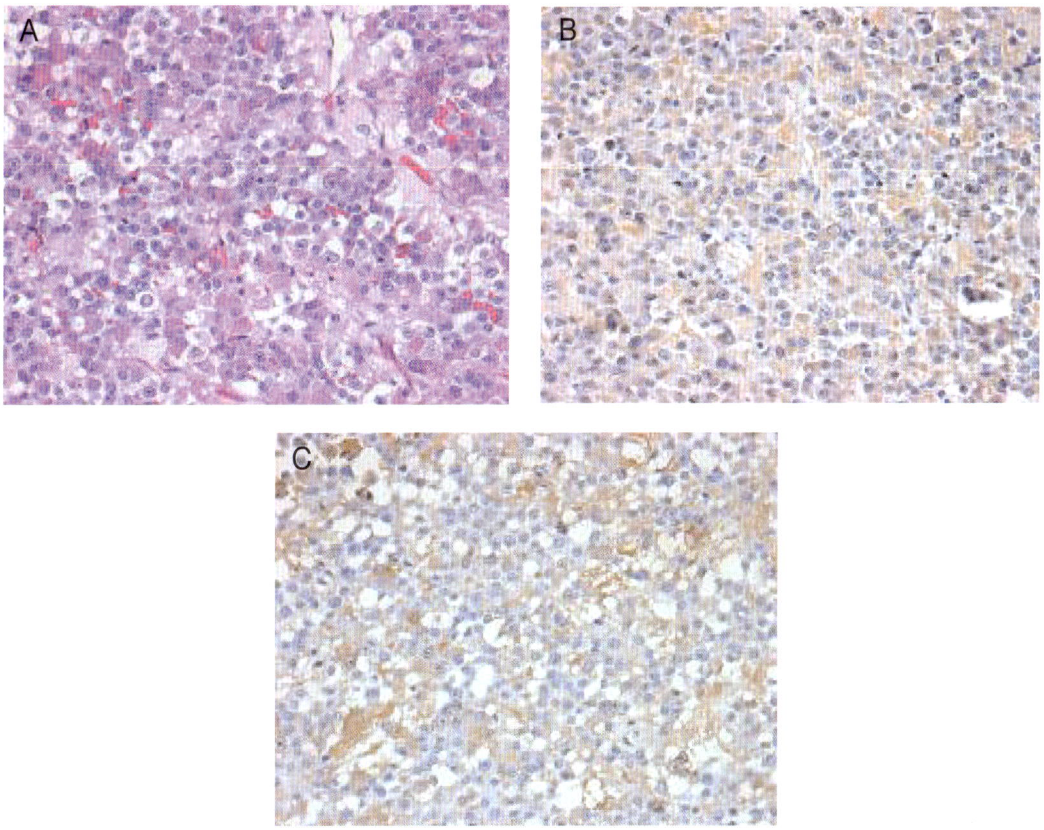

그림 2. H&E 염색에서 뇌하수체 선종은 과립의 호산성 세포질을 가진 단일형의 다각형 세포가 얇은천처럼 배열되어 있음(A)(×400). 성장 호르몬과 (B) 프로락틴에(C) 대한 면역 화학 염색에서 양성의 결과를 보임(×400).

표 1. 가족성 성장 호르몬 분비 선종의 이전 증례

Family	Reference	Patient relationship	Clinical diagnosis	age at diagnosis(yr)
1	Levin et al., 1974	Brothers	Gigantism	22, 20
2	Kurisaka et al., 1981	Brothers	Gigantism	17, 11
3	Prescott et al., 1982	Brothers	Gigantism	28, 25
4	Jone et al., 1984	Uncle, nephew	Acromegaly	62, 50
5	Abbassioun et al., 1986	3 brothers	Gigantism	26, 20, 15
6	Pestell et al., 1989.	Uncle, nieces, nephews	Acromegaly(3), prolactinoma, gigantism	27, 32, 38, 25, 9
7	McCarthy et al., 1990	Brother, sister	Acromegaly	58, 48
8	McCarthy et al., 1990	Mother, son	Acromegaly	54, 26
9	McCarthy et al., 1990	Mother, son	Acromegaly	45, 52
10	Tamburrano et al., 1992	2 brothers, sister	Gigantism, acromegaly(2)	29, 17, 17
11	Links et al., 1993	Father, son	Acromegaly	N/D, 32
12	Matsuno et al., 1994	Sisters	Gigantism	14, 10
13	Xu et al., 1995	3 cases	Acromegaly	N/D
14	Benlian et al., 1995	Mother, son	Acrogemaly, gigantism	22, 10
15	Kaykia et al., 1997	Father, daughter	Acromegaly	34, 24
16	Tiulpakov et al., 1997	Father, son	Acromegaly, gigantism	38, 15
17	Yamada et al., 1997	Uncle, 2brothers	Gigantism	18, 26, 22
18	Teh et al., 1998	Brother, 2 sisters	Acromegaly	N/D
19	Tanaka., 1998	Brothers	Acromegaly	61, 53
20	Gadelha et al., 1999	3 brothers	Acromegaly	23, 21, 19
21	Gadelha et al., 1999	3 sisters, 2 brothers	Acromegaly, gigantism	24, 15, 17, 17, 13
22	Verloes et al.,1999	Sisters(cousin)	Acromegaly	26, 31
23	Verloes et al., 1999	Sister, brother	Acromegaly	23, 28
24	Verlose et al., 1999	Sisters	Acromegaly	56, 58
25	Ackermann et al., 1999	Mother, son	Acromegaly, gigantism	46, 24
26	Jorge et al., 2001	Sister, brother	Acromegaly	24, 29
27	Tamura et al., 2002	Grandmother, daughter	Acromegaly	27, 78
28	Menis et al., 2002	Sister, brother	Acromegaly, gigantism	28, 18

N/D : No description

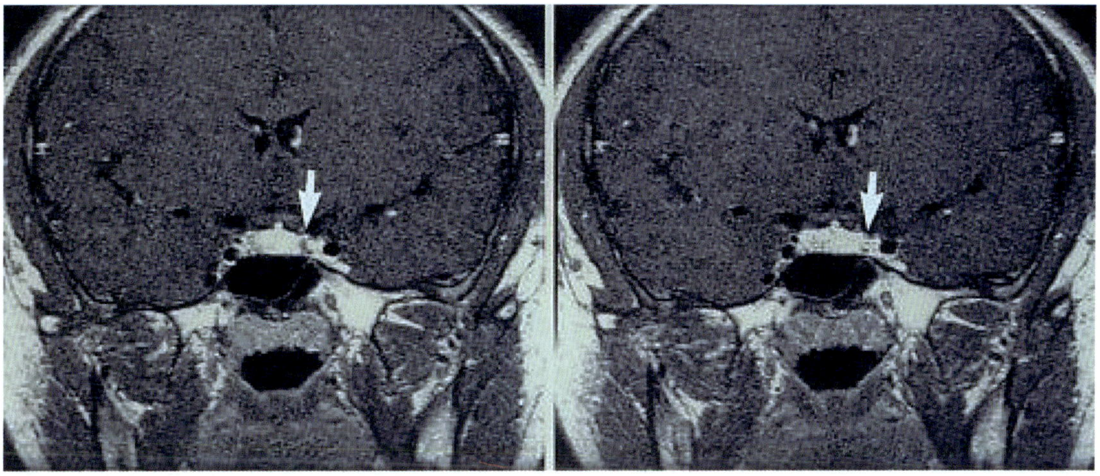

그림 3. 뇌하수체 자기 공명 영상 관상면에서 뇌하수체 전엽에서 초기 동맥기에 선형의 충만 결손이 지연 기에 조영증강이 되어 뇌하수체 미세 선종이 의심됨.

07 부신피질자극호르몬(ACTH)의 증가가 동반된 무증상 부신피질자극호르몬 분비세포 선종 (Silent Corticotroph-cell Adenoma)

병력

【48세 남자】

- **주소 :** 내원 전 1달간의 두통, 전신 무력감
- **현병력 :** 3년 전 당뇨병을 진단 받고 인슐린 치료 중임
- **과거력 및 가족력 :** 특이 사항 없음

진찰 소견

내원 당시 키 178cm, 체중 88kg 이었고, 활력 징후는 혈압 110/70mmHg, 맥박수 분당 88회, 호흡수 분당 18회, 체온 36.5℃ 이었다. 전신 문진 상 전신 무력감, 두통, 체중 감소를 호소하였으나, 유즙 분비 과다 및 시야 장애는 없었다. 급성 병색을 띠었으며 의식은 명료하였다. 신체 검진 상 월상안(moon face), 경흉추부 지방증가(buffalo hump), 복부 선조(abdominal striae) 등의 소견은 보이지 않았다. 흉부 청진 상 호흡음은 정상이었으며, 심음은 규칙적이었고 심 잡음은 들리지 않았다. 복부 촉진 상 간, 비장 종대소견은 없었으며, 종괴는 촉지되지 않았다.

검사 소견

(1) 일반 검사

- **일반혈액 검사 :** 백혈구 6910/mm³(중성구 41%), 혈색소 15.3g/dL, 혈소판 188,000/mm³
- **생화학 검사 :** 혈중 요소 질소 14.0mg/dL, 크레아틴 1.1mg/dL, 나트륨 139.7mmol/L, 칼륨 4.5mmol/L, 염소 98.8mmol/L, 칼슘 9.7mg/ dL, 인 4.7mg/dL, 공복시 혈당 85mg/dL, 당화 혈색소 12.0%, 총 콜레스테롤 354mg/dL, 중성 지방 481mg/dL

(2) 내분비 검사

- **수술 전 기저 호르몬 검사 :** ACTH 110pg/mL (8 :00 AM; 0~46pg/mL), 93.6pg/mL(4 :00 PM; 0~46 pg/mL), cortisol 13.83 μg/dL (8 :00 AM; 4.30~22.40 μg/dL), 7.37 μg/dL(4 :00 PM; 3.09~16.66 μg/dL), 24시간 소변 내 cortisol 30.8 μg/day(20~90 μg/day).
- **수술 후 기저 호르몬 검사 :** T3 49.3 μg/dL(80~220 μg/dL), fT4 1.2 ng/dL(0.73~1.95 ng/ dL), TSH 0.18 μIU/mL(0.34~3.5 μIU/mL), FSH 0.61mIU/mL(0.9~8.9 mIU/mL; male), LH 2.20 mIU/mL(0.8~10.0 mIU/ml; male), prolactin 〈1 ng/ml(〈10 ng/mL), testosterone 43.66 ng/mL(262-1593ng/mL), GH는 0.04ng/mL.

(3) 방사선 검사

뇌 전산화 단층 촬영 및 뇌 자기 공명 영상 검사 상 4×4.5cm² 크기의 뇌하수체 종양이 관찰되었으며, 터어키안 상방의 침윤 소견을 보였다. 뇌하수체 상부는 내인성 낭성 퇴화 소견을 보였다(그림 1).

(4) 병리조직 검사

면역조직화학염색법에서 부신피질자극호르몬 염색이 양성 반응을 보였다(그림 2, 3).

경과

이상의 결과로 부신피질자극호르몬의 증가가 동반된 무증상 부신피질자극호르몬 분비세포 선종(silent corticotrophcell adenoma; SCCA) 진단 하에 종양 제거술을 시행하였으며, 환자는 수술 후 특이 합병증 없이 회복하여 퇴원하였고, 이후 갑상선호르몬(synthyroid 0.1mg)과 부신피질호르몬(delta cortef 7.5mg)을 복용하면서 외래 추적 관찰 중이다.

도움말

무증상 부신피질자극호르몬 분비세포 선종(silent corticotroph-cell adenoma : SCCA)이란 면역조직화학적으로 ACTH 염색이 양성반응을 보이나 쿠싱병(Cushing's disease)의 증상을 동반하지 않는 비 기능성 뇌하수체 선종으로 정의된다. 따라서 우연히 발견되거나, 종괴 효과(mass effect) 가 나타남으로써 발견되는 경우가 많으며. 혈청과 소변에서의 부신피질자극호르몬과 코르티솔이 대부분 정상범위이다. 다만, 드물게 생물학적으로 비 활동성인(biologically inactive) 부신피질자극호르몬을 분비하는 종양의 경우에는, 부신피질자극호르몬 수치가 상승될 수 있다. 하지만, 본 증례에서처럼, 설사 혈청 부신피질자극호르몬 수치가 상승되어 있다 하더라도, 혈청 코르티솔 수치는 정상이며, 따라서 임상적으로 쿠싱증후군은 나타나지 않는다. 본 증례와 같이 혈청부신피질자극호르몬 수치의 상승이 동반된 SCCA에서, 어떠한 기전으로 부신피질자극호르몬이 코르티솔의 증가를 유발하지 않는지는 아직 뚜렷이 밝혀져 있지 않다.

SCCA가 임상적으로 부신피질자극호르몬과 코르티솔 과분비에 의한 쿠싱증후군이 없는 이유는 아직 확실히 밝혀져 있지 않으나, 이를 설명하기 위해 제안된 가설들로 첫째, 종양세포내에서의 생성된 부신피질자극호르몬의 포장 장애(defective packaging), 둘째, 세포내 호르몬 파괴(degradation)의 증가, 셋째, 생물학적으로 비 활동성의 호르몬(biologically inactive ACTH)을 분비하는 종양 등이 있다. 본 증례는 혈청 부신피질자극호르몬이 증가되어 있었고, 종양의 비 기능성의 원인은 확실하지 않으나, 세 번째와 같은 기전이 작용할 가능성이 있다. Ueyama 등도 부신피질자극호르몬이 상승되어 있는 SCCA를 보고하면서, 임상적 무증상의 기전으로 세 번째와 같은 가설을 제기한 바 있다.

SCCA는 쿠싱증후군이 없다는 점 외에는 부신피질자극호르몬을 분비하는 뇌하수체 종양과 비슷한 정도의 임상적 악성도를 보이므로, 대부분 양성의 임상 경과를 보이는 다른 뇌하수체 거대선종과의 감별 진단이 중요하다. 현재까지 SCCA의 진단은 조직학적 방법에 의거할 수 밖에 없다.

임상적으로 SCCA는 쿠싱증후군을 나타내지 않으므로, 치료의 주된 목적은 종괴 크기를 줄여주는 것이다. 따라서 치료로는 수술 적 종괴 제거가 원칙이며, 수술 후 방사선 치료, 감마나이프 수술 등을 고려할 수 있다. 또한 도파민 길항제가 종양의 크기를 줄이는 데 도움이 된다는 보고가 있으며, SCCA에 있어서 수술 후 재발이나, 수술이 불가능한 경우 또는 나아가 신경학적 증상이 없는 경우 초 치료로서의 약물요법에 대한 연구가 필요하다. 본 증례에서 환자는 수술 적 종괴 제거가 성공적이었으며, 이후 추가적인 방사선 치료나 약물치료의 대상이 되지는 않았지만, 추후 정기적인 추적 관찰이 필요할 것으로 보인다.

참고 문헌

1. Liuzzi A, Dallabonzana D, Oppizzi G, Arrigoni GL, Cozzi R, Strada S : Is there a real medical treatment for 'non-secreting' pituitary adenomas? In : Pituitary adenomas : new trend in basic and clinical research. pp383-390, Amsterdam, Excerpta Medica, 1991
2. Ambrosi B, Colombo P, Bochichio D, Bassetti M, Masini B, Faglia G : The silent corticotropinoma : Is clinical diagnosis possible J Endocrinol Invest 15 :443-452, 1992
3. Ueyama T, Tamaki N, Kondoh T, Kuhata H : Large and invasive silent Corticotroph-cell Adenoma with

elevated serum ACTH. Surg Neurol 50 :30-32, 1998

4. Scheithauer BW, Jaap AJ, Horvath E, Kovacs K, Lloyd RV, Meyer AB, Laws ER, Young WF : Clinically silent Corticotroph Tumor of the Pituitary Gland. Neurosurgery 47 :723-730, 2000
5. Petrossians P, Ronci N, Vald SN, Kalife A, Steneaert A, Bloch B, Tabarin A, Beckers A : ACTH silent adenoma shrinking under cabergoline. E J Medicine 144 :51-57, 2001
6. Bradley KJ, Wass JAH, Turner HE : Non-functioning pituitary adenomas with positive immunoreactivity for ACTH behave more aggressively than ACTH immunonegative tumors but do not recur more frequently. Clin Endocrinol 58 :59- 64, 2003
7. Webb KM, Laurent JJ, Okonkwo DO, Lopes MB, Vance M, Laws ER : Clinical characteristics of Silent Corticotrophic Adenomas and Creation of an internet-accessible database to facilitate their multi-institutional study. Neurosurgery 53 :1076- 1085, 2003
8. Lopez JA, Kleinschmidt-Demasters BK B, Sze CI, woodmansee, WW, LineheiKO : Silent Corticotroph adenomas : father clinical and Pathologiel observations.

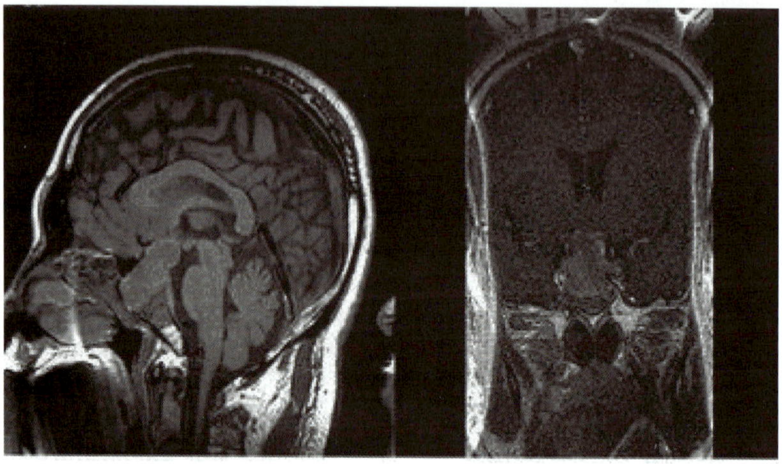

그림 1. 뇌 자기 공명 영상에서 4×4.5㎠ 크기의 뇌하수체 종양이 터키안 상방으로 침윤하는 소견을 보이고 있음. 뇌하수체 종괴의 상부는 내부에 낭성 퇴행 변화를 보이고 있음.

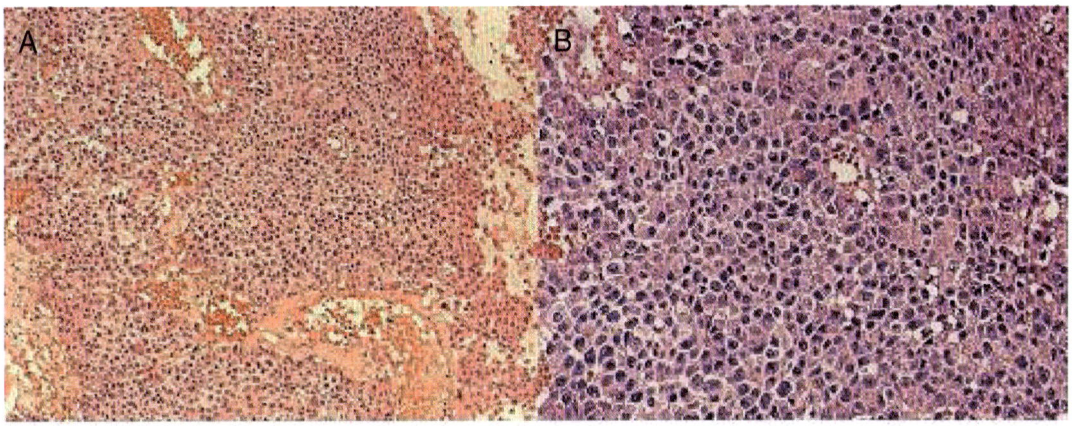

그림 2. 정상뇌하수체 조직을 포함한 뇌하수체 종양의 현미경 소견. (A). 100배 비율, (B).200배 배율(H&E 염색)

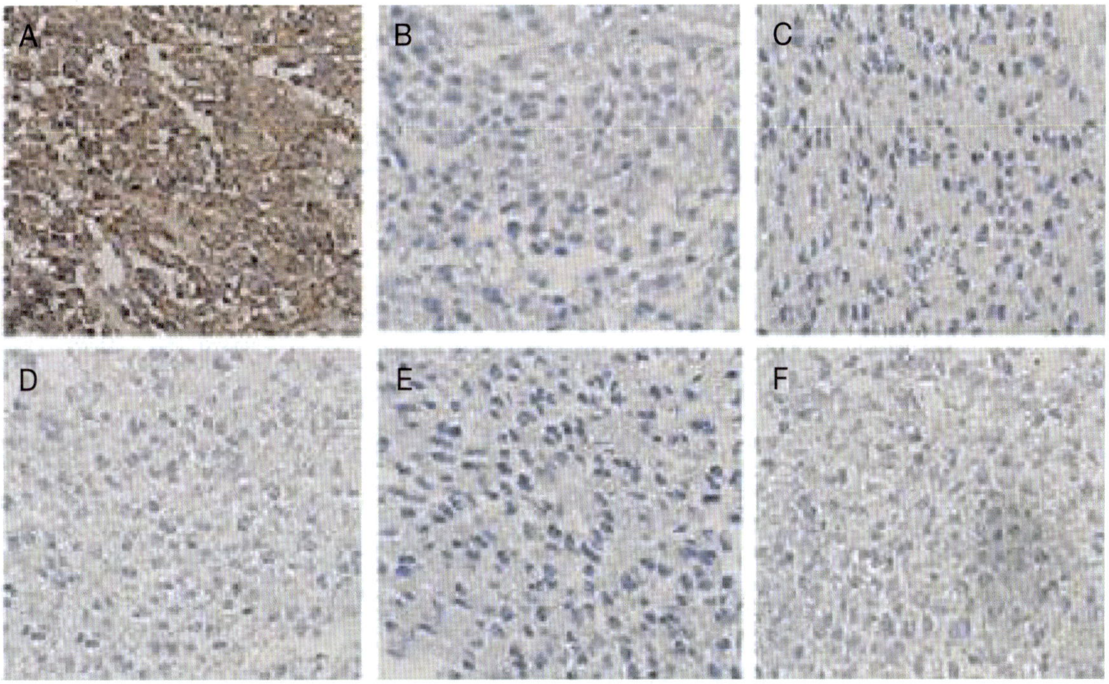

그림 3. 뇌하수체 선종의 면역 조직 화학 염색. ACTH에 대한 면역 조직 화학 염색에서 양성 반응을 보였지만, 다른 호르몬에 대해서 음성 반응을 보임. (A) ACTH 염색, (B) LH 염색, (C) FSH 염색, (D) GH 염색, (E) PRL 염색, (F) TSH 염색

08 횡문근융해증을 동반한 뇌하수체 기능저하증

병력

【53세 남자】

- 주 소 : 의식 저하
- 현병력 : 입원 3일전부터 발열, 기침 등의 감기 증상이 있어오다 내원일 발생된 의식 저하를 주소로 응급실을 경유하여 입원
- 과거력 : 21년 전 심한 두통이 있어 신경외과에서 대증적 치료만 받다가 자의로 퇴원한 병력이 있으나 정확한 병명은 모르고 있음. 11년 전 고혈압 진단 받고 1년간 약물치료 하다가 이후 중단 후 약물치료 없이 지내고 있음.

진찰 소견

입원 당시 얼굴, 손, 발 등 전신에 부종이 관찰되었고 신장 174cm, 몸무게 72kg이었다. 활력증후는 혈압 80/60mmHg, 맥박수 74회/분, 호흡수 18회/분, 체온 35.5℃이었다. 급성 병색 소견을 보였고 의식은 저하되어 있었으며 지남력 장애가 있었다. 환자의 양쪽 액와모와 음모는 관찰되지 않았으며 하지에서 비함몰 부종 소견이 있었다. 건반사는 양측 상하지에서 모두 매우 감소되어 있었고 양측 족배 동맥과 슬와 동맥의 맥박은 정상적으로 촉지 되었다.

검사 소견

(1) 일반 검사

- **혈액 검사 :** 백혈구 6,300/mm^3, 혈색소 10.1g/dL, 혈소판 95,000/mm^3
- **생화학 검사 :** 혈중 요소 질소 5.2mg/dL, 크레아틴 1.1mg/dL, 나트륨 119mEq/L, 칼륨 4.3 mEq/L, 염소 84mEq/L, 칼슘 7.3mg/dL, 인 2.6mg/ dL, 혈당 26mg/dL, 총 콜레스테롤 156 mg/dL, 중성지방 199mg/dL CK 13,648U/L, LDH 1,674IU/dL, Myoglobin 1,098ng/dL
- **요 검사 :** 요중 myoglobin 양성, 적혈구 0~1/HPF

(2) 내분비 검사

T3 0.0ng/mL, fT4 0.9pg/mL, TSH 2.3uIU/mL, cortisol 3.0ug/dL, prolactin 1.2 ng/mL, GH 0.03mg/dL, testosterone 0.10ng/mL, LH 1.00mIU/mL, FSH 1.23mIU/mL로 모두 감소되어 있었으며 뇌하수체 복합자극검사를 시행하였다(표 1).

(3) 방사선 검사

내원 당시 시행된 단순 흉부 촬영에서 특이소견은 관찰되지 않았으나 복부 촬영에서 장 전체의 마비성 장폐색 소견이 관찰되었고 이의 감별을 위해 시행된 복부 컴퓨터 단층 촬영에서 우연히 중등도의 심낭삼출액이 관찰되었다(그림 1). 뇌하수체 자기공명영상에서 터어키안의 확장과 뇌하수체 공허안 소견이 관찰되었으며(그림 2), 전신 골주사 스캔에서 전체적인 연부조직의 섭취증가가 관찰되었다(그림 3).

(4) 기타 검사

심초음파 검사에서 중등도의 심낭삼출액이 관찰되었으나 심방, 심실이 모두 정상 크기를 보이며 정상 좌심실 기

능을 나타내었고 이완기 우심실의 허탈 소견은 관찰되지 않았다.

경과

환자는 중환자실로 입원되었고 지속적인 포도당 수액과 고장성 수액의 공급으로도 저혈당과 저나트륨혈증이 계속되었으나 범뇌하수체 기능부전의 진단 하에 Hydrocortisone의 투여와 이후 Levothyroxine의 투여가 시작되면서 점차 저혈당과 저나트륨혈증이 안정화되었으며 의식이 회복되기 시작하였다. 또한 동반된 횡문근융해증의 치료를위해 중탄산나트륨의 정주로 소변을 알칼리화 시키고 지속적인 수분공급으로 소변량을 유지하여 신기능 저하를 예방하였다. 환자는 점점 의식이 명료해지고 부종 및 쇠약감이 호전되어 입원 7일째 일반병동으로의 이동이 가능하였고 입원 17일째 퇴원하였다. 현재는 외래에서 Prednisolone과 Levothyroxine의 경구 복용 및 Testosterone 치료를 하면서 경과 관찰 중이다.

도움말

횡문근융해증을 일으키는 대사질환으로는 저칼륨혈증이 흔하고 저인산혈증, 고나트륨혈증, 저나트륨혈증의 전해질 이상이 알려져 있고 당뇨병성 케톤산증, 고삼투압성 혼수, 갑상선 중독위기, 점액수종 등과 연관되어 발생한 경우가 보고 되어있다. 그러나 이러한 대사성 장애들이 횡문근융해증을 유발하는 기전에 대해서는 아직 명확히 밝혀진 것이 없다. 증례의 경우는 오랜 기간 범뇌하수체 기능부전으로 지내오다 감염의 유발 인자에 의해 이차성 부신기능부전을 동반한 점액수종 혼수가 발생하였고 이와 함께 횡문근융해증이 동반되었던 것으로 추측되었다. 점액수종 혼수에 의해 발생되는 저나트륨혈증에 의해서도 횡문근융해증이 발생될 수 있겠으나 저나트륨혈증의 경우는 대부분이 입원 24~ 48시간이 지난 뒤 저나트륨혈증이 교정되면서 횡문근융해증이 발생하게 되는데 증례의 경우는 응급실 내원 당시부터 발생되었던 점으로 미루어 저나트륨혈증보다는 갑상선호르몬 부족에 의한 것으로 생각되었다.

횡문근융해증 치료의 가장 중요한 목표는 급성신부전을 유발하는 요인 들인 체약량 감소, 신세뇨관 폐쇄, 산성뇨, 자유 라디칼 생산 등을 예방하는 것이고 이를 위해 조기에 0.45% saline, 75mmol/L 중탄산나트륨을 혼합하여 충분히 정주하여 혈액량을 보충해주고 소변의 pH를 7.0 이상으로 알칼리화시키는 것이 중요하다. 횡문근융해증에서 급성신부전의 발생은 16~33%로 보고되어 있으며 국내의 경우도 김 등에 의하면 16.3%에서 급성신부전이 발생하였던 것으로 보고되었다. 그러나 최근의 비외상성 횡문근융해증의 경우만을 관찰한 국내 연구에 의하면 64.7%에서 급성신부전이 발생되어 그 빈도가 높은데 이는 급성신부전 발생의 기준 차이이기도 하지만 비외상성 횡문근융해증이 외상성에 비해 증상과 증후가 애매하여 초기에 진단이 어려운 점이 원인임을 제시하고 있다.

증례의 경우는 정확한 진단을 받은 것은 아니나 과거력상 21년 전에 심한 두통이 발생하여 신경외과에서 대증적 치료를 받으며 입원했던 적이 있고 뇌하수체 자기공명영상에서 터어키안의 확장과 공터키안의 소견을 보인 점으로 뇌하수체 선종을 가지고 있다가 뇌하수체 졸중이 발생하였고 이후 모든 뇌하수체 전엽 호르몬의 결핍이 발생되었던 것으로 추측되었다.

최근 국내에서도 비외상성 원인에 의한 횡문근융해증이 증가할 가능성이 제시되고 있으며 비외상성 횡문근융해증의 경우 외상성에 비해 대부분 입원 당시의 증상이 비특이적이면서도 합병증의 발생은 높기 때문에 임상에 종사하는 의사들이 비외상성 원인에 대한 숙지가 필요하며 그 원인에 드물지만 전해질 불균형과 내분비질환 등의 대사성 질환의 가능성이 있음을 염두에 두어야 하겠다.

참고 문헌

1. 김효열, 최승옥, 신승준, 김영경, 한병근, 박성진, 홍애라, 이광훈 : 횡문근융해증 250예의 분석. 대한신장학회지 13 :810-817, 1994
2. 박정근, 조진수, 고홍석, 김경석, 서상렬 : 고삼투압성

비케톤성 당뇨병 혼수 환자에서 횡문근 융해증에 의한 급성신부전을 보인 1예. 대한내과학회지 52 :716-721, 1997

3. 이정민, 손현식, 이혜정, 홍숙희, 이종민, 차봉연, 이광우, 손호영, 강성구 : 횡문근 용해 증상으로 진단된 원발성 갑상선가능 저하증 1예. 대한내분비학회지 18 :79- 84, 2003
4. 이경욱, 홍성빈, 한승백, 정봉주, 박휘라, 김은실, 현동효, 남문석, 김용성 : 저나트륨혈증과 동반된 횡문근융해증 1예. 대한내분비학회지 18 :306-310, 2003
5. 권경희, 이창훈, 최경숙, 백승훈, 이명수, 박병현, 조정구 : 횡문근 융해증과 동반된 갑상선 중독성 주기성 마비 1예. 대한내과학회지 66 :230-233, 2004
6. 강선우, 김양욱, 김영훈 : 비외상성 횡문근융해증의 임상적 고찰. 대한내과학회지 67 :467-474, 2004
7. Keung CB, Li PKT, Lui SF, Lai KN : Acute renal failure caused by rhabdomyolysis due to diabetic hyperosmolar nonketotic coma. Ren Fail 14 :81, 1992
8. Lord GM, Scott J, Pusey CD, Rees AJ, Walport MJ, Davies KA, Bulpitt C, Bloom SR, Muntoni FM : Diabetes and rhabdomyolysis. A rare complication of a common disease. Br Med J 307 : 1126-1128, 1993
9. Sayarliog-lu H, Erkoc R, sayarliog/u M, Dogan E kara PS, Begenik H : Sheehan syndrome Presented with acute renal failure associated with rhabdomyolysis and hyponatremia, Nephrol Dial Tramplant 21 : 827~8, 2006

표 1. 복합 뇌하수체 자극 검사 결과

	Basal	30min	60min	90min
Glucose(mg/dL)	83	35	89	31
GH(ng/mL)	0.03	0.09	0.27	0.10
Prolactin(ng/mL)	0.78	3.0	2.0	1.3
Cortisol(ug/dL)	2.3	2.5	1.7	2.1
LH(mIU/mL)	1.29	2.02	1.51	1.47
FSH(mIU/mL)	1.32	1.67	2.08	1.75
TSH(uIU/mL)	1.4	2.6	2.9	2.9

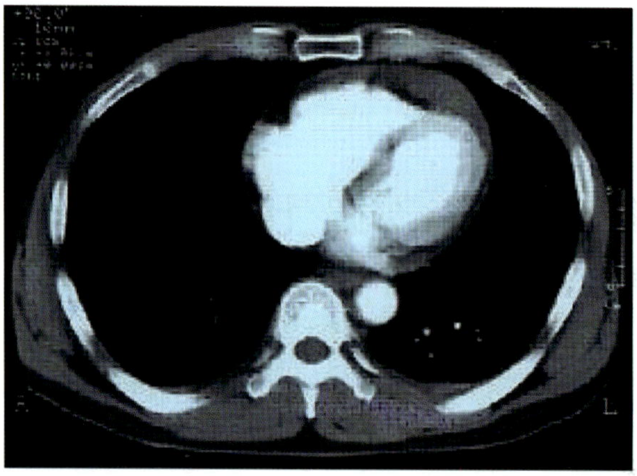

그림 1. 복부 단층 촬영에서 중등도의 심낭 삼출이 관찰됨.

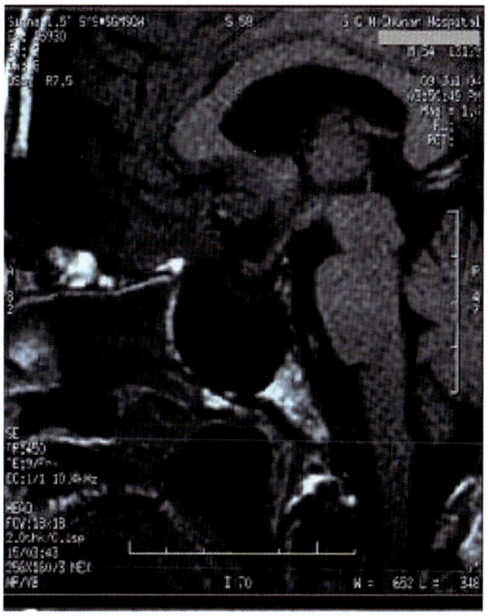

그림 2. 뇌하수체가 자기 공명 영상에서 터키안의 확장과 뇌하수체 공허안 소견이 관찰됨.

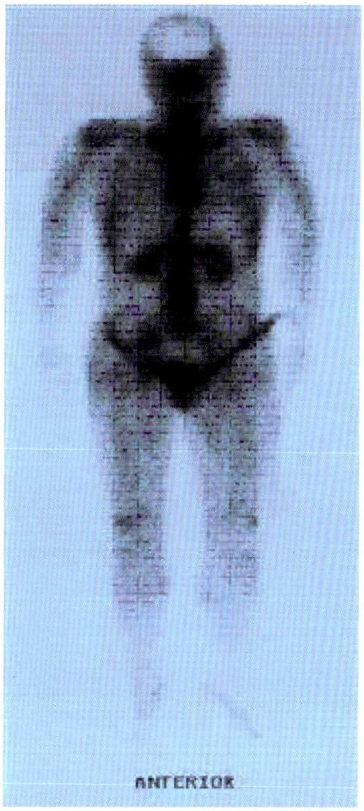

그림 3. 전신 골 주사 검사에서 전체적인 연부 조직 섭취 증가 소견이 관찰됨

09 갑상선 자극 호르몬(TSH) 분비 뇌하수체 선종환자에서 수술 전처치 약물로 단기간 사용한 항 갑상선 약제가 갑상선기능에 미치는 영향

병력

【32세 여자】

- **주소 :** 갑상선 자극 호르몬(TSH) 분비 뇌하수체 선종 의심 하에 종양 제거술을 위해 내원.
- **현병력 :** 약 1년 전부터 생리불순, 체중 감소, 두통 및 불면 등의 증상이 있었으며, 외부병원에서 내원 6개월 전 실시한 혈액 검사상 갑상선 호르몬 수치의 상승이 있으면서 경한 TSH 상승소견이 동반되어 내원 3개월 전 뇌하수체 MRI를 실시하였고, 뇌하수체 우측에 약 1.1cm의 종양을 확인하였다(그림 1).
- **과거력 및 가족력 :** 특이 사항 없음. 입원 전 약물 복용 기왕력은 없음.

진찰 소견

내원시 불안정하고 고양된 감정 상태를 보였으며 혈압은 110/70mmHg, 맥박은 100회/분, 호흡은 20회/분, 체온은 36.5℃이었고 의식은 명료하였다. 유즙분비는 없었으며 쿠싱(Cushing)병이나 말단비대증을 의심할만한 임상소견은 보이지 않았다. 이학적 검사상 안구돌출은 없었고 촉진상 매우 경한 미만성 갑상선 종대가 있었으나 결절이나 갑상선의 잡음은 없었다.

검사 소견

(1) 내분비 검사

- 갑상선 기능 검사 : free T4 341nmol/L(정상치 94~250nnmol/L), free T3 7.0pg/mL(정상치 1.4~4.4pg/mL), TSH 1.94 mU/L(정상치 0.17~4.05mU/L)
- 갑상선 자가 항체 검사 : 항 갑상선 과산화효소 항체, 항 갑상선 글로불린 항체 및 항 갑상선 자극 호르몬 수용체 항체는 음성.
- 기타 호르몬 검사 : 프로락틴 24.7μg/L(정상치 2~15μg/L), ACTH 22.1 pg/mL(정상치 10~90pg/mL), FSH 5.13mU/mL(정상치 3.1~19.7mU/mL), LH 6.04mU/mL(정상치 1.1~11.1mU/mL), IGF-1 419ng/mL(정상치 114~492ng/mL), ADH 0.65pg/mL(정상치 0~4.7pg/mL), HGH 0.23 ng/dL(정상치 0.06~3.68ng/dL), cortisol8.67ng/mL(정상치 5~25ng/mL). TSH α-subunit 0.47 mU/mL(정상치 ⟨0.9mU/mL), αsubunit와 TSH의 몰(M) 비 0.80

(2) 기타 검사

시야 검사에서 이상 소견은 보이지 않았다.

경과

환자는 갑상선 호르몬 저항 증후군의 가족력이 없었고 갑상선 기능 항진증의 뚜렷한 임상증상이 있었으며 이 증상이 최근 1년 전부터 발생한 점 및 자기 공명 영상에서 뇌하수체에 1.1cm 종양이 동반된 점들을 고려할 때 갑상선 호르몬 저항 증후군보다는 뇌하수체 선종에 의한 이차적 갑상선 기능 항진증에 보다 적합한 소견이었다. 심장 박동수를 감소시키고 갑상선 기능 항진 증상을 호전시키기 위해 β-차단제인 propranolol 10mg을 하루에 3회 경구 복용

토록 하였다. 경비적 뇌하수체 선종 절제술의 수술 전 처치로써 갑상선 호르몬치를 감소시키고자 일차적으로 10일간 propylthiouracil 200mg씩 하루에 2회 경구 복용하였다. 혈액 검사상 free T4치는 복용 이후 지속적으로 상승하였고 빈맥이나 불안증과 같은 갑상선 기능 항진에 의한 증상들의 악화소견을 보였다. Propylthiouracil 투여 10일째 free T4 는 889nmol/L로 내원시의 약 2.6배로 증가되었고(그림 2-A) TSH값은 0.98mIU/L이었으며 악화된 임상소견들도 지속되었다(그림 2-B). 이어 항 갑상선 제제를 중단하였고 somatostatin 유도체인 octreotide를 0.1mg씩 하루 2회 피하투여를 시작하였다. Octreotide 사용 18일째 혈중 free T4는 316 nmol/L로 저하되고 25일째 94 nmol/L로 정상화되었으며(그림 3-A) 이 때 TSH는 0.94mIU/L이었다(그림 3-B). 또한 정신적인 불안 증세, 불면증, 심계항진 등의 증상이 호전되는 소견을 보였다. Octreotide사용 34일째 뇌하수체 선종 절제술을 경비 접근법으로 실시하여 수술시 육안 소견상 약 2×2cm 크기의 종괴를 제거하였다. 종괴는 육안상 회색의 부서지기 쉬운 성상을 보였고 면역 조직학적 염색상에서 TSH에 대한 염색에서는 강양성을 보였고 ACTH, LH, FSH, GH, prolactin에 대한 염색에서는 반응이 없어 TSH 분비 뇌하수체 선종으로 진단할 수 있었다(그림 4). 수술 후 갑상선 호르몬은 정상화 되었고 이후 10 개월째 실시한 뇌하수체 자기 공명 영상(그림 5) 및 갑상선 기능 검사와 임상소견에서 재발의 증거는 보이지 않고 있다.

도움말

갑상선 자극 호르몬(TSH) 분비 뇌하수체 선종은 갑상선 기능 항진증을 유발하는 드문 질환으로 모든 뇌하수체 선종의 1% 미만을 차지한다. 갑상선 기능 항진증의 임상 소견과 혈중 갑상선 호르몬 농도의 증가를 보이면서 TSH가 억제되어 있지 않는 경우 의심해볼 수 있으며 갑상선 호르몬 저항증후군과의 감별이 필요하다. 진단은 뇌하수체 선종의 유무를 뇌하수체 CT나 MRI로 확인해야 하고 TSH α-subunit의 측정이나 갑상선 자극 호르몬 분비 호르몬(TRH)에 대한 TSH α-subunit의 반응 정도를 평가하는 것이 도움이 된다. 일차적인 치료법은 선종을 제거하는 수술이며 수술이 불가능한 경우는 방사선 치료나 octreotide 같은 somatostatin 유도체를 사용할 수 있다.

혈중 갑상선 호르몬 과다 상태에서 수술이 시행되는 경우 가장 우려되는 수술 관련 합병증은 갑상선 중독 발작의 유발이다. 갑상선 중독 발작은 일단 발생하면 치료가 어렵고 사망률이 높으며 특히 TSH 분비 뇌하수체 선종과 같은 질환에서 발생할 경우 일차성 갑상선 항진증과는 달리 갑상선 호르몬을 빠르게 낮추는 확립된 방법이 없어 더욱 문제가 될 수 있을 것으로 보인다.

TSH 분비 뇌하수체 선종에서 신경외과적인 수술의 전처치로써는 Somatostatin 유도체의 사용이나 항 갑상선 약제를 투여하거나 또는 이 두 약제를 동시에 사용하는 방법들이 권고되고 있다. Thionamide 계열의 항 갑상선 약제는 음성 되먹이기 억제 효과를 소실시켜 TSH 분비 뇌하수체 선종에서 TSH 분비와 종양의 크기를 증가시킬 수 있다는 우려가 있어 장기간의 치료 방법으로는 사용하지 않는다. 하지만 최근까지도 단기간의 수술전 처치 약물로써는 사용할 수 있는 방법으로 알려져 있다. 본 증례에서는 10일 동안의 비교적 짧은 기간의 항 갑상선 약제의 치료에도 불구하고 유리 T4 값이 급격하게 증가되고 임상 증상이 뚜렷이 악화되는 것을 관찰할 수 있었다.

Somatostatin 유도체의 TSH 분비 뇌하수체 선종에 의한 증상 조절 및 종양의 크기 감소에 미치는 효과는 잘 알려져 있다. 대부분의 경우 혈중 TSH 치가 감소하고 약 반수에서 종괴 크기의 감소가 보고되어 있다. 이러한 현상은 somatostatin 유도체가 TSH 분비 뇌하수체 선종에서 기저 TSH 분비를 억제할 뿐만 아니라 TRH 자극에 의한 TSH 분비도 억제함으로써 나타난다. Somatostatin 유도체 사용 후 혈중 갑상선 호르몬 치의 정상화에는 약 1개월 정도가 소요되며 본 환자에서도 비슷한 기간에 정상화되었다.

결론적으로 TSH 분비 뇌하수체 선종 환자의 수술 전 혈중 갑상선 호르몬의 정상화를 유도하기 위한 치료로써 항 갑상선 제제는 단기간 투여만으로도 혈중 갑상선 호르몬의 급격한 증가를 초래할 수 있으므로 이들의 사용에 대한 주의나 재고가 필요할 것으로 보인다. Octreotide는 항 갑상선 제제보다 효과적일 것으로 생각되나 조절에 소요되는 기간과 비용 및 무 반응군이 있을 수 있음을 고려해야 한다. 향후 각 약제들의 장단점을 고려하여 TSH 분비 뇌하수체 선종 환자에서 빠르고 적절한 수술전 갑상선 기능 조절 방법과 기전에 대한 연구가 필요할 것으로 생각된다.

참고 문헌

1. Beck-Peccoz P, Brucker-Davis F, Persani L, Smallridge RC, Weintraub BD : Thyrotropin-secreting pituitary tumors. Endocr Rev 17 :610-38, 1996
2. Yoshida D : Thyroid storm precipitated by trauma. J Emerg Med 14 :697-701, 1996
3. Inukai T, Fujiwara Y, Aso Y, Yamamoto A, Takemura Y : A rare case of a thyrotropin-secreting pituitary tumor which responded to methimazole. J Med 29 :185-198, 1998
4. Ronald D M, Allan R : Anesthesia. 5th ed. pp928-929, Churchill Livingston, 2000
5. Kuhn J, Arlot S, Lefebvre H, Caron P, Cortet-Rudelli C, Archambaud F, Chanson P, Tabarin A, Goth M, Blumberg J, Catus F, Ispas S, Beck-Peccoz P : Evaluation of the treatment of thyrotropin-secreting pituitary adenomas with a slow release formulation of the somatostatin analog lanreotide.J Clin Endocrinol Metab 85 :1487-91, 2000
6. DeGroot LJ, Jameson JL : Endocrinology. 4th ed. pp 321-327, Philadelphia, W.B. Saunders, 2001
7. Larsen PR, Kronenberg HM, Melmed S, Polonsky KS : Endocrinology. 10th ed. pp250-252, Philadelphia, WB Saunders Co, 2002
8. Braunwald E, Fauci AS, Kasper DL, Hauser SL, Longo DL, Jameson JL : Harrison's Principles of Internal Medicine. 16th ed. pp2084-2096, McGraw Hill, 2005
9. Caronp, Arlots, Bauters C, Chanson P, kubn JM, Puqucet M, Marechaud R, Teutsch C, Vidal E, Sassanop P : Etticag of long-acting octreotide coctreotide-LAR)in patients with thyrotropin-secreting Pituitarg adenoma J Clin Endocrinol Metab 86 : 284953, 2001

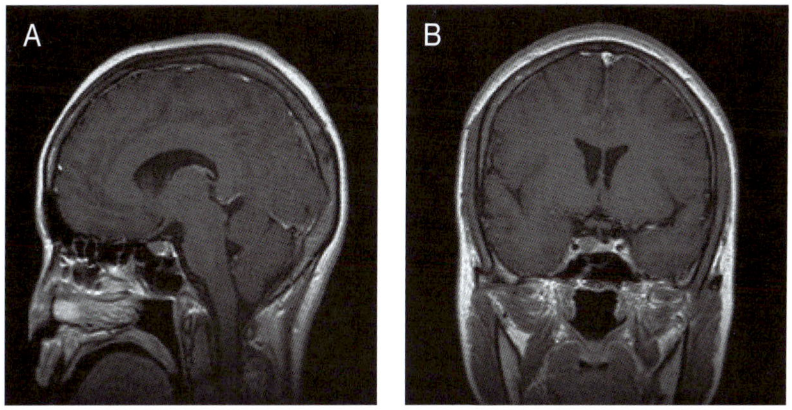

그림 1. 수술전 뇌하수체 자기 공명 영상(A) 시상면의 T2 wighted 조영 증강 영상에서 12.1×8.6mm 크기의 종괴가 터키인과 터키안의 상부에서 관찰됨. (B) 관상면의 T2 weighted 조영 증강 영상에서 10.6×11.5mm 크기의 종괴가 터키안과 터키안의 상부에서 관찰됨

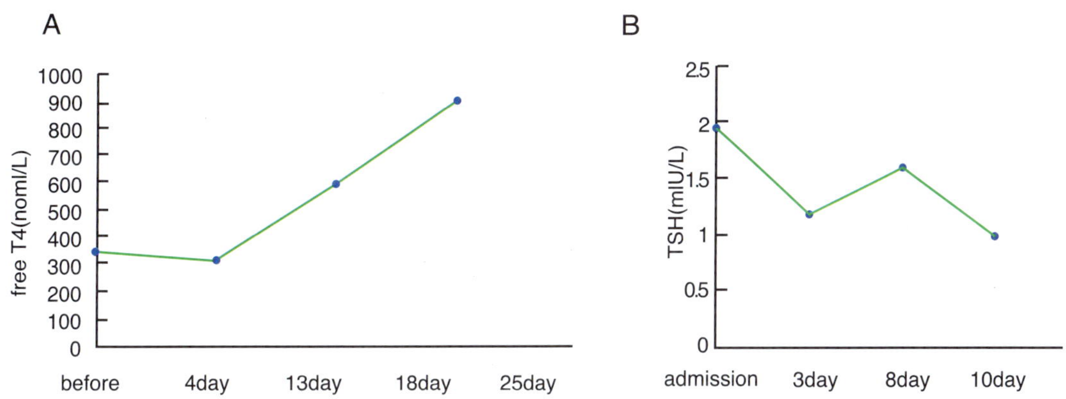

그림 2. (A) PTU 투여중 Free T4 농도(정상 범위 94~250nmol.L) (B)PTU 투여중 TSH 농도(정상 범위 0.17~4.05mU/L).

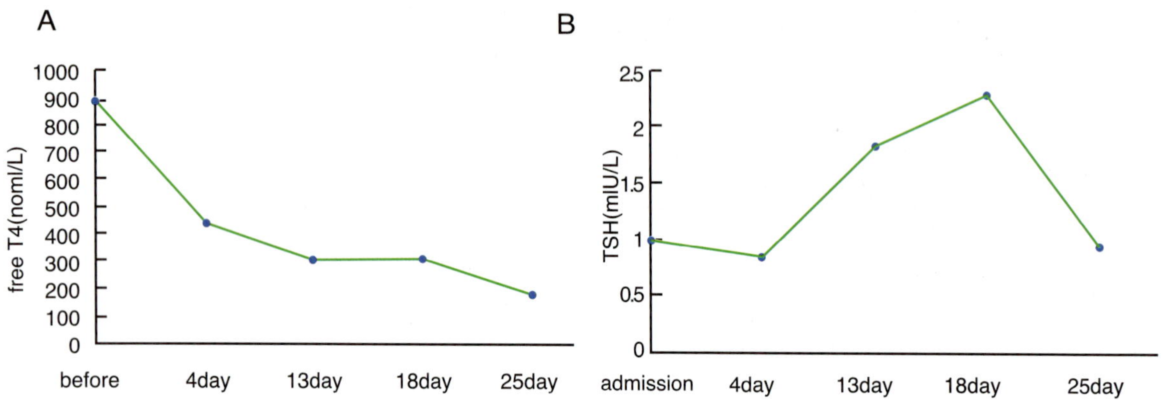

그림 3. (A) Octreotide 투여중 Free T4 농도. (B) Octreotice 투여중 TSH 농도.

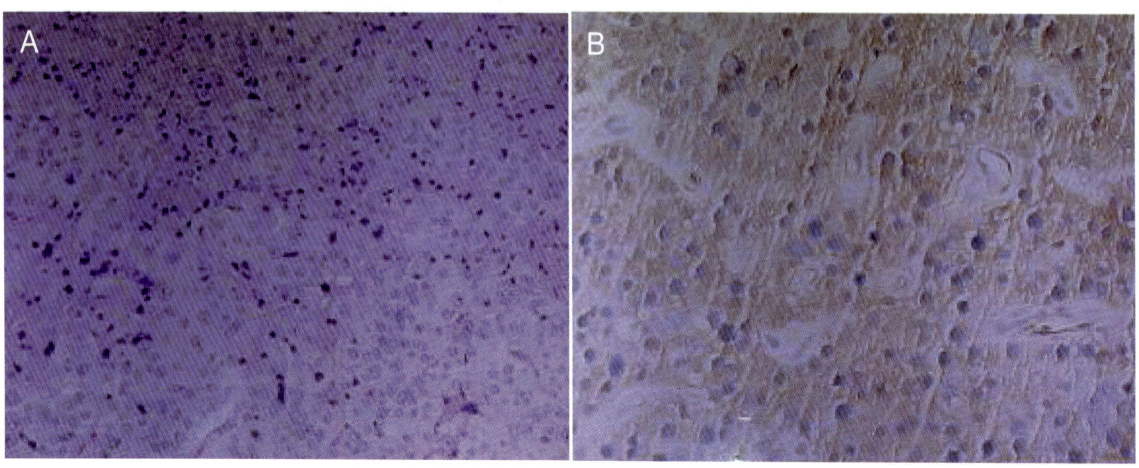

그림 4. 종양 조직의 조직 검사와 면역 화학 염색 소견.(A)조직의 Hematoxylin & eosin염색에서 고형형의 혐색소성 선종 소견을 보임(×100).(B) 종양의 면역 조직 화학 염색에서 TSH에 대한 항체 양성 소견을 보임(×200).

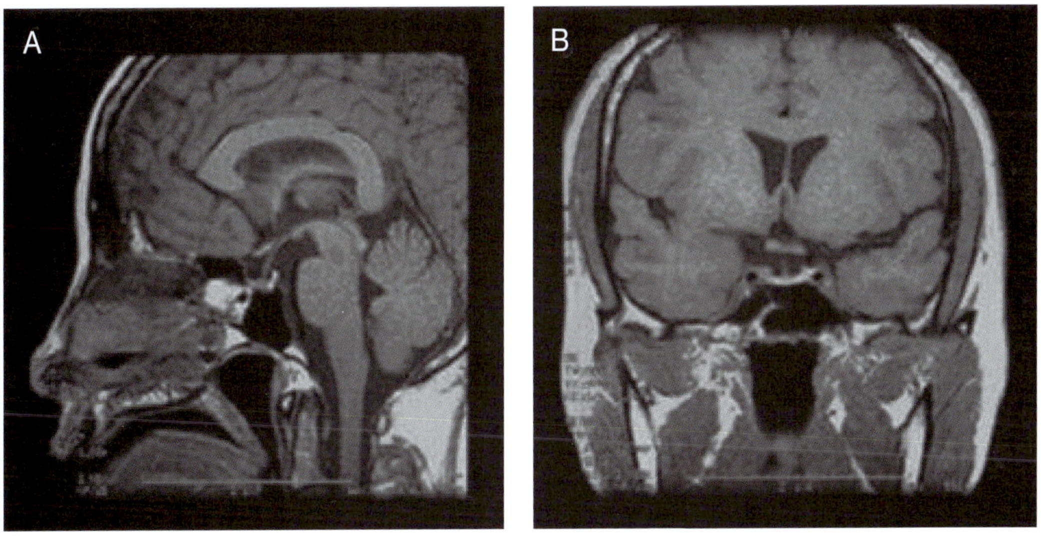

그림 5. 수술후 뇌하수체 자기 공명 영상.(A)시상면의 T1 weighted 조영 증강 영상. (B)관상면의 T1 weighted 조영 증강 영상.

10 당뇨병성 케톤산증 및 고중성지방혈증으로 인한 급성 췌장염으로 발현한 말단비대증 환자

병력

【38세 남자】

- **주 소 :** 내원 5일 전부터 시작된 오심과 구토, 미만성 복통, 의식 저하, 호흡 곤란
- **현병력 :** 환자는 내원 2년전 다음과 다뇨를 주소로 개인 의원에 방문하여 당뇨병을 진단 받았으며 당시 이학적 소견상 하악골 비대와 수지 말단의 비대가 있어 말단비대증을 의심 하여 100g 경구 포도당 부하 후 성장호르몬 억제 검사를 비롯한 각종 검사와(표 1). 뇌자기공명영상 검사(그림 1)를 시행한 후, 뇌하수체 거대 선종에 의한 말단비대증으로 진단되어 수술을 권유했으나 거부하고 퇴원하여, 특별한 치료 없이 지내왔다. 그후 환자는 본원 내원 5일 전부터 발생한 구토, 미만성 복통, 간헐적 의식 혼미, 휴식시에도 호전되지 않는 호흡곤란을 주소로 타 병원 응급실 방문하였다. 당시 환자는 당뇨병성 케톤산증, 급성 췌장염 진단하에 금식과 경정맥 포도당 투여 받으며 보조적 치료 받았으나 상기 증상 호전되지 않아 제 4 병일째에 본원으로 전원되었다.
- **과거력 :** 2년 전 진단받은 당뇨병으로 경구용 혈당강하제를 복용하다가 조절되지 않아 1년전부터 인슐린으로 조절 중이었고, 이외에는 특이 과거력은 없었다. 음주력이나 흡연력은 없었다.
- **가족력 :** 형이 40세에 진단받은 당뇨병으로 치료 받는 중이었고, 그외에 간염, 고혈압, 결핵 등의 특이 가족력은 없었다.

진찰 소견

신장 178cm 체중 80kg의 건장한 체격이었고, 혈압 140/80mmHg, 맥박수분당 138회, 호흡수 분당 26회, 체온은 37.2℃였고, 피부는 건조했으며 긴장도가 저하되어 있었고, 깊고 빠른 쿠스마울 호흡을 보였다. 의식 상태는 경한 혼미 상태였고, 심부건 반사나, 사지의 운동, 감각 기능은 정상이었다. 전두부 돌출, 하악골 비대 및 돌출, 수지말단 비대 소견을 보였다. 심박동은 규칙적이고 심잡음은 들리지 않았으며, 양 폐하부에 수포음이 청진되었으며 복부에 미만성으로 압통과 반발통이 있었으나 방사통은 없었으며, 간이나 비장은 촉진되지 않았다. 복부에서 이동 탁음이 관찰되었고 장음은 감소되어 있었다.

검사 소견

(1)일반 검사

- **동맥혈 가스분석 :** pH 7.43, PaO_2 46.9 mmHg, $PaCO_2$ 21mmHg, HCO_3 14.4mEq/L, SaO_2 85%
- **생화학 검사 :** 혈당은 271 mg/dL . Amylase 280U/L, lipase 1288U/L, 중성지방 1488mg/dL(참고치 50~200mg/dL), 혈청 콜레스테롤 940mg/dL, LDL 593mg/dL, 유리지방산은 903 μEq/L(참고치 176~568 μEq/L)
- **요 검사 :** 요케톤 반응 음성

(2) 내분비 검사

C-peptide는 1.8ng/mL로 정상범위였고, GH, IGF-1은

54.1ng/mL, 29.5ng/mL로 증가

(3) 방사선 검사

복부 단층촬영상 (그림 2) 다량의 복수가 있었으며 십이지장 Oddi 괄약근 부위와 췌장 두부의 부종 소견이 보였고, 담석이나 췌장의 칼슘 침착은 보이지 않았다. 흉부 방사선 촬영 소견상 주로 양측 폐 하부에 폐 부종 소견이 보였다. 터어키안 근접 원추 촬영에서 터어키안은 확장되어 있었고 족부 연조직 촬영에서 발뒷꿈치 패드 두께가 23mm로 증가되어 있었다. 터어키안 자기공명영상에서 2.2×3.7cm 크기의 뇌하수체 종양이 관찰되었다.

경과

환자는 본원 응급실로 전원 후 금식 및 수액과 전해질 보충, 인슐린 정주 투여를 지속하였고 소량의 이뇨제를 투여하며 경과를 관찰하였다. 1주일 경과 후 미만성 복통, 호흡곤란의 호전 보였다. Lovastatin 경구투여와 보조적인 치료 유지하며 입원 제24병일째에 혈청 총 콜레스테롤이 217mg/dL로 정상화 되었고, 입원 제 36병일째에는 유리지방산이 415(μEq/L로 정상화되었다. 혈중 amylase, lipase는 지속적으로 감소하며 제 59병일 모두 정상화 되였다. 내원 후 혈당은 200mg/dL 내외로 조절 되었고, 2주 만에 피하투여로 변경하였다. 이후 60병일째 신경외과로 전과되어 경접형골 뇌하수체 선종 절제술을 시행 받았다. 병리검사상 종양은 면역조직화학 염색에서 성장 호르몬, 프로락틴, 부신피질 자극호르몬 염색양성인 뇌하수체 선종으로 판명되었다. 수술 후 3일째 측정한 성장 호르몬은 29ng/mL으로 감소하였다. 수술 후에 시행한 터어키안 자기공명 영상에서 뇌하수체 종양은 일부를 남기고 모두 절제된 것으로 확인되었고 (그림 3), 환자는 퇴원하여 인슐린을 점차 감량하여 3개월 뒤에는 인슐린 투여를 중단하고 경과 관찰을 할 수 있었고, lovastatin 투여를 중단한 뒤에도 혈중 중성지방 및 콜레스테롤 농도는 정상 범위로 조절 되었다.

도움말

말단비대증 환자에 동반되는 당뇨병은 인슐린 저항성이 주 기전으로 생각된다. Schade는 말단비대증 환자에서 정상 혈중 인슐린 농도 상태에서도 당뇨병성 케톤산증이 발생할 수 있다고 보고한 바 있고, 이는 과도한 길항 호르몬이 원인이 됨을 밝힌 바 있다. 본 환자에서 C-peptide 수치가 정상범위임에도 불구하고 당뇨병성 케톤산증이 발생한 것은 성장 호르몬 과다분비에 의한 인슐린의 상대적 결핍과 고지혈증으로 인한 췌장염으로 과도한 길항 호르몬 분비되었기 때문으로 생각되었다. 말단비대증과 당뇨병성 케톤산증이 동반된 경우에 있어 당뇨병성 케톤산증은 조기에 인슐린과 수액요법으로 1,2주 내에 호전을 보이나, 말단비대증을 수술이나 방사선치료 등으로 치료한 후에도 성장 호르몬 수치와 혈당치가 정상화 되기까지는 수주에서 수개월까지의 시간이 경과되어, 지속적인 경과 관찰과 혈당 조절 약물을 필요로 하였다.

말단비대증에서의 과도한 성장호르몬 증가는 인슐린의 상대적 결핍상태를 야기시켜 지방조직에서의 지방 분해를 촉진 하여 유리지방산 수치를 증가시키며 간에서의 초저밀도지단백 콜레스테롤의 생성을 증가시키게 된다. 또 성장호르몬은 간 중성지방 분해효소 와 인슐린 의존성 효소인 지단백 분해효소의 합성 장애를 일으켜 유미지립 및 초저밀도지단백 콜레스테롤의 분해를 억제하여 고중성지방혈증을 일으킨다. Lipase는 중성지방을 가수분해 하여 글리세롤 과 유리지방산으로 분해 시키고 이중 유리지방산은 주로 알부민과 결합한 상태로 혈청 내에 존재하게 된다. 여러가지 원인으로 인해 중성지방 수치가 증가되면, lipase에 의해 분해되는 유리지방산이 증가되어 알부민이 유리지방산과 결합하다가 포화되어 알부민과 결합하지 않은 유리지방산이 증가하게 된다. 이것이 세포 독성을 띄게 되며 췌장 내 미세혈관에 손상을 입히게 되고, 이로 인한 혈류의 정체와 순환 부전으로 췌장의 허혈성 변화를 유발하여 염증 반응을 일으켜 췌장염을 일으키게 되고, 또 혈중 지질 성분의 증가로 인한 지방 혈전증으로 인해 췌장의 허혈증이 더 악화되게 된다.

본 증례에서 처럼 당뇨병으로 치료받던 환자에서 혈당 조절이 되지 않으며 급성 대사성 합병증이 발생하였을 경우, 악화원인을 조기에 찾아 교정하여 하며, 그 원인 중 길항호르몬이 증가된 상황이 있을 수 있음을 고려해야 한다. 또, 급성 복증의 증상을 보이는 경우 당뇨병성 케톤산증 만으로도 급성 복증의 증상을 보일 수 있으나, 급성 대사성 합병증인 급성 췌장염의 가능성을 고려해야 할 것으로 생각된다.

참고 문헌

1. Schade DS, Eaton RP : Pathogenesis of diabetic ketoacidosis. Diabetic care 2 :296-306, 1979
2. Vidal Cortada J, Conget Donlo Jl, Navarro Tellez MP, Halperin Rabinovic I, Vilardell Latorre E : Diabetic ketoacidosis as the first manifestation of acromegaly. An Med Interna 12 :76-78, 1995
3. Katz. JR, Edwards R, Khan M, Conway GS Acromeyaly Presenting with diabetic ketoucidosis Postgrad Med J. 72 : 682-683, 1996
4. Szeto CC, Li KY, Ko GT, Chow CC, Yeung VT, Chan JC, Cockram CS : Acromegaly in a woman presenting with diabetic ketoacidosis and insulin resistance. Intern J Clinical Practice 51 : 476-477, 1997
5. Westphal SA : Concurrent diagnosis of acromegaly and diabetic ketoacidosis. Endocrinology Practice 6 :450-452, 2000

표 1. 치료 경과 중 혈청검사결과의 변화

	5/3	5/6	5/14	7/2	10/5	12/9	
FBS	177	169	215	140	132	101	mg/dL
HbA_{1c}	18.7				11		%
Amylase	331	84	32	76	60		U/L
Lipase	510	206	151	182	67		U/L
Triglyceride	1488	427	209	69	80		mg/dL
Total Cholesterol	940	735	321	171	208	245	mg/dL
LDL-chol	593		255	113	105		mg/dL
HDL-chol	35		24	25	22		mg/dL
Growth hormone	231			29		41	mg/dL
IGF-1	29						mg/dL

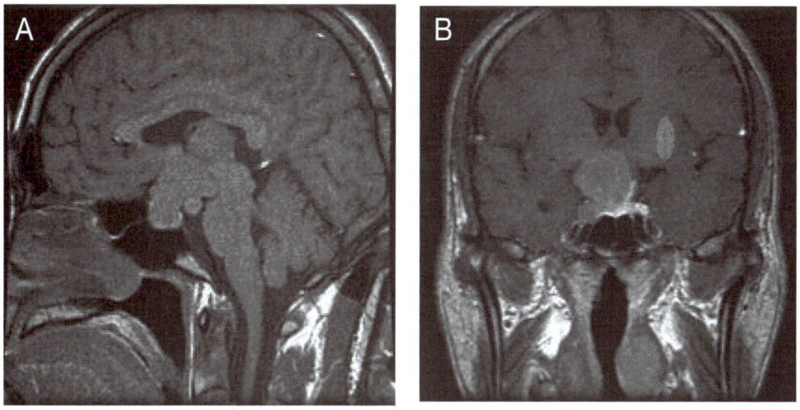

그림 1. 수술전 터키안 자기공명영상(A:시상면, B:관상면) :2.2×3.7cm 크기의 터키안 종괴가 상방으로 제3뇌실과 배부 터키안으로 확장되는 소견이 관찰되고 있음

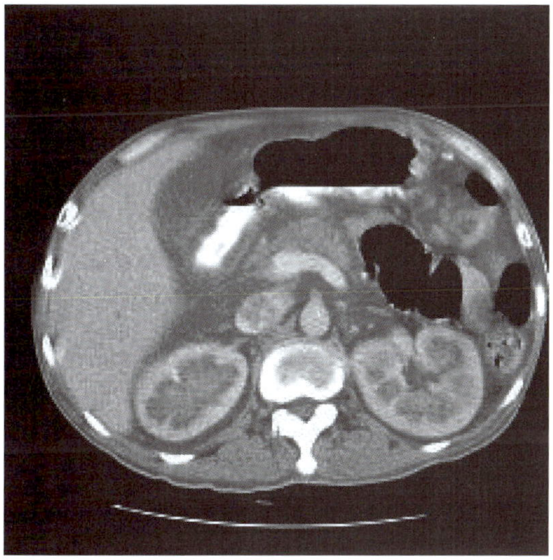

그림 2. 복부-골반 단층 촬영 : 중등도의 복수가 복막과 신장 주위에서 관찰됨. 상행 결장과 횡행 결장이 두꺼워져 있고, 췌장 앞쪽에 국소적 수분 저류가 관찰되고 있음.

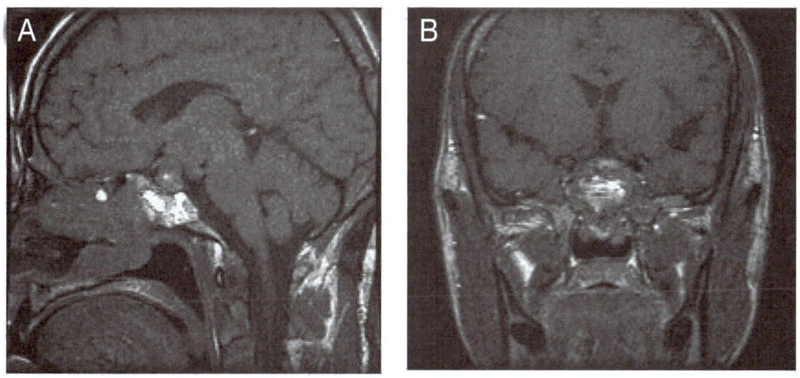

그림 3. 수술후 터키안 자기공명영상(A:시상면, B:관상면) 수술후 뇌하수체 종양의 부분적 절제 상태와 말초 부위에 잔여 종양이 관찰됨. 터키안과 터키안 상부의 고 신호 강도는 출혈과 지방 축적이다.

11 정신분열병에서 동시에 발생한 약물 유인성 신성 요붕증 및 고프로락틴혈증

병력

【24세 남자】

- **주 소 :** 다음, 다뇨
- **현병력 :** 환자는 15세 때 정신분열병을 진단 받았으며 본원 정신과 외래 추적 관찰 중 환자가 임의로 병원을 방문하지 않아 치료 실패하였으며 21세 때 다시 환시와 환청이 발생하여 연고지 정신병원에서 치료 중 2년 전부터 매일 10 liter 정도의 물을 마시면서 자주 소변을 보는 증상이 지속되어 본원 내분비 대사 내과로 외래 통해 입원.
- **과거력 및 가족력 :** 특이 사항 없음.
- **약물력 :** Lithium 1200mg, Lorazepam 1mg, Valproate 900mg, Risperidone 8mg, Valium 5mg, Benzotropine 1 mg을 2년 5개월 동안 복용중임.

진찰 소견

입원당시 혈압은 140/80mmHg였고, 맥박은 분당 75회, 호흡수는 분당 22회, 체온은 36.5℃이었다. 키는 174cm 이었고 체중은 81kg으로 최근 4kg의 체중 증가 소견을 보였으며 비만도는 121.6%이고 체질량 지수는 26.75 로 비만이었다. 허리둘레는 87cm, 엉덩이둘레는 104cm이었고, 허리 엉덩이둘레비는 0.836으로 복부비만은 아니었다. 그리고 이차 성징의 진행에 장애는 없었으며 의식은 명료하였고, 흉부, 복부 및 사지에서 이상 소견은 없었다.

검사 소견

(1) 일반 검사

- **혈액 검사 :** 백혈구 5,200/mm³, 혈색소 14.0g/dL, 혈소판 391,000/mm³
- **생화학 검사 :** 혈중 요소 질소 3mg/dL, 크레아틴닌 0.9mg/dl, 나트륨 144mmol/L, 칼륨 4.7mmol/L, 공복 혈당은 93mg/dL 혈청 삼투압은 281mmol/kg, 혈중 총 콜레스테롤 수치는 188 mg/dL, 혈중 중성지방 수치는 244mg/dL, 혈중 HDL 콜레스테롤 수치는 49mg/dL였고, 혈중 LDL 콜레스테롤 수치는 90mg/dL
- 요검사 : 비중 1.010, pH 5.5, 요단백 음성, 요당 음성, 요 케톤 음성, 요 삼투압은 161mmol/kg이었다.

(2) 내분비 검사

IGF-1 459ng/mL(100~366ng/mL), testosterone은 2.99ng/mL(2.8~11.0ng/mL),성장호르몬 〈0.04ng/mL, 프로락틴 47.82ng/mL(3.1~20ng/mL)

내원 3일째 수분제한 및 항이뇨 호르몬 자극 검사(표 1)

복합 뇌하수체 자극 검사(표 2)

(3) 방사선 검사

자기공명영상 안장 조영상 특이 소견이 없어 뇌의 기질적 병변도 배제되었다(그림 1).

경과

입원 4일 후 부터 DDAVP 투여를 시작했는데, DDAVP 4

일 째부터는 다시 수분 섭취량과 배설량이 다시 증가하기 시작하면서 DDAVP에 대한 반응이 떨어지는 것으로 생각되어 중추성 요붕증과 신성요붕증이 함께 있을 가능성이 높아졌고 lithium의 혈장 농도가 0.4mM/L로 독성 농도(1.5mM/L)보다는 낮지만 장기간의 lithium 복용에 의해 신성 요붕증이 병합된 것으로 생각되어 lithium을 끊고 입원 6일 째부터 indomethacin 50mg과 thiazide 25mg을 경구로 추가하였다. 그 후 환자의 다음, 다뇨 증상은 입원 10일 후 섭취량과 배설량이 각각 4,260mL, 3,550mL로 감소하여 만족할 만한 호전 소견을 보였다. DDAVP는 입원 8일까지 사용 후 끊었고 신성요붕증 치료 위해 indomethacin 50mg과 thiazide 25mg은 경구로 사용 중이다. lithium을 중단한 지 5개월 후에 혈청 삼투압은 284mmol/Kg, 요 삼투압은 154 mmol/kg였고 8개월 후에는 혈청 삼투압이 293mmol/kg, 요 삼투압이 454mmol/kg, 16개월 후에는 혈청 삼투압은 297mmol/kg(참고치 : 275~295mmol/kg, 요 삼투압은 852 mmol/kg(참고치 : 50~1200mmol/kg)으로 정상치까지 회복되었다.

고프로락틴혈증의 경우 risperidone에 의한 부작용으로 사료되며 환자가 호소하는 증상이 없고 신체검사상 특이 소견 없어 일단 risperidone을 8mg에서 4mg으로 감량하였고 risperidone 감량 후에 프로락틴은 2개월 째에 35.94ng/mL, 6개월 째에는 29.82ng/mL, 10개월 째에는 35.68ng/mL, 18개월 째에는 18.16ng/mL로 감소하였다. 그리고 성장호르몬은 risperidone 감량 후 6개월 후에 0.41ng/mL로 정상 범위였다. 계속적인 외래 추적 검사상 혈중 프로락틴 수치가 증가하고 증상이 나타나면 risperidone을 끊고 clozapine으로 약물을 바꿀 예정이다.

도움말

Lithium은 후천적으로 신성 요붕증을 초래하는 가장 흔한 원인이며, 이로 인하여 발생한 요붕증은 가역적이어서 거의 대부분 회복되지만 만성적으로 신장기능 장애를 초래하여 신장 생검상 만성적 세뇨간질성 병변(chronic tubulointerstitial change)이 발견되기도 한다. Lithium의 이뇨기전은 주로 집합관에서의 항이뇨 호르몬인 arginine vasopressin(AVP) 작용을 억제하기 때문인 것으로 밝혀져 있으며, 특히 AVP 작용의 첫 단계에서 G단백에 길항작용을 하여, adenylate cyclase의 활성화를 억제하고 cyclic adenosinemonophosphate(cAMP)의 생성을 차단하여 AVP에 의해 매개되는 물의 이동을 방해한다. 그러나 이 외에도 lithium을 사용한 몇몇 환자에서 외인성 항이뇨 호르몬 투여로 떨어진 요의 삼투압이 다시 상승하는 것으로 보아 lithium으로 인한 중추성 요붕증의 가능성도 제시되고 있다.

비전형적 항정신병약물인 risperidone은 전형적 항정신병 약물과 같이 우수한 항정신병 효과를 나타내면서도 추체외로 증상이나 무월경증, 지연성 운동부전증을 적게 유발하는 것으로 알려져 있다. 그러나 비전형적 항정신병약물도 체중 증가의 부작용을 나타낼 수 있는데, aripiprazole, risperidone, quetiapine, olanzapine(clozapine) 순으로 체중증가를 많이 일으킨다. 그리고 risperidone을 복용한 남성 환자에서 전형적 항정신병의 부작용처럼 고프로락틴혈증에 의한 유즙분비 증례 보고가 있으며, 이에 대해 Fade 등은 risperidone이 dopamine D2 수용체뿐만 아니라 세로토닌 수용체에도 강력하게 결합하여 5HT2 수용체가 Corticostriatal pathway에 작용하는 도파민 D2 수용체를 조절하는 것으로 설명하였다. 또한 추체외로 증상이 적은데 비하여 강력한 prolactin 분비능이 있다는 것은 risperidone이 tubuloinfundibular pathway에 선택적으로 또는 강력하게 작용한다는 것을 예상할 수 있다.

본 증례에서는 4kg의 체중증가가 있었는데, risperidone의 부작용으로 사료되며, 자기공명영상 안장 조영 상 특이 소견은 없었고(그림 1) metoclopramide, domperidone 등의 고프로락틴 혈증을 일으킬 수 있는 약물 복용력이 없고, 심한 스트레스등과 같은 고프로락틴 혈증을 일으킬 수 있는 상황이 아니며, risperidone을 장기 복용한 약물력을 고려할 때 risperidone에 의해 고프로락틴 혈증이 발생하였고, risperidone의 dopamine 길항 작용에 의해 성장호르몬이 감소한 것으로 사료되어졌고, Insulin 자극에 의한 부신피질자극호르몬(ACTH)의 반응 감소와 성선자극 호르몬에 의한 난포자극호르몬의 반응 감소는 이런 현상을 일으킬 수 있는 특별한 다른 원인이 없는 상태이므로 risperidone에 의한 뇌하수체 기능저하증이 발생한 것으로 사료되었다.

참고 문헌

1. Boton R, Gaviria M, Batlle DC : Prevalance, pathogenesis and treatment of renal dysfunction associated with chronic lithium therapy. Am J Kidney Dis 10 : 329-345, 1987
2. Passavanti G, Buongiorno E, De Fino G, Rutigliano G, Giannattasio M, Coratelli P : Lithium induced polyuria and polydipsia. Adv Exp Med Biol 252 :215-231, 1989
3. Farde L, Nyberg S, Oxentierna G, Nakashima Y, Halldin C, Ericsson B : Position emission tomography studues on D2 and 5HT2 receptor binding in risperidone treated schizoprenic patients. J Clin Psychopharmacology 15(Supp1) :19-23, 1995
4. 윤영무, 김명곤, 이상, 손장원, 채현기, 김상복, 안유헌, 김호중 : 리튬에 의한 신성 요붕 중에서 Amiloride의 치료 1예. 대한 내과학회지. 50 : 599~603, 1996
5. Schiwach RS, Carmody TJ : Prolactogenic effects of risperidone in male patients. Acta Psychiatry Scand 98 :81-83, 1998
6. Philip S, Teresa T : Rapid relaease of antipsychotic drugs from dopamine D2 receptors : An explanation for low receptor occupancy and early clinical relapse upon withdrawal of clozapine or quetiapine. Am J Psychiatry 156 :876-884, 1999
7. Baptista T, Zarate J, Joober R, Colasante C, Beaulieu S, Paez X, Hernandez L : Drug induced weight gain, an impediment to successful pharmacotherapy : focus on antipsychotics. Curr Drug Targets 5 :279-99, 2004

표 1. 수분 제한 검사와 항이뇨 호르몬 자극 검사

시간	BP(mmHg)	Weight(kg)	U/O(㎖)	Urine SG	U,Osm (mOsm/kg)	S,Osm (mOsm/kg)
7 AM	110/80	78.65	400	1.005	194	291
8	110/70	78.40	370	1.005	193	294
9	120/80	78	250	1.005	200	297
10	120/80	77.75	290	1.005	205	300
11	120/70	77.60	250	1.005	216	298
12 MD	140/90	77.50	250	1.005	221	297
1 PM	140/90	77.20	350	1.005	222	298
2	150/100	77.15	150	1.007	257	299
3	150/100	76.9	180	1.009	247	300
4	130/80	76.85	90	1.007	308	290
5	120/80	76.65	150	1.008	257	285
Pitressin 5 unit subcutaneous injection						
6	130/80	76.55	55	1.008	293	292

BP : 혈압
U/O : 소변양
Urine SG : 요 비중
U,Osm : 요 삼투압
S,Osm : 혈청 삼투압

표 2. 뇌하수체 자극 검사

		8 :00 am	8 :30	9 :00	9 :30	10 :00
Insulin	Glucose (mg/dL)	74	25	85	170	66
	normal range : 〈50mg/dL or 〈50% of basal					
	GH (ng/mL)	〈0.04	〈0.04	〈0.04	0.39	0.77
	normal range :〈5ng/mL / 60,90,120분에 peak, 5ng or increase 5ng/mL over basal					
	ACTH (pg/mL)	18.25	15.75	9.45	8.60	5.93
	normal range :〈50pg/mL / 30,60,90,120분에 peak, 3-5배					
	Cortisol (ug/dL)	20.44	24.65	17.88	27.04	15.11
	normal range :〈5-25ug/dL / peak〉 18920)ug/dL					
GnRH	FSH (mIU/mL)	0.60	1.24	1.38	1.18	1.07
	normal rangc :2.1-9mIU/mL, 15-30분에 peak					
	LH (mIU/mL)	3.68	20.51	18.51	13.28	11.85
	normal range :2.4-16.7mIU / 30-60분, 120분에 peak 2-3배					
TRH	TSH (uIU/mL)	2.88	11.86	6.52	4.30	2.62
	normal range :0.34-5.5uIU/mL / 15,30분에 peak, 120분에 normal					
	Prolactin (ng/mL)	47.82	66.13	51.53	39.01	39.99
	normal range :3.1-20ng/mL / 15,30분에 peak, 남자는 3-5배, 여자는 5-8배					

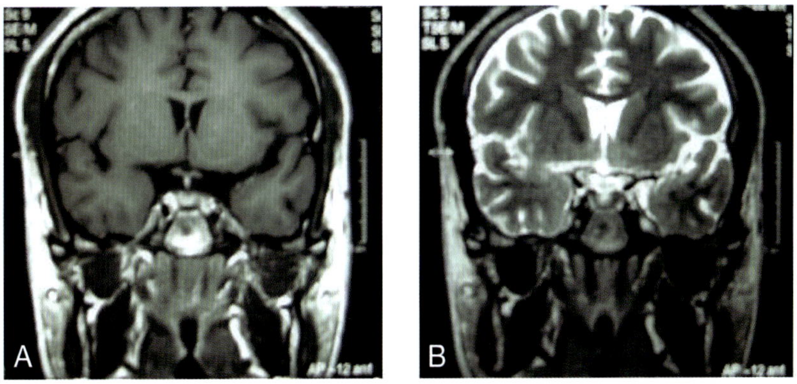

그림 1. 터키안 조영 증강 자기 공명 영상. 육안적인 이상 소견 없음. (A) T1 영상 관상면. (B) T2 영상 관상면.

12 중추성 요붕증으로 발현한 랑게르한스 세포 조직구증

병력

【남자 15세】

- **주 소** : 다음 및 다뇨
- **현병력** : 내원 1개월 전부터 다음과 다뇨 증상이 있었으며, 하루 수분 섭취량은 약 5L정도였다. 다뇨 증세로 취침 중 자주 화장실을 가는 것 외에 다른 불편감은 없었다. 이외 두통이나 전신 쇠약감, 시야장애 등의 증상도 호소하지 않았다.
- **과거력** : 특이 소견 없음
- **가족력** : 특이 소견 없음

진찰 소견

환자의 신장은 155cm, 체중은 40.5kg이었고 활력 증후는 정상이었으며, 두경부 검사상 특이 소견 없었다. 호흡음 청진 및 심음 청진상 정상이었고, 복부 검사상 복부 팽만이나 간, 비 종대는 관찰되지 않았으며 사지에 피부 발진이나 부종 소견 보이지 않았고, 촉지되는 림파선의 종대도 없었다.

검사 소견

(1) 일반 검사

혈액 검사 : 백혈구 4,100/mm, 혈색소 12g/dL, 혈소판 211,000/mm

생화학 검사 : 혈중 요소 질소 6mg/dL, 크레아틴 0.7 mg/dL, 나트륨 142mEq/L, 칼륨 4.1mEq/L, 염소 105mEq/L, Total CO2 27mEq/L, 혈청 삼투압 296mosm/kg, 요 삼투압 74mosm/kg, 공복 혈당 86mg/dL, 혈청 총단백 7.4g/dL, 알부민 4.6g/dL, AST 26IU/L, ALT 16IU/L, ALP 375IU/L

(2) 내분비 검사

- **호르몬 검사** : hGH 3.27ng/mL(0~8), Prolactin 9.66 ng/mL(1.8~15.9), ACTH 25.5pg/mL(10~60), TSH 1.15 uIU/mL(0.17~4.05), T3 97.83ng/dL(60~190), free T4 1.32ng/dL(0.89~1.79), LH 3.3mIU/ml(1.0~5.3), FSH 1.5 mIU/mL(1.3~8.1), Testosterone 1.58ng/mL (2.8~8.8)이었다.
- **암표지자 검사** : 혈청 A.F.P 2.9ng/mL(15이하), 혈청 HCG-beta 4.6mIU/ mL0~10)

수분 제한 검사(표 1).

(3) 방사선 검사

환자의 흉부 단순 방사선 촬영 결과 특이 소견 보이지 않았다. 터키안 자기 공명 영상중 T1 weighted image에서 뇌하수체경이 비후된 소견(약 5.7mm)이 관찰되었다 (그림 1a).

(4) 기타 검사

뇌수척액 검사상 소량의 림프구만 관찰되고 악성 세포는 관찰되지 않았다. 혈청 및 뇌척수액에서의 종양 표지자(AFP 및 HCG-beta)는 모두 정상 범위에 있었다.

(5) 병리 조직 검사

현미경 소견상 많은 수의 호산구성 세포와 함께 여러 염증 세포들이 조직구와 함께 관찰되었다(그림 2a and 2b). 면역조직 화학검사상 조직구성 세포는 항-CD1a 항체와 강한 양성반응을 보여 랑게르한스 세포 조직구증을 확진할 수 있었다(그림 3).

경과

환자는 외래 추적하며 sellar MRI를 추가 검사하기로 하고 데스모프레신 비강 흡인 교육 후 퇴원하였다. 외래에서 추적 관찰 후 약 2개월 경과한 시점에서 시행한 sellar MRI(그림 1b) 상 뇌하수체경의 비후된 소견이 증가하는 것으로 관찰되어(약 6.9mm) 신경외과에 입원하여 뇌하수체 조직 검사를 시행하였다.

상기 환자는 랑게르한스 세포 조직구증이 뇌하수체경에 침범하여 중추성 요붕증이 발현된 것으로 진단되었다. 조직 검사후 뇌하수체 전엽 기능부전 소견이나 수술의 합병증은 나타나지 않았으며, 이후 환자는 방사선 치료(900cGy)를 시행 받았고 추적 터키안 자기 공명 영상에서 이전의 뇌하수체경의 비후 소견은 소실되었다(그림 4). 환자는 현재 데스모프레신 비강 흡인제 사용중이며, 1일 소변량은 1100 cc정도로 조절된 상태로 외래 추적 관찰 중이다.

도움말

랑게르한스 세포 조직구증은 1893년 Hand 등이 3세 소년의 임상양상을 보고한 이후로 다양한 임상 증상으로 기술되어졌으며, 조직구증 X, 한트-슐러-크리스챤씨 병, 랑게르한스 세포 육아종 등으로 불려 왔다. 랑게르한스 세포 조직구증의 병태 생리는 비정상적으로 분화된 수상돌기 세포의 발현으로 야기된다고 알려져 있으며 신체의 여러 장기를 침범할 수 있는데, 뼈, 피부, 위장관, 폐, 임파선, 골수, 간, 비장, 뇌하수체-시상하부 등을 침범할 수 있다.

중추성 요붕증은 가장 흔한 내분비 질환이며, 랑게르한스 세포 조직구증 환자의 5~50% 환자에서 나타난다고 보고되어지고, 이것은 실방핵-시삭상핵 신경원의 약 80% 이상 파괴되었을 때 나타난다고 한다. 또한 범뇌하수체기능저하증도 5~20%의 환자에서 나타나며, 이런 환자들의 경우 대부분 요붕증을 동반하였다. 뇌하수체전엽 기능부전을 동반하는 경우에는 호르몬 결손으로 인한 다른 내분비적 질환이 나타날 수 있으며 가장 흔히 결손되는 호르몬은 성장호르몬으로 알려져 있다. Kaltsas 등의 보고에 의하면 시상하부 침범으로 식욕 조절 이상이나, 수면장애, 기억력 장애, 체온기능조절장애 같은 비내분비적 증세도 나타날 수 있는 것으로 보고하고 있다.

자기 공명 영상에서 특징적 소견으로는 T-1 weighted image에서 뇌하수체 후엽의 고신호 강도의 소실이나 뇌하수체경의 비후 등이 특징적인 소견으로 되어 있다. 특히 소아나 청소년기에 발생하는 특발성 중추성 요붕증은 위와 같은 영상 검사 결과일 경우 추적 검사에서 배아종이나 랑게르한스 조직구증, 육아종의 발생 빈도가 증가한다고 알려져 있으므로 주기적으로 뇌척수액검사와 함께 MRI검사를 시행하는 적극적인 추적 관찰이 권장되어 지고있다.

랑게르한스 조직구증의 치료는 아직 정확히 확립되어 있지 않으나, 국소적 침범인 경우이면서, 증상이 없는 경우에는 단지 주의깊게 관찰할 수도 있는 것으로 되어 있고, 뼈의 통증을 동반한 단일 병변인 경우에는 국소적 절제술이 권장된다. 중추성 요붕증을 유발하는 뇌하수체경의 침범인 경우 국소적 방사선 치료법이 부분 또는 완전 관해를 유도할 수 있는 것으로 알려져 있다. 다기관 질환인 경우 임상 양상에 따라 치료를 시도하며 항암제 요법이나 스테로이드 요법등을 시도하여 이환율과 치사율 줄일 수 있는 것으로 보고되어 있다. 본 증례의 환자의 경우 방사선 치료(900cGy)를 받았으며, 이후 시행한 뇌하수체 전엽 호르몬 검사상 아직까지 뇌하수체전엽 기능부전의 소견은 관찰되지 않아 현재는 데스모프레신 비강 흡인 요법을 받으며 외래 추적 관찰 중이다.

참고 문헌

1. 정재훈, 김광원, 안규정, 만용기, 이명식, 이문규, 고은미, 김춘관, 정만표 : 성인에서 발견된 요붕증과 동반된 랑게르한스 세포 조직구종(예. 대한 내분비학회지.

11 : 330~335, 1996

2. Sudha LM, Anthony JB, Melvin MG, Michael SE, Stephen EG, Selna LK, Felix AC : Idiopathic hypothalamic diabetes insipidus, pituitary stalk thickening and the occult intracranial germinoma in children and adolescent. J Clin Endocrinol Metab 82 :1362-1367, 1997
3. Kaltsas GA, Powles TB, Evanson J, Plowman PN, Drinkwater JE, Jenkins PJ, Monson JP, Besser GM, Grossman AB : Hypothalamo-pituitary abnormalities in adult patients with Langerhans cell histiocytosis, clinical, endocrinological, and radiological features and response to treatment. J Clin Endocrinol Metab 85 :1370-1376, 2000
4. Maghnie M, Cosi G, Genovese E, et al : Central diabetes insipidus in chidren and young adult. N Engl J Med 343 :998-1007, 2000
5. Scolozzi P, Lombardi T, Monnier P, Jaques B : Multisystem Langerhans' cell histiocytosis in an adult (a case report and review of the literature). Eur Arch Otorhinolaryngol 261 :326-330, 2004

표 1. 수분 제한 검사에 대한 반응

Time	Body weight (kg)	Serum osmolality (mOsm/kg)	Urine osmolality (mOsm/kg)	Hour urine (cc/Hr)
8AM	39.15	229	97	200
9AM	38.35	305	116	250
10AM	37.90	304	139	200
11AM	37.80	309	158	150
MD*	37.60	313	165	300
1PM	37.45	314	348	50
2PM	37.45	309	469	30

* arginine vasopressin 5U injection

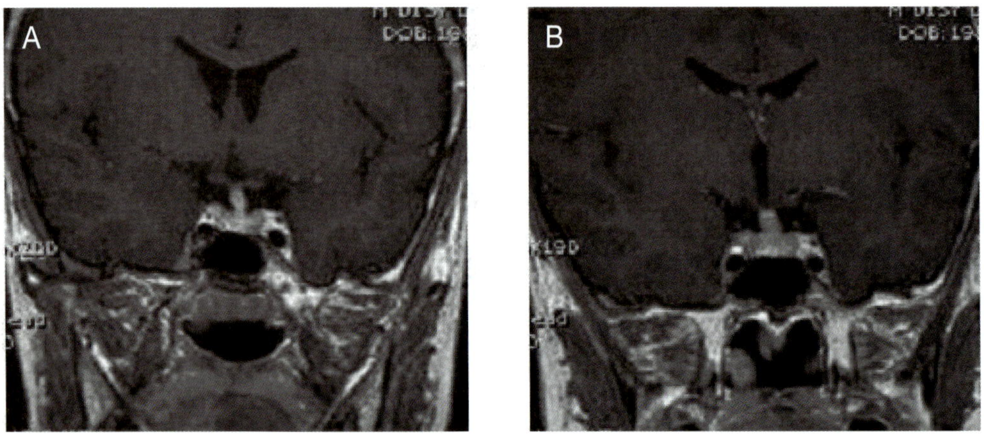

그림 1. (A) 터키안 자기 공명 영상의 T1-weighted image. 강하게 조영 증강 되는 뚜꺼워진(직경 5.7mm)뇌하수체경이 관찰됨. (B)추적 터키안 자기 공명 영상. 이전 보다 두꺼워진(직경 6.9mm)뇌하수체경이 관찰됨.

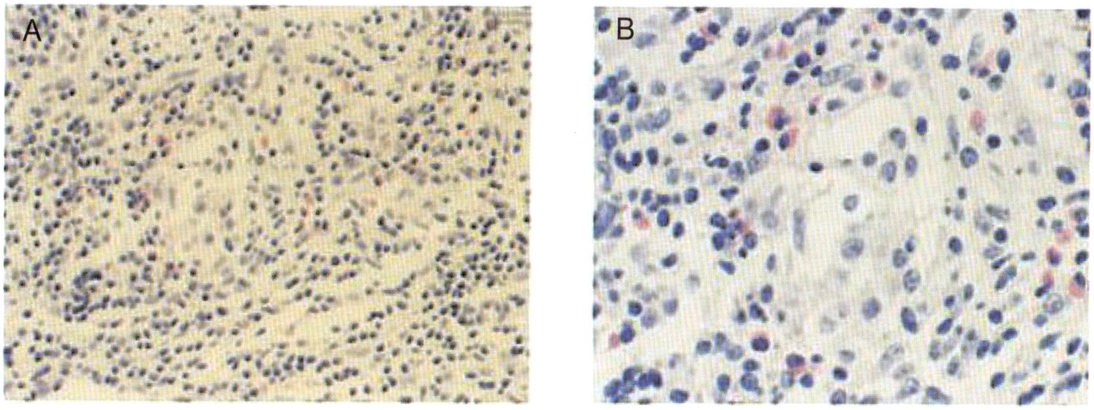

그림 2. (A)뇌하수체 종괴의 조직학적 소견(H&E 염색 ×200). 호산구 침윤이 두드러진 염증 세포속에 산재되어 있는 조직구가 관찰됨. (B) 고배율 소견상 타원형에서 콩팥형 핵을 가진 랑게르한스 세포가 관찰됨(H&E, ×400).

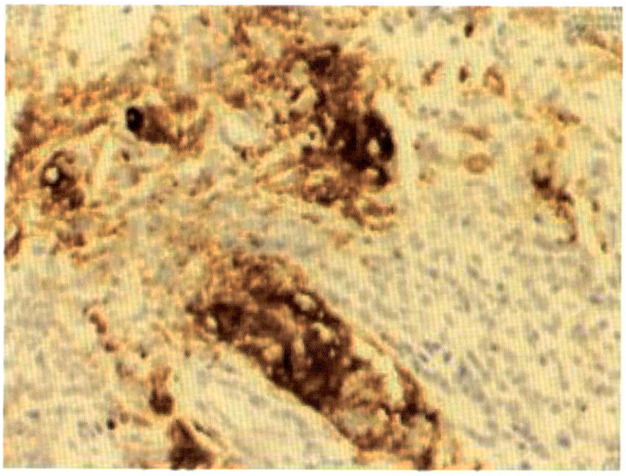

그림 3. 랑게르한스 세포는 항 CD1a 항체에 대해 강한 면역 반응을 보임(×200, 면역 조직 화학 염색).

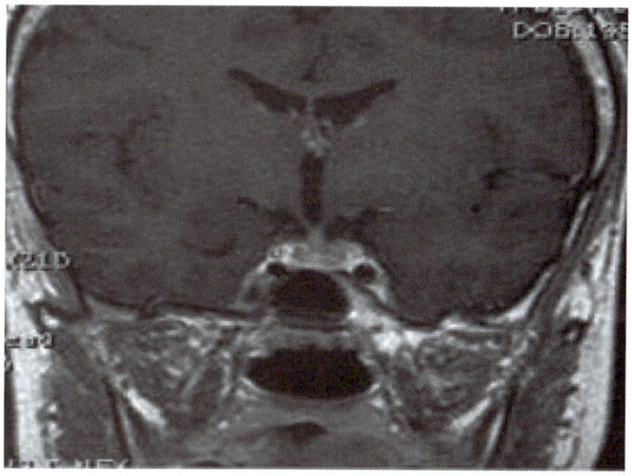

그림 4. 방사선 치료후 추적 터키안 자기 공명 영상. 뇌하수체경의 종괴가 소실됨.

Chapter 02 갑상선

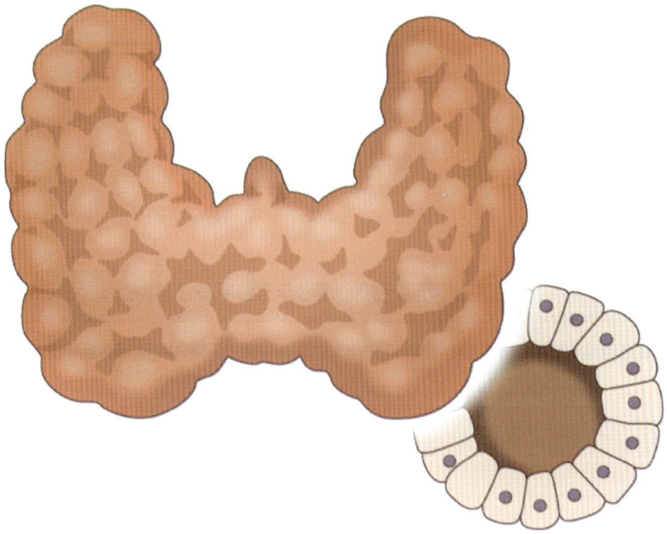

01 포상기태에 의해 발생한 심한 갑상선중독증

병력

27세 여자가 무월경 및 체중감소를 주소로 내원하였다. 환자는 2살된 1명의 딸을 둔 주부로 11주의 무월경과 1달 전부터 시작된 7kg의 체중감소, 오심과 구토, 두통, 진전, 심계항진, 식욕부진을 호소하였다. 발열, 호흡곤란, 부종은 없었고, 복통이나 질출혈의 소견도 없었다.

진찰 소견

내원 당시 혈압 120/80mmHg, 맥박 110회/분, 체온은 36.7℃이었다. 결막은 약간 창백하였으나 갑상선 비대는 관찰되지 않았다.

검사 소견

(1) 일반검사

백혈구 7,400/mm^3, 혈색소 9.2g/dL, 혈소판 188,000/㎣

(2) 내분비 검사

유리 T4 16.12 ng/dL, TSH 〈0.01mU/L, 갑상선 자가항체 (-), β-HCG 1,123,000 IU/L

(3) 방사선 검사

- **산전 초음파 검사 :** 자궁 내에 태아의 에코는 없었으며, 내부에 작은 다수의 무에코의 낭성조직을 포함한 10.4 ×5.6cm 크기의 종물을 확인할 수 있었다(그림 1).
- **경부 초음파 검사 :** 균일하게 양측의 갑상선 크기가 증가되어 있으며 혈류의 흐름이 증가되어 있었다(그림 2).
- **^{99m}Tc 갑상선 스캔 :** 섭취율 14.8% (정상 : 0.3 ~ 3%)로 균일하게 증가하였다(그림 3).

경과

내원 당일부터 1일 propylthiouracil 450mg, propranolol 120mg, 루골액을 투약하였다. 입원 6일째, 환자는 심한 복통을 보이며 질 출혈이 발생하여 시행한 산전 초음파 검사에서 종물의 크기가 10.4×5.6cm에서 18×15cm로 커졌음이 확인되었다. 응급 흡입소파술을 시행하였으며, 병리조직 소견 상 완전 포상기태로 확인되었다(그림 4). 수술 후에 항갑상선제 투여는 중단하였으며, 수술 1주 후 갑상선 기능은 정상화되었다. 또한 β-hCG는 수술 1주 후 23,091 IU/L로 감소하였으며 수술 4주 후 9IU/L로 정상화되었다(표 1).

도움말

포상기태(hydatidiform mole)는 수태 후 정상 태아 조직이 없는 상태로 영양막 및 태반 융모의 과증식이 이루어지는 질환으로 임신 때와 같이 사람 융모성성선자극호르몬(human chorionic gonadotropin, hCG)의 증가가 특징이며 초음파 검사로 쉽게 진단할 수 있다. 여러 연구에서 임신 및 포상기태시 분비되는 hCG가 갑상선 자극물질이라는 것은 증명되었으며[1~9], 이러한 갑상선 자극효과는 hCG와 TSH의 구조적 유사성으로 유발되며, 실제적으로 Yomazaki 등에 의하면 정제된 1μg의 hCG는 0.0013μg의

TSH와 동일한 효과가 있는 것으로 보고되었다. 일부 보고에 의하면 임신초기 hCG 자극에 의한 갑상선기능항진증은 전체 임신의 2 ~ 3%에서 보고되고 있으며, 대부분 hCG의 과도한 갑상선 자극에 의해 이루어진다. 이러한 갑상선에 대한 자극의 정도는 hCG의 상승정도에 비례하는데, 임상적인 갑상선기능항진증이 나타나는 경우는 혈청 hCG가 대부분 100,000 IU/L 이상으로 알려져 있다. 따라서 hCG가 급격히 상승하는 포상기태와 융모상피암(choriocarcinoma)과 같은 영양막 종양(trophoblastic tumor) 발생시에는 이로 인한 갑상선호르몬 수치의 증가 소견이 나타날 수 있으나, 임상적으로 갑상선중독증 증상을 나타내는 경우는 드문 것으로 알려져 있다.

참고문헌

1. 김용태, 조진아, 박찬문, 이선화, 정호연, 한인권, 민헌기 : 영양막 질환 환자에서 혈청 βHCG치 및 24시간 소변의 HCG 양과 갑상선 기능과의 관계. 대한내과학회지 51:227-233, 1996
2. 이재학, 박종근, 권순효, 목지오, 윤지성, 김여주, 박형규, 김철희, 김상진, 이해혁, 남계현, 권계원, 고은석, 변동원, 서교일, 유명희 : 포상기태 (Hydatidiform mole)에 의해 발생된 심한 갑상선중독증 1예. 대한내분비학회지 18 : 420-425, 2003
3. Pekonen F, Alfthan H, Stenman UH, Ylikorkala O : Human chorionic gonadotropin(HCG) and thyroid function in early human pregnancy : circardian variation and evidence for intrinsic thyrotropic activity of HCG. J Clin Endocrinol Metab 66:853-856, 1988
4. Yomazaki K, Sato K, Shizume K, Kanaji Y, Ito Y, Obara T, Nakagawa T, Koizumi T, Nishimura R : Potent thyrotropic activity of human chorionic gonadotropin varients in term of 125I incorporation and de novo synthesized thyroid hormone release in human thyroid follicles. J Clin Endocrionol Metab 80:473-479, 1995
5. Glinoer D : The regulation of thyroid function in pregnancy : pathways of endocrine adaptation from physiology to pathology. Endocrine Reviews 18:404-429, 1997
6. Misra M, Levitsky LL, Lee MM : Transient hyperthyroidism in an adolescent with hydatidiform mole. J Pediatr 140:362-326, 2002
7. Narasimhan KL. Ghobrial MW. Ruby EB : Hyperthyroidism in the setting of gestational trophoblastic disease. Am J Med Sci 323 : 285-287, 2002
8. Kato K. Mostafa MH. Mann K. Schindler AE. Hoermann R : The human chorionic gonadotropin molecule from patients with trophoblastic diseases has a high thyrotropic activity but is less active in the ovary. Gynecol Endocrinol 18 : 269-277,2004

표 1. 적출술 후 혈청 hCG와 갑상선기능검사의 변화

Day (Normal range)	TSH (0.25~4.0mU/L)	Free T4 (0.7~2.0ng/dL)	β-HCG (0~10IU/L)
AD	0.01	16.12	1,123,000
POD 1	0.01	2.90	334,700
POD 4	0.01	1.41	23,091
POD 12	0.01	0.92	1,554
POD 28	0.77	0.82	9

(AD, admission day; POD, Post Operation Day)

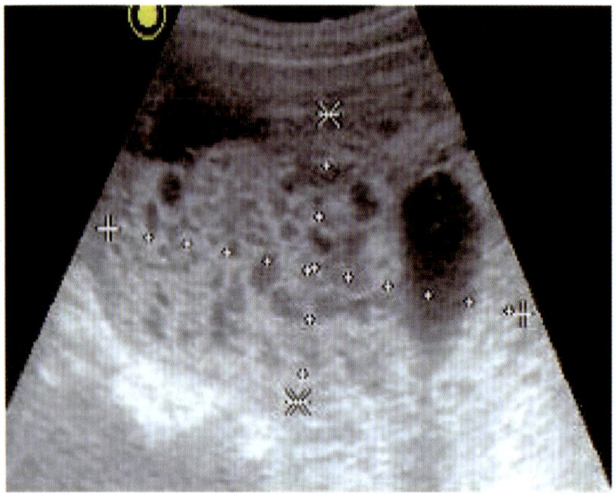

그림 1. 자궁 초음파 사진. 태아는 관찰되지 않고, 자궁 내에 10.4×5.6 ㎝ 크기의 낭성 종양이 관찰되고 있다.

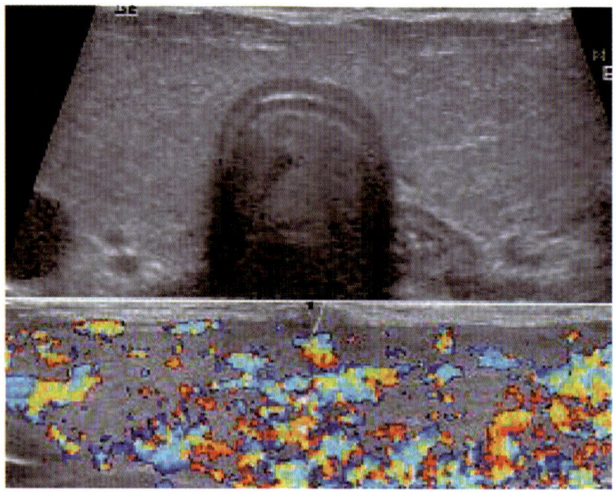

그림 2. 갑상선 초음파 사진. 아래는 color doppler영상이다.

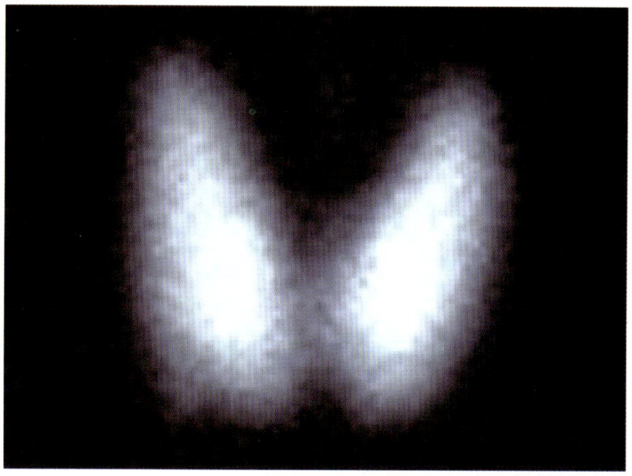

그림 3. ^{99m}Tc 갑상선 스캔

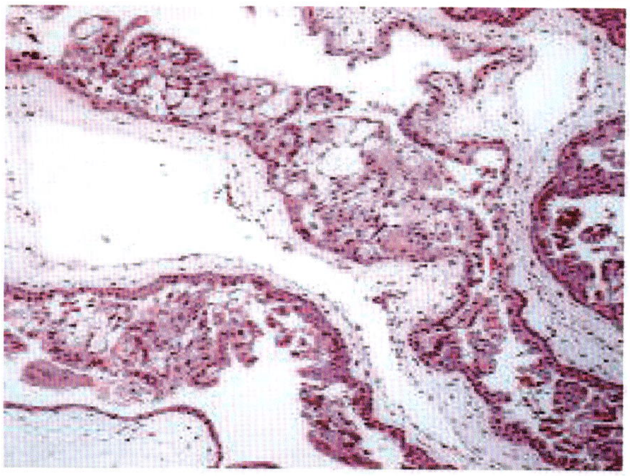

그림 4. 병리조직소견(H & E 염색, 200배)

02 침습성 기태임신의 소파술 후 나타난 갑상선중독발작

병력

18세 여자가 질출혈과 하복통으로 내원하였다. 평소 건강하던 미혼녀로 약 2주 전에 시작된 질출혈과 하복부 통증 있어 모 의원에서 절박유산 또는 임신성 영양모세포질환 진단으로 응급실을 방문하였다. 산부인과 초음파상 자궁 내에 눈보라 양상 및 양측 포막황체낭이 관찰되어 선택적 수술 계획 하에 산부인과로 입원하였다.

진찰 소견

입원 당시 체온 36.5℃, 맥박수 분당 86회, 호흡수 분당 20회, 그리고 혈압 130/80mmHg이었다. 의식은 명료하였으며, 신장 162cm, 체중이 53kg으로 마른 체형이었다. 전경부는 약간 미만성으로 팽팽하게 촉지되었다. 임신 주수에 비하여 복부가 상당히 팽창되었으며, 배꼽주위에서 하복통을 호소하였으나 압통이나 반사통은 없었다. 질출혈은 하루에 패드를 1~2장 정도 적시었으며, 색깔은 암적색이었다. 복부 어느 곳에서도 태아의 심음은 들리지 않았다.

검사 소견

(1) 일반 검사

혈색소 7.7gm/dL, 백혈구 10,600/mm^3, 혈소판 210,000/mm^3, β-hCG 200,000IU/L 이상

(2) 방사선 검사

- **단순 흉부촬영** : 정상
- **골반 초음파 및 복부 전산화단층촬영** : 자궁은 임신 5개월 크기로 커져 있었으며, 자궁 내에 여러 개의 초음파 저 음영 부위를 가진 눈보라 양상의 소견과 양측 포막황체낭이 관찰되었다 (그림 1).

경과

환자는 침습성 기태임신을 의심하여 수술 예정이었으나, 하복통이 심해지면서 수혈을 했음에도 불구하고 출혈량 증가로 인하여 빈혈은 더욱 악화되었다. 응급으로 소파술을 시행하였다. 소파술 후 고열이 동반되어, 측정하니 체온은 41℃로 측정이 되었고, 맥박수와 혈압은 각각 분당 120회와 170/110 mmHg으로 측정되는 빈맥과 고혈압 소견이 있었다. 의식 상태는 초기에는 심한 감정 동요와 함께 불안감을 호소하였으며, 그 후 섬망 증세가 있다가 점차 반혼수상태로 변하였다. 그러나 그 외 편향 징후나 국소 징후는 발견되지 않았다. 전경부에 약간 갑상선이 커진 것처럼 느껴지는 정도이었다. 단순 흉부촬영상 폐울혈 소견이 보였으며, 간기능 검사상 ALT와 AST는 36 1U/L과 61 U/L로 측정되었다.

각종 보존적인 치료를 실시했지만 호전은 없어 내분비내과 자문 후 갑상선중독발증 의심 하에 갑상선기능검사를 실시하였다. 즉각 PTU 600mg을 초기 용량으로 주었으며, 유지 용량으로 6시간마다 250mg을 경구로 복용시켰고, 매 6시간마다 propranolol 60mg을 그리고 PTU 투여 한 시간 이후 매 8시간마다 루골 용액 10방울을 투여하였다. 또한 Solu-cortef 100mg을 8시간 마다 정맥 주사하였다. 추후에 확인한 결과 TSH 0.018 mU/L 미만과 유리 T4 2.91 ng/dL

으로 측정이 되었으나, 갑상선자가항체는 검출되지 않았다. 이후 환자의 전신상태가 호전되어 PTU 및 propranolol 용량을 감량하면서, 침습성 기태임신에 대해서 항암치료(Etoposide + Actinomycin D)를 이틀간 시행하였다.

소파술 실시 20 시간 후 환자의 의식은 명료하여졌으며, 일주일 후 실시한 TSH 3.4mU/L, 유리 T4 0.51ng/dL로 호전되었으며, 간기능효소 수치는 정상화되었다. 퇴원 후 측정한 β-hCG는 535IU/L로 입원 당시보다는 낮아졌으나 정상보다는 높아 지속적인 외래 추적 검사와 추후 2차 항암치료 예정이다(표 1).

도움말

임신 중 발생하는 갑상선기능항진증은 전 여성 인구의 0.2%에 해당하며 이 중 85~90%가 그레이브스병에 의한다. 갑상선기능항진증은 기태임신에서 잘 발생하나 갑상선중독발작은 오히려 융모막암종에서 보다 많이 발생하는 것으로 알려져 있다.

Fantz 등은 임신 중에 발생하는 갑상선기능항진을 임신입덧을 동반한 일시적 갑상선기능항진증과 임신성 영양모세포 질환에 의한 갑상선기능항진증으로 구분하여 설명하였다(표 2). 임상적으로 β-hCG의 측정량을 통하여 임신의 여부와 종양 재발을 확인할 수 있다. 정상 임신에서 β-hCG의 평균 최대농도는 50,000IU/L 정도이나, 임신 10~12주된 일부 임산부에서는 100,000IU/L까지 증가 할 수 있다. 그러나 갑상선기능항진증을 동반한 기태임신에선 β-hCG의 농도는 정상 임신 진단 기준보다 훨씬 높아 최소한 100,000IU/L 이상이며 보통 300,000~2,000,000IU/L 정도는 나타낸다. 이러한 현상은 유리 T4의 혈중 농도의 상승과 같이 나타나며 hCG 항혈청을 정주하면 소실되어 높은 β-hCG가 갑상선기능항진증과 관련 있음을 보여 준다. 혈중 β-hCG의 농도가 10,000 IU/L 상승할 때마다 혈중 유리 T4 농도는 0.1 ng/dL씩 상승하고, TSH 농도는 0.1IU/L씩 감소한다고 보고하였고, 이러한 공식으로 미루어 볼 때 환자의 β-hCG가 1,000,000IU/L으로 상승하게 되면 유리 T4는 10ng/dL으로 상승할 것으로 추정된다. 그러나 높은 β-hCG와 갑상선기능항진과의 연관성은 존재하나 모든 환자에서 나타나는 것이 아니며 환자에 따라서 거의 증상이 없을 수도 있다.

참고문헌

1. 박준성, 강준구, 이창범, 박용수, 김동선, 함준수, 김태화, 이정한, 황정혜, 김승룡, 안유헌 : 침습성 기태임신의 소파술 후 나타난 갑상선중독발증 1예. 대한내분비학회지 17 : 589-595, 2002
2. Poertl S, Liss I, Mann K, Hoermann R : Crude urinary human chorionic gonadotropin contains variant forms of hCG with low sialic acid content that exhibit an increased thyrotropic activity in CHO cells expressing the human TSH receptor. Exp Clin Endocrinol Diabetes 103 : 168-174, 1995
3. Goodwin TM, Hershman JM : Hyperthyroidism due to inappropriate production of human chorionic gonadotropin. Clin Obstet Gynecol 40:32-44, 1997
4. Fantz CR, Dagogo-jack s, Ladenson JH, Gronowski AM : Thyroid function during pregnancy. Clin Chem 45:2250-2258, 1999
5. Maziukiewicz UR, Burrow GN : Hypertyroidism in pregnancy; diagnosis and treatment. Thyroid 9:647-52, 1999
6. Lazarus JH, Kokandi A : Thyroid disease in relation to pregnancy : a decade of change. Clin Endocrinol 53:265-78, 2000
7. Misra M, Levitsky LL, Lee MM : Transient hyperthyroidism in an adolescent with hydatidiform mole. J Pediatr 140:362-366, 2002
8. Lao TT : Thyroid disorders in pregnancy. Curr Opin Gynecol 17 : 123-127, 2005
9. Lazarus JH : Thyroid disorders associated with pregnancy : etiology, diagnosis, and management. Treat Endocrinol 4 : 31-41,2005

표 1. 갑상선기능검사와 β-hCG의 변화 양상

	TSH*(mU/L)	FT4†(ng/dL)	β-hCG‡(IU/L)
Pre-Operation	<0.018	2.91	>200,000
Post-Operation			
POD# 28	0.89	0.87	535

*TSH : thyroid stimulating hormone.
†FT4 : free thyroxine.
‡β-hCG : beta human chorionic gonadotropin.

표2. 임신 중 발생하는 갑상선기능항진증의 원인별 비교

	Transient hyperthyroidism of hyperemesis gravidarum	Hyperthyroidism with gestational trophoblastic disease
Epidemiology	Less than 0.2% of pregnancy	Frequency of hyperthyroidism = 5~64%
Pathogenesis	Overactivation of thyroid Not necessary to the effects of excess hCG*	Increased concentration of serum hCG
Clincal finding	No history of thyroid illness preceding pregnancy Weight loss Tachycardia Severe Vomiting Goiter usually absent	Thyroid is either not enlarged or only slightly Vaginal bleeding Ophthalmopathy is absent
Laboratory	Abnormal electrolyte and liver function test Thyroid microsomal autoantibody : negative	Prolonged increase concentration of serum hCG Increased free T3,T4 Decreased TSH Increased concentration of serum hCG
Treatment	Rest Controlled diet Antiemetic therapy The hyperthyroidism generally resolves with cessation of vomiting	Complete surgical removal

*hCG : human chorionic gonadotropin.

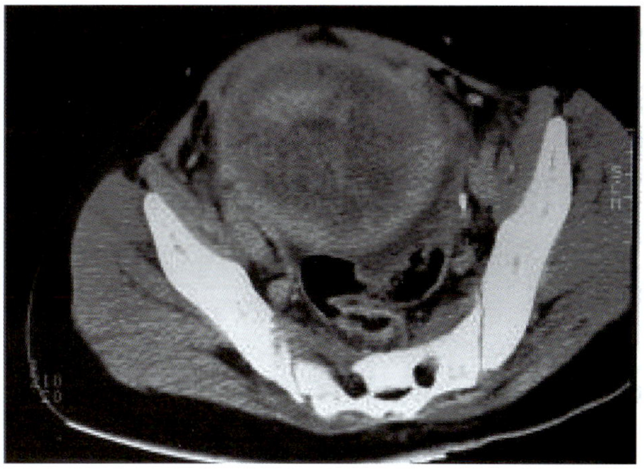

그림 1. 복부 전산화단층촬영 사진

03 Methimazole 복용 후 무과립구증과 담즙울혈성 황달을 동반한 갑상선기능항진증

병력

54세 여자가 4일전부터 시작된 황달색 피부 변화와 2일 전부터 동반된 발열과 인후통으로 응급실을 경유하여 입원하였다. 환자는 1달 전 체중감소와 심계항진으로 갑상선기능항진증으로 진단받고, methimazole 1일 30mg과 propranolol 1일 20mg으로 약물치료 중이었다.

진찰 소견

내원 당시 혈압 140/80mmHg, 심박수 102회/분, 호흡수 24회/분, 체온은 39.6℃이었다. 급성 병색을 띄고 있었고 의식상태는 명료하였으며 약간의 안구 돌출 소견과 함께 결막은 약간 창백해 보였으며 공막에 황달소견을 보였다. 인후는 충혈되어 있었고 편도는 커져 있었다. 갑상선 비대는 보이지 않았다.

검사 소견 (표 1)

(1) 일반 검사

- 백혈구 500/mm^3 (과립구 0%), 혈색소 11.3g/dL, 혈소판 270,000/mm^3
- **말초혈액도말** : 적혈구는 anisocytosis, target cell, fragment cell을 보였고, 백혈구는 수가 매우 감소되어 있었고 과립구는 거의 관찰되지 않았으며 혈소판은 정상 소견이었다.
- 빌리루빈 (총/직접) 15.4/11 mg/dL, 총콜레스테롤 184mg/dL, 총단백/알부민 7.5/3.6g/dL, 알칼리인산분해효소 1026U/L, AST 36U/L, ALT 52U/L, PT 13.4초 (INR 1.2), aPTT 40초, 적혈구침강속도 78mm/시간, C-반응단백 8.5mg/L

(2) 내분비 검사

T3 346 ng/dL, 유리 T4 4.54ng/dL, TSH 0.01mU/L 미만, TBII 37%

(3) 방사선 검사

- **갑상선 스캔** : 갑상선의 미만성 비대, 방사능 섭취율의 증가

경과

환자는 입원직후 methimazole에 의한 무과립구증, 담즙울체성 간염, 급성 편도선염 의심하에 methimazole 투여를 중단하고 수액요법과 경험적 항생제로 ceftazidime 1일 4g을 투여를 시작하였으며, 베타차단제(propranolol 1일 20mg)를 사용하는 등의 보존적 치료를 하였다. 또한 입원 1일째 격리실로 옮긴 후 human recombinant granulocyte colony stimulating factor(G-CSF)(Lenograstim, Neutrogin)를 1일 250㎍씩 총 10일간 투여하였다. 입원 7일째까지도 고열이 지속되어 경험적으로 amphotericin 1일 250mg, clindamycin 1일 1800mg을 추가로 투여하였다. 입원 10일째 발열은 소실되었고 절대호중구수도 상승하기 시작하여 G-CSF의 투여를 중단하였고 중단 후 다시 절대호중구수가 다소 감소되는 추세를 보였으나 G-CSF의 재투여 없이 곧 회복되어 보존적 치료를 지속하였다(그림 1). 간기능 검사

도 입원 7일째부터 호전되기 시작하였으며 그 동안의 경과 및 검사 소견을 요약하면 표 1과 같다. 말초혈액도말표본상 치료 전에 비해 과립구가 현저히 증가되어 27일째 퇴원하였으며, 2개월 후까지 베타차단제(propranolol)만 복용하다가 10mCi 용량의 방사성동위원소 치료를 받은 후 갑상선기능이 정상으로 되었다. 그 후 6개월 동안 정상 갑상선 기능을 유지하고 있으며 간기능에도 이상 소견을 보이지 않으며 외래 경과 관찰 중이다.

도움말

Imidazole계통의 드문 약물 부작용으로 무과립구증과 심한 간손상이 발생할 수 있는데, 특히 이 양자가 동시에 발생하는 경우는 매우 드문 것으로 알려져 있다.

무과립구증은 항갑상선제의 부작용 중 가장 치명적인 것으로, 그 경과와 기간이 매우 다양하나 대부분 투약 후 3개월 내에 잘 생기고, 발생 즉시 투약을 중단하고 지지 요법 및 보존적 요법을 하면 대부분 회복된다고 알려져 있으나, 일부 사망한 예들이 보고되는 등 매우 심각한 부작용이다. 그 발생기전은 확실하지 않으나 지금까지의 연구에 의하면 약물 용량 의존성 조혈세포증식억제로 인한 직접적 독성기전과 성숙중성구에 대한 면역글로불린G 형성 및 골수내 과립구조혈간세포를 억제하는 면역학적 기전 두 가지로 생각되고 있다.

무과립구증 발생시 치사율은 10~25%로 보고되어 있고 그 임상 경과는 환자에 따라 상이하여 골수검사상 과립구계 조혈세포가 관찰되는 경우에는 말초혈액내 과립구의 회복이 4~7일부터 관찰되기 시작하나, 과립구계 조혈세포가 관찰되지 않고 세포 충실도가 감소된 경우에는 과립구의 회복이 지연되어 평균 14일 이상 걸리게 되며, 이 기간내 중증 감염의 위험성이 대단히 높아지게 된다. 근래까지의 치료는 유발 약물의 투여 중지와 보존적 지지 요법에 국한되어 있었으나, 최근에는 GM-CSF나 G-CSF 등의 집락촉진인자들을 이에 사용함으로써 좋은 결과를 얻었다는 보고들이 있다. 그러나 일부에서는 집락촉진인자의 사용이 백혈구수의 회복에 걸리는 시간을 단축시키지 않는다고 보고하여 집락촉진인자의 임상적용의 정례화는 약제 자체의 부작용과 경제성을 고려한 추가적인 연구가 뒤따라야 할 것이다.

간독성은 매우 드물게 나타나는 부작용으로 PTU와 methimazole 모두 발생할 수 있다. 손상 유형은 PTU는 간세포의 괴사를 동반한 세포독성 간손상을 보이는 것에 비해 methimazole은 주로 담즙 울체성 황달을 유발하나, methimazole에 의한 간손상의 기전에 대해서는 확실히 정립되어 있지는 않다. Methimazole의 투여기간과 간손상 후 회복기간은 비례하지 않는 것으로 되어 있고, methimazole에 의한 간독성의 기전은 간손상 정도와 약물의 용량 사이에 직접적인 연관관계가 없고 증상도 대개 약물 투여 시작 수주 내에 발생하였다가 약물 재투여에 의해 유발되므로 과민반응에 의한 것으로 생각되고 있다.

Methimazole에 의한 간손상은 치료 시작 후 2~3개월내에 40세 이상의 여자 환자에서 많이 발생하고 일반적으로 1일 40mg이상의 고용량일 때 위험성이 높지만, 모든 환자에서 발생 가능하고 투여기간과 간손상 정도 및 회복기간 역시 예측 불가능하다고 보고하였다. Methimazole에 의해 유발된 간손상에 대한 스테로이드 치료 효과에 대해서는 논란이 있는데, 스테로이드 치료가 회복을 촉진시키지는 않는 것 같다. 약물 유발 간손상은 일단 약물이 중단되면 간손상이 계속 진행하지는 않기 때문에, 즉각적인 methimazole 복용 중단이 일반적으로 임상증상을 개선시키고 검사소견을 호전시키는데 중요하다고 할 수 있다.

참고문헌

1. 오미희, 이재갑, 김현수, 김현만 : Graves병 환자에서 Prophylthiouracil 투여후 발생한 무과립증과 Steven-Johnson 증후군 1예. 대한내과학회지 39:700-704, 1990
2. 김완섭, 김재한, 윤병옥, 김영민, 송상훈, 오명진, 황헌규, 김철희, 변동원, 서교일, 유명희 : Methimazole 유발 담즙울체성 황달예에서 스테로이드사용 1예. 대한내분비학회지 14:592-598, 1999

3. 강상구, 배종오, 이은영, 임성민, 조상건, 김지혜, 송선경 : Methimazole 복용 후 무과립구증과 담즙울혈성 황달을 동반한 갑상선기능항진증 1예. 대한내분비학회지 20 : 519-523, 2005
4. Palmblad J, Johnson B, Kanerud L : Treatment of drug-induced agranulocytosis with recombinant granulocyte, macropahge-colony stimulating factor. J Intern Med 228 : -542, 1990
5. Fukata S, Kuma K, Sugawara M : Granulocyte colony-stimulating factor(G-CSF) dose not improve recovery from antithyroid drug-induced agranulocytosis : a prospective study. Thyroid 9 : 29-31, 1999
6. Hirsch D, Luboshitz J. Blum I : Treatment of antithyroid drug-induced agranulocytosis by granulocyte colony-stimulating factor : a case of primum non nocere. Thyroid 9 : 1033-1035, 1999
7. AntaonAranda E : Intrahepatic cholestasis in untreated hyperthyroidism. Rev Esp Enferm Dig 92 : 49-50, 2000
8. Woeber KA : Methimazole-induced hepatotoxicity. Endocr Pract 8 : 222-224, 2002
9. Mikhail NE : Methimazole-induced cholestatic jaundice. South Med J 97:178-182, 2004

표 1. Methimazole 투여 전후의 생화학 검사의 변화

	TB/DB (mg/dL)	AST/ALT (U/L)	ALP (IU/L)	γ-GT (IU/L)	WBC (neutrophil count, /μL))	Free T4 (ng/dL)	TSH (mU/L)
1 month age	1.0/0.4	45/38	173	46	4200(1620)	4.54	0.01
HD 1	15.6/11.4	26/40	1026	208	500 (0)	1.28	0.07
HD 2	15.3/11.4	22/33	732	177	800 (0)		
HD 4	14.2/11.0	17/21	449	103	800 (0)		
HD 6	13.3/10.6	21/19	417	110	800 (0)		
HD 7	15.8/11.6	25/17	451	120	800 (0)		
HD 8	10.9/8.5	27/16	433	115	1200 (100)		
HD 10	7.2/5.7	43/22	559	132	1300 (140)		
HD 13	4.9/4.2	41/27	657	140	5900 (340)		
HD 15	4.7/4.0	44/24	690	124	6200 (1900)	1.93	0.22
HD 18	4.0/3.4	47/25	718	112	4300 (1250)		
HD 22	3.4/2.7	39/34	676	105	2100 (410)		
HD 24	3.2/2.5	45/37	649	98	2500 (700)		
HD 27	2.8/2.1	48/46	548	87	2600 (752)		
1 week later	2.1/1.1	46/51	526	65	3100 (1120)	2.11	0.08
2 month later	0.9/0.2	34/41	426	41	3100 (1360)	RI therapy	
6 month later	1.2/0.2	26/27	322	38	3900 (1500)	1.74	0.35

HD : Hospital day, TB : Total Bilirubin, DB : Direct Bilirubin, AST : Aspartate aminotransferase, ALT : Alanine aminotransferase, ALP : Alkaline phosphatase, γ-GT : Gamma glutamyltransferase, Free T4 : Free Thyroxine, TSH : Thyroid Stimulating Hormone
RI therapy : Radioiodine therapy

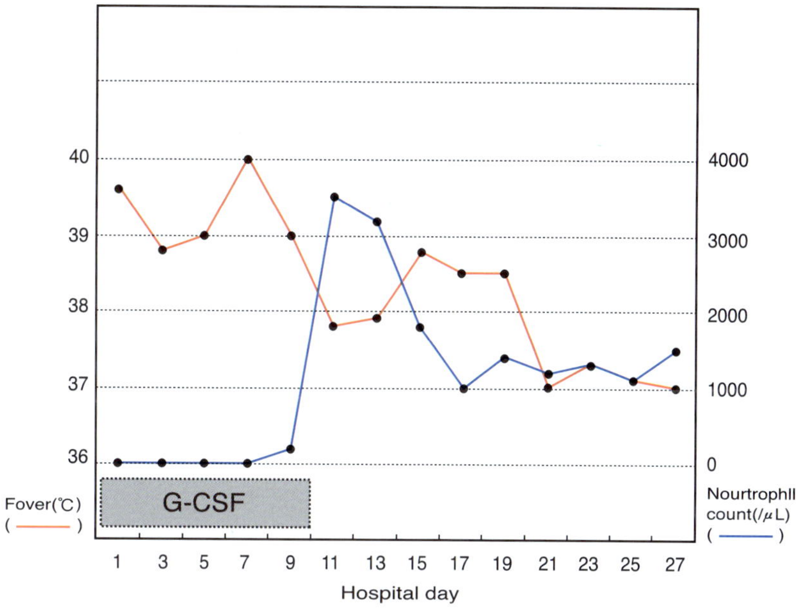

그림 1. 치료에 따른 백혈구 수와 체온의 변화 양상.
G-CSF : granulocyte-colony stimulating factor, WBC :white blood cell, ANC:absolute granulocyte count

04 횡문근융해로 나타난 갑상선중독증

병력

21세 남자가 내원 당일 기상하였을 때부터 시작된 양측 하지의 통증과 근력 약화로 응급실을 방문하였다. 환자는 내원 1년 전부터 전신 무력감과 8kg의 체중 감소가 있었고, 3개월 전부터 1~2주 간격으로 반복되어 갑자기 시작되는 양측 하지의 무력증으로 길을 걷다가 주저앉는 증상이 있었다고 하였다. 내원 전날 과식을 하였으나 음주는 하지 않았다고 하였다.

진찰 소견

내원 당시 혈압 140/90mmHg, 맥박 116회/분, 호흡 22회/분, 체온 36.7℃이었다. 의식은 명료하였으나 급성 병색을 보였고 전신에 외상의 흔적은 없었다. 안구는 약간 돌출되었으며 목에서 미만성 갑상선종이 촉지되었다. 사지의 감각이상 소견은 없었으며 양하지의 심부건반사가 저하되었고 양손의 휴식 시 진전이 관찰되었다.

검사 소견

(1) 일반 검사

백혈구 8300/mm^3, 혈색소 15.3g/dL, 혈소판 133,000/mm^3

칼슘 8.7mg/dL, 인 3.2mg/dL, BUN/크레아티닌 15/0.8 mg/dL, CK 2218U/L (CK-MM 증가), 혈청 근글로빈 1452ng/mL, 요 근글로빈 (-), 나트륨 142mmol/L, 칼륨 2.1mmol/L, 염소 106mmol/L, 미세혈뇨 또는 잠혈 (-)

(2) 내분비 검사

T3 4.18nmol/L, 유리 T4 43.76pmol/L, TSH 0.01mU/L, 항마이크로솜 항체 1:1600, 항갑상선글로불린 항체 (-), TBII 33.0%

(3) 방사선 검사

- **갑상선 초음파**: 결절은 없었고, 미만성 종대가 관찰되었다.
- **갑상선 섭취도** : 24시간 131-I 섭취는 74.2%(정상범위 15~35%)이었다.

경과

횡문근융해를 의심하여 다량의 수액 공급과 소변 알칼리화를 시행하였고, 정맥주입으로 칼륨을 보충한 후 6시간 뒤 양하지 마비증상은 소실되었다. 내원 12시간 뒤 측정한 근글로빈은 81.2ng/mL로 정상화되었고, 내원 3일 뒤 측정한 CK는 180U/L로 정상화되었다(그림 1). 횡문근융해의 유발인자를 찾기 위해 신체검사와 병력청취를 다시 시행하였으나 과도한 운동이나 외상, 음주, 약물 복용 등의 증거는 없었다. 이후 매일 혈청 칼륨 수치를 측정하면서 하루 48 mmol/L 이상의 칼륨을 경구 투여하였고 오렌지 주스의 섭취를 권장하였으며 propranolol을 하루 120mg씩 투여하였다. 입원 8일째 다시 양하지 마비 증상이 재발되었으며 혈청 칼륨이 2.2mmol/L로 감소하여 정맥으로 칼륨 보충을 시행하였고 증상이 호전되었다. 결론적으로 그레이브스병과 동반된 횡문근융해로 진단하였으며, PTU를 1일 600mg 투여하였다. 퇴원 2주 후 칼륨 보충을 중단하였으며 저칼륨혈증과 양하지 마비 증상은 재발하지 않았다.

도움말

횡문근융해의 진단은 세포 외로 유출된 근세포 내용물을 검출하는 것이며 CK 중에서도 골격근에서 유출되는 CK-MM형의 증가가 진단적 가치가 있고, 근글로빈은 간대사에 의해 빨리 제거되므로 혈장 또는 소변에서 근글로빈을 검사하는 것은 민감한 진단법이 아니다. 횡문근융해를 유발할 수 있는 기전들로 다음과 같은 3가지 경우가 보고되고 있다. 첫째 원인은 저칼륨혈증이며, 이는 갑상선중독성 주기성 마비에서도 관찰할 수 있다. 갑상선중독증이 카테콜라민에 대한 과민 상태를 유발하여 베타아드레날린 수용체의 활력을 증가시켜 Na-K ATPase 활성도를 증가시킴으로써 칼륨을 세포 내로 이동시키고 이로 인해 저칼륨혈증이 유발되어 마비증상을 일으킨다는 가설과 혈중 에피네프린의 베타-2 수용체 효과에 의해서 저칼륨혈증이 유발된다는 가설이 있다. 칼륨은 활동적인 근육세포의 미세혈관을 확장하는 역할을 하므로 저칼륨혈증은 이러한 혈관확장을 방해하여 근육 허혈을 유발하고 횡문근융해를 유발한다고 알려져 있다. 두번째 원인은 갑상선중독증에 의한 대사과다이다. 대사 과다가 순환혈액 부족과 탈수를 유발하고 산소와 에너지 부족으로 근육세포가 파괴되면서 횡문근융해가 발생할 것이라고 추측하고 있다. 세번째 원인은 마비에 의한 근육압박이다. 혼수상태에서 근육압박이 근육허혈 상태를 유발하여 횡문근융해의 원인이 될 수 있음은 잘 알려진 사실이다. 갑상선중독성 주기적 마비의 주요 발생시간이 주로 취침 시간이므로 근육압박의 시간은 길어지고 근육허혈 상태가 오래 지속되므로 횡문근융해가 발생할 가능성도 높아진다.

횡문근융해의 급성기에는 충분한 수액 공급과 소변의 알칼리화가 이루어져야 하고, 갑상선중독증이 동반된 경우에는 갑상선기능을 정상화시키는 것이 근본적인 치료이다. 그러나 정상적인 갑상선기능으로 회복될 때까지 칼륨의 보충은 마비로부터 회복을 돕고 심장마비나 부정맥 등을 예방하는 데 도움을 주나 마비를 예방하지 못하는 반면 propranolol은 마비 예방 효과가 있다.

참고문헌

1. 강성구 : 갑상선 중독성 주기성 마비. 대한내분비학회지 8:15-18, 1993
2. 강성이, 김성훈, 김덕윤, 우정택, 양인명, 김성운, 김진우, 김영설, 김광원, 최영길 : 갑상선 기능항진증에 합병된 주기성 마비의 임상적 고찰. 대한내분비학회지 8:19- 26, 1993
3. 현일식, 이창범, 박용수, 김동선, 최웅환, 김태화, 안유헌 : 횡문근 융해증으로 나타난 갑상선중독증 1예. 대한내분비학회지 20:381-384, 2005
4. Hosojima H, Iwasaki R, Miyauchi E, Okada H, Morimoto : Rhabdomyolysis accompanying thyroid crisis:an autopsy case report. Intern Med 31:1233-1235, 1992
5. Visweswaran P, Guntupalli J : Environmental emergencies : rhabdomyolysis. Crit Care Clin 15:415, 1999
6. Alshanti M. Eledrisi MS. Jones E : Rhabdomyolysis associated with hyperthyroidism. Am J Emerg Med 19:317, 201
7. Moon Jae Kim : Nontraumatic rhabdomyolysis. Korean J Med 67:4359-460, 2004

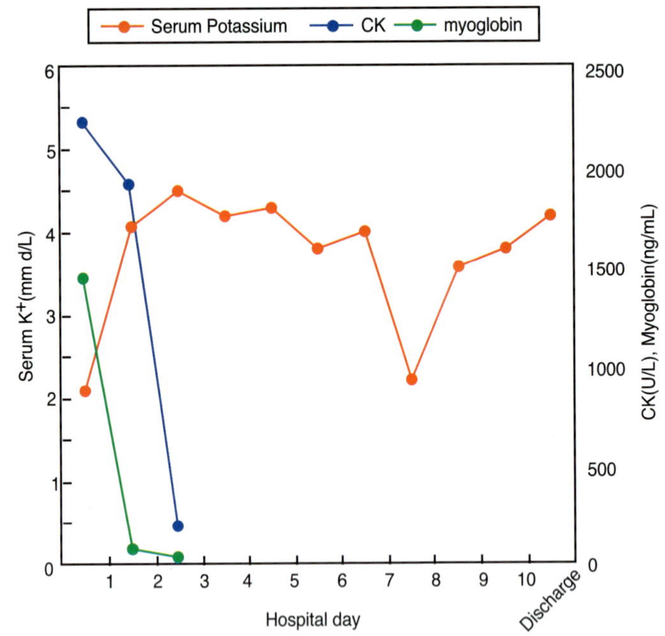

그림 1. 혈청 칼륨과 근육 효소의 변화

memo

05 횡문근융해로 진단된 갑상선기능저하증

병력

29세 남자가 내원 2개월 전부터 진행된 전신부종으로 내원하였다. 환자는 평소 건강하게 지내던 중 내원 2개월 전부터 체중이 10kg 이상 증가할 정도로 전신부종이 발생하였고, 최근에는 상하지에 근육통이 동반되면서 근력이 심하게 저하되었다. 아버지와 형이 고혈압으로 약물 치료 중이라고 하였다.

진찰 소견

혈압 120/70mmHg, 맥박수 55회/분, 호흡 18회/분, 체온 36.5℃이었다. 내원 당시 얼굴, 안검, 손과 발 등 전신에 심한 부종이 관찰되었다 (그림 1 ~ 3). 양측 상하지에 피부색조 변화는 없었고, 대퇴부는 물론 양손 모두 주먹을 쥘 수 없을 정도로 부어 있었다. 미만성 갑상선종이 촉지된 것 외에 이상소견은 발견되지 않았다.

검사 소견

(1) 일반 검사

혈색소 14.0g/dL, 백혈구 6,000/mm^3 (과립구 52.9%, 림프구 42.6%), 혈소판 155,000/mm^3

공복시 혈당 94mg/dL, BUN 10.8mg/dL, 크레아티닌 1.49mg/dL, 총단백/알부민 7.1/4.8g/dL, AST/ALT 68/52IU/L, 총빌리루빈 0.9mg/dL, 알칼리인산분해효소 114 IU/L, CPK 3,410IU/L (CK-MM 100%), LDH 928IU/L (LD3와 LD5 증가), 요 근글로빈 7.2ng/mL(정상범위 1-7ng/mL), 총콜레스테롤/중성지방/HDL-콜레스테롤/LDL-콜레스테롤 409/288/54/317mg/dL, 나트륨/칼륨 143/4.1 mEq/L, 칼슘/인/마그네슘 9.4/3.8/2.6mg/dL

(2) 내분비 검사

T3 67ng/dL, T4 1.98㎍/dL, TSH 87.53mU/L, AMA 1:6400, ATA (-), TBII 1.0%

(3) 방사선 검사

- **갑상선 스캔** : 우엽에 냉결절을 동반한 미만성 종대가 있었다 (그림 4).
- **골 스캔** : 양쪽 대퇴에 섭취가 증가되었다(그림 5).

경과

갑상선기능저하증으로 진단하고 1일 T4 (levothyroxine) 50㎍씩 투여하기 시작하였다. 투약 후 약 1주일 경부터 양측 하지의 부종이 감소하였고, 혈중 CK 농도와 LDH 농도가 감소하기 시작하였다. 2주 후에는 체중이 약 4kg 정도 감소하면서 횡문근융해에 의한 근육통, 근력저하 등의 증세도 호전되었다.

도움말

갑상선기능저하증에 의해 유발되는 근병증(myopathy)은 근육의 강직, 경련, 약화, 건반사의 지연 등으로 나타나는데, 질환의 초기부터 발생될 수 있으며 심해지면 관절 종창, 연부조직 침윤으로 인한 근육 가성비대 등의 증상이 발현되기도 한다. 갑상선기능저하증에서 근병증이 생기는 원인은 근섬유들이 fast twitching type 2 섬유에서 slow twitching type 1 섬유로의 변화, 근육내 glycosaminoglycan의 침착, actin-myosin 단위의 수축력 저하, 골격근의 ATPase 활성화의 저하 등의 기전에 의하여 일어나는 것으로 알려져 있다. 또한 갑상선기능저하증이 장기간 지속되면서 적절한 치료를 받지 못하면 드물지만 근육 괴사와 횡문근융해까지도 발생할 수 있다. 횡문근융해가 발생하는 병리학적 기전으로 혈장 단백의 간질내로 이동, 보상적인 림프액 순환, 단백질 복귀율의 손상, 횡문근 내 glycosaminoglycan(hyaluronic acid) 축적과 체액 저류, 이로 인한 거대 분자의 투과성 증가 등이 관련되어 있다. 이러한 상태가 계속되면 근육 조직의 종창이 심해지면서 구획 증후군까지도 일으킬 수 있다.

일반적으로 횡문근융해는 혈중 CK-MM type 및 근글로빈, 요중 근글로빈 농도가 증가된 소견으로 쉽게 진단을 내릴 수 있다. 그러나 갑상선기능저하증에 의한 횡문근융해라고 진단을 하기 위해서는 결체조직질환, 과음, 약물 복용, 감염, 심한 운동 등에 의한 경우들을 배제하여야 한다.

참고문헌

1. 이정민, 손현식, 이혜정, 홍숙희, 이종민, 차봉연, 이광우, 손호영, 강성구 : 횡문근 융해 증상으로 진단된 원발성 갑상선기능저하증 1예. 대한내분비학회지 18 : 79-84, 2003
2. Goldmann J, Matz R, Mortimer R, Freeman R : High elevation of creatinine phosphokinase in hypothyroidism : an isoenzyme analysis JAMA 238:325-326, 1977
3. Halverson PB, Kozin F, Ryan LM, Sulaiman AR : Rhabdomyolysis and renal failure in hypothyroidism. Ann Intern Med 91:57-58, 1979
4. Wiles CM, Young A, Jones DA, Edward RHT : Muscle relaxation rate, fiber type composition and energy turnover in hyper and hypothyroid patients. Clin Sci 57:375-384, 1979
5. Riggs JE : Acute exertional rhabdomyolysis in hypothyroidism : the result of a reversible defect in glycogenolysis. Milit Med 155:177, 1990
6. Thacker AK, Agrawal D, Sarkari NBS : Bilateral anterior tibial compartment syndrome in association with hypothyroidism. Postgrad Med J 69:881-883, 1993
7. Seikine N, Yamamoto M, Michikawa M, Enomoto T, Hayashi M, Ozawa E, Kobayashi T : Rhabdomyolysis and acute renal failure in a patient with hypothyroidim. Intern Med 32:269- 271, 1993
8. Hsu SI, Thadhani RI, Daniels GH:Acute compartment syndrome in hypothyroid patients. Thyroid 5:305-308, 1995
9. Chautems RC, Irmay F, Magnin M, Morel P, Hoffmeyer P:Spontaneous anterior and lateral tibial compartment syndrome in a type 1 diabetic patient: case report. J trauma 43:140- 141, 1997
10. Barahona MJ. Mauri A. Sucunza N. Paredes R. Wagner AM:Hypothyroidism as a cause of rhabdomyolysis. Endocr J 49:621-623, 2002
11. Kisakol G. Tunc R. Kaya A:Rhabdomyolysis in a patient with hypothyroidism. Endocr J 50:221-223, 2003

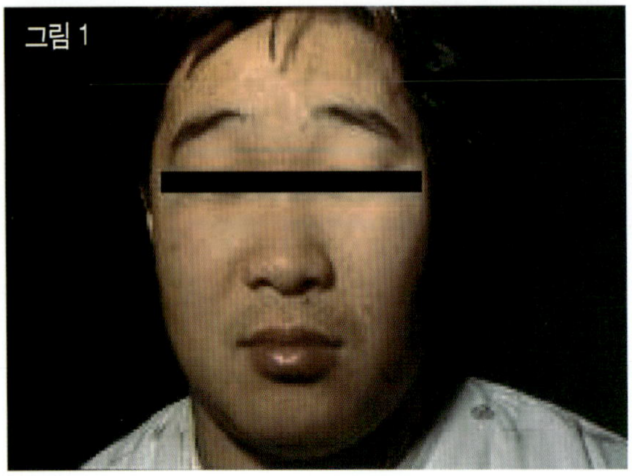

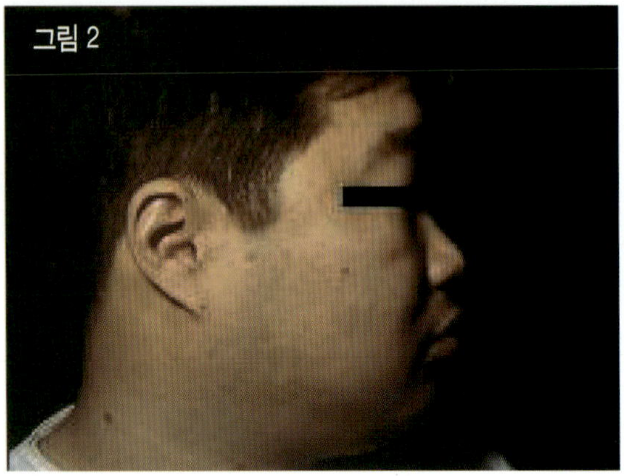

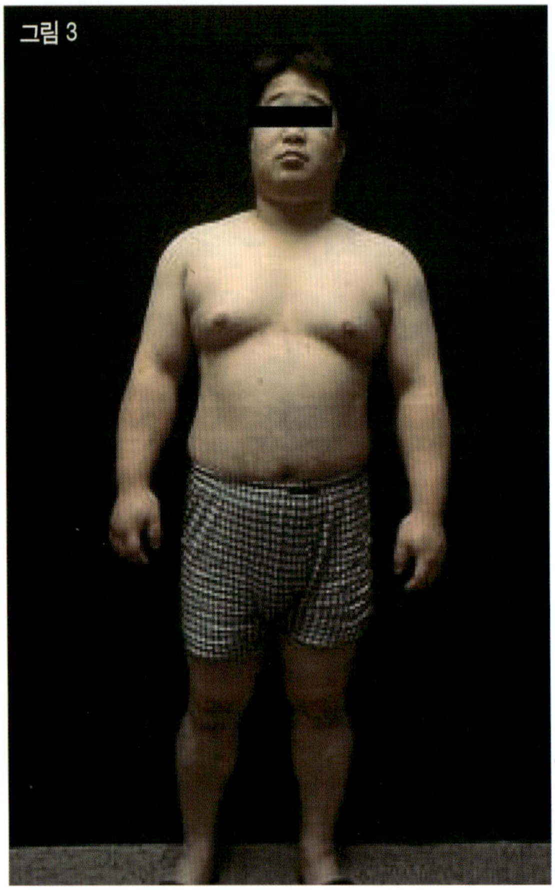

그림 1, 2, 3. 환자의 얼굴과 전신사진

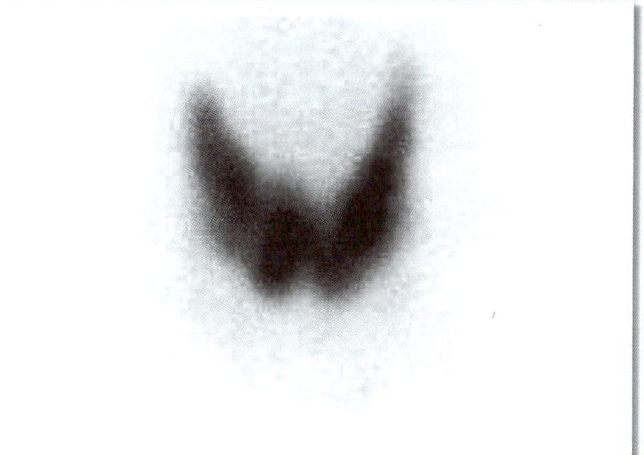

그림 4. ^{99m}Tc 갑상선 소견

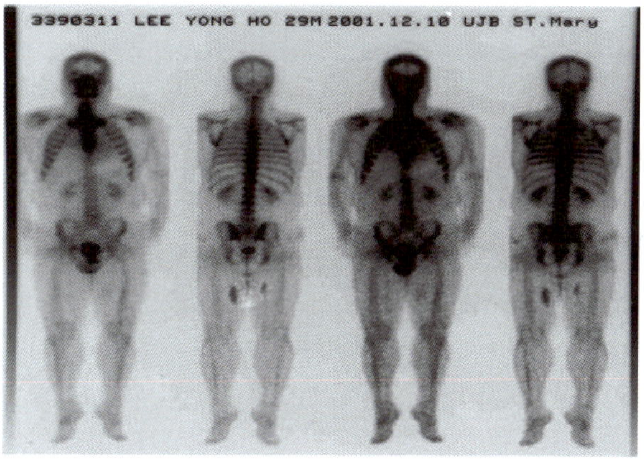

그림 5. 전신 골 스캔. 양측 대퇴부에 섭취가 증가되어 있다.

06 심각한 저호흡증을 동반한 점액수종성 혼수

병력

47세 여자가 5일간 지속된 호흡곤란을 주소로 내원하였다. 환자는 초등학교 졸업 정도의 학습 능력을 가진 상태로 13년 전 첫 임신 당시 발생한 임신중독증으로 인해 척수마취하 제왕절개술을 시행 받았으며 출산 후 몸이 무거운 느낌으로 인해 실외 거동이 힘들었다고 하였다. 이후 목소리의 변화가 발생하면서 전신 쇠약감이 심해져 거의 누워서만 지내던 중 내원 5일 전 주위 사람과 다툰 뒤 간헐적인 호흡정지와 호흡곤란 및 환시와 비정상적 행동 등 정신 황폐 증상이 발생하여 응급실로 내원하였다. 가족력상 환자의 어머니가 비슷한 증상으로 사망하였다고 하였다.

진찰 소견

환자는 신장 150cm, 몸무게 87kg이었고, 전신적인 비함요부종이 관찰되었다. 내원 당시 흥분 상태에서 혈압은 180/80mmHg, 맥박은 68회/분, 호흡수는 24회/분, 체온은 36℃이었으나 내원 1일 후 수면 상태에서 혈압은 120/80mmHg, 맥박은 40회/분, 호흡수는 10회/분, 체온은 35℃이었다. 내원 당시 의식은 가면상태이었으며, 신경학적 이상소견은 관찰되지 않았다. 호흡곤란으로 급성 병색을 나타내었고, 피부는 건조하였으며 차고 거칠었다. 얼굴은 부어 있었고 결막은 창백하였으며 혀는 매우 커져 있었다. 경부에서 갑상선은 촉지되지 않았다. 흉부 진찰상 양측 아래쪽 폐에서 호흡음이 감소되어 있었으며 전반적으로 호흡음은 거칠었다. 복부는 팽창되어 있었고 장음은 감소되어 있었다.

검사 소견

(1) 일반 검사

- 백혈구 4,230/mm^2, 혈색소 9.4 g/dL, 혈소판 172,000/mm^2,
- **동맥혈검사** : pH 7.4, PCO2 68.5 mmHg, PO2 39.0mmHg, HCO3 42.3mmol/L,
- 나트륨 142mmol/L, 칼륨 4.5mmol/L, 염소 90mmol/L, 칼슘 8.7mg/dL, 인 2.8mg/dL, 혈당 79mg/dL, BUN/크레아티닌 10.2/0.8mg/dL, 총콜레스테롤 284mg/dL, LDH 476IU/L, CK 1540IU/L, CK-MB 28.1 IU/L

(2) 내분비 검사

ACTH 105pg/mL, 코티솔 13.4μg/dL, 황체호르몬/여포자극호르몬 5.1/3.9mIU/mL, 여성호르몬 (E2) 102pg/mL, 성장호르몬 0.7ng/mL, 유즙분비호르몬 11.0ng/mL

T3 19.5 ng/dL 이하, 유리 T4 0.03ng/dL, TSH 42.53mU/L, 항갑상선글로불린 항체 2323 U/mL, 항마이크로솜 항체 306U/mL, TBII $<$ 5%

(3) 방사선 검사

- **단순흉부촬영** : 심비대, 폐부종, 좌측 늑막삼출 소견이 관찰되었다(그림 1).
- **심장 초음파** : 심낭 삼출은 없었고 심구축률은 70%로 정상이었다.
- **갑상선 초음파** : 양측 갑상선이 거의 보이지 않는 저형성 소견이 관찰되었다(그림 2).

(4) 기타 검사

• **심전도검사** : 동성박동 (심박동수는 50회/분)이었고, 모든 전극에서 QRS의 전압저하 소견이 관찰되었다.

경과

내원 당시 의식은 가면상태로 지속적인 산소투여(2L/min)에도 불구하고 동맥혈검사상 pH 7.228, PO_2 35.8mmHg, PCO_2 116.2 mmHg, HCO_3 42.3mmol/L 소견과 함께 산소포화도 42~65%의 저산소혈증이 지속되었다. 보호자들의 기부로 인하여 기도 삽관을 삽입하지 못한 상태에서 levothyroxine (T4) 투여, 산소공급, 병 불기(air-blowing exercise) 등의 비침습적 치료만을 시행하였다. T4 50 ug 경구 투여를 시작한 후 환자의 호흡 상태가 좋아지면서 동맥혈 검사상 호전을 보였다. 그러나 정신착란은 계속되었고, 내원 7일째 T4 복용을 자의로 중단하였다. 내원 11일째 지속적인 경련(status epilepticus)을 보여 항경련제(Phenytoin 900mg 정주, Valproic acid 1200mg 정주, Phenobarbital 300mg 정주)를 투여하였고 뇌척수액검사상 단백질 124mg/dL, 포도당 72mg/dL, 세포수 550개/μL, 중성구 94% 소견을 보여 세균성 뇌수막염에 대한 항생제 치료(Cefotaxime 12g/day)를 시작하였다. 이후 경련의 횟수가 감소하였고, 내원 17일째 유리 T4 0.22ng/dL, TSH 7.38 mU/L로 호전되었다. 이후 비록 의식은 호전되지 않았으나 전신상태는 많은 호전을 보였다. 보호자들의 요구에 따라 내원 38일째 자의 퇴원 후 사망하였다.

도움말

점액수종성 혼수는 치료하지 않은 갑상선기능저하증 환자에서 감염 등의 원인으로 인해 발생하는 매우 드문 합병증이다. 대부분의 점액수종성 혼수 환자에서 저산소증, 고이산화탄소증, 호흡곤란을 관찰할 수 있다 일부 연구에서 고용량 갑상선호르몬 정맥투여요법이 비교적 안전하게 혈청 내 T3, T4, TSH 수치를 호전시킴이 보고된 바 있다.

갑상선기능저하증에서 모든 신체기관의 병적 변화를 관찰할 수 있는데 특히 말초혈관의 저항성 증가 및 심박출량 감소의 혈역동학적인 변화와 비만에 의하여 기계적 호흡부하의 증가, 환기력의 감소, 폐용적, 폐확산능, 최고 호기유량 및 최대 수의환기량의 감소 등으로 인한 고이산화탄소혈증과 함께 상부 기관지 폐쇄를 야기할 수 있는 극도로 커진 혀, 다른 인후 근육들의 비대 등을 관찰할 수 있다. 횡격막을 포함한 호흡근의 전반적인 수축 및 이완의 저하로 인하여 호흡력이 감소되며 저환기증, 무기폐 등을 일으킬 수 있는 갑상선기능저하성 근병증이 나타날 수 있고 정신신경학적 측면에서 지각능력의 감소와 시각 및 다른 감각들의 왜곡을 보일 수 있으며 기이한 행동 및 정신편집성 사고를 관찰할 수 있다.

점액수종성 혼수는 여러 기관의 병적 변화와 함께 혼수와 심혈관계 및 호흡기계의 부전으로 인하여 치명적인 결과를 초래할 수 있으므로 내원 당시부터 갑상선호르몬 보충은 물론 기관삽관 및 항생제 치료 등의 적극적인 치료가 대부분 필요하다.

참고문헌

1. 김민수, 신동우, 김성종, 한성욱, 배장호, 박근용, 김권배 : 심낭삼출을 동반한 점액수종에서 심막천자술을 시행한 1예. 대한내분비학회지 14:165- 170, 1999
2. 심진영, 이승원, 이현우, 최준혁, 송영준, 이형숙, 정윤석, 이관우 : 심각한 저호흡증을 동반한 점액수종성 혼수 1예. 대한내분비학회지 19 : 203-208, 2004
3. Pelttari L, Rauhala E, Polo O, Hyyppa MT, Kronholm E, Viikuri J : Upper airway obstruction in hypothyroidism. J Intern Med 236:177- 181, 1994
4. Yamamoto T, Fukuyama J, Fujitoshi A : Factors associated with mortality of myxedema coma : report of eight cases and literature survey. Thyroid 9:1167-1174, 1999
5. Sidibe EH, Diop AN, Thiam A, Diagne PM, Sarr A, Toure M, Diop M : Hoffmann's syndrome in hypothyroid myopathy. Report of a case in an Africa. Joint Bone Spine 68:84-86, 2001

6. Fliers E. Wiersinga WM:Myxedema coma. Rev Endocr Metab Disord 4:137-141, 2003
7. Rodriguez I. Fluiters E. Perez-Mendez LF. Luna R. Paramo C. Garcia-Mayor RV:Factors associated with mortality of patients with myxoedema coma: prospective study in 11 cases treated in a single institution. J Endocrinol 180:347-350, 2004

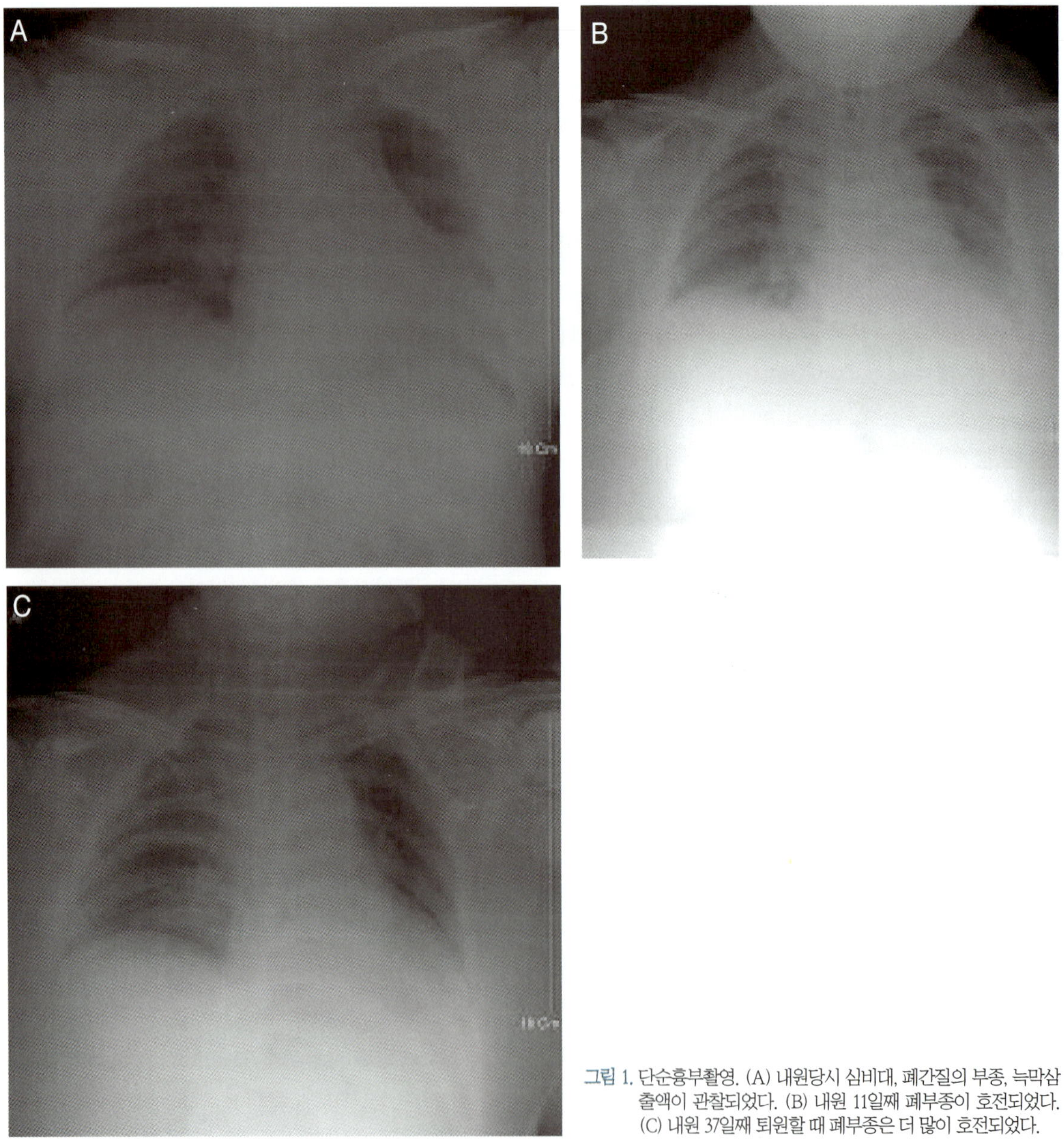

그림 1. 단순흉부촬영. (A) 내원당시 심비대, 폐간질의 부종, 늑막삼출액이 관찰되었다. (B) 내원 11일째 폐부종이 호전되었다. (C) 내원 37일째 퇴원할 때 폐부종은 더 많이 호전되었다.

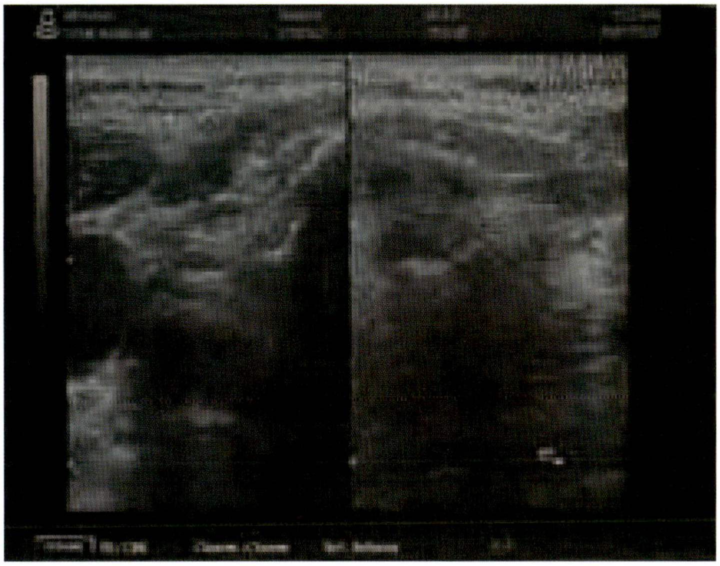

그림 2. 갑상선 초음파

07 재발된 아급성 갑상선염

[증례 1]

병력

21세 여자가 통증을 동반하는 전경부 종대로 내원하였다. 환자는 평소 잦은 감기를 앓아오다가 내원 10일전부터 기침, 인후통, 피로감, 열불내성, 발한, 심계항진, 양손의 진전, 그리고 동통성 전경부 종대가 발생하였다.

진찰 소견

혈압은 120/70mmHg, 심박동수 108/분, 호흡수 20/분, 체온 36.5℃이었다. 갑상선이 미만성으로 커져 있었고, 우엽은 견고하고 압통이 관찰되었다.

검사 소견

(1) 일반검사

혈색소 12.3g/dL, 백혈구 4,500/mm^3(과립구 58.9%, 림프구 35.1%), 혈소판 239,000/mm^3, 적혈구침강속도 24mm/시간

(2) 내분비 검사

T3 3.87nmol/L(정상; 1.23-3.08nmol/L), T4 251.97nmol/L(정상; 60-160nmol/L), TSH 0.13mU/L, TBII <1%

(3) 방사선 검사

- **갑상선 스캔 :** 갑상선 모양은 거의 보이지 않았고, 20분 ^{99m}TcO4 섭취율은 너무 낮아 측정할 수 없었다(그림 1).

경과

아급성 갑상선염으로 진단하고 베타차단제와 아스피린으로 치료하였다. 치료 1개월 후 T3 1.30nmol/L, T4 52.05nmol/L, TSH 31.33mU/L, 항마이크로솜 항체 17.72U/mL(정상; 0~0.30U/mL), 항갑상선글로불린 항체 >100 U/mL(정상; 0~0.30U/mL)의 갑상선기능저하증으로 T4 (levothyroxine) 0.1mg을 약 3개월간 투여하였다. 이후 동통도 사라지고 갑상선기능도 회복되어 추적관찰을 중단하였다.

환자는 첫 발병 24개월 후 동통성 전경부 종대로 다시 내원하였다. 첫 발병 때처럼 갑상선 우엽에 압통이 관찰되었다. 당시 T3 3.25nmol/L, T4 230.73nmol/L, TSH 0.08 mU/L 이었으며, 갑상선 스캔상 갑상선 모양은 거의 보이지 않았고, 20분 ^{99m}TcO4 섭취율은 너무 낮아 측정할 수 없었다(그림 2). 재발된 아급성 갑상선염으로 진단하고 베타차단제과 아스피린으로 치료하던 중 갑상선기능저하를 거쳐 3개월 후 회복되었다.

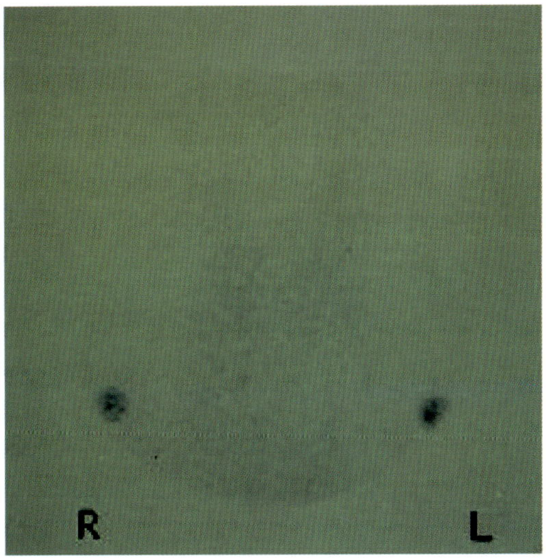

그림 1. 갑상선 스캔(증례 1의 첫 번째 발병)

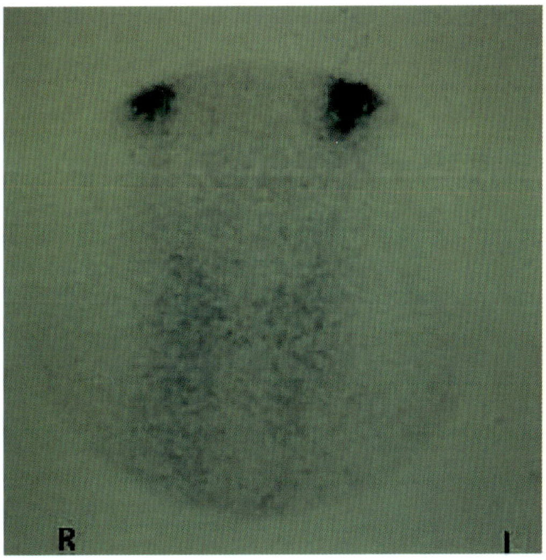

그림 2. 갑상선 스캔(증례 1의 두 번째 발병)

[증례 2]

병력

54세 여자가 동통성 전경부 종대를 주소로 내원하였다. 환자는 내원 2주전부터 열감, 전신피로감, 근육통이 있어오다 최근에 열불내성, 발한, 심계항진, 2kg의 체중감소, 동통성 전경부 종대가 발생하였다.

진찰 소견

혈압은 120/70mmHg, 심박동수 112/분, 호흡수 20/분, 체온 36.5℃이었으며, 갑상선이 미만성으로 커져 있었고, 좌엽에서 압통이 관찰되었다.

검사 소견

(1) 일반검사

혈색소 11.1g/dL, 백혈구 5,210/mm^3 (과립구 53.9%, 림프구 30.1%), 혈소판 319,000/mm^3, 적혈구침강속도 81mm/시간

(2) 내분비 검사

유리 T4 6.79ng/dL, TSH 0.42mU/L, 항마이크로솜 항체 17.03U/mL, 항갑상선글로불린 항체 >100 U/mL

(3) 방사선 검사

- **갑상선 스캔 :** 섭취된 방사능 분포양상은 양엽 모두 비균일적인 섭취를 보이고, 20분 ^{99m}TcO4 섭취율은 너무 낮아 측정할 수 없었다 (그림 3).

경과

아급성 갑상선염으로 진단하고 경구 스테로이드와 베타차단제로 치료하였다. 치료 시작 약 2개월 후 유리 T4 0.37 ng/dL, TSH>50mU/L의 갑상선기능저하증으로 진행되어 1일 T4 0.1mg을 약 3개월 간 투여하였다. 이후 환자는 증상이 호전되고 갑상선기능이 정상으로 회복되었다.

환자는 첫 발병 8개월 후 다시 동통성 전경부 종대로 내원하였다. 당시 갑상선 우엽에서 압통이 관찰되었고, 검사소견상 ESR 40mm/hr, 유리 T4 2.17ng/dL, TSH 0.08mU/L 이었다. 갑상선 스캔에서 갑상선 우엽의 방사능 분포양상은 비균일적 섭취를 보였고, 20분 ^{99m}TcO4 섭취률은 너무 낮아 측정할 수 없었다 (그림 4). 재발된 아급성 갑상선염으로 진단하였고, 경구 스테로이드로 3개월간 치료하고 증상 호전되어 외래에서 추적관찰중이다.

도움말

아급성 갑상선염의 전형적인 임상 경과는 3~4개월간의 갑상선중독기를 거쳐 2~3개월간의 갑상선기능저하기 그리고 이후 4~6개월 이내에 갑상선기능이 정상으로 되는 회복기로 나눌 수 있다. 아급성 갑상선염의 재발은 매우 드물어 재발한 몇몇 예가 보고된 정도이었다. 국내에서도 1996년 전 등은 아급성 갑상선염 55예 중 4예에서 투약중단 4개월 이내에 재발하였다고 보고하였다. 그러나 1996년 Iitaka 등은 아급성 갑상선염 3,344명을 추적한 결과 재발한 환자는 이중 48명으로 재발률은 약 2.3%이었고, 재발까지의 기간은 8~23년이었다. 과거 전 등의 보고 (1996년)와 본 증례에서와 같이 국내에서 재발한 아급성 갑상선염의 경우 첫 발병 이후 재발까지의 기간이 1~2년 이내로 외국의 경우와 비교하여 그 기간이 더 짧았었다. 재발 사이의 간격이 다른 증례보고와 비교하여 더 짧다는 이유로 재발이 아닌 만성적인 경과의 악화로 보는 이견이 있을 수 있으나, 본 두 증례에서는 환자의 증상이나 이학적 소견 그리고 검사실 소견 모두 완전 회복 후 새로운 발병이었으므로 재발되었다고 판단된다. 그러나 재발 전 정상 갑상선 스캔사진이 있었으면 더 객관적이었을 것이다.

아급성 갑상선염은 유병률이 비교적 낮으며 재발 또한 드물어서 재발의 위험 요인이나 원인에 대한 보고는 극히 적다. 1996년 Iitaka 등에 의하면 첫 발병 시 평균 나이가 재발군에서는 38세로 비재발군 43세에 비하여 더 젊었으며,

50세 이상의 연령에서의 재발은 없었다고 하였다. 일부에서 HLA-A26 유전자와 재발과의 연관성을 의심하였으나, 특정 바이러스 감염과 재발과의 연관성은 없다고 하였다. 아급성 갑상선염 환자에서 갑상선 자가항체의 양성율은 8 ~ 25% 정도인데 재발과는 관계가 없다. 자가항체는 아급성 갑상선염의 발병에 관여하기 보다는 갑상선중독기의 염증에 의해 방출된 항원에 대한 T 림프구의 감작에 의한 것으로 추정된다.

Iitaka 등은 재발한 아급성 갑상선염 환자들에서 갑상선 호르몬 농도가 첫 발병 때보다 유의하게 낮지는 않았으나, 자각증상이 더 가벼웠고 적혈구 침강속도가 더 낮았으며, 치료기간도 더 짧았다고 하였다. 이들은 아급성 갑상선염이 바이러스 감염인 이유로 두 번째 발병 시 면역체계가 더 빨리 반응했기 때문으로 생각된다고 하였다.

참고문헌

1. 전재석, 김원배, 박혜영, 박영주, 정현경, 최상전, 신찬수, 박경수, 김성연, 조보연, 이홍규, 고창순 : 아급성 갑상선염에서의 갑상선 자가항체의 출현 빈도와 파행성 갑상선염의 임상상. 대한내분비학회지 11:438-446, 1996
2. 윤효중, 황용하, 이기영, 김홍규, 박혜영, 강문호 : 재발된 아급성 갑상선염 2예. 대한내분비학회지 17 : 124-129, 2002
3. Iitaka M, Momotani N, Ishii J, Ito K : Incidences of subacute thyroiditis recurrences after a prolonged latency : 24-year survey. J Clin Endoclinol Metab 81:466-469, 1996
4. Daniels GH:Atypical subacute thyroiditis:preliminary observations. Thyroid 11:691-695, 2001

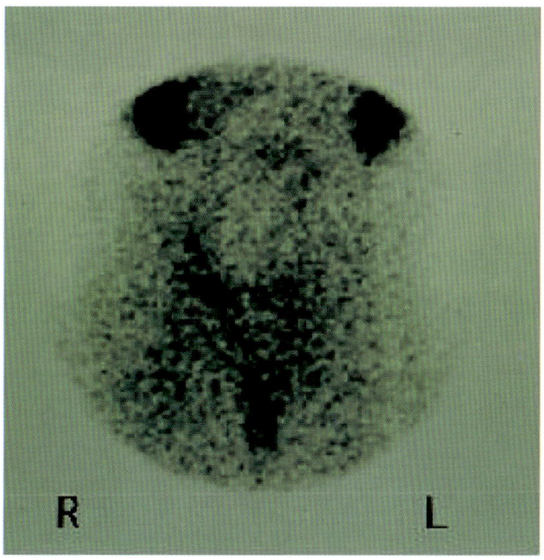

그림 3. 갑상선 스캔(증례 2의 첫 번째 발병)

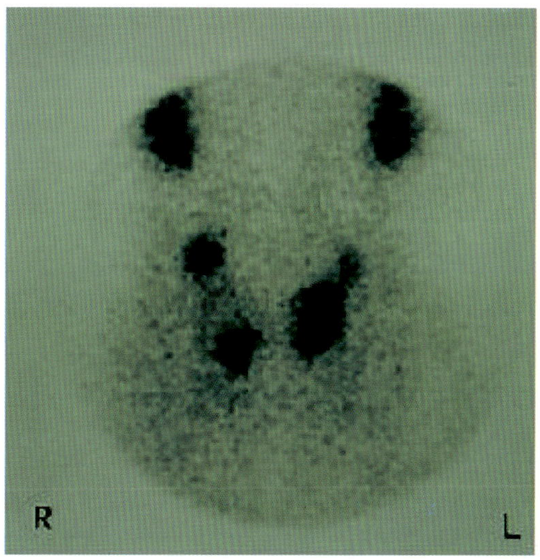

그림 4. 갑상선 스캔(증례 2의 두 번째 발병)

08 아급성 갑상선염을 앓았던 환자에게서 발생한 Riedel 갑상선염

병력

51세 여자가 10일전부터 시작된 전경부 통증을 주소로 내원하였다. 환자는 평소 건강하게 지내오던 중 내원 20일 전부터 감기 증상으로 개인의원에서 치료를 받았다고 하였다. 가정주부로 4년 전 자궁근종으로 자궁적출술을 시행받은 적이 있었다고 하였다.

진찰 소견

신장 156cm, 체중 61kg, 혈압 140/90 mmHg, 맥박 분당 96회, 호흡수 분당 18회, 체온은 37.1℃였다. 동통이 동반된 미만성 갑상선 종대를 보였으며, 좌측 갑상선 부위에 2×1cm 크기의 약간 고정된 결절이 촉지되었다. 다른 이상 소견은 발견되지 않았다.

검사 소견

(1) 일반 검사

백혈구 7,970/ mm^3(과립구 62.4%, 림프구 30.7%), 혈색소 12.2 g/dL, 혈소판 253,000/mm^3, 적혈구침강속도 51mm/시간

(2) 내분비 검사

T3 209 ng/dL, T4 13.0 μg/dL, TSH <0.10mU/L, 항마이크로솜 항체 1:100, 항갑상선글로불린 항체 1:100

(3) 방사선 검사

99mTc 갑상선 스캔 : 갑상선 우엽에 열결절이 관찰되고, 좌엽은 거의 보이지 않는다(섭취율 3.1%, 그림 1).

(4) 병리조직 검사

미세침흡인세포검사 : 림프구와 거대세포가 관찰되었다.

경과

내원 당시 아급성 갑상선염으로 진단하고, 1일 prednisolone 20mg, acetaminophen 1,000mg, propranolol 80mg을 경구투여하여 증상이 호전되었다. 치료 시작 8주째 약물을 중단하였고, 그후 환자 자의로 내원을 하지 않았다.

3년 후에 환자는 좌측 갑상선결절의 크기가 커지고 동통이 동반되어 다시 내원을 하였다. 당시 T3 152.4ng/dL, free T_4 1.80ng/dL, TSH 0.01mU/L, 그리고 갑상선 자가항체는 음성이었다. 당시 갑상선은 전반적으로 동통이 동반된 미만성 종대가 관찰되었으며, 좌측 갑상선에서는 4×1.5cm 크기의 단단하고 주위에 고정이 된 결절이 만져졌다. 갑상선 초음파 결과 좌측 갑상선 전체를 침윤하는 양상의 저에코음영이 관찰되었으며 내부에는 짙은 석회화를 동반한 결절들이 관찰되었고 우측 갑상선에서는 5mm 정도 크기의 단순낭종이 2개 관찰되었다(그림 2).

갑상선암 의심 하에 수술을 시행하였다. 수술 소견 상 갑상선 주변에 염증 및 유착 소견이 아주 심하였으며 좌측 갑상선을 떼어내어 관찰한 조직학적검사상 광범위한 섬유화 및 다수의 염증세포 침윤이 있었으며 1cm 크기의 석회화 결절이 관찰되었으나 악성세포는 관찰되지 않았다 (그

림 3). 이상의 결과로 Riedel 갑상선염을 진단하였으며 수술 이후 환자는 현재까지 별다른 증상 없이 외래에서 추적 관찰 중이다.

도움말

Riedel 갑상선염은 매우 드문 질환이며, 만성 염증 질환으로 1896년 Berhard Riedel에 의해 처음으로 기술되었다. 발생 빈도는 외래로 방문하는 환자 10만 명 중에서 1.06명, 갑상선 문제로 인하여 수술을 받은 환자 중에서 0.06% 정도로 보고되고 있다. 일부 보고에 의하면 평균 연령은 51세이었고, 남녀 비는 3.1:1로 여성에서 호발한다.

이 질환은 대개 전부터 있었던 갑상선종이 최근 갑자기 커지면서 기관지나 식도를 압박하여 호흡곤란이나 연하곤란을 호소하게 되며, 돌처럼 단단한 전경부 종괴가 주변조직에 유착되어 움직여지지 않는다. 대부분의 경우에서 양측성으로 오게 되며, 갑상선기능은 대부분 정상이나, 일부에서는 기능저하의 증세를 보이고, 드물게 갑상선기능항진증을 보인다. 경부 전산화단층촬영소견은 침윤성 병변이 갑상선과 갑상선 주변장기 및 혈관들을 침범해 들어가는 양상으로 나타난다. 항갑상선 항체는 45~67%에서 양성이나 하시모토 갑상선염에 비하면 역가가 낮다.

처음 보고된 이후 Riedel 갑상선염은 하시모토 갑상선염의 섬유성 변형 또는 말기적 현상으로 여겨지기도 하였으나 많은 연구가 진행되면서 하나의 독립된 질환으로 여겨지게 되었다. 최근에는 경화성 담도염, 안와의 위종양, 종격동 섬유화증, 후복막 섬유화증 등과 함께 발생되는 다발성 섬유경화증후군 (multifocal fibrosclerosis)의 하나의 임상양상으로 생각하고 있으며, 자가면역과 관련되었을 것이라는 추정이 있으나 아직 분명하게 밝혀져 있지는 않은 상태이다. 이 질환의 국내 보고는 아주 드물며 특히 아급성 갑상선염이나 갑상선기능항진증을 동반한 경우의 보고는 없었다.

대부분의 Riedel 갑상선염은 비교적 경과가 양호하고 사망에 이르는 경우는 매우 드물며, 사망하는 경우 그 원인은 기관지 압박 등으로 인한 반복되는 폐렴과 호흡곤란이 주원인이다. 현재까지 추천되고 있는 치료방법으로는 첫째, 초기치료로 고용량의 스테로이드 투여가 적합하다. 단기간에 증상이 좋아지고 전경부 종괴가 부드러워지는 좋은 경과를 보이기도 하지만 용량을 줄이면 재발하기 때문에 장기간의 스테로이드 투여가 필요한 경우도 있다. 둘째, 수술요법은 진단을 위해 조직을 얻거나 약물요법에 실패한 경우, 압박증상이 매우 심한 경우에 시행하게 되는데 갑상선 협부에 쐐기형 절개를 가하여 좌엽과 우엽을 분리시켜서 압박증상을 해소시키고 진단에 필요한 조직을 얻게 된다. 대개의 경우 주변조직과 유착이 심하고 박리가 용이하지 않으며 따라서 위험할 수 있으므로 갑상선 아절제술이나 전절제술은 시행하지 않는 것이 좋다. 셋째, 저선량 방사선 요법은 일부에서 효과가 있는데 다른 치료방법에 실패한 경우에 고려해본다. Few 등은 부신피질호르몬을 포함한 다른 기존의 치료에 반응이 없는 Riedel 갑상선염에서 tamoxifen을 사용하면 효과가 있었음을 보고하였다.

참고문헌

1. 김철식, 이성주, 박종숙, 남주영, 김똘미, 안철우, 차봉수, 임승길, 김경래, 이현철 : 아급성 갑상선염을 앓았던 환자에게서 발생한 침윤성 섬유성 (리들) 갑상선염 1예. 대한내분비학회지 18 : 414-419, 2003
2. Woolner LB, Mc Conahey WM, Beahrs OH : Invasive fibrous thyroiditis(Riedel's struma). J Clin Endoclinol Metab 17:201-220, 1957
3. Chopra D, Wool M, Crosson A, Sawin CT : Riedel 's struma associated with subacute thyroiditis, hypothyroidism and hypoparathyroidism. J. Clin Endocrinol Metab. 46:869-871, 1978
4. Hay ID : Thyroiditis; A clinical update. Mayo Clin Proc 60:836-843, 1985
5. Few J, Thompson NW, Angelos P, Simeone D, Giordano T, Reeve T : Riedel's thyroiditis : treatment with tamoxifen. Surgery, 120:993-999, 1996

6. Kabalak T, Ozgen AG, Gel O, Yetkin E : Occurrence of Riedel 's Thyoiditis in the course of sub-acute thyroiditis. J Endocrinol Invest. 23:399-401, 2000

7. Papi G. LiVolsi VA:Current concepts on Riedel thyroiditis. Am J Clin Pathol 121 Suppl:S50-63, 2004

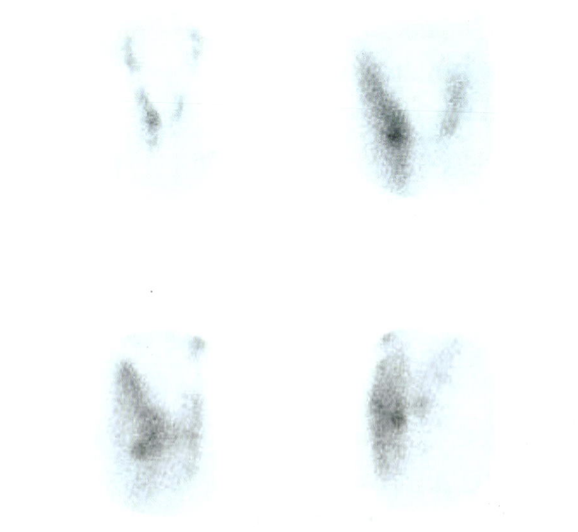

그림 1. 갑상선 스캔. 우엽에 열결절이 관찰되고, 좌엽은 거의 윤곽을 그릴 수가 없다.

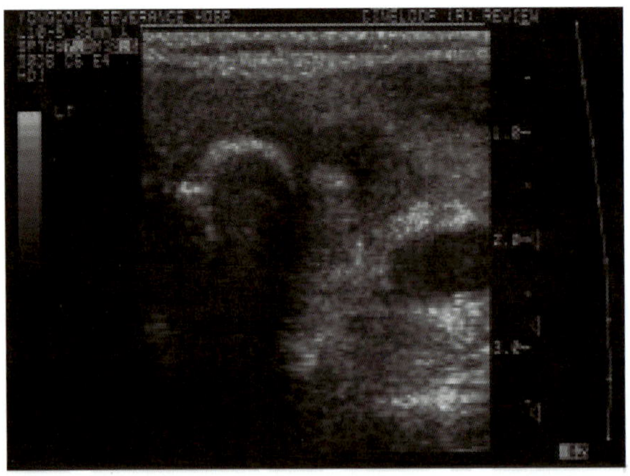

그림 2. 갑상선 초음파. 2.5 cm 크기의 내부에 석화화가 동반된 결절이 관찰됨.

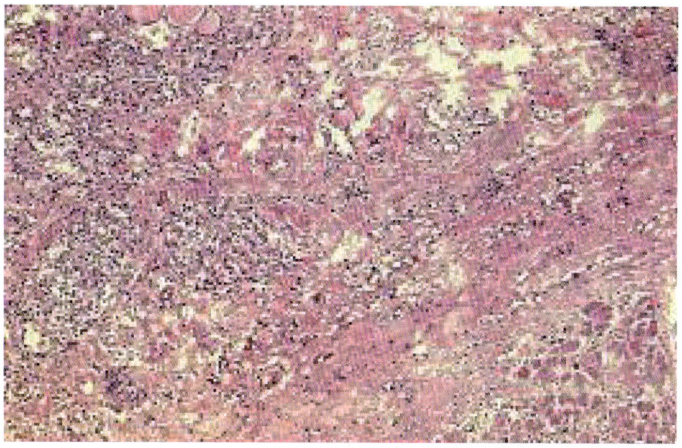

그림 3. 갑상선의 병리조직소견 (H & E 염색, 400배)

09 양성 갑상선 결절 환자에서 침술의 합병증으로 발생한 급성 화농성 갑상선염

병력

54세된 남자 환자로 내원 2일 전부터 시작된 발열과 좌측 전경부 동통을 주소로 내원하였다. 평소 건강히 지내오던 환자는 4년 전부터 갑상선 양성종양으로 진단받았고, 7개월 전에 시행한 초음파 검사에서 여전히 갑상선 좌엽에 2 cm의 낭성 및 결절성 종괴가 있음을 알았었다고 하였다. 이후 매일 1회 콤지로이드 1.5정을 복용하는 TSH 억제요법을 시행받았다. 환자는 내원 4일 전에 인근 한의원에서 갑상선 결절의 치료를 위하여 좌측 갑상선 부위에 2~3회 침술을 시행한 후, 내원 2일 전부터 발열, 오한, 좌측 전경부 동통 및 연하통이 발생하여 2001년 9월 6일에 응급실을 방문하였다. 인후통, 열불내성, 체중감소, 심계항진 및 배변 횟수의 증가는 없었으며, 식욕은 저하되어 있었다.

진찰 소견

혈압 130/80mmHg, 맥박 96회/분, 호흡수 18회/분, 체온 39.0℃였고 급성 병색이었다. 좌측 전경부가 경도로 커져 있고 충혈되어 있었으며, 촉진시 심한 압통을 호소하였다. 인두발적이나 구개 편도의 비대는 없었고 구강 내에 비정상적인 개구부(opening)는 없었다. 수부 진전이나 안구돌출은 없었다.

검사 소견

(1) 일반 검사

백혈구 15,070/mm^3 (과립구 88.3%), 혈색소 13.8 g/dL, 혈소판 214,000/mm^3, 적혈구침강속도 42 mm/시간

AST/ALT 22/18IU/dL, BUN/크레아티닌 13/0.9 mg/dL, 나트륨 137mmol/L, 칼륨 3.9mmol/L, 염소 103 mmol/L, 총단백 6.7g/dL, 알부민 3.8g/dL, 총콜레스테롤 137mg/dL, 알칼리인산효소 53 U/L, 총빌리루빈 1.3mg/dL, C-반응성 단백 11.2 mg/dL(정상범위 0~0.5), 인간면역결핍바이러스에 대한 항체 : 음성

(2) 내분비 검사

T3 278 ng/dL, 유리 T4 1.12 ng/dL, TSH <0.05mU/L

(3) 방사선 검사

- **경부 단순촬영** : 기도의 협착이나 이물질의 음영은 관찰되지 않았다.
- **경부 전산화단층촬영** : 갑상선 좌엽에 직경 1.4cm의 낭성 결절이 관찰되었고 이 결절의 앞쪽으로 직경 0.5 × 1.5cm 가량의 경계가 불명확하고 내부에 일부 고음영을 포함하나 전반적으로 저음영으로 보이는 부위가 관찰되었으며, 기도나 식도 등 다른 구조물의 이상은 관찰되지 않았다 (그림 1).

경과

내원 직후 서로 다른 부위에서 3쌍의 혈액배양을 시행한 후, 경험적 치료로 Cefotaxime (1,000mg, 정주, 6시간 간격), Amikacin(400mg, 정주, 12시간 간격), Clindamycin(300mg, 정주, 8시간 간격)으로 투여하였으며, 내원 당일까지 복용하던 Comthroid의 투여는 중지하였다.

내원 1일째 경부농양에 대하여 세침흡인을 시행하였을 때 일부 혈성물질이 포함된 흰색의 화농이 0.5mL 가량 배출되었으며, 흡인물을 혈액배양 용기에 넣어 배양검사를 의뢰하였다. 내원 3일째에 발열과 오한은 소실되어 내원 4일째부터는 사용 중인 항생제 중 Amikacin의 투여를 중단하였으며 이날 시행한 갑상선 초음파 검사에서는 좌엽에 직경 2.3 cm의 고음영의 변연을 지니는 낭성 결절이 관찰되었다(그림 2A). 내원 5일째와 7일째에 세침흡인을 통하여 각각 3.0mL와 1.0mL의 흰색 농양을 배농한 후 경부동통과 연하곤란 등의 증상이 완전히 소실되었다. 내원 7일째 나간 일반혈액 검사에서는 백혈구 4,420/uL(과립구 52%), C-반응성 단백 1.9 mg/dL이었고, 같은 날 시행한 99mTc-O4 갑상선 스캔 소견에서 갑상선의 전반적인 섭취의 감소를 보였다. 내원 14일째, 기존의 정주 항생제의 투여를 중지하였고, 경구로 Ciprofloxacin (500mg, 12시간마다, 7일간)을 투여하면서 퇴원하였다. 환자는 퇴원 후 14일에 외래를 방문하였다. 병력과 신체검진상 재발의 증거는 없었으며, 백혈구 5,180/μL (과립구 62.1%), C-반응성 단백 〈0.01 mg/dL 이었고, 갑상선기능검사는 총 T3 182 ng/dL, 유리 T4 0.97ng/dL, TSH 1.33mU/L였다. 갑상선 초음파검사상 좌엽에 0.9 cm크기의 낭성 갑상선 결절이 관찰되었다(그림 2B). 내원 당시 나간 혈액배양은 3쌍 모두 음성이었다. 내원 1일째, 5일째와 7일째 시행한 농양 흡인액에서 모두 Burkholderia cepacia가 동정되었으며, 항생제 감수성검사는 Piperacellin, Ceftazidime, Cefoperazone, Imipenam, Piperacillin/Tazobactam, Trimethoprim/Sulfamethoxazole에는 감수성이 있었고 Ciprofloxacin에 대하여는 중간형이었으며, Cefepime, Aztreonam, Aminoglycoside에 대하여는 저항성이 있었다.

도움말

급성 화농성 갑상선염은 기존의 갑상선 질환, 특히 단순갑상선종, 갑상선결절, 선종 및 암을 앓던 환자에서 발생하며, 대부분 기존 질환 부위에 국한되는 감염을 일으킨다. 발생학적으로 4번째 아가미궁(branchial arch)의 아가미끝소체(ultimobranchial body) 잔유물(remnant)에서 비롯된 이상동루(pyriform sinus fistula)는 성인에서 급성 화농성 갑상선염의 가장 흔한 원인 기형으로 최근까지 14예가 외국의 문헌에 보고되어 있다. 이와는 달리 급성 화농성 감염에 대한 국내의 보고들을 보면 아급성 갑상선염의 스테로이드 치료와 연관성이 제시된 1예와 본 증례를 제외하고는 일반적으로 제안되는 감염 경로로 기저 해부학적 이상이나 선행하는 갑상선 질환 및 유발 요인을 제시하지 못하였다.

Burkholderia cepacia는 호기성 그램음성 간균으로 자연계의 토양, 물 등에 서식하여, 병원환경에서는 수돗물, 증류수, 가습기, 투석기, 소독액, 정주수액 등의 오염균으로 알려져 있어, 일반적으로 사용되는 소독액을 이용하여 침술을 시행할 경우 소독액 자체에 균이 서식하고 있다가, 시술을 통하여 환자의 갑상선 결절의 낭액으로 균이 전파되었을 개연성이 있다.

참고문헌

1. 이재태, 김보완, 김능수, 이규보 : 파라티푸스에 합병된 급성 갑상선염 1예. 대한내과학회지 27 : 1111-1116, 1984
2. 홍석구, 진성호, 고병구, 박동철, 조준탁, 이진관 : 원발성 갑상선 방선균증 1예. 대한내과학회지 31 : 821-824, 1986
3. 백세현, 이진구, 유재명, 최동섭 : 급성 화농성 갑상선염 1예. 대한내분비학회지 6:187-190, 1991
4. 박선미, 송영기, 이기업, 김기수, 이문호, 박건춘 : 갑상선의 결핵성 농양. 대한내분비학회지 7 : 149-152, 1992
5. 이재복, 손석만, 이경석, 정영태, 김인주, 김용기 : 정상 기능을 보였던 갑상선 결핵 2예. 대한내분비학회지 9:380-384, 1994
6. 최두환, 소재범, 신봉주, 유광현, 김경년, 조정구 : Xanthomonas Maltophilia에 의한 급성 화농성 갑상선염 1예. 대한내분비학회지 10:131-135, 1995
7. 강병선, 최소영, 임정욱, 정호경, 박병건, 박동열, 천맹

렬, 심정우, 정순일 : 황색 포도상구균 감염에 의한 갑상선 농양 1예. 대한내분비학회지 11 : 207-213, 1996
8. 김영환, 유순집, 강미자, 고승현, 장기욱, 차봉연, 이광우, 손호영, 강성구 : 아급성 갑상선염 진단하에 당류코르티코이드 치료중 발생한 갑상선 농양 1예. 대한내분비학회지 12:468-492, 1997
9. 김태용, 양한모, 황재경, 조영민, 박영주, 박도준, 김성연, 이홍규, 조보연 : 양성 갑상선 결절 환자에서 침술의 합병증으로 발생한 급성 화농성 갑상선염 1예. 대한내분비학회지 17 : 576-582, 2002
10. Yamashita J, Ogawa M, Yamashita S, Saishoji T, Nomura K, Tsuruta J : Acute suppurative thyroiditis in an asymptomatic woman : an atypical presentation simulating thyroid carcinoma. Clin Endocrinol(Oxf) 40:145-149, 1994
11. Isenberg SF : Thyroid abscess resulting from fine-needle aspiration. Otolaryngol Head Neck Surg 111:832-833, 1994
12. Wang YC, Yeh TS, Lin JD : Gram-negative thyroid abscess resulting from fine-needle aspiration in an immunosuppressed patient. Clin Infect Dis 25:745-746, 1997
13. Ernst E, White AR : Acupuncture may be associated with serious adverse events. Br Med J 320:513-514, 2000
14. Nishihara E. Miyauchi A. Matsuzuka F. Sasaki I. Ohye H. Kubota S. Fukata S.Amino N. Kuma K:Acute suppurative thyroiditis after fine-needle aspiration causing thyrotoxicosis. Thyroid 15:1183-1187, 2005

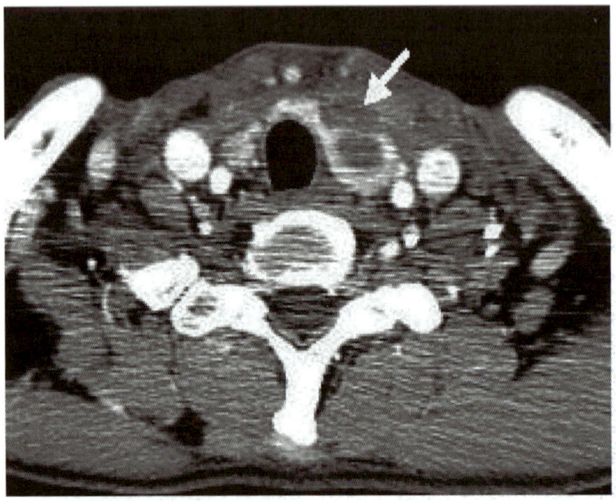

그림 1. 경부 전산화단층촬영 사진. 갑상선 좌엽에 음영이 떨어지는 부분(화살표)이 관찰되고 있다.

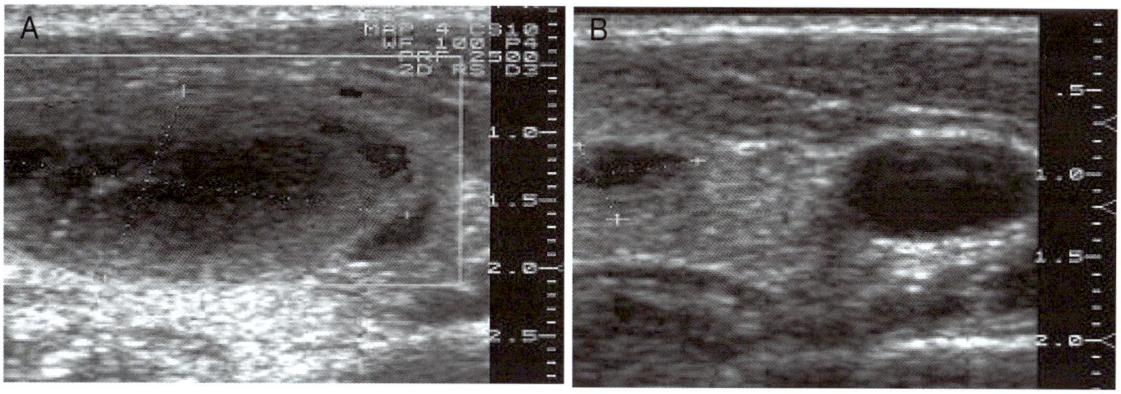

그림 2. 갑상선 초음파. (A) 입원 2일째 음영이 떨어지는 농양이 관찰됨, (B) 입원 2주째 흡인한 후 농양의 크기가 감소하였다.

10 갑상선중독증과 이상 동루를 동반한 급성 화농성 갑상선염

병력

17세 여자가 인후통과 좌측 경부부종을 주소로 내원하였다. 내원 2주 전부터 기침, 가래, 인후통 및 열감이 있어 근처 개인 의원에서 약물 치료를 받았으나 증상이 호전이 없었으며, 내원 1주 전부터는 전경부 종대와 함께 오한이 동반되었다. 심계항진이나 호흡곤란, 설사 등은 없었다. 내원 당시 압통을 동반한 미만성 갑상선 종대가 관찰되었다. 당시 검사 결과는 백혈구 8190 /mm³(과립구 75%), 적혈구 침강속도 101mm/시간, 유리 T4 3.37ng/dL, TSH 0.05 mU/L미만, 그리고 갑상선 자가항체는 검출되지 않는 등 임상적으로 아급성 갑상선염으로 진단하였다. acetaminophen 600mg을 하루 세 번 투여하였으나, 이후 전경부 종대가 더 악화되고 심한 열감과 오한이 증가하여 2 일 후 응급실을 통해 입원하였다.

진찰 소견

환자는 응급실 내원 당시 급성 병색을 보였고 혈압은 113/74mmHg, 맥박수는 111회/분, 호흡수는 20회/분, 체온은 37.9℃였다. 촉진상 좌측 갑상선이 경계가 불분명하게 종대되어 있었다. 종괴는 말랑말랑하였으며, 누를 때 파동감(semi fluctuating sense)을 느낄 수 있었다. 종괴 부위는 홍반성이었으며, 국소 열감과 심한 압통을 동반하였다. 종괴 부위의 잡음이나 진동은 없었다. 두경부의 다른 부위에서 종물이나 림프절은 만져지지 않았다.

검사 소견

(1) 일반 검사

백혈구 9,120/mm³, 혈색소 11.8g/dL, 혈소판 401,000/mm³, 적혈구침강속도 104 mm/시간, C-반응성 단백 11.0 mg/dL

(2) 내분비 검사

T3 171ng/dL, 유리 T4 2.69 ng/dL, TSH 〈 0.05 mU/L

(3) 방사선 검사

- **갑상선 스캔 :** 전반적으로 갑상선 섭취율이 감소되어 갑상선은 잘 보이지 않으며, 왼쪽 갑상선 부위에 냉결절이 동반되었다 (그림 1).

경과

응급실에서 아급성 갑상선염과 원인이 불분명한 세균감염으로 진단하고 내원 2일째부터 경험적 항생제로 Cefotaxime [1,000mg, 정주, 6시간 간격, 정맥내]을 투여하였으나 호전이 없었다. 내원 4일에 급성 갑상선염을 의심하고 갑상선 초음파와 초음파 유도 갑상선 미세침 흡인검사를 시행하였다. 초음파 소견에서 좌측 갑상선엽이 비대칭적으로 커져 있었으며 여러 낭종을 형성하고 있었다. 세침흡인하였을 때 일부 혈성물질이 포함된 혼탁한 미색의 화농이 3mL 가량 배출되었으며, 이에 대한 세포병리 및 그람염색에서 다수의 중성 다핵구와 그람 양성 구균이 관찰되었다(그림 2). 이에 Ampicillin/Sulbactam [2,250mg, 정주,

6시간 간격, 정맥내], Amikacin, [400mg, 정주, 12시간 간격, 정맥내], Clindamycin [300mg, 정주, 6시간 간격, 정맥내]로 항생제를 변경하였다. 갑상선 세침흡인액으로 나간 배양 검사에서 S. Group D non-Enterococcus가 동정되었다. 응급실 내원 당일과 입원 5일에 시행한 혈액배양검사는 각각 2쌍 모두에서 음성이었다. 적절한 항생제의 투여에도 불구하고, 40도 이상의 고열이 지속되어, 내원 6일째에 절개한 후 배농술을 시행하였다. 수술 전 시행한 경부 CT에서는 좌측 갑상선내에 작은 다발성 병변과 갑상선 밖으로 경계가 불분명한 약 5cm의 농양이 있었으며, 이 농양 때문에 좌측 갑상선은 오른쪽으로 이동되어 있었고 이 농양은 좌측 이상동(pyriform sinus)을 침범하고 있었다(그림 3, 4). 수술 소견에서 갑상선 주위에 염증이 매우 심했으며 피막을 침범한 것으로 보였다. 배농 후 서서히 발열이 감소하여 내원 8일째(배농 2일 후)부터는 37도 미만으로 체온이 유지되면서 환자의 전신상태는 호전되었고, 인후통 및 경부 동통도 완화되었다. 내원 15일 후 경구 항생제(Cefaclor 250mg tid, Ampicillin/Sulbactam 375mg tid, Clindamycin 150mg tid)를 복용하며 퇴원하였다.

퇴원 후 백혈구 8,169/mm^3(과립구 62%), 적혈구침강속도 22mm/시간, T3 121ng/dL, 유리 T4 0.67ng/dL, TSH 3.65 mU/L이었다. 퇴원 20일 후에 촬영한 식도조영술에서 2cm의 좌측 이상동루가 발견되었다(그림 5). 환자는 재입원하여 Trichlroacetate(TCA) 소작술을 시행 받아 이상 동루의 입구를 제거하였다. 이후 환자는 외래에서 관찰 중이며 재발은 아직까지 없었다.

도움말

아급성 갑상선염의 경우와 달리 급성 갑상선염에서 갑상선중독증이 동반되는 경우는 극히 드물다. 급성 갑상선염에서 갑상선중독증이 동반되는 기전은 감염의 부위가 광범위한 경우 주변의 갑상선을 침범하여 많은 갑상선 세포가 파괴되면서 과다한 호르몬이 방출된 것이 그 한 원인일 것으로 생각하고 있다. 지금까지 보고된 8예 중 대부분이 당뇨병이나 결핵, 외상 등의 기저 질환을 가지고 있었으며, 이로 인하여 광범위한 갑상선 세포의 손상이 초래되고 갑상선중독증이 동반되었을 가능성이 높다.

급성 갑상선염의 가장 흔한 원인균은 세균으로 Streptococcus pyogenes, Staphylococcus aureus, Pneumococcus pneumoniae이며 그 외에도 그람 음성 간균, 결핵균, 진균 등도 원인이 될 수 있다. 급성 갑상선염의 선행 질환으로 가장 흔한 것은 기저 갑상선 질환이다. 급성 갑상선염에서 세균의 침임 경로는 림프계, 혈류, 외상, 직접적인 침입 및 확장, 지속적인 갑상설관(thyroglossal duct) 및 이상동루를 통해 이루어지며 이중에서 갑상설관 혹은 이상동루는 재발하는 급성 갑상선염의 원인이 된다. 발생학적으로 5번째 아가미와(Fifth branchial pouch)가 아가미 끝소체(ultimobranchial body)로 발달하면서 갑상선으로 합쳐진다. 이상동루가 정확히 어디에서 기원하는지는 잘 모르나 아가미 끝소체에서 갑상선으로 이동하는 과정에서 형성된다고 생각된다. 이상동루에 의한 급성 갑상선염은 대부분 10세 이전에 발병하며 성인에서 앓는 경우는 8% 정도이다. 위치는 왼쪽이 92%으로 많으며 오른쪽이 6%, 양쪽이 2% 정도이다. 급성 갑상선염 환자 중에 갑상선의 왼쪽 엽에 염증이 더 많은 이유는 오른쪽 아가미 끝소체가 퇴화되었기 때문이거나, 제 4 아가미궁(branchial arch)이 대동맥과 무명동맥(innominate artery)으로 되기 위해 이동하는 과정 중 생기는 발생학적 비대칭 때문으로 여겨진다.

급성 갑상선염의 치료는 항생제와 수술적 배농 및 절개이며 치료하지 않을 경우에는 치명적이다. 일주일 동안 항생제를 투여해도 호전되지 않으면 수술을 고려해야 한다. 이상 동루에 의한 급성 갑상선염 발병 시 이상동루를 치료하지 않으면 재발의 원인이 되기 때문에 이상동루를 확인하여야 하며 이를 의심하는 것이 중요하다. 이상동루를 확인하는데 추천되는 방법으로 바륨 조영술이 있으며 민감도는 80% 정도이다. 그러나 이 검사를 급성 감염이 적절히 치료되지 않은 상황에서 시행하면, 주위 조직의 부종으로 검사의 위음성을 보일 수 있으므로 항생제 치료가 끝난 후에 하는 것이 좋다. 만약 의심이 가는데도 바륨 조영술에서 병변이 관찰되지 않는다면 직접 후두경하에 검사해 보아야 한다.

이상동루를 제거하기 위해서는 원칙적으로 누공절제술(fistulectomy)이 추천되나 TCA로 안쪽의 구멍을 막아버리는 치료를 시행하기도 한다. TCA는 보통 유두종의 치료나 화학박피술에 사용되는 것으로 혈청에 의해 중성화되어 전신적으로는 인체에 해가 없다. TCA 소작술은 안쪽 구멍만 막으면 남아있는 루도 저절로 막히기 때문에 수술 상처를 남기지 않고, 회복이 빨라 재원기간을 단축할 수 있으며, 이 방법이 실패하더라도 갑상선 절제술의 기회가 여전히 남아있다는 장점이 있다.

참고문헌

1. 김경원, 박영주, 김태용, 문민경, 한세원, 천정은, 김영아, 진태훈, 정희순, 박도준, 조보연 : 갑상선중독증과 이상 동루를 동반한 급성 화농성 갑상선염 1예. 대한내분비학회지 19 : 69-75, 2004
2. Jeng LB, Lin JD, Chen MF : Acute suppurative thyroiditis : a ten-year review in a Taiwanese hospital. Scand J Infect Dis 26:297-300, 1994
3. Cases JA, Wenig BM, Silver CE, Surks MI : Recurrent acute suppurative thyroiditis in an adult due to a fourth branchial pouch fistula. J Clin Endocrinol Metab 85:953-956, 2000
4. Kim KH, Sung MW, Koh TY, Oh SH, Kim IS : Pyriform sinus fistula : Management with chemocauterization of the internal opening : Ann Otol Rhinol Laryngol 109:452-456, 2000
5. Fukata S, Miyauchi A, Kuma K, Sugawara M : Acute suppurative thyroiditis caused by an infected pyriform sinus fistula with thyrotoxicosis. Thyroid 12:175-178, 2002
6. Yamada H. Fujita K. Tokuriki T. Ishida R: Nine cases of piriform sinus fistula with acute suppurative thyroiditis. Auris Nasus Larynx 29: 361-365, 2002
7. Orti A. Martin R. Gregori P. del Carmen Otero M. Perez-Tamarit D. Carles C. Asensi F: Pyriform sinus fistulae: diagnosis and management. Clin Pediatr 42: 463-466, 2003
8. Dean RL. Donovan T: Bilateral pyriform sinus fistulas presenting as recurrent suppurative thyroiditis. Otolaryngol Head Neck Surg 134: 173-174, 2006

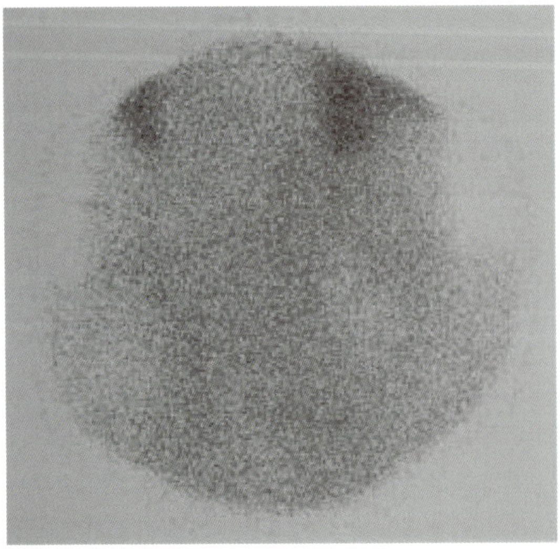

그림 1. 갑상선 스캔

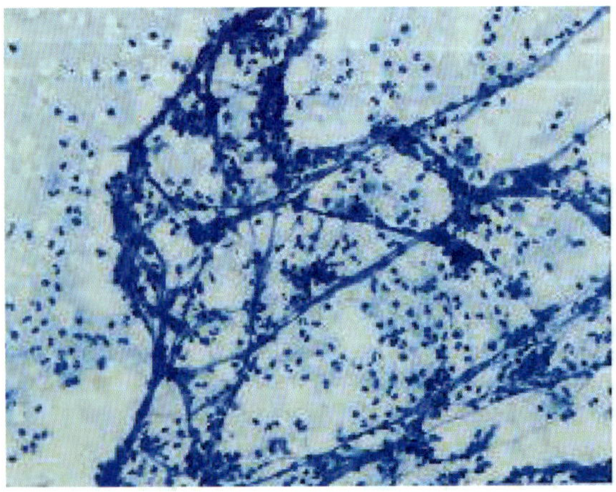

그림 2. 갑상선 종양의 미세침흡인세포검사 소견

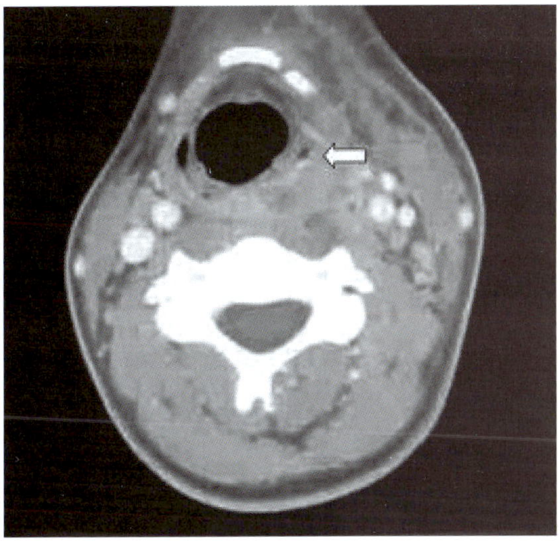

그림 3. 경부 전산화단층촬영 사진. 왼쪽 이상동 (화살표) 부위에 연부 조직이 부어 있고, 조영제 증강소견이 관찰된다.

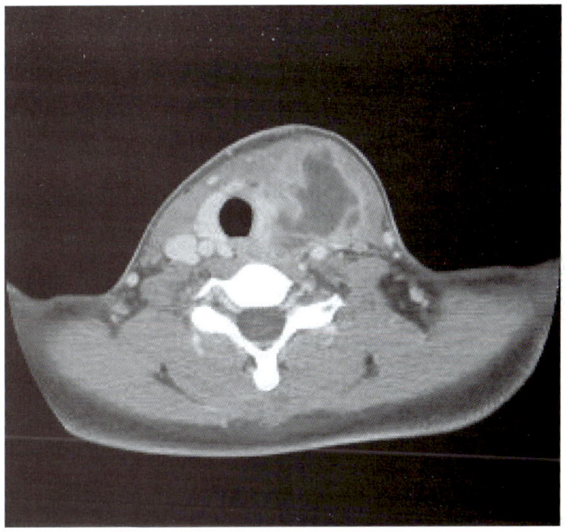

그림 4. 갑상선 전산화단층촬영 사진. 갑상선 좌엽에 커다란 농양이 관찰되고 있다.

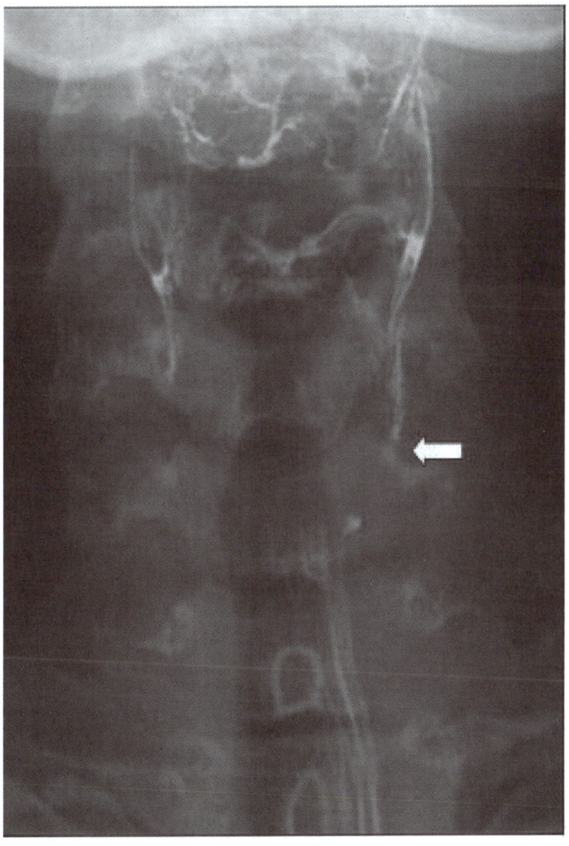

그림 5. 바륨 조영술 사진. 좌측에서 이상동루 (화살표)가 관찰되고 있다.

11 가족성 대장용종증에 동반된 갑상선 유두암

병력

29세 여자 환자가 건강검진에서 우연히 발견된 갑상선 종괴를 주소로 내원하였다. 환자는 7년 전 가족성 대장용종증으로 진단받았으나 수술을 거부하고 지냈다. 가족력상 아버지가 42세에 직장암으로 사망하였고, 오빠가 가족성 선종성용종증으로 9년 전 대장절제술을 시행 받았다(그림 1).

진찰 소견

우측 갑상선에서 3cm 크기의 고정되고 단단한 종괴가 만져졌고, 경부 림프절은 촉지되지 않았다.

검사 소견

(1) 내분비 검사

T3 135.96ng/dL, 유리 T4 1.24ng/dL, TSH 2.44mU/L, CEA 0.74ng/mL(정상 : 0∼5ng/mL)

(2) 유전학 검사

APC 배선 돌연변이(germline mutaion) 여부를 확인하기 위해 유전자 검사를 시행하였다. 환자(III-8)와 오빠(III-5)는 Protein truncation test (PTT)에서 truncation 변이 부위를 발견할 수 있었고, 이 부위에 대하여 DNA 서열분석을 한 결과, APC 유전자의 엑손 15의 코돈 1309로부터 5개의 뉴클레오티드가 결손되어 코돈 2844에 중단 코돈을 만들어내는 배선 돌연변이가 발견되었다 (그림 2-1). 환자의 언니(III-6)에서는 PTT에서 변이 소견을 발견하지 못하였고, DNA 서열분석에서도 돌연변이 소견은 없었다(그림 2-2).

(3) 방사선 검사

- **갑상선 초음파 :** 우측 갑상선에 미세 석회화 소견을 동반한 고형 종괴 및 경계가 분명한 낭성종괴가 관찰되었다 (그림 3).
- **갑상선 전산화단층촬영 :** 우측 갑상선 부위에 각각 2.0cm, 1.7cm의 갑상선 종괴 외에 림프절 전이 소견은 관찰되지 않았다.
- **갑상선 스캔 :** 우측 갑상선 부위에 2개의 냉결절 소견이 관찰되었다.

(4) 기타 검사

- **위 내시경 :** 위 전정부에 수십개의 용종이 관찰되었으며, 팽대부위에는 궤양이 발견되었다.
- **대장 내시경 :** 전 대장에 수백개의 대장 용종이 관찰되었다.
- **안저촬영 :** 양쪽 안저에서 다발성의 과색소 침착 소견을 보였고 특히 우안에서는 말초 부위로 시신경유두 4배 크기의 난원형 과색소 침착 소견을 보여 선천성 망막색소상피 비대증 소견에 합당하였다.

(5) 병리조직 검사

- **갑상선 미세침흡인세포검사 :** 갑상선 유두암에 부합되는 소견을 관찰하였다.
- **병리조직소견 :** 갑상선 유두암으로 진단되었고 (그림 4), 대장 용종은 모두 관상 선종으로, 위 용종은 과형성 용종(hyperplastic polyp)이었다.

경과

환자는 전 갑상선절제술 및 중앙부 림프절 박리술 시행 후 방사성요오드 치료를 시행하였다. COX-2 선택적 길항제를 투여하며, 예방적 대장 절제술을 고려 중이다.

도움말

가족성 대장 용종증에 동반된 갑상선암은 젊은 여성에서 호발하고 유전자 검사상 APC(adenomatous polyposis coli) 유전자의 배선 돌연변이(germline mutation)는 주로 코돈 1061, 1309에서 가장 호발하며 일부에서 특징적인 cribriform 형태의 조직학적 소견이 발견된다.

Crail 등이 1949년 가족성 대장 용종증 환자에서 갑상선암이 동반된 예를 처음으로 발표한 이후 Cetta 등은 112예의 갑상선암이 동반된 가족성 대장 용종증 환자를 조사한 결과 진단 당시 평균 나이는 27.65세였고 여성 대 남성 비율이 17:1로 여성에서 압도적으로 많았으며 갑상선암이 가족성 대장 용종증과 같이 진단되는 경우가 1/3, 갑상선암이 먼저 진단되는 경우가 1/3, 갑상선암이 나중에 진단되는 경우가 1/3이었다. 또한 조직학적 소견상 95% 이상에서 유두형 갑상선암이었으며, 특이한 점으로 소위 cribriform이라고 불리우는 드문 형태의 조직학적 소견이 가족성 대장 용종증과 동반된 갑상선암에서 많이 발견되었다. Cetta 등은 13명의 갑상선암이 동반된 가족성 대장 용종증 환자에서 APC 유전자의 배선 돌연변이 위치는 13명중 11명이 15번째 엑손에 존재하였고 그 중 6명이 코돈 1061, 나머지 2명이 1309 코돈 위치에서 관찰되었으며 주로 1220 코돈의 근위 부위에 많은 배선 돌연변이를 보고하였다. ret/PTC 재배열 중 ret/PTC 1 및 ret/PTC 3가 가족성 대장 용종증이 동반된 갑상선암에서 종종 발견되고, p53 유전자는 갑상선암 후기 발생에 관계되며 발현시 재발 등 나쁜 예후와 관련이 있다고 하였다.

참고문헌

1. 신성재, 이현주, 김소헌, 심완섭, 이시훈, 김유미, 이유미, 김태일, 차봉수, 이현철, 임승길 : 가족성 대장 용종증에 동반된 갑상선 유두암 1예. 대한내분비학회지 19 : 209-216, 2004
2. Bell B, Mazzaferri EL : Familial adenomatous polyposis (Gardner's syndrome) and thyroid carcinoma. A case report and review of the literature. Dig Dis Sci 38:185-190, 1993
3. Cetta F, Olschwang S, Petracci M, Montalto G, Baldi C, Zuckermann M, Costantini RM, Fusco A : Genetic alterations in thyroid carcinoma associated with familial adenomatous polyposis : Clinical implications and suggestions for early detection. World J Surg 22:1231-1236, 1998
4. Cetta F, Pelizzo MR, Curia MC, Barbarisi A : Genetics and clinicopathological findings in thyroid carcinomas associated with familial adenomatous polyposis. Am J Pathol 155:7-9, 1999
5. Soravia C, Sugg SL, Berk T, Mitri A, Cheng H, Gallinger S, Cohen Z, Asa SL, Bapat BV : Familial adenomatous polyposis-associated thyroid cancer : A clinical, pathological, and molecular genetics study. Am J Pathol 154:127-135, 1999
6. Cetta F, Montalto G, Gori M, Curia MC, Cama A, Olschwang S : Germline mutations of the APC gene in patients with familial adenomatous polyposis-associated thyroid carcinoma : Results from a European Cooperative Study. J Clin Endocrinol Metab 85:286-292, 2000
7. Lee S. Hong SW. Shin SJ. Kim YM. Rhee Y. Jeon BI. Moon WC. Oh MR. Lim SK: Papillary thyroid carcinoma associated with familial adenomatous polyposis: molecular analysis of pathogenesis in a family and review of the literature. Endocr J 51: 317-323, 2004

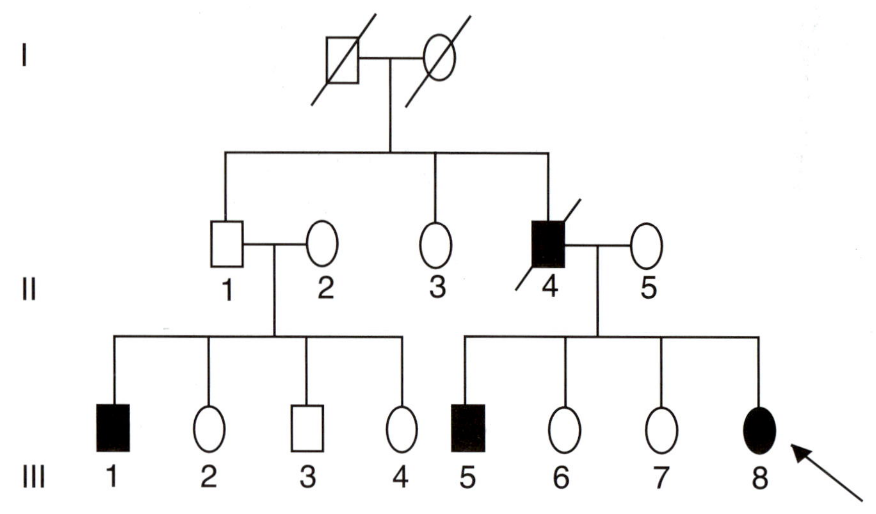

그림 1. 환자의 가계도

II-4 : 42세 대장암으로 사망
III-5 : 현 34세, 95년 가족성 대장용종증으로 전 대장 절제술시행.
III-6 : 현 31세, 95년 대장 내시경상 대장 용종진단 받고 용종 제거술 시행함.
III-7 : 현 30세, 95년 대장 내시경상 정상 소견 보임.
III-8 : 현 29세(환자), 95년 대장 내시경상 가족성 대장용종증 진단 받음.
III-1 : 현 40세, 가족성 대장용종증 진단 받았으나 심장병으로 수술 시행하지 못함.

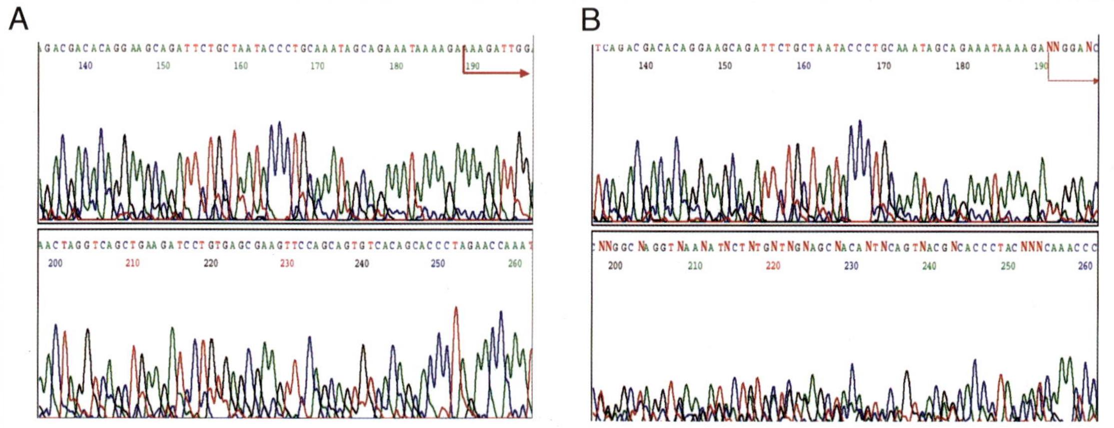

그림 2. DNA 염기서열분석 (A) 돌연변이 발견되지 않음 (III-6), (B) 코돈 1309 이후 서열에서 변이가 발견되지 않음 (III-8에서 이 부위에서 커다란 결손이 있을 수 있음)

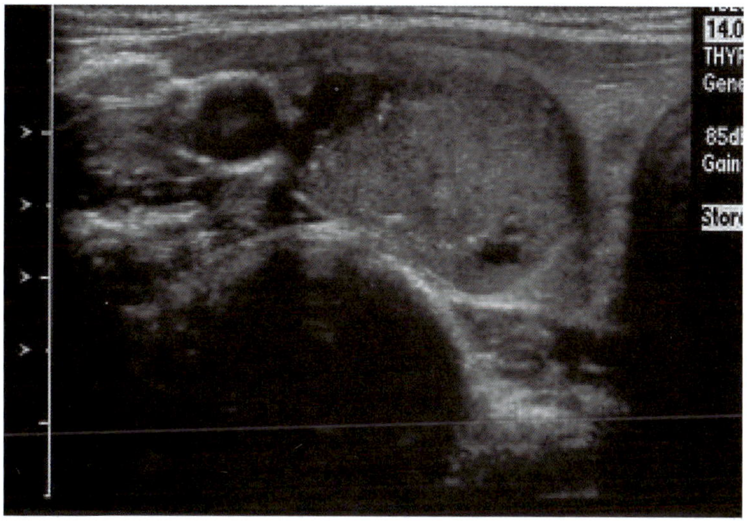

그림 3. 갑상선 초음파 사진

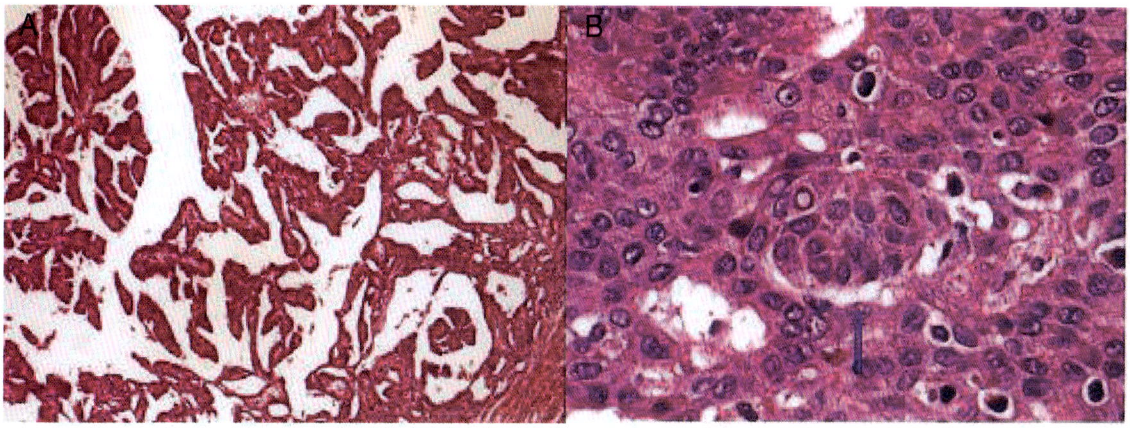

그림4. 갑상선 종양의 병리조직사진 (A) cribriform, trabecular 그리고 papillary 유형이 혼재되어 있다 (H & E, 10배). (B) (H & E, 100배)

12 Pendred 증후군 환자에서 발생한 갑상선 여포암

병력

33세 남자가 점차 크기가 증가하는 전경부 종괴로 내원하였다. 환자는 5세 무렵부터 전경부 종괴가 있었고, 10세 때 갑상선기능저하증으로 진단받은 후 levothyroxine 0.2mg을 복용하던 중 7년 전부터 자의로 levothyroxine 투여를 중단하였다. 20세 무렵부터 난청이 있었고, 이후 전경부 종괴가 점차 커져서 내원하였다. 가족력상 환자는 3남 2녀 중 넷째인데, 세째 누나가 20세 때 선종성 갑상선종으로 갑상선아전절제술을 시행받았으며, 난청이 있었다고 하였다. 그 외 다른 부모와 형제들은 갑상선 질환 또는 난청의 과거력이 없었다.

진찰 소견

신장 164cm, 체중 54kg이었고, 혈압은 135/70mmHg, 맥박수 분당 84회, 호흡수 분당 20회, 체온 36.3℃이었다. 전경부에 다결절성 갑상선 종대와 함께 우측 갑상선 부위에 8cm 크기의 단단한 결절이 관찰되었으나, 경부 림프절은 촉지되지 않았다(그림 1).

검사 소견

(1) 내분비 검사

T3 221.15ng/dL, 유리 T4 0.29ng/dL, TSH 15.75 mU/L, 갑상선자가항체 음성

(2) 방사선 검사

- **Perchlorate 방출검사** : KClO4 1g 투여 후 2시간 뒤 90%의 요오드 방출을 보여 양성이었다(그림 2).
- **갑상선 초음파** : 커다란 갑상선 종대가 있고, 우엽에 약 8 cm 크기의 결절과 좌엽의 작은 결절이 관찰되었다.
- **갑상선 전산화단층촬영** : 우측 갑상선에 기관을 누르고 있는 종양이 발견되었고, 종격동에 림프절 종대가 관찰되었다(그림 3).
- **측두골 자기공명영상** : 내림프관 팽창이나 달팽이관의 이상 소견은 없었다.

(3) 기타 검사

- **순음청각검사** : 고주파 영역에서의 심한 감각신경성 난청 소견을 보였다.

(4) 병리조직 검사

- **갑상선 미세침흡인세포검사** : 다형성 핵을 가진 여포세포가 관찰되어 악성이 의심되었다.
- **갑상선 병리조직 검사** : 육안 소견에서 크고 둥근 종괴가 갑상선 우엽에 위치하였고 장경은 8cm이었다. 갑상선 좌엽에서 비교적 경계가 좋은 적갈색의 작은 종괴가 관찰되었다. 종괴 외의 나머지 실질은 적색의 육질 소견을 보였다. 현미경 소견에서 저분화성 갑상선 여포암에 합당한 소견을 보였다 (그림 4). 수술 당시 시행한 동결절편검사에서 기관의 암세포 침윤 소견이 관찰되었다(그림 5A). 중앙 림프절 6개 중 4개에서 전이 소견이 관찰되었고 종격동 림프절에서는 악성 세포가 보이지 않았다(그림 5B). 종괴 주위 갑상선조직

은 미만성 증식 소견을 보였고 좌측 갑상선결절에서는 선종성 증식 소견이 관찰되었다(그림 5C, 5D).

경과

갑상선전절제술 및 중앙구획 림프절절제술을 시행하였다. 갑상선 우엽에 8×7×6cm의 종괴가 있었고, 기관이 왼쪽으로 치우쳐져 있었다. 기관 침범이 의심되어 인접 부위에서 중심 및 상종격동 림프절을 제거하였다. 환자는 수술 후 특별한 합병증이나 문제 없이 회복되었고 퇴원 후 131I 치료를 계획하였으나, 환자의 개인적인 사정으로 더 이상의 치료나 검사를 시행하지 않고 있는 상태이다.

도움말

Pendred 증후군은 선천성 감각신경성 난청과 함께 perchlorate 방출검사시 양성 소견을 보이면서 요오드의 유기화 장애와 갑상선 종대를 특징으로 하는 질환이다. 이 질환의 관련 유전자인 PDS 유전자는 염색체 7q22-31에 위치하고 PDS 유전자의 cDNA는 21개의 엑손을 가지는데 돌연변이는 특별한 호발부위 없이 거의 모든 엑손에서 다양하게 보고되어 있다. PDS 유전자에 의해 만들어지는 단백인 pendrin은 780개의 아미노산으로 이루어지고 세포내 N 말단, 11개의 막영역, 세포외 C 말단을 가진다. Pendrin은 염소와 요오드의 운반체로서 갑상선에서는 요오드의 유기화에 관여하며 내이에서는 내림프의 구성에 중요한 역할을 담당한다.

Pendred 증후군의 임상양상은 각 가족간에 다양하게 나타나며 같은 가족 내에서도 서로 다른데 이는 PDS 유전자의 돌연변이가 각 가족간 및 각 가족 내에서 매우 다양하게 일어나기 때문인 것으로 생각되고 있다. 갑상선 종대의 정도는 다양하며 대부분의 환자에서 갑상선 기능이 정상이지만 일부에서는 기능저하도 나타난다. 감각신경성 난청의 경우 대부분 언어 습득 전에 나타나지만 경우에 따라서는 사춘기에 발생하기도 하며 악화와 호전을 반복하거나 점차 진행하는 경우도 있어 다양한 양상을 보일 수 있다. 난청은 특히 고주파 영역에서 두드러지며 이 질환에서 볼 수 있는 기형으로는 달팽이관이 흔적기관 또는 단일강으로 대체되는 Mondini cochlea가 있으나 모든 환자에서 보이는 것은 아니며 고해상도의 자기공명영상검사에서 내림프관이나 내림프주머니의 팽대가 관찰되기도 한다.

Perchlorate 방출검사는 하시모토 갑상선염, 갑상선 유기화 장애, 요오드 치료를 받은 갑상선기능항진증 환자에서 양성 소견을 보일 수 있다. 정상 기능을 가진 갑상선에서는 무기 요오드가 갑상선글로불린에 결합함으로써 즉각적으로 유기화되므로 perchlorate가 유기화되지 않는 무기 요오드의 방출을 자극함을 이용하여 유기화 장애를 진단할 수 있으며, 유기화 장애가 있으면 perchlorate 투여 2시간 후 섭취한 요오드의 15% 이상이 방출된다.

Pendred 증후군 환자에서의 갑상선암 발생은 매우 드문데 갑상선 여포암이 발생한 증례들이 주로 보고되고 있으며 공격적인 성향을 가진 경우가 많았다. Pendred 증후군과 갑상선암이 동반된 경우에는 거의 모든 환자들이 갑상선호르몬 치료를 제대로 받지 않음으로써 갑상선자극호르몬에 만성적으로 노출되어 갑상선 종대가 크게 발생하고 이에 따라 갑상선세포가 지속적으로 증식하면서 증식을 조절하는 유전자의 손상 기회가 더 증가되어 갑상선암이 발생하는 것으로 추측된다.

참고문헌

1. 선우인철, 한덕희, 한형수, 한경아, 박 원, 유형준 : 3남매에서 발생한 Pendred 증후군. 대한내과학회지 41:123-127, 1991
2. 김소헌, 정지영, 신성재, 박소영, 이시훈, 김유미, 이유미, 홍순원, 차봉수, 안철우, 김경래, 임승길, 이현철 : Pendred 증후군 환자에서 발생한 갑상선 여포암 1예. 대한내분비학회지 19 : 411-418, 2004
3. Friis J, Johnson T, Feldt-Rasmussen U, Bech K, Friis T : Thyroid function in patients with Pendreds syndrome. J Endocrinol Invest 11:97-101, 1988
4. Abs R, Verhelst J, Schoofs E, De Somer E :

Hyperfunctioning metastatic follicular thyroid carcinoma in Pendreds syndrome. Cancer 67:2191-2193, 1991

5. Coyle B, Reardon W, Herbrick J, Tsui L, Gausden E, Lee J, Coffey R, Grueters A, Grossman A, Phleps P, Luxon L, Kendall-Taylor P, Scherer S, Trembath R : Molecular analysis of the PDS gene in Pendred syndrome (sensorineural hearing loss and goitre). Hum Mol Genet 7:1105-1112, 1998
6. Fugazzola L, Mannavola D, Cerutti N, Maghnie M, Pagella F, Bianchi P, Weber G, Persani L, Beck-peccoz P : Molecular analysis of the Pendreds syndrome gene and magnetic resonance imaging studies of the inner ear are essential for the diagnosis of true Pendreds syndrome. J Clin Endocrinol Metab 85:2469-2475, 2000
7. Kopp P : Pendreds syndrome and genetic defects in thyroid hormone synthesis. Rev Endocr Meta Disord 1:109-121, 2000
8. Bidart JM. Mian C. Lazar V. Russo D. Filetti S. Caillou B. Schlumberger M: Expression of pendrin and the Pendred syndrome (PDS) gene in human thyroid tissues. J Clin Endocrinol Metab 85: 2028-2033, 2000
9. Skubis-Zegadlo J. Nikodemska A. Przytula E. Mikula M. Bardadin K. Ostrowski J. Wenzel BE. Czarnocka B: Expression of pendrin in benign and malignant human thyroid tissues. Br J Cancer 93: 144-151, 2005

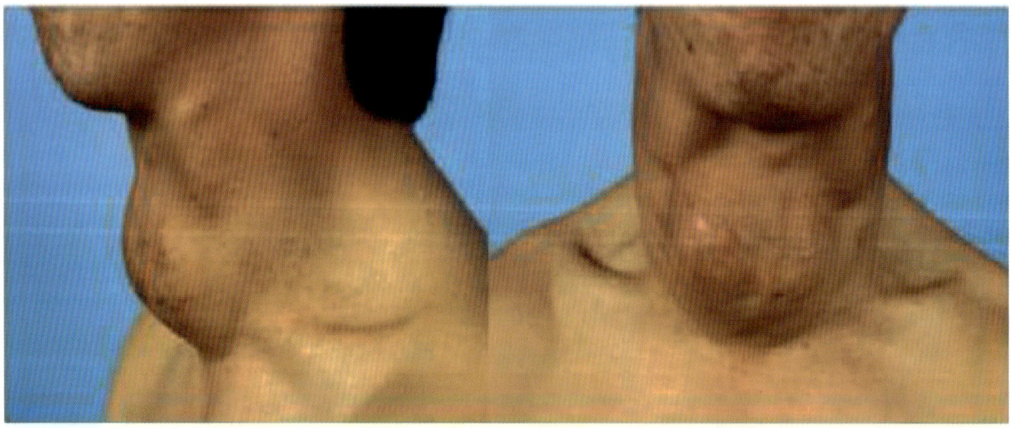

그림 1. 환자의 측면 및 전면 모습

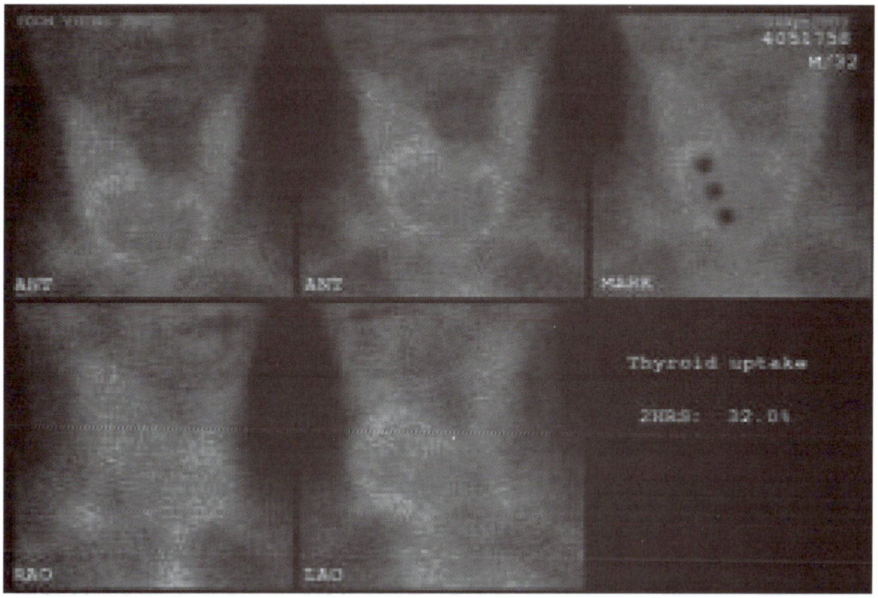

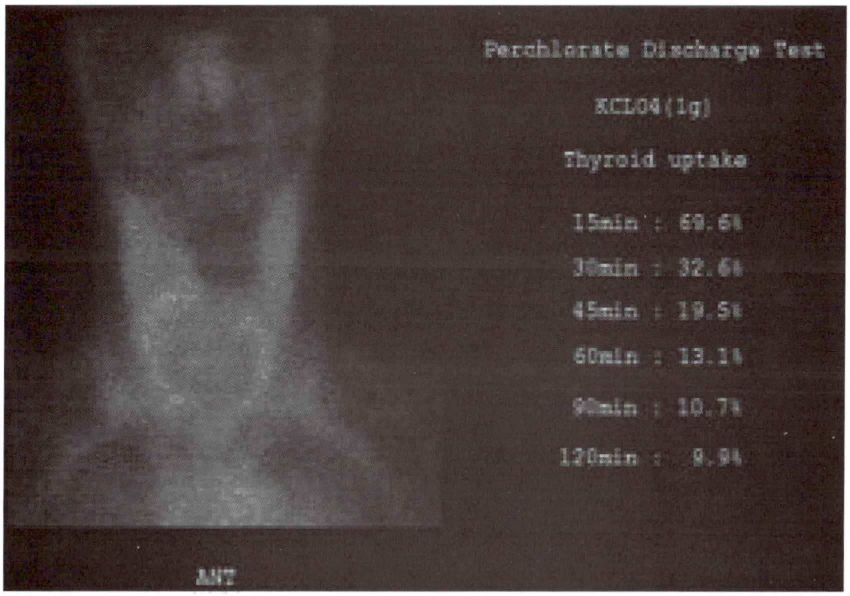

그림 2. Perchlorate 방출검사. KClO4 1g 투여 후 갑상선에서 많은 요오드가 방출되는 소견으로 유기화 결함을 시사한다.

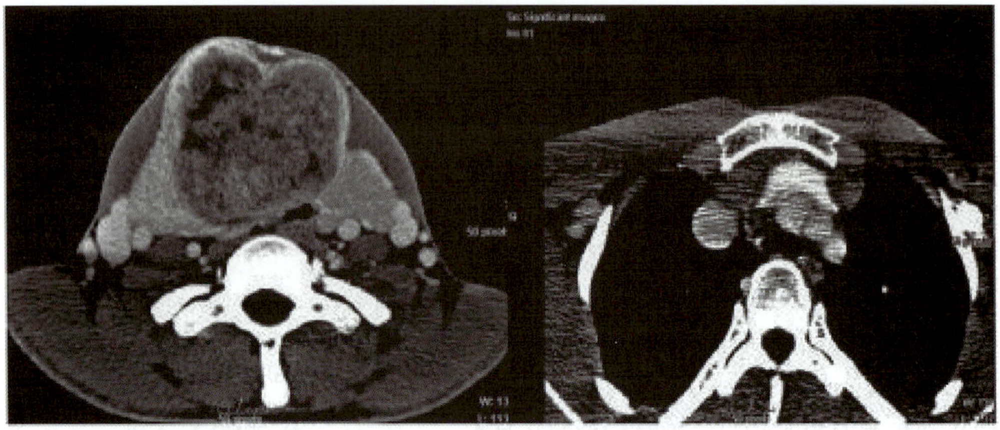

그림 3. 갑상선 전산화단층촬영.

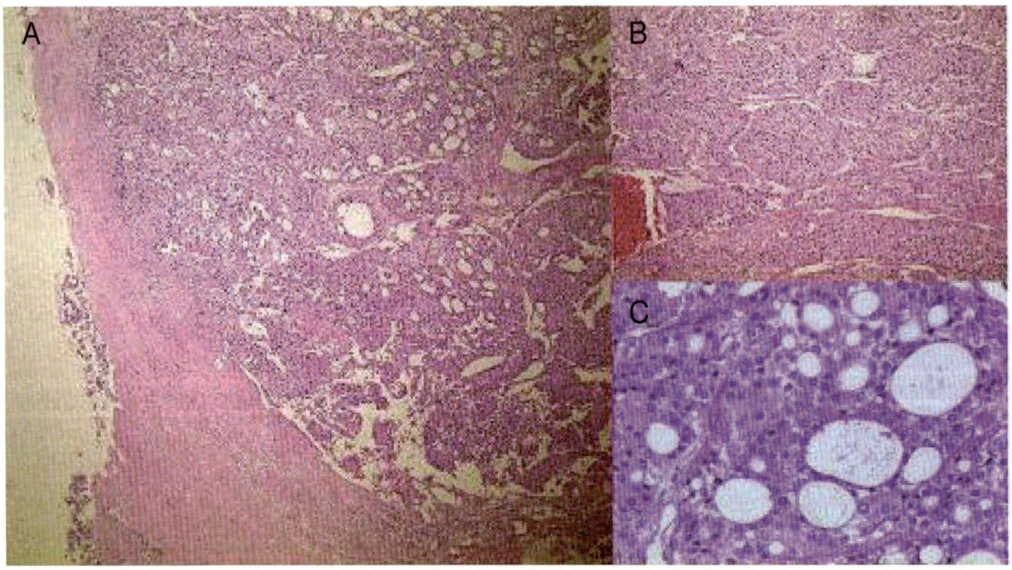

그림 4. 병리조직소견. (A) 캡슐 침범이 동반된 여포암 (H & E 염색, 200배), (B) insular형이 일부분 발견되고 있다 (H & E 염색, 200배). (C) cribriform 유형을 관찰할 수 있다(H & E 염색, 400배).

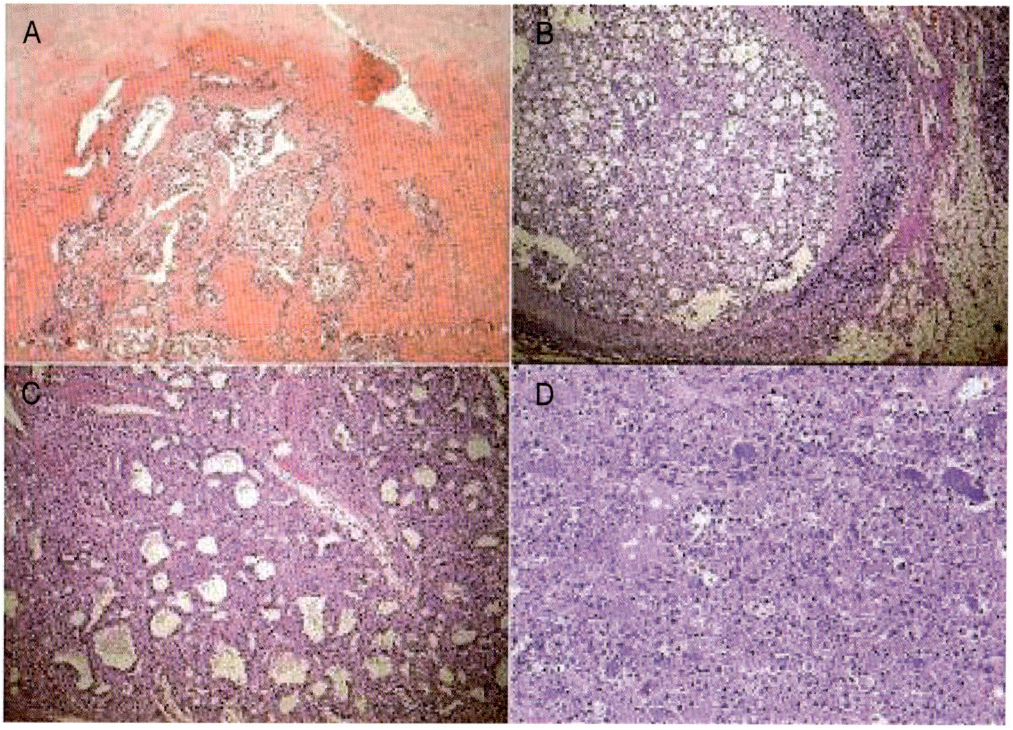

그림 5. 병리조직소견 (A) 기관, (B) 중앙부 림프절, (C) 갑상선 종양에서 각각 여포암이 관찰되고 있다 (이상 H & E 염색, 100배), (D) 좌엽 갑상선 종양에서 양성 여포 세포가 관찰되고 있다 (H & E 염색, 400배).

13 RET 원종양유전자 돌연변이가 확인된 가족성 갑상선 수질암

병력

42세 남자가 2개월 전부터 발생한 쉰 목소리로 내원하였다. 과거력상 B형 간염 보균자이며, 1개월 전 고혈압 진단받은 후 안지오텐신 수용체 억제제 투약 중이었다. 가족력상 1남 1녀 중 둘째이며 누나가 1년 전 갑상선 수질암 및 비기능성 부신종으로 수술받았다.

진찰 소견

좌측 갑상선 부위에서 약 2cm 크기의 딱딱하고 고정된 종괴가 촉진되었으며, 좌측 경부에서 1cm 정도 크기의 림프절이 다수 촉진되었다.

검사 소견

(1) 일반 검사

- 백혈구 7,150/mm^3, 혈색소 17.4g/dL, 혈소판 181,000/mm^3
- 나트륨 141mEq/L, 칼륨 4.2mEq/L, 칼슘 9.1mg/dL, 인 2.5 mg/dL

(2) 내분비 검사

- T3 90ng/dL, 유리 T4 1.09ng/dL, TSH 1.03mU/L,
- 칼시토닌 524.3ng/L(정상범위 0~10), CEA 98.52 ng/mL(정상범위 0~5)
- 24시간 요중 VMA 4.76mg, metanephrine 0.16mg, epinephrine 2.2ug, norepinephrine 18.3ug

(3) 유전학 검사

환자의 말초혈액에서 분리한 genomic DNA를 주형으로 하여, RET 유전자의 엑손 8, 10, 11, 13, 14, 15, 16을 PCR 방법을 이용하여 증폭하였다. 각각의 PCR 산물을 분리, 정제한 후 자동염기분석기를 이용하여 염기서열을 해석하였다. 그 결과 엑손 13번의 768번 코돈에서 GAG가 GAT로 바뀌어 글루타민산이 아스파라진산으로 변한 점돌연변이가 발견되었다(그림 1).

(4) 방사선 검사

- **경부 전산화단층촬영** : 좌측 성대의 국소 결손과 우측으로의 편위 및 고정이 관찰되었다. 좌측 갑상선에서 2.7× 2.7cm 크기의 저음영의 석회화된 결절이 관찰되었고 우측 갑상선에서 약 1cm 정도의 저음영의 결절이 발견되었으며 좌측 경부 림프절 종대가 다수 관찰되었다(그림 2).
- **전신 PET스캔** : 좌측 갑상선과 좌측 경부 림프절에서 섭취가 증가되었다.
- **복부 전산화단층촬영** : 부신에서 관찰되는 종괴는 없었다.

(5) 병리조직 검사

- **갑상선 미세침흡인세포검사** : 여포종양이 의심되었다.

경과

환자는 갑상선전절제술과 좌측 변형 근치적 경부림프절 절제술을 시행받았다. 병리조직검사 및 면역조직화학염색상 갑상선 수질암으로 확인되었으며(그림 3), 당시 적출된 28개의 림프절 중 8개에서 전이된 갑상선 수질암이 발견되었다. 환자는 수술 후 갑상선호르몬과 칼슘제제 및 비타민 D를 투여받으며 외래에서 추적 관찰 중이다. 환자보다 3살 많은 누나가 1년전 갑상선 수질암으로 갑상선전절제술을 받았다. 24시간 요중 VMA, metanephrine, epinephrine은 정상이었고 복부 전산화단층촬영상 부신에서 종괴가 발견되었으나 부신 종괴 적출술 시행한 결과 비기능성 선종으로 확인되었다. 유전자 검사상 환자와 동일한 코돈 768의 점돌연변이가 확인되었다.

도움말

갑상선 수질암은 발견 당시 50% 이상에서 경부 림프절 전이가 동반된다. 갑상선 수질암은 수술 이외에 적절한 치료법이 없고 갑상선 분화암보다 예후가 불량하기 때문에 조기 진단하여 치료하는 것이 중요하다. 갑상선 수질암의 조기 진단을 위한 선별검사로 과거에는 칼시토닌 분비를 촉진시키는 펜타가스트린 자극검사를 시행하였다.

RET 원종양유전자 돌연변이는 제2형 다발성내분비선종 환자의 95% 이상에서 발견되고 있다. RET 원종양유전자는 염색체 10q11.2에 위치하여 티로신-키나아제 수용체를 기호화하며, RET 원종양유전자의 배세포 점돌연변이는 키나아제 활성을 증가시켜 종양성 변화를 일으킨다. 근래에는 RET 원종양유전자의 점돌연변이가 발견된 갑상선 수질암 환자의 가족 구성원에서 말초혈액을 채취하여 유전자 검사를 시행하는 선별검사로 갑상선 수질암이 발현하기 전에 조기진단을 할 수 있게 되었다.

한국인에서 발견된 RET 원종양유전자 돌연변이는 다발성내분비선종 2A형은 코돈 618번에서 32예, 코돈 630에서 1예, 코돈 631에서 5예, 그리고 코돈 634번에서 24예 보고되었다. 다발성내분비선종 2B형은 코돈 918에서 5예 보고되었으며, 가족성 갑상선 수질암은 코돈 618번이 5예, 코돈 634번에서 2예가 발견되었다.

다발성내분비선종 2B로 진단된 어린이나 코돈 883, 918, 922 점돌연변이가 있는 경우는 최고위험군인 3단계 위험군으로 분류하여 생후 6개월 이내, 또는 1개월 이내에 갑상선절제술을 받아야 한다. 코돈 611, 618, 620, 634 점돌연변이가 있는 경우는 고위험군인 2단계 위험군으로 분류하며 5세 이전에 갑상선절제술을 시행한다. 1단계 위험군은 코돈 609, 768, 790, 791, 804, 891 점돌연변이가 있는 경우로, 다른 점돌연변이에 비해 비교적 위험도가 낮은 것으로 알려져 있어 낮은 고위험군으로 분류한다. 저자에 따라서는 코돈 634와 618의 점돌연변이를 고위험군으로, 코돈 790, 620, 611은 중등도 위험군, 그리고 코돈 768, 804는 저위험군으로 분류하기도 한다. 한국인에서 보고된 RET 원종양유전자 돌연변이는 아직 그 수가 많지 않으며 주로 코돈 618과 634에 집중적으로 분포하고 있다. 코돈 768번의 점돌연변이는 가족성 갑상선 수질암과 산발형 갑상선 수질암에서만 보고되고 있으며 다발성내분비선종 2A형이나 2B형과는 관련이 없는 것으로 보인다.

참고문헌

1. 김지은, 김병준, 김성훈, 김경아, 정재훈, 이명식, 이문규, 김광원 : 제IIa형 MEN 가계에서 Genetic Mutation Screening으로 발견한 Small Medullary Thyroid Cancer. 대한내분비학회지 13:230-239, 1998
2. 김선욱, 김태용, 박영주, 김원배, 신찬수, 박도준, 박경수, 김성연, 조보연, 이홍규 : 유전성 갑상선 수질암 환자 가계에서 RET 원종양유전자 점돌연변이 선별검사를 이용한 갑상선 수질암의 조기진단. 대한내분비학회지 16 : 54-64, 2001
3. 김연경, 김진우, 안상미, 송경은, 정선혜, 김대중, 정윤석, 이관우, 김철호, 홍지희, 정선용, 김현주 : RET 원종양유전자 돌연변이 (E768D)가 확인된 가족성 갑상선 수질암 1예. 대한내분비학회지 20 : 375-380, 2005
4. Nam JH, Choi YS, Park H : A Family of Mutiple Endocrine Neoplasia Type 2A Associated with a C634W Mutation in RET Proto-oncogene. 대한내분비학회 춘계학술대회 초록집 166, 2005
5. Lee MS, Hwang DY, Kim YH, Chung JH, Oh YS, Lee

MK, Kim KW : Mutations of ret proto-oncogene in 3 Korean families with MEN 2A : clinical use of new restriction sites for genetic diagnosis. Endocr J 45:555-561, 1998

6. Brandi ML, Gagel RF, Angeli A, Bilezikian JP, BeckPeccoz P, Bordi C, Conte-Devolx B, Falchetti A, Gheri RG, Libroia A, Lips CJ, Lombardi G, Mannelli M, Pacini F, Ponder BA, Raue F, Skogseid B, Tanburrano G, Ghakker RV, Thompson NW, Tomassetti P, Tonelli F, Wells SA Jr, Marx SJ : Guidelines for diagnosis and therapy of MEN type I and type 2. J Clin Endocrinol Metab 86:5658-5671, 2001
7. Kim IJ, Kang HC, Park JH, Ku JL, Lee JS, Kwon HJ, Yoon KA, Heo SC, Yang KA, Cho BY, Kim SY, Oh SK, Youn YK, Park DJ, Lee MS, Lee KW, Park JG : RET Oligonucleotide Microarray for the Detection of RET Mutations in Multiple Endocrine Neoplasia Type 2 Syndromes. Clinical Cancer Research 8 : 457-463, 2002
8. Chung YJ, Kim HH, Kim HJ, Min YK, Lee MS, Lee MK, Kim KW, Ki CS, Kim JW, Chung JH : RET proto-oncogene mutations are restricted to codon 634 and 618 in Korean families with multiple endocrine neoplasia 2A. Thyroid 14:813-818, 2004
9. Bae SJ, Kim DJ, Kim JY, Park SY, Choi SH, Song YD, Ki CS, Chung JH: A rare extracellular D631Y germline mutation of the RET proto-oncogene in two Korean families with multiple endocrine neoplasia 2A. Thyroid 16: 609-614, 2006

표 1. 한국인 MEN 환자에서 RET 원종양유전자 변이양상

Phenotype	Exon	Codon	Nucleotide exchange	Amino acid exchange	Patient number	Familiy number	Age at diagnosis(year)
MEN 2A	10	618	TGC to CGC	Cys to Arg	3	2	35 ~ 47
	10	618	TGC to AGC	Cys to Ser	29	2	10 ~ 51
	11	630	TGC to TAC	Cys to Tyr	1	1	unknown
	11	631	GAC to TAC	Asp to Tyr	8	3	19 ~ 54
	11	634	TGC to TGG	Cys to Trp	10	2	6 ~ 67
	11	634	TGC to CGC	Cys to Arg	10	3	6 ~ 67
	11	634	TGC to TAC	Cys to Tyr	4	2	6 ~ 67
MEN 2B	16	918	ATG to ACG	Met to Thr	5	3	24, unknown
FMTC	10	618	TGC to CGC	Cys to Arg	5	1	unknown
	11	634	TGC to TGG	Cys to Trp	2	2	51
	13	768	GAG to GAT	Glu to Asp	2	1	42 ~ 44

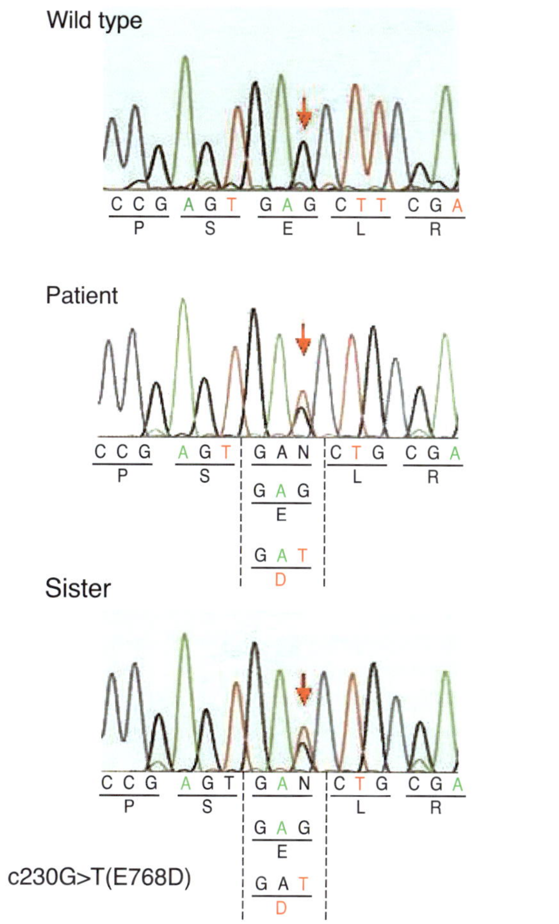

그림 1. RET 유전자의 DNA 염기서열 분석. N은 G〉T변화를 의미한다.

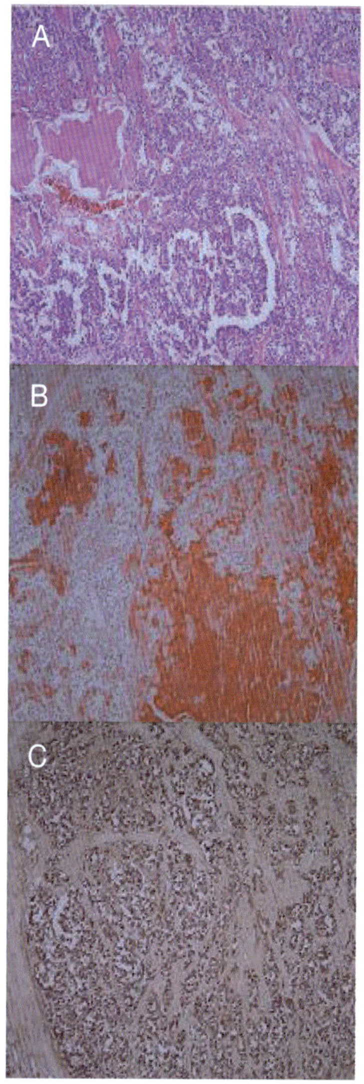

그림 3. 갑상선 수질암의 병리조직소견(A) H&E염색(100배), (B)Congo red 염색(100배), (C) 항칼시토닌 항체에 의한 면역염색(100배)

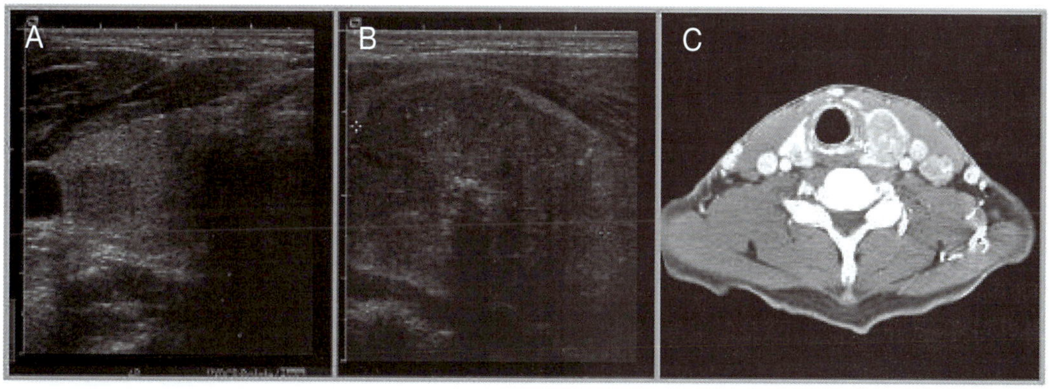

그림 2. 갑상선 초음파 (A, B) 및 전산화단층촬영 (C) 사진. 갑상선 종양과 경부 림프절 종대가 관찰된다.

14 자가면역성 갑상선염의 소견없이 발생한 갑상선 MALT 림프종

병력

52세 여자가 수주에 걸쳐 점점 커지는 경부 종괴를 주소로 내원하였다. 환자는 8년 전부터 갑상선 결절이 있어 간헐적으로 병원에 방문하여 치료받다가 최근 시행한 미세침 흡인세포검사에서 림프구성 갑상선염 또는 림프종으로 의심되어 전원되었다.

진찰 소견

혈압 120/70mmHg, 맥박 분당 76회, 체온 36도이었으며, 갑상선 협부에 2×1 cm의 단단하고 고정된 결절이 있었다. 복부 진찰에서 간종대와 비장종대는 관찰되지 않았다.

검사 소견

(1) 일반 검사

백혈구 7,340/mm^3, 혈색소 12.8g/dL, 혈소판 251,000/mm^3

AST 19 IU/L, ALT 5IU/L, 총빌리루빈 0.49mg/dL, 알칼리인산분해효소 110IU/L, 칼슘 9.4mg/dL, 인 3.2mg/dL, 나트륨 144.7mmol/L, 칼륨 3.78mmol/L, 염소 105mmol/L

(2) 내분비 검사

T3 137ng/dL, 유리 T4 1.26ng/dL, TSH 0.75mU/L, 항갑상선글로불린 항체 48U/mL, 항마이크로솜 항체 4 U/mL

(3) 방사선 검사

경부 전산화단층촬영: 갑상선 협부에 2×1cm의 연조직 종괴가 관찰되었다 (그림 1).

(4) 병리조직 검사

갑상선 종양은 비정형의 림프구로 구성된 림프여포의 클론성 성장을 보이며 비정형 림프구는 소세포성이면서 중심세포 형태였으며 이들 비정형 림프구가 갑상선 여포세포로 침윤하는 림프상피성 병변이 관찰되었다(그림 2, 3). 면역조직화학 염색에서 CD20, lambda chain 염색에서 양성 소견으로 보이고(그림 4), T cell, CD5, CD10, kappa chain 염색에서 음성으로 보여 MALT 림프종으로 진단하였다. 또한 동반된 우측엽의 0.5cm 크기의 결절 부위에서 미세 유두선암을 함께 진단하였다(그림 5). 그러나 병리학적으로 갑상선 조직에서 자가면역성 갑상선염의 증거는 없었다.

경과

갑상선전절제술을 시행하였다. β2-microglobulin 2.1 μg/mL, 혈청 면역전기영동 검사에서 이상 소견이 관찰되지 않았으며, 흉부 및 복부 전산화단층촬영에서 다른 장기의 림프종 소견이 관찰되지 않아 병기는 IE로 진단하였다. 현재 림프종에 대해서는 추가적인 치료 없이 갑상선호르몬을 투여하면서 외래 경과 관찰 중이다.

도움말

Mucosa-associated lymphoid tissue(MALT) 림프종은 비

호지킨성 림프종의 아형으로 B 세포 기원이면서 WHO 분류에서 extranodal marginal zone B cell lymphoma of musoca-associated lymphoid tissue type으로 명명되고 있다. 현재의 분류에 따르면 diffuse large B-cell lymphoma가 가장 흔한 형으로 보고되고 있다. MALT 림프종은 비호지킨성 림프종의 8% 정도를 차지하며 위, 안와, 장, 폐, 타액선, 갑상선, 피부, 연조직 등 신체 거의 모든 장기에서 발생 가능하다. 갑상선에 발생하는 모든 악성 종양에서 원발성 림프종은 약 1 ~ 5%를 차지하며, 갑상선 MALT 림프종은 대부분 만성 자가면역성 갑상선염에서 발생하는 것으로 생각되고 있다. 60대에 가장 높은 유병률을 보이며, 여자에서 남자보다 3~8배 많은 것으로 알려져 있다.

갑상선의 림프종은 하시모토 갑상선염을 40 ~ 80% 정도에서 동반하고 있다고 보고되었으나, 선행되는 갑상선염 없이도 갑상선 내에서 새롭게 MALT 림프종이 발생할 수 있다. 국내에서의 갑상선 림프종에 관한 보고 중 MALT type에 관한 보고는 모두 하시모토 갑상선염과 동반된 경우이었다. 본 증례는 갑상선염의 증거가 없는 예로 갑상선염의 동반없이 발생한 갑상선 MALT 림프종으로 생각할 수 있다.

갑상선 림프종의 임상 증상은 경부 종괴를 호소하는 경우가 가장 많으며 이 중 급속히 자라는 경부 종괴를 주소로 하는 경우도 흔하며 이에 동반하여 쉰 목소리, 연하곤란, 열감 등을 호소하기도 한다. Matsuzuka 등은 갑상선 림프종의 갑상선 기능이 진단 당시 58%에서 정상, 14%에서 갑상선 기능저하증, 27%에서 불현성 갑상선 기능저하증, 1%에서 갑상선 기능항진증 소견을 보인다고 하였다.

MALT 림프종의 조직학적 소견으로 비정형적인 림프구가 존재하는 것이 특징적이다. 비정형 림프구가 갑상선 여포세포를 침범하는 림프상피성 병변은 MALT 림프종에서 진단에 확정적이지는 않으나 특징적인 소견이다. 그러나 갑상선염과 갑상선 림프종 사이에 조직학적 소견은 혼돈되기 쉬우며 따라서 필요에 따라 림프종을 진단하기 위해서 면역화학검사, 유전자 재배열 검사, 염색체 검사 등 추가적인 검사가 필요하기도 하다. 갑상선 림프종으로 진단되면 다른 림프종과 같이 병기 결정을 위해 혈액검사, 간기능검사, 혈청 LDH, 혈청 β2-microglobulin, 혈청 면역전기영동 검사, 경부, 흉부, 복부 및 골반 전산화단층촬영을 시행하여야 한다.

갑상선 MALT 림프종의 치료는 다른 부위의 MALT 림프종과 같이 조직학적 소견, 크기, 병기 및 기타 임상소견 등에 따라 차이가 나지만 국소적인 경우 수술 혹은 방사선 치료로 완치가 가능하며, 진행된 병기의 경우에는 항암화학치료를 시행한다. 갑상선 MALT 림프종의 예후는 양호하여 일부 보고에 의하면 5년간 추적 관찰하였을 때 90%의 생존율을 보인다고 한다.

참고문헌

1. 이태영, 류은상, 남일송, 홍기영, 한찬희, 윤석기, 김철희, 변동원, 김영선, 서교일, 유명희, 진소영: 하시모토씨 갑상선염과 동반된 갑상선 MALT 림프종 1예. 대한내과학회지 61:281-285, 2001
2. 박원철, 이광만, 윤기중: 하시모토씨 갑상선염과 동반된 갑상선 MALT 림프종. 대한외과학회지 62:169-172, 2002
3. 공옥녀, 주상현, 신선혜, 나민아, 안준협, 강양호, 박도윤, 손석만, 김인주, 김용기: 자가면역성 갑상선염의 소견없이 발생한 갑상선 MALT 림프종 1예. 대한내분비학회지 20: 268-272, 2005
4. Matsuzuka F, Miyauchi A, Katayama S, Narabayashi I, Ikeda H, Kuma K, Sugawara M: Clinical aspects of primary thyroid lymphoma: diagnosis and treatment based on our experience of 119 cases. Thyroid 3:93-99, 1993
5. Ansell SM, Grant CS, Habermann TM: Primary thyroid lymphoma. Semin Oncol 26:316-323, 1999
6. Harris NL, Jaffe ES, Diebold J, Flandrin G, MullerHermelink HK, Vardiman J, Lister TA, Bloomfield CD: The World Health Organization classification of neoplastic disease of the hematopoietic and lymphoid tissue: Report of the

Clinical Advisory Committee Meeting, Airlie House, Virginia, November 1997. Histopathology 36:69-86, 2000

7. Cavalli F, Isaacson PG, Gascoyne RD, Zucca E: MALT lymphomas. Hematology 1:241-258, 2001
8. Thieblemont C. Mayer A. Dumontet C. Barbier Y. Callet-Bauchu E. Felman P. Berger F. Ducottet X. Martin C. Salles G. Orgiazzi J. Coiffier B: Primary thyroid lymphoma is a heterogeneous disease. J Clin Endocrinol Metab 87: 105-111, 2002
9. Widder S. Pasieka JL: Primary thyroid lymphomas. Curr Treat Options Oncol 5: 307-313, 2004

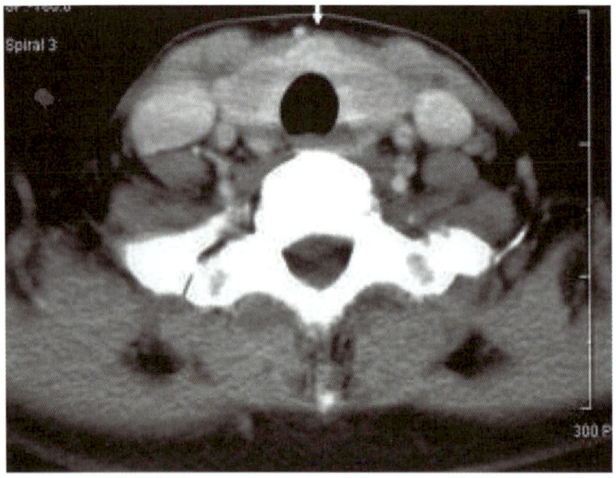

그림 1. 갑상선 전산화단층촬영 사진. 협부에 종양이 관찰되고 있다.

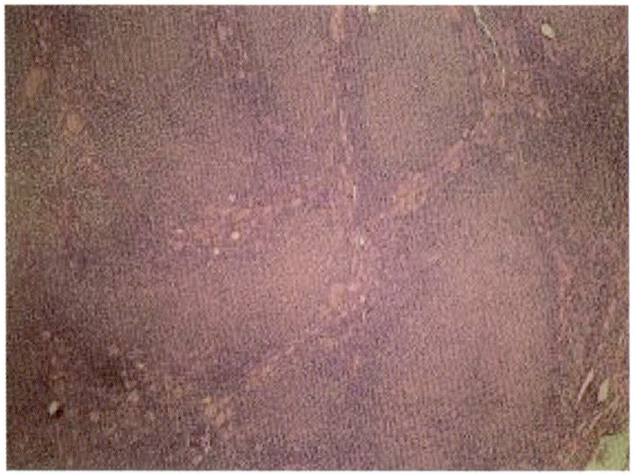

그림 2. 갑상선 MALT 림프종의 병리조직 소견 (H & E 염색, 40배).

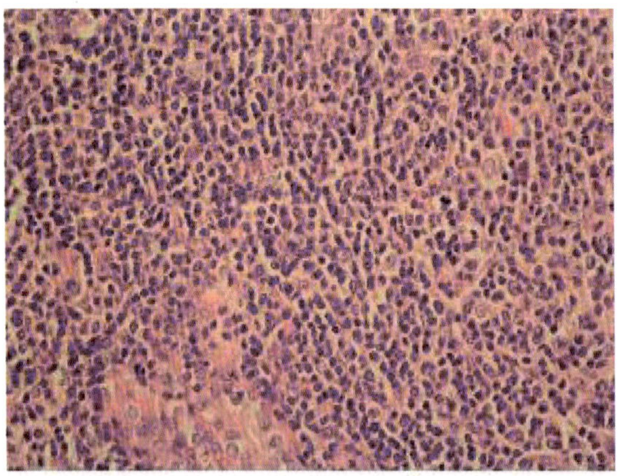

그림 3. 갑상선 MALT 림프종의 병리조직 소견 (H & E 염색, 200배)

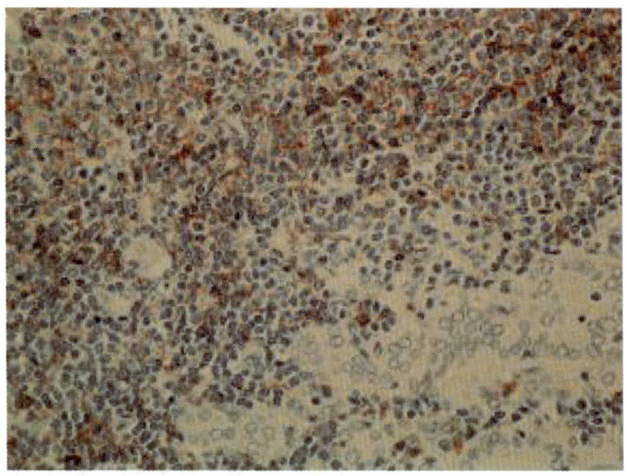

그림 4. 갑상선 MALT 림프종의 병리조직 소견. CD20에 염색되는 비정형적인 림프구가 관찰되고 있다.

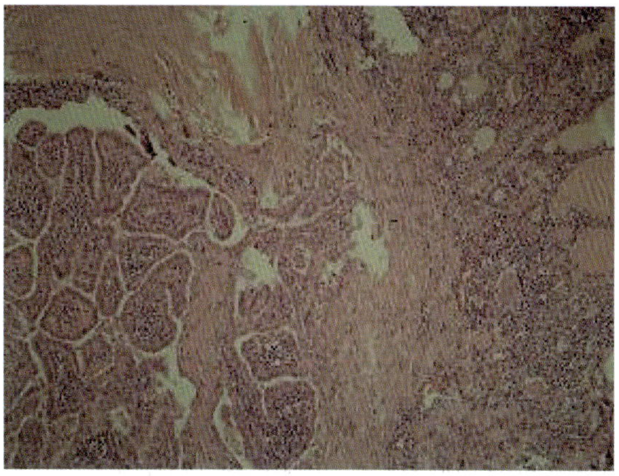

그림 5. 동반된 갑상선 유두암의 병리조직 소견(H&E 염색, 100배)

15 갑상선호르몬 수용체 베타 유전자 돌연변이에 의한 갑상선호르몬 저항성 증후군

병력

21세 남자가 4년 전부터 서서히 시작된 피로감을 주소로 내원하였다. 경도의 전신쇠약감, 심계항진, 열불내성을 호소하였으나, 체중감소, 식욕변화, 두통, 잦은 배변 등의 증상은 없었다. 유년기와 청소년기에 주의력이 결핍되고 과다활동 양상을 보였다고 하였다. 3년 전 양측 슬관절 원판형 연골로 연골부분절제술을 시행받았으며, 6개월 전 지방간으로 진단받은 적이 있었다.

진찰 소견

혈압 140/90 mmHg, 맥박 90회/분, 호흡 20회/분, 체온 36℃이었고, 신장 171cm, 체중 73kg이었다. 갑상선이 미만성으로 커져 있어 촉지 가능할 정도였으며 결절이나 통증 및 압통은 없었다. 기타 안구돌출, 수부진전, 피부병변의 소견은 없었다.

검사 소견

(1) 일반 검사

AST/ALT 39/88 IU/L, 빌리루빈 0.7mg/dL, 총단백/알부민 8.6/4.5g/dL, 콜레스테롤 191mg/dL

(2) 내분비 검사

T3 261 ng/dL, 유리 T4 3.15 ng/dL, TSH 7.26mU/L, 항마이크로솜 항체 25 U/mL, 항갑상선글로불린 항체 29 U/mL TBII 7.0%, 코티솔 15.6㎍/dL, 성장호르몬 〈0.1ng/mL, 유즙분비호르몬 39.2ng/mL, 황체호르몬/여포자극호르몬 4.8/3.2 mIU/mL, 성호르몬결합글로불린 9.5nmol/L(정상범위 10~73)

- **TRH 자극검사** (TRH 400 ug, 그림 1)

TSH 2.88(기저), 17.7(30분), 12.9(60분), 6.69(90분), 4.42mU/L (120분);

TSH α-아단위 (정상 〈0.8) 0.04(기저), 0.17(30분), 0.05(60분), 0.07 mU/mL (120분)

- **T3 억제검사** (1일 50㎍을 3일간 복용, 그림 1)

TSH 0.8(기저), 7.14(30분), 4.37(60분), 2.85(90분), 1.72 mU/L (120분)

(3) 유전학 검사 (그림 2)

부모의 갑상선기능검사 결과는 정상이었다. 환자와 부모의 혈액에서 백혈구를 분리하여 Puregene DNA Isolation Kit(Gentra System, Minneapolis, USA)를 이용하여 genomic DNA를 추출하였다. TRβ유전자의 엑손 9번과 양측 인트론의 일부를 forward primer 5'-CTC AAA GAA TGC GGG ACA-3', reverse primer 5'-TTG GAT GCC CAC TAA CGA-3' 이용하여 복합효소연쇄반응으로 증폭하였다. 반응은 genomic DNA 100 ng, 2.5 mM dNTP 1.6㎕, forward primer 6 pmol, reverse primer 6 pmol, 5 units/㎕ Taq polymerase (Takara Shuzo Co., Otsu, Japan) 0.1㎕, 10 X Buffer 2㎕를 혼합하고 3차 증류수로 총 부피를 20㎕로 만든 후 94℃에서 30초, 54℃에서 30초, 72℃에서 45초간 반응을 40회 반복하였다. 여기에서 얻어진 418bp의 증폭된 유전자 산물을 직접 염기서열 분석(PRISM373A; Applied Biosystems, Foster City, USA)하였다. 환자의 엑손 9번에

위치한 313번째 코돈의 methionine(ATG)이 threonine (ACG)으로 치환된 과오 돌연변이를 관찰할 수 있었다. 환자 부모의 유전자 분석결과 상기 돌연변이는 발견되지 않았다.

(4) 방사선 검사

- **^{99m}Tc 갑상선 스캔** : 미만성 갑상선종이 있고, 섭취가 6.5%로 증가하였다 (그림 3).
- **뇌 자기공명영상** : 정상소견 (그림 4).

경과

환자는 1개월간 베타차단제를 복용한 후 중단하였고, 3개월 뒤 측정한 갑상선기능검사에서 T3 292ng/dL, 유리 T4 2.80ng/dL, TSH 4.69mU/L이었으며, 증상의 악화나 갑상선종의 증가는 없었다.

도움말

Refetoff 등이 갑상선호르몬 저항증후군 (RTH)의 첫 증례를 보고한 이후 현재까지 약 700예가 보고되었고, 빈도는 50,000명당 1명 정도로 추측된다. RTH 환자의 TRβ유전자 돌연변이는 일반적으로 이형 접합성(heterozygous)이며 상염색체 우성 유전 양상을 보이는데, 이는 TRβ유전자의 돌연변이에 의해 생성된 변이형 TRβ가 정상 TR의 기능을 억제시키는 우성 음성 효과(dominant negative effect)를 지니기 때문이다. 본 증례와 같이 엑손 9번의 313번째 코돈에서 methionine이 threonine으로 치환된 M313T 과오 돌연변이(missense mutation)가 동반된 RTH는 현재까지 전세계적으로 3예가 보고되어 있다.

RTH 환자에서의 갑상선종은 정상인의 TSH에 비해 RTH 환자의 TSH의 생물학적 활성도가 더 높아서 발생한다. PRTH 환자의 대부분과 GRTH 환자의 75%에서 안정시 빈맥과 심계항진을 보인다. 이는 심근조직의 경우 TRβ보다 TRα가 더 우월하게 발현되므로 갑상선호르몬이 정상적인 TRα와 결합하여 RTH 환자에서 빈맥을 유발하게 된다. GRTH는 갑상선호르몬 저항성을 가지지만 내인성 갑상선호르몬이 이를 충분히 보상함으로써 정상적인 대사 상태를 보이며 TSH 수치는 거의 정상범위를 보인다. 이에 반하여 PRTH는 대사가 항진된 상태이고 불안정함, 과다활동, 빠른 심박수를 보이게 되는데 이러한 분류는 임상적인 판단에 의한 것이고 병태생리적 소견에 의한 것은 아니어서 오류가 있을 수 있다.

RTH의 치료에 있어서 대사기능항진상태를 호소하는 경우에는 초기에 대증적인 치료를 한다. Atenolol을 사용하면 T4에서 T3로의 전환에 영향을 주지 않으면서 빈맥과 진전에 효과적이며, 경우에 따라 항불안제를 사용하기도 한다. 도파민과 소마토스타틴 유사체를 사용할 수 있으나 부작용이 심하고 효과가 제한적이다. 갑상선기능저하증을 보이는 경우에는 고용량의 갑상선호르몬를 투여하면서 조심스럽게 관찰해 볼 수 있으며, 과다활동동반 주의력결핍이 좋아짐이 보고되어 있다. 최근에는 3,5,3'-triiodothyroacetic acid(TRIAC)가 갑상선종 크기를 줄이고 말초조직에서 갑상선호르몬 효과를 개선시키는 효과가 있음이 보고되었다. TRIAC은 갑상선호르몬 유사작용을 증가시키지 않으면서 TSH 분비를 억제시키며 TRβ에 더 친화력이 높고 작용 후 신속하게 대사되는 것으로 알려져 있다. RTH 치료의 목표는 정상대사기능상태를 유지하는 것이나 TSH 수치가 개개의 말초조직에서 갑상선호르몬의 기능 상태를 정확하게 반영하지 못하므로 적절한 치료 효과를 판단하기는 어렵다. 임상적으로는 특별한 치료 없이 추적 관찰하는 경우가 대부분이며 자연경과 도중 갑상선종 크기가 감소하면서 정신기능장애와 성장지연이 호전되기도 한다.

참고문헌

1. 윤용석, 홍성관, 안철우, 남재현, 박석원, 차봉수, 송영득, 이은직, 임승길, 김경래, 이현철, 허갑범: 갑상선호르몬 저항증후군환자에서 발견한 갑상선호르몬 수용체 유전자돌연변이(전신성과 뇌하수체성 갑상선호르몬 저항증후군 각 1예). 대한내분비학회지 15:113-120, 2000

2. 황재경, 김경원, 김태용, 김상완, 박영주, 박도준, 김성연, 이홍규, 조보연: 갑상선호르몬 수용체 베타 유전자 돌연변이 (M313T)가 증명된 갑상선호르몬 저항성 증후군 1예. 대한내분비학회지 18: 206-213, 2003
3. Beck-Peccoz P, Chatterjee VK: The variable clinical phenotype in thyroid hormone resistance syndrome. Thyroid 4:225-232, 1994
4. Brucker-Davis F, Skarulis MC, Grace MB, Benichou J, Hauser P, Wiggs E, Weintraub BD: Genetic and clinical features of 42 kindreds with resistance to thyroid hormone. The National Institutes of Health Prospective Study. Ann Intern Med 123:572-583, 1995
5. Refetoff S, Tunca H, Wilansky DL, Mussey VC, Weiss RE: Mutation in the thyroid hormone receptor(TR) beta gene(M313T) not previously reported in two unrelated families with resistance to thyroid hormone(RTH). Thyroid 6: 571-573, 1996
6. di Fulvio M, Chiesa AE, Baranzini SE, Gruniero-Papendieck L, Masini-Repiso AM, Targovnik HM: A new point mutation(M313T) in the thyroid hormone receptor beta gene in a patient with resistance to thyroid hormone. Thyroid 7:43-44, 1997
7. Gurnell M, Rajanayagam O, Agostini M, Clifton- Bligh RJ, Wang T, Zelissen PM, van der HF, van de WA, Macchia E, Pinchera A, Schwabe JW, Chatterjee VK: Three novel mutations at serine 314 in the thyroid hormone beta receptor differentially impair ligand binding in the syndrome of resistance to thyroid hormone. Endocrinology 140:5901-5906, 1999
8. Weiss RE, Refetoff S: Resistance to thyroid hormone. Rev Endocr Metab Disord 1:97-108, 2000
9. Refetoff S: Resistance to thyroid hormone with and without receptor gene mutations. Ann Endocrinol 64: 23-25, 2003
10. Yen PM: Molecular basis of resistance to thyroid hormone. Trends Endocrinol Metab 14: 327-333, 2003
11. Beck-Peccoz P. Mannavola D. Persani L: Syndromes of thyroid hormone resistance. Ann Endocrinol 66: 264-269, 2005

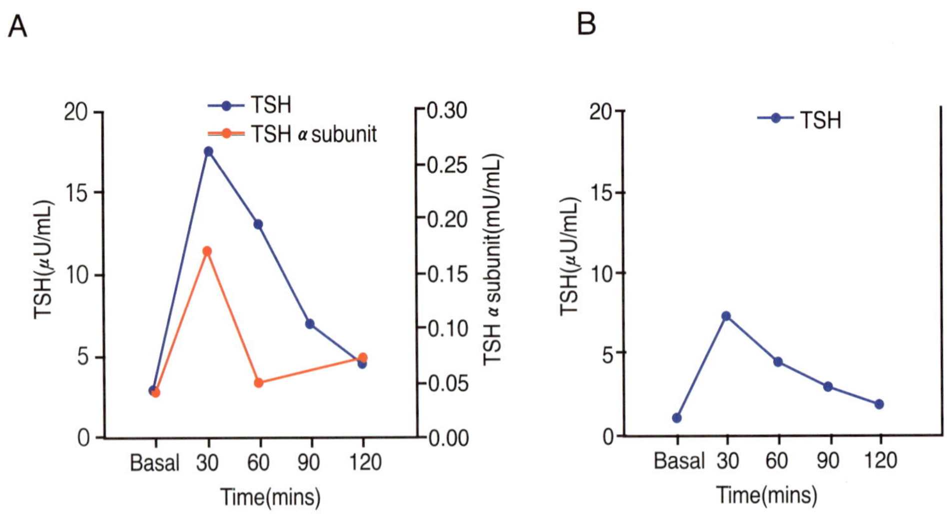

그림 1. (A) TRH 자극검사, (B) T3 억제검사

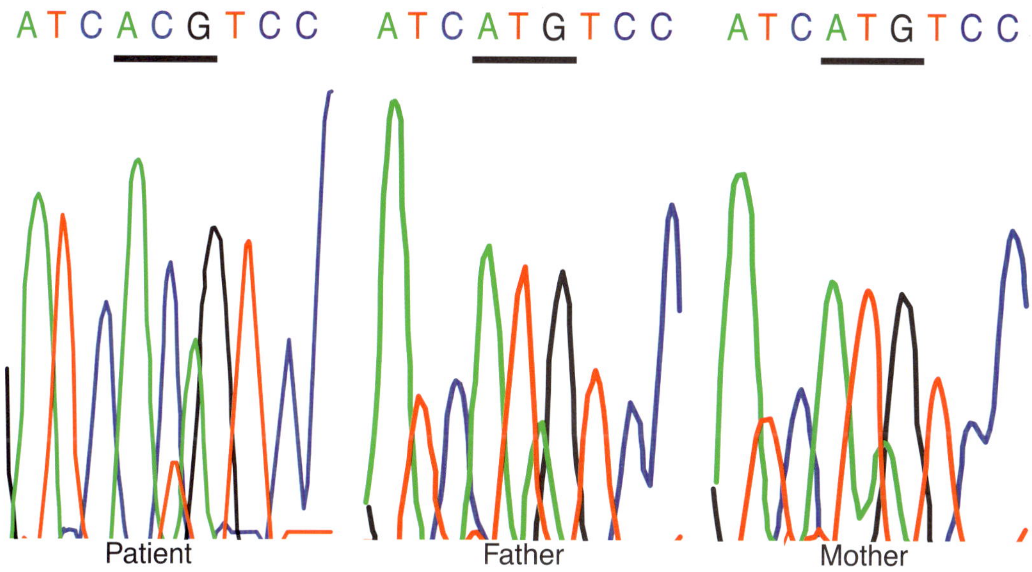

그림 2. 갑상선호르몬 베타유전자의 서열분석. 엑손 9번에 위치한 313번째 코돈의 ATG(methionine)가 ACG(threonine)으로 치환된 과오 돌연변이를 보여주고 있다.

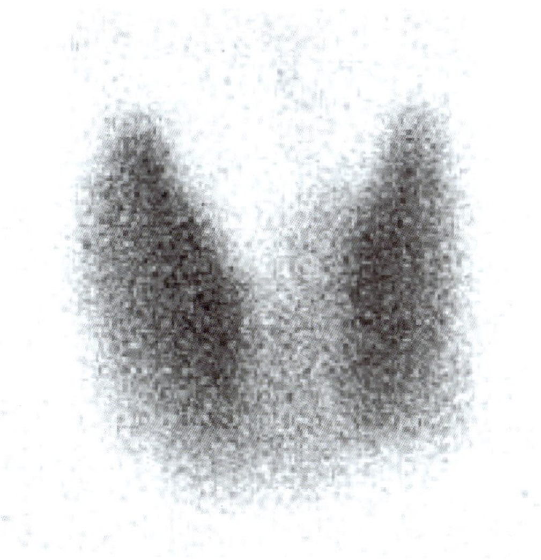

그림 3. ^{99m}Tc갑상선 스캔

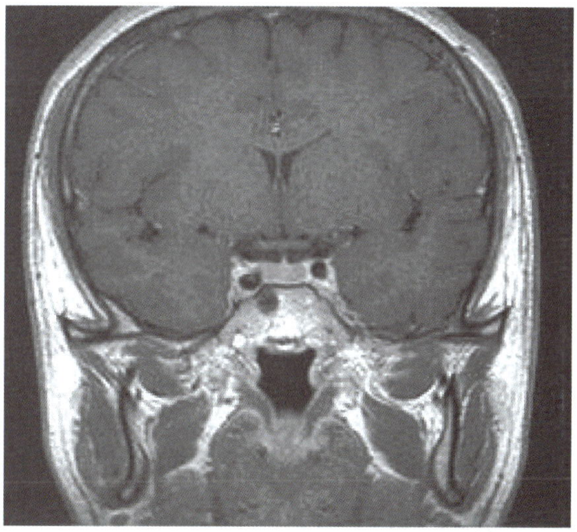

그림 4. 뇌 자기공명영상. 뇌하수체에 이상소견이 관찰되지 않는다.

16 임신 중 상기도 폐쇄로 발견된 기관 내 이소성 갑상선

병력

34세 여자가 심한 호흡곤란을 주소로 내원하였다. 환자는 내원 2년 전 첫 임신과 출산 당시 호흡곤란이 있었으나 제왕절개술로 출산한 후 증상이 사라졌으며, 평소 가벼운 호흡곤란 증세는 있었으나 검사나 치료는 하지 않고 있었다. 내원 당시 두번째 임신 11주로 임신 후부터 호흡곤란이 점차 심해져 일상생활이 불가능했으며, 호흡할 때 목에서 소리가 나는 증상도 동반되었다.

진찰 소견

입원 당시 혈압 100/60mmHg, 맥박 112회/분, 호흡수 34회/분, 체온 36.5℃이었고, 호흡곤란으로 인해 빠른 호흡을 하고 있었다. 흉부 청진에서 천명이 들렸으며, 경부 촉진에서 종괴나 림프절은 만져지지 않았다.

검사 소견

(1) 내분비 검사

T3 83ng/dL, 유리 T4 0.94ng/dL, TSH 0.98 mU/L, TSH 수용체 항체 2.1%, 항마이크로솜 항체 11U/mL, 항갑상선글로불린 항체 77U/mL, 칼시토닌 9ng/L, CEA 0.6ng/mL

(2) 방사선 검사

- **흉부 단순촬영** : 정상
- **경부 단순촬영** : 상부기도의 후벽에서 돌출된 종양으로 인해 상부기도가 좁아진 소견
- **두경부 전산화단층촬영** : 성문하(subglottic) 기관의 좌후측벽에서 기원하는 2.1cm 크기의 타원형 종양이 기관을 막고 있었고, 이 종양은 조영에 의해 증강되었다(그림 1).
- **갑상선 초음파** : 좌우엽에 1cm 미만의 작은 결절들이 관찰되었는데, 이중 우엽에 0.6cm 크기의 결절은 저음영과 석회화를 동반하고 있어 미세침흡인세포검사를 시행하였다.
- **골 스캔** : 전이가 의심되는 뚜렷한 섭취증가 소견은 없었다.
- **갑상선 스캔** : 갑상선이 조금 커져 있었고 요오드 섭취율은 10.3%로 측정되었으며, 갑상선 조직 외에 요오드의 섭취를 보이는 부위는 발견되지 않았다.

(3) 기타 검사

- **폐기능검사** : 경한 제한성 환기장애 [FVC 2.65(75%), FEV1 2.06(75%), FEV1/FVC 78(90%)]
- **기관지 내시경** : 성대의 2cm 하방에 3cm 길이로 첫번째 기관환에 걸쳐 기관 좌후벽에 위치하는 타원형의 종양이 기관을 막고 있어서 레이저 소작술로 종양의 일부를 제거하였다 (그림 2).

(4) 병리조직 검사

- **갑상선 미세침흡인세포검사** : 콜로이드를 동반한 작은 갑상선 여포세포들이 보였고 악성세포는 관찰되지 않았다.
- **기관지 내시경하 조직검사** : 결절성 과증식을 동반한 정상 갑상선 조직이었다. 기관절개 수술중 시행한 갑

상선의 동결절편에서도 정상 갑상선 조직소견만 보였다(그림 3).

경과

환자는 입원후 호흡곤란의 완화와 조직검사를 위해 기관지 내시경하 레이저 소작술을 시행하여 기관을 막고 있던 종양의 일부를 절제하였으며 소작술 시행부위에는 스텐트를 삽입하여 시술 후 부종과 염증으로 인한 재협착을 예방하였다. 이후 종양의 완전제거를 위하여 제1 기관환을 포함하여 2cm의 기관분절절제 후 기관문합술을 시행하였다. 기관을 포함한 수술조직에서도 정상 갑상선 조직소견을 보여 환자는 기관내 이소성 갑상선으로 진단되었고, 이후 현재까지 호흡곤란 등의 증상 없이 외래에서 추적관찰 중이다.

도움말

기관내 이소성 갑상선은 1875년 Ziemssen이 호흡곤란 증상을 호소한 30세 남자의 성문하 종양에서 갑상선 조직이 확인된 증례를 보고함으로 처음 알려졌으며, 1888년 Heise가 25세 남자의 기관내 갑상선 조직을 기관절개 후 종양 소파술로 성공적으로 제거하였다. 언급한 두 증례를 통하여 기관내 갑상선 조직에 대한 진단과 치료의 모델이 만들어졌으며 최근까지 전세계적으로 약 120예가 보고되고 있는데, 주로 요오드 결핍으로 인한 토착성 갑상선종이 많은 유럽지역의 증례들이다.

정상 갑상선 조직이 어떻게 기관내에 위치하게 되는지에 대해 정립된 이론은 없으나 두 가지 가설로 설명하고 있다. 배아 초기에 생긴 갑상선 조직이 후에 발생한 기관연골에 의해 기관 외부의 정상 갑상선 조직과 기관 내부의 이소성 조직으로 나뉜다는 기형설(malformation theory)이 있다. 21 예의 미숙아와 신생아를 부검한 연구 결과 그 중 9예의 기관내 정상 갑상선 조직을 보고하면서 이 가설을 지지하였다. Krafka 또한 7개월된 태아의 부검에서 기관내 갑상선 조직을 발견하고, 태생기에 먼저 위치가 고정된 갑상선 조직의 측엽에 이어 인두와 윤상연골이 발생하면서 갑상선 조직이 기관에 의해 나뉜다는 설명을 하였다. 반면, 1892년 Paltauf는 태아후기나 출생 후에 갑상선 조직이 이미 형성된 기관연골 사이를 뚫고 들어가서 기관내에 위치한다는 내증식설(ingrowth theory)을 주장하면서, 갑상선 조직과 인두 연골막 사이에 충분한 중간엽 조직이 형성되지 못하여 두 조직이 비정상적으로 밀접하게 되는 것이 원인이라고 설명하였다

기관내 갑상선 조직은 원발성 기관내 종양의 약 7%를 차지하는데, 3대 1 정도의 비로 남자보다 여자에서 더 자주 발견된다. 환자들의 연령은 다양하지만 30 ~ 40대가 가장 많고 대부분의 환자들이 토착성 갑상선종이 많은 지역에서 보고되었으며 모두 정상 갑상선기능을 보였다. 젊은 여성의 경우 호흡곤란은 생리 주기나 임신 등에 따라 주기적으로 증상이 심해지는 것으로 보고되고 있는데 이는 체내 대사 활성이나 호르몬 변화가 그 원인일 것이라고 생각되었다. 이소성 갑상선의 경과에 따라 환자들은 급작스러운 호흡곤란의 악화를 경험하는 예들도 있었고, 크기가 큰 갑상선 조직에 의해서는 청색증, 흡기시 천명, 그리고 늑간부위의 수축 등을 나타내기도 하였다. 지속되는 기침이나 애성 등의 증상은 성대에 인접하여 위치한 경우 볼 수 있었고, 기관내 갑상선 조직에서의 심한 출혈로 객혈이 첫 증상인 경우도 있었다. 기관내 갑상선 조직이 악성으로 진단된 경우는 11%로 정상 갑상선 조직에 비해 악성종양의 빈도가 높게 나타났다. 조직병리 소견이 보고된 71예 중 악성종양이었던 경우는 모두 8예로, 2예는 갑상선 조직에 생긴 악성육종이었고 6예는 갑상선암으로 진단 당시 이미 주위조직 침윤이 있었는데 이중 2예에서는 림프절과 원격전이가 있었다. 가장 많은 40예가 콜로이드가 많은 갑상선종으로 진단되었고, 20예는 정상 갑상선조직 소견이었다.

임신 중에 기관내 갑상선조직으로 인한 증상 악화의 원인은 산모의 체중 증가, 태반을 통한 요오드 이동, 요오드의 신제거율 증가로 요오드 부족이 임신으로 인해 심화되고, 임신초기 증가하는 인융모성 성선자극호르몬(human chorionic gonadotropin)의 갑상선자극호르몬 유사작용으로 임신 중 이소성 갑상선 조직의 비대가 임신 중에 반복되

는 호흡곤란의 원인이었을 것으로 생각된다. 또한 표피 성장인자 (epidermal growth factor) 등과 같은 성장인자의 역할도 고려할 수는 있을 것이다.

참고문헌

1. 오정현, 남상엽, 박진철, 윤지성, 원규장, 조인호, 이충기, 이재태, 이형우: 이소성갑상선의 임상상. 대한내분비학회지 13:563-571, 1998
2. 이은영, 이병완, 김진국, 배성진, 정태식, 정혜승, 민용기, 이명식, 이문규, 김광원, 정재훈: 임신 중 상기도 폐쇄로 발견된 기관 내 이소성 갑상선 1예. 대한내분비학회지 20: 413-420, 2005
3. Al-Hajjaj MS: Ectopic intratracheal thyroid presenting as bronchial asthma. Respiration 58:329-331, 1991
4. Muysomes F, Boedts M, Clayes D: Intratracheal ectopic thyroid tissue mass. Chest 112:1684-1685, 1993
5. Dossing H, Jorgensen KE, Oster-Jorgensen E, Krogdahl A, Hegedus L: Recurrent pregnancy-related upper airway obstruction caused by intratracheal ectopic thyroid tissue. Thyroid 9:955-958, 1999
6. Fantz CR, Dagogo S, Ladenson JH, Gronowski AM: Thyroid function during pregnancy. Clin Chem 45: 2250-2258, 1999
7. Shankar P, Kilvert A, Fox C: Changing thyroid status related to pregnancy. Postgrad Med 77:591-592, 2001
8. Pritchyk KM. Thompson LD. Malekzadeh S: Endoscopic management of intratracheal ectopic thyroid. Otolaryngol Head Neck Surg 130: 630-632, 2004
9. Bowen-Wright HE. Jonklaas J: Ectopic intratracheal thyroid: an illustrative case report and literature review. Thyroid 15: 478-484, 2005
10. MacCormick J. Carpenter B: Pediatric intratracheal ectopic thyroid tissue: case study and review of the literature. J Otolaryngol 34: 365-369, 2005

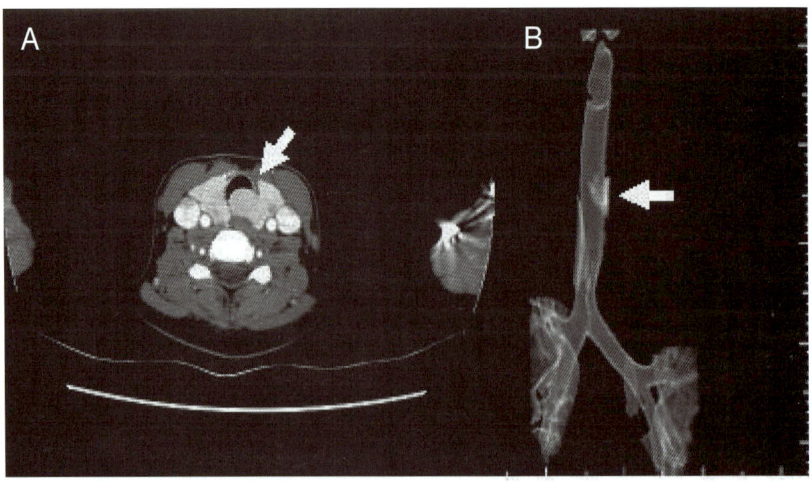

그림 1. (A) 경부 전산화단층촬영 사진. (B) 기관조영술 사진. 기관 내에 약 2 cm 크기의 종양이 관찰되고 있다.

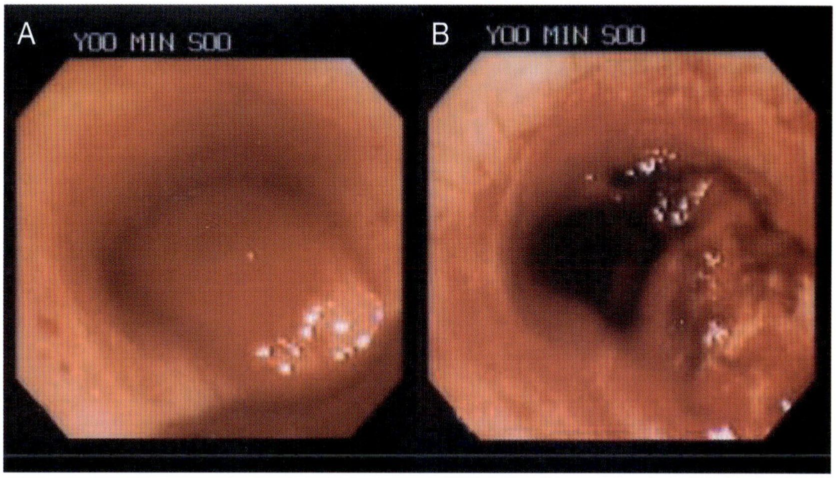

그림2. 기관지 내시경 사진. (A) 상부 기관지가 종양에 의하여 거의 막혀 있음. (B) 레이저 소작술로 종양의 일부를 제거한 상태.

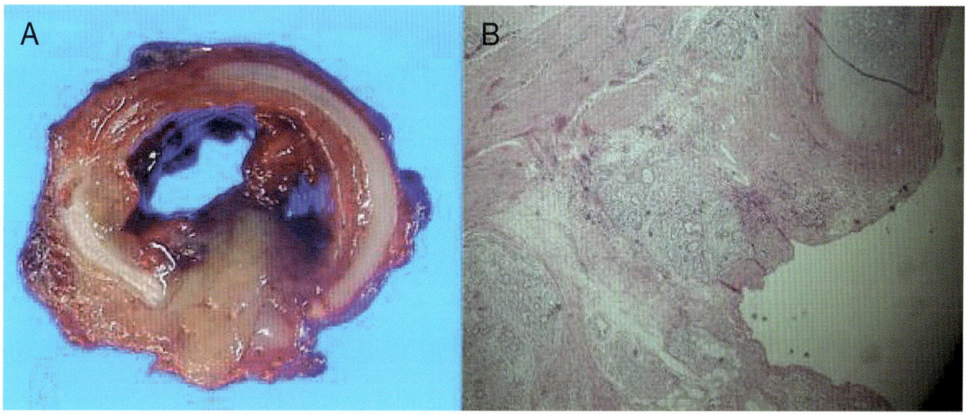

그림3. 병리조직소견. 기관지 일부를 제거한 뒤 아래 쪽에 기관지 벽을 관통하고 있는 종양의 모습을 관찰할 수 있다. (A) 전체적인 모습 (B) 현미경 소견 (H & E 염색, 100배)

17 비수술적 방법으로 진단된 갑상선 결핵

병력

23세 여자가 동통성 전경부 종괴로 내원하였다. 평소 건강하게 지내던 중 3개월 전부터 전신쇠약감 및 체중감소가 있으며, 동통을 동반한 전경부 종괴가 관찰되었다. 개인병원을 방문하여 갑상선 좌하엽의 2cm 크기의 종괴로 진단되어 본원으로 전원되었다. 과거력상 폐결핵의 병력은 없었다.

진찰 소견

체온은 37.4℃, 맥박은 100회/분, 호흡수 20회/분, 혈압은 120/80 mmHg이었다. 좌측 갑상선 하부에 4cm 크기의 종괴가 촉지되었는데, 종괴는 부드러우며 동통을 동반하며 고정되었다. 좌측 후경부의 1cm 크기의 압통이 없는 림프절이 촉지되었다.

검사 소견

(1) 일반 검사

혈색소 10.3g/dL, 백혈구 5,050/mm³, 혈소판 343,000/mm³, 적혈구침강속도 71mm/시간

AST/ALT 52/26 IU/L

객담검사: 항산성도말 검사 (-), 세포검사 (-)

(2) 내분비 검사

T3 96ng/dL, 유리 T4 1.4ng/dL, TSH 0.37mU/L

(3) 방사선 검사

- **단순 흉부촬영 :** 양측 폐의 폐문비대 소견은 관찰되지 않았다.
- **갑상선 초음파 :** 갑상선 좌하엽에 4cm 크기의 불균일한 저에코성 종괴가 관찰되었다.
- **정부 전산화단층촬영 :** 좌측 갑상선에 변연부 조영증강이 동반된 저음영 종괴가 관찰되었으며, 피하조직으로 파열되어 확산된 양상이 관찰되었다 (그림 1).

(4) 병리조직 검사

미세침흡인세포검사: 다수의 림프구가 관찰되었고, 육아종성 염증과 중심의 건락성 괴사를 동반하였으다. AFB 염색에서 결핵균이 관찰되었다 (그림 2, 3).

경과

Isoniazid 300mg, ethambutol 800mg, rifampicin 450mg으로 치료를 시작하였고, 현재 외래에서 추적관찰 중이다.

도움말

갑상선 결핵은 매우 드문 질환으로 1862년 Lebert 가 전신적인 속립성 결핵 환자에서 갑상선이 침범된 것을 처음으로 발표한 후, 1893년 Burns는 흉부 결핵의 소견 없이 국소적으로 유발된 갑상선 결핵을 처음으로 보고하였다. Mondal은 1985년에서 1994년까지 미세침흡인세포검사를 시행한 총 1565예 중에 18예(0.15%)가 갑상선 결핵으로 판명되었다고 하였다. 결핵균의 갑상선 이환률이 낮은 이유

는 갑상선의 콜로이드 물질과 요오드가 살균기능을 갖고 있고, 갑상선에 혈류가 풍부하고, 막으로 둘러싸여 있어 균의 침범이 힘들기 때문이다.

갑상선 결핵은 병리학적으로 1) 속립성형, 2) 만성건락성형, 3) 경화성형으로 나뉜다. 속립성형은 가장 흔한 것으로 갑상선내 결절이 많이 존재하는 경우로 결절은 회색과 노란색을 띄어 주위 갑상선 조직의 색과 구분이 잘 된다.

초음파 소견은 갑상선 양성종양과 유사한 전반적으로 비균일한 저에코의 종괴로 나타나고 주변조직이 불분명한 경계를 가지고 약간의 후방음영 증가만이 관찰되고 석회화, 낭성변화 또는 주변부 달무리 등은 관찰되지 않는다. 갑상선 결핵에 의한 건락성괴사로 농양을 형성한 경우 컴퓨터단층촬영 소견상 림프절 결핵의 경우와 비슷하게 주변부 테두리 조영증강의 소견을 보인다. 또한 급성염증을 동반함으로써 인접 근육, 피하조직, 피부 등이 두꺼워지고 림프절의 울혈을 보이는 dermal sign을 나타낸다. 갑상선 결핵의 임상적 진단은 매우 어려우며 갑상선 종괴에 대한 수술 후의 조직검사 또는 조직생검 및 부검소견에 의해 진단되고 있다.

참고문헌

1. 박선미, 송영기, 이기업, 김기수, 이문호, 박건춘: 갑상선의 결핵성 농양. 대한내분비학회지 7:149- 152, 1992
2. 이재복, 손석만, 이경석, 정영태, 김인주, 김용기: 정상기능을 보였던 갑상선 결핵 2예. 대한내분비학회지 9:380-384, 1994
3. 이동훈, 정희선, 이형숙, 김미정, 김정은, 정윤석, 이관우, 김현만: 비수술적 방법으로 진단된 갑상선 결핵 1예. 대한내분비학회지 17: 572-575, 2002
4. Khan EM, Haque I, Pandy R: Tuberculosis of the thyroid gland: Clinicopathological profile off our cases and review ofthe literature. Aust NZ J Surg 63:807-810, 1993
5. Hisoshi T, Mamoru K: Tuberculous Thyroiditis: Report of a case with a review of the literature, Endocrine J 41:743-747, 1994
6. Kim YJ, Kim DJ, Sung KJ, Kim MS, Hong IS: Tuberculous abscess of the thyroid gland: A case report of CT demonstration. J Korean Soc-Rad 34:201-203, 1996
7. Kang BC, Kim KW, Kim HS, Sung KJ, Song MY: Tuberculosis of the thyroid gland: US and CT finding. J Korean Soc Med Ultrasound 16:65-69, 1997
8. Chung K, Kim HB, Kim HD, Cho JH: A case of tuberculosis of thyroid gland. Korean J Otolaryngology 42:1198-1202, 1999
9. Pazaitou K. Chrisoulidou A. Ginikopoulou E. Angel J. Destouni C. Vainas I: Primary tuberculosis of the thyroid gland: report of three cases. Thyroid 12: 1137-1140, 2002
10. Velayutham P. Bhansali A. Shriraam M. Hemachandran M. Khandelwal N: Tuberculosis of the thyroid gland: report of two cases. Endocr Pract 10: 284-286, 2004
11. El Malki HO. Mohsine R. Benkhraba K. Amahzoune M. Benkabbou A. El Absi M. Ifrine L. Belkouchi A. Balafrej S: Thyroid tuberculosis: diagnosis and treatment. Chemotherapy 52: 46-49, 2006
12. Bulbuloglu E. Ciralik H. Okur E. Ozdemir G. Ezberci F. Cetinkaya A: Tuberculosis of the thyroid gland: review of the literature. World J Surg 30: 149-155, 2006

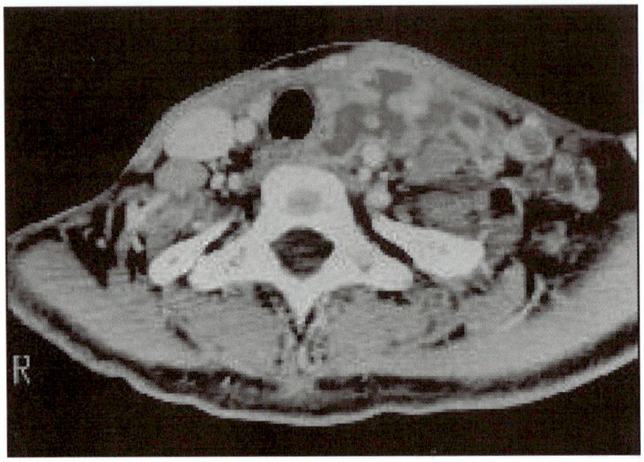

그림 1. 갑상선 결핵의 전산화단층촬영 사진.

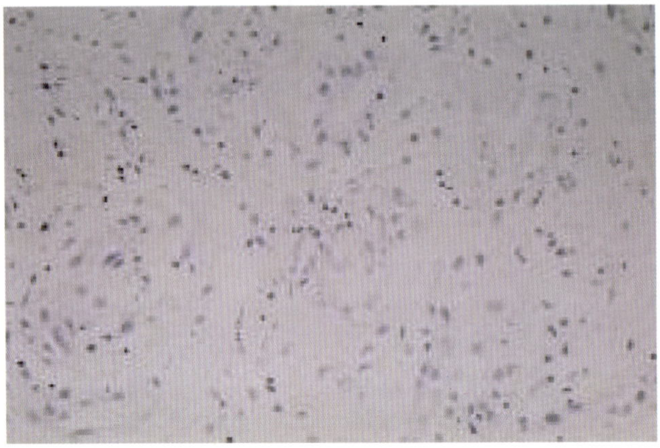

그림 2. 갑상선 종양의 미세침흡인세포검사 소견(H & E 염색, 400배)

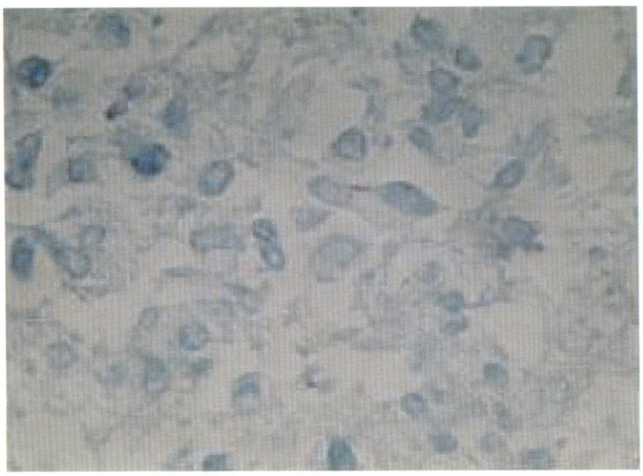

그림 3. 갑상선 종양의 미세침흡인세포검사. (AFB 염색, 10,000배)

Chapter 03

부신

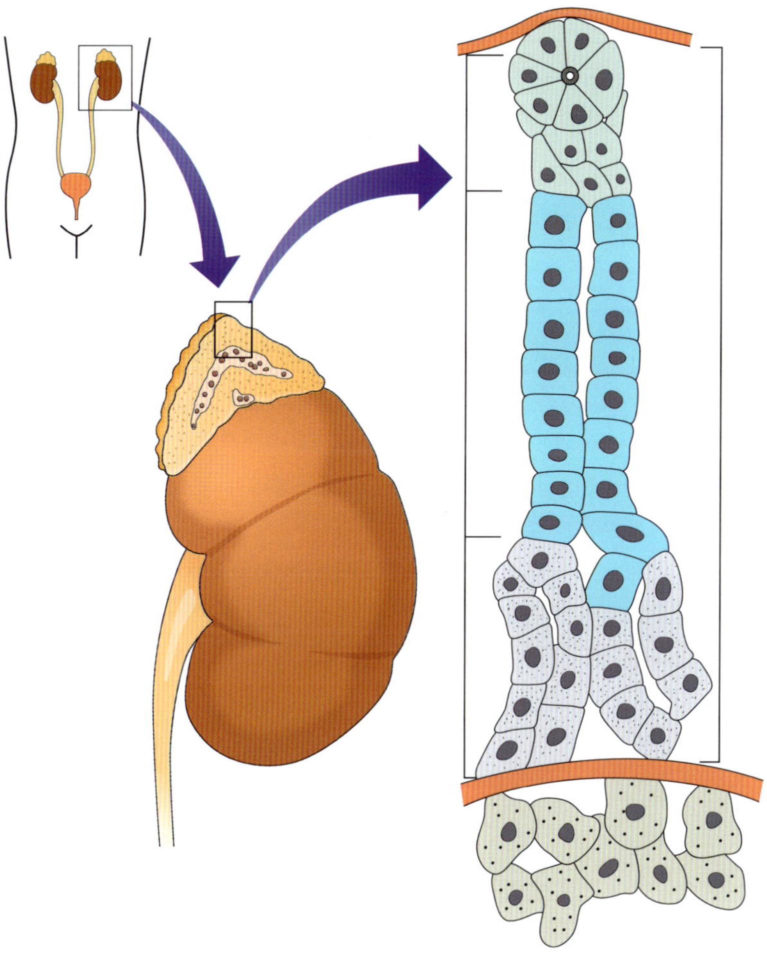

01 바소프레신 과민성을 동반한 양측성 거대결절성 부신피질 과증식

병력

62세 여자가 내원 1년 전부터 발생한 중심성 비만을 주 소로 내원하였다. 환자는 내원 10년 전 고혈압 진단 받았으며, 5년 전부터 당뇨병 진단 하 개인병원에서 항고혈압제과 경구혈당강하제를 복용 중 1년 전부터 전신부종과 중심성 비만 있어 정확한 진단 및 치료를 위해 방문하였다. 과거력및 가족력에서는 특이 소견이 없었다.

진찰 소견

신장은 147cm, 체중은 60.5kg였으며, 신체활력징후는 혈압 160/90mmHg, 맥박 80회/분, 체온 36.5℃, 호흡 18회/분이었다. 의식은 명료하였고, 월상안, 중심성 비만, 안면 홍조, 목 뒷 부위에 물소혹 등이 관찰되었고, 흉부 진찰소견상 특이소견은 보이지 않았다. 복부는 비대하였고, 자색선조는 관찰되지 않았다. 사지검사소견상 경도의 부종이 관찰되었고 신경학적 검사는 정상이었다.

검사 소견

(1) 일반 검사

말초혈액검사는 이상소견 없었으며, 혈액화학 검사상 공복 혈당은 107mg/dL, 크레아티닌은 0.59mg/dL, 혈청 알부민은 4.3g/dL, 총콜레스테롤은 222mg/dL이었다. 소변검사는 정상이었고, 심전도도 특이소견 보이지 않았다. 소변 전해질은 Na 75mEq/l, K 48mEq/l, Cl 78mEq/l이었다.

(2) 내분비 검사

혈중 코르티솔은 오전 8시에 22.6μg/dL이고, 오후 4시에 20.9μg/dL로 일 중 변동 없이 증가되어 있었고, 24시간 요중 코르티솔도 337.6μg/day로 증가되어 있어 부신피질 기능항진증을 보였다. 혈중 부신피질자극호르몬은 측정가능 이하로 검출되어, 부신피질자극호르몬 비의존성을 보였다. 혈중 코르티솔은 고용량 덱사메타손에 의해 억제되지 않았으며 (표 1), 이로 인해 뇌하수체 병변에 의한 쿠싱증후군은 아닌 것으로 생각되었다. 레닌활성도는 0.35ng/ml/hr, 알도스테론은 1.40ng/dL이고, DHEA-S는 5.0μg/dL였다.

바소프레신 10 IU을 피하주사 후 30분, 60분 후 코르티솔 치를 측정하였다. 기저치의 두 배 이상으로 증가하여 코르티솔 분비과다 소견을 보였다(표 2).

(3) 방사선 검사

단순 흉부 방사선상 특이소견 없었고, 복부 전산화 단층촬영에서 양측부신이 미만성으로 커지고 길어지며, 결정형태를 나타내는 소견이 관찰되었다(그림.1A). 또한, 뇌하수체 자기공명촬영에서 뇌하수체에는 특이소견이 관찰되지 않았다(그림.1B).

(4) 병리 조직 검사

복강경을 이용하여 양측부신절제술을 시행하였으며, 우측부신의 크기는 7.0×4.0×2.5cm, 무게는 21g이었고, 좌측부신의 크기는 7.2×2.5×1.5cm, 무게는 30g이었다. 육안적소견상 절제된 양측 부신은 다발성 결절양태를 나타내었고, 절개소견상 황갈색의 단면을 나타내었다(그림 2). 현미경적 소견상 부신피질 섬망대의 증식과 거대결절이 관찰되었고 결절조직과 주위의 정상 부신피질에서 과증식 소견을 보여 양측성 거대결절성 부신피질 과증식으로 진단되었다.

경과

수술후 당질부신피질 호르몬과 염류부신피질 호르몬 보충치료를 하면서 외래에서 추적관찰 중이다.

도움말

쿠싱증후군은 다양한 원인에 의한 부신피질 기능항진의 여러 특이한 임상양상을 나타내는 질환이다. 쿠싱증후군을 일으키는 질환은 크게 외인성과 내인성으로 대별되며, 내인성 원인질환은 부신피질자극호르몬 의존성과 비의존성으로 나눌 수 있다. 부신피질자극호르몬 의존성 원인질환으로는 쿠싱병과 이소성 부신피질자극호르몬 증후군이 있으며 이들 질환의 병태생리는 부신피질 자극호르몬의 만성적인 과다분비로 인한 부신피질의 과증식과 혈청 코르티솔 증가의 초래하며, 80%를 차지한다. 또한 부신피질자극호르몬 비의존성 원인질환의 예인 부신선종 혹은 부신암 등은 대부분에서 부신피질에 일측성으로 발생하게 된다. 이들은 부신피질 자극호르몬의 조절에서 벗어나 자율적으로 코르티솔을 과잉생산하여 뇌하수체 전엽에서 부신피질자극호르몬의 생성이 억제되고 이로 인해 신생물 이외의 정상 피질은 위축을 일으키게 된다. 이러한 부신피질자극호르몬 비의존성 원인질환으로는 앞서 언급한 질환들 외에 양측성 미세결절성 부신피질 이형성증과 양측성 거대결절성 부신피질 과증식 등이 보고되고 있다. 그 중에서도 양측성 거대결절성 부신피질 과증식에 의한 쿠싱증후군은 매우 드물게 발생되며, 국내문헌에서는 부신피질자극호르몬 비의존성인 경우가 몇 차례 보고된 바 있다. 부신피질자극호르몬이 저하되어있고 양측성 거대결절성 부신피질 과증식의 경우, 그 병리기전이 알려진 바가 없으며 "자율성"에 의한 것으로 여기다가 최근 들어 몇몇 보고에서 이소성 호르몬 수용체의 존재 또는 호르몬에 대한 과민성으로 인한 비정상적 호르몬 분비의 예가 보고되고 있다. 저자들은 양측성 거대결절성 부신피질 과증식 환자에서 바소프레신 자극검사를 시행 후 양측 복강경수술로 제거하였다.

참고 문헌

1. 이상조, 문승환, 박희봉, 임화중, 임성희, 박성우, 최영희, 이민철, 박영의: 양측성 거대결절성 부신과증식증에 의한 쿠싱증후군 1예. 대한내분비학회지 6:362-366, 1991
2. Iida S, Nakamura Y, Fujii H, Nishimura J, Tsugawa M, Gomi M, Fukata J, Tarui S, Moriwaki K, Kitani T: A patient with hypocortisolism and Cushing's syndrome-like manifestations: cortisol hyperreactive syndrome. J Clin Endocrinol Metab 79:729-737, 1990
3. Samuels MH, Loriaux DL: Cushing's syndrome and nodular adrenal gland. Endocrinol Metab Clin North Am 23:555-569, 1994
4. Irie J, Kawai K, Shigematsum K, Suzuji S, Nomata K, Minami Y, Kanetake H: Adrenocorticotropic hormone-independent bilateral macronodular adrenocortical hyperplasia associated with Cushing's syndrome. Pathol Int 45:240-246, 1995
5. Horiba N, Suda T, Aiba M, Naruse M, Nomura K, Imamura M, Demura H: Lysine vasopressin stimulation of cortisol secretion in patients with adrenocorticotropin-independent macronodular adrenal hyperplasia. J Clin Endocrinol Metab 80:2336-2341, 1995
6. Newell-Price J, Trainer P, Besser M, Grossman A: The diagnosis and differential diagnosis of Cushing's syndrome and pseudo-Cushing's states. Endocr Rev 19:647-672, 1998
7. Lefebvre H, Gonzalez KN, Contesse V, Delarue C, Vaudry H, Kuhnl JM: Effect of prolonged administration of the serotonin4(5-HT4) receptor

agonist cisapride on aldosterone secretion in healthy volunteers. Endocr Res 24:749-752, 1998

8. Mircescu H, Jilwan J, N'Diaye N, Bourdeau I, Tremblay J, Hamet P, Lacroix A: Are ectopic or abnormal membrane hormone receptors frequently present in adrenal Cushing's syndrome? J Clin Endocrinol Metab 85:3531-3536, 2000
9. Mune T, Murase H, Yamakita N, Fukuda T, Murayama M, Miura A, Suwa T, Hanafusa J, Daido H, Morita H, Yasuda K: Eutopic overexpression of vasopressin v1a receptor in adrenocorticotropin-independent macronodular adrenal hyperplasia. J Clin Endocrinol Metab 87:5706-5713, 2002
10. Miyamura N, Tsutsumi A, SenokuchiH.et al.: A case of ACTH-indepeudent macronodular adreual hyperplasia : simultaneous expression of several aberrant hormone receptors in the adrenal gland. Endocrine J Jun:50(3):333-40, 2003.
11. Tatsuno I, Uchida D, Tanaka T et al.: Vasopressin responsiveness of subclinical Cushing' s syndrome due to ACTH-independent macronodular adreno cortical hyperplasia. clin Endocrinol(oxf). Feb:60(2):192-200, 2004

표 1. 덱사메타손 억제 검사

	basal	High-dose dexamethasone suppression test (4mg PO at midnight)	reference range
Serum cortisol (μg/dL)	22.6	22.8	7.0-25.0
24hr urine free cortisol(μg/day)	337.6	436.0	75.0-270.0

표 2. 양측성 거대결절성 부신피질 과증식에 대한 바소프레신 반응 검사

Serum cortisol level (μg/dL)	After vasopressin (10 IU) injection
basal	16.1
30 min	46.9
60 min	21.4

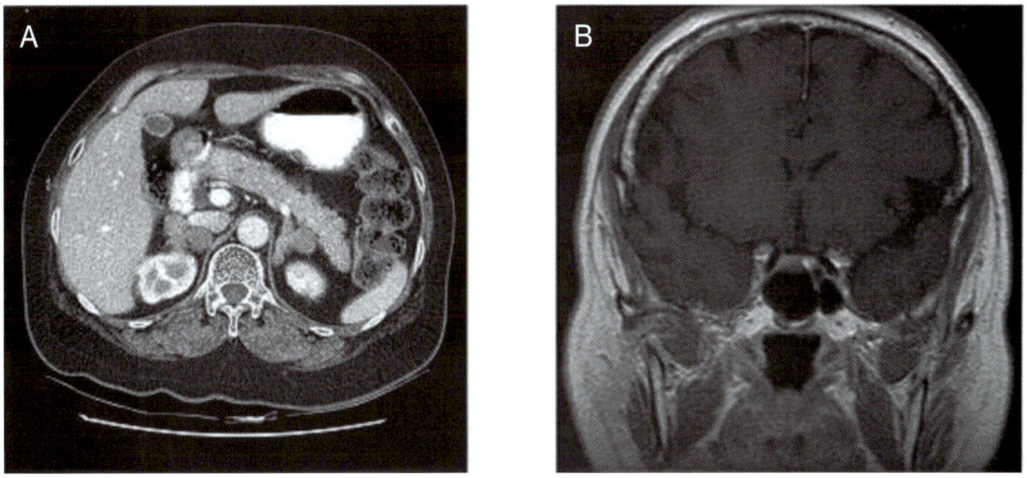

그림 1 (A)조영제 사용후에 복부전산화 단층 영상세서 양측에 다수의 결절성 병변이 보임 (B)뇌 자기공명 영상(T1 with Gd enhancement)에서 뇌하수체는 특이한 소견이 관찰되지 않음.

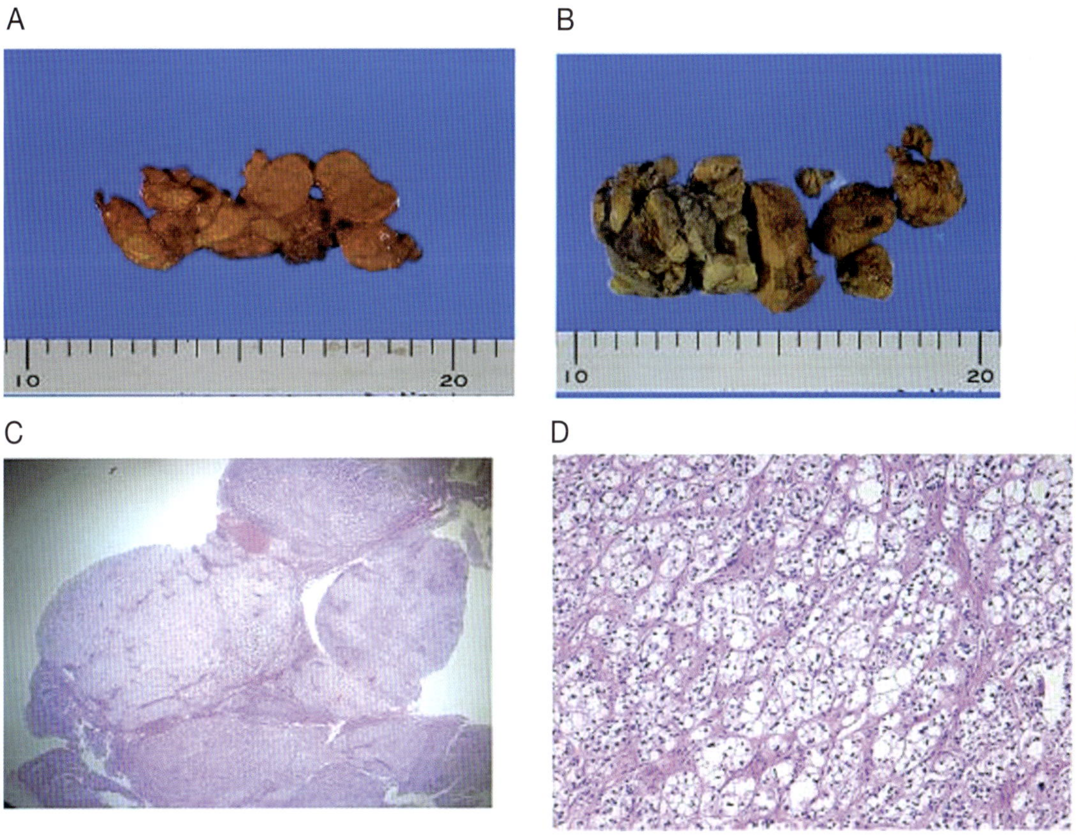

그림 2. (A) & (B) 육안 소견에서 다수의 결절성 병변은 노란색을 띤 갈색 연조직 성상을 나타내고 있음. (C) & (D) 현미경 소견(×10, C) (×200, D)에서 거대결절성 과증식 소견을 보임.

02 대동맥 박리를 동반한 원발성 알도스테론혈증

병력

56세 남자 양측 어깨의 방사통을 동반한 흉골하 둔통을 주소로 내원하였다. 8년전부터 고혈압으로 본원 순환기내과에서 칼슘통로 차단제와 베타수용체 차단제를 간헐적으로 복용하던 중 내원 당일 새벽 호흡곤란, 발한, 양측 어깨의 방사통을 동반한 지속적인 흉골하 둔통이 발생하여 본원 응급실 경유하여 내원하였다. 과거력, 가족력에서 특이 소견은 없었다.

진찰 소견

입원당시 혈압은 150/80mmHg, 맥박 70회/분, 호흡수 20회/분, 체온 37℃이었다. 신장은 171cm, 체중은 66kg이었으며 의식은 명료하였고 경도의 경정맥 팽창을 보였다. 심박동은 규칙적이었고 심잡음은 들리지 않았다. 복부를 촉진하였을 때 종괴는 만져지지 않았고 압통은 없었으며 사지 부종도 없었다. 신경학적 이상 소견은 없었고 Marfan 씨 증후군의 소견은 보이지 않았다.

검사 소견

(1) 일반 검사

말초혈액 검사에서 백혈구 9800/mm^3, 혈색소 11.6g/dL, 헤마토크리트 31.5%, 혈소판 180,000 /mm^{3}이었고 혈청 나트륨 143mEq/L, 칼륨 2.4mEq/L, 염소 102mEq/L이었으며 혈액 요소 질소 21mg/dL, 크레아티닌 1.4mg/dL이었다. 동맥혈 가스검사에서 산도 7.39, 중탄산염 26mmol/L, 동맥혈 산소포화도 95% 이었다. 심전도 소견에서는 QRS 복합체의 확장, T-파 편평화, U-파, QT 간격 연장의 소견은 보이지 않았고, 정상 소견을 보였다(그림. 1).

(2) 내분비 검사

혈장 레닌은 0.47ng/ml/hr(앙와위 정상치 0.68~1.36 ng/mL/hr), 알도스테론은 450pg/mL(앙와위 정상치 29.4~161.5pg/mL)이었다.

(3) 방사선 검사

흉부 방사선 사진에서 심장 흉곽 비율이 60% 정도로 종격동 확장 소견을 보였다(그림. 2). 흉부 전산화 단층촬영에서 대동맥 궁의 원위부, 좌측 쇄골하 동맥 분지 후부터 상행 장간막 동맥 분지 직하부에 이르기까지 대동맥 내에서 가성내강 및 확장된 대동맥을 보였고(그림. 3), 복부 전산화 단층촬영 소견에서 좌측 부신부위에 약 3.7 cm의 타원형 종괴가 보였다(그림. 4).

(4) 병리 조직 검사

수술 후 시행한 병리학적 검사에서 육안적 소견으로 전형적인 균일한 밝은 노란색의 막으로 둘러쌓인 타원형 종괴이었고, 단면에서 회색의 섬유질 선이 보였다. 종괴의 크기는 4.5×4.5×4.0cm이었고, 무게는 55g이었다. 현미경 소견으로 크고 과염색된 다행핵을 가진 조밀하게 배열된 잘 분화된 세포를 보였다. 상기 소견으로 부신피질 선종으로 진단하였다(그림. 5, 6).

경과

Debakey type III의 대동맥 박리와 원발성 알도스테론혈증으로 진단하여 칼슘통로 차단제(nicardipine)와 베타수용체 차단제(esmolol)를 투여하면서 수축기 혈압을 100~120 mmHg로 유지하였다. 입원 치료동안 시행한 흉부 전산화 단층촬영에서 대동맥 박리는 더 이상 진행하지 않았다. 대동맥 박리가 안정될 때까지 알도스테론 수용체 차단제(spironolactone) 매일 50mg, 칼슘통로 차단제(amlodipine), 베타수용체 차단제(atenolol), 안지오텐신 II 수용체 차단제(irbesartan) 등을 투여하면서 6개월간 경과를 관찰한 후 복강경하 좌측 부신절제술을 시행하였다. 수술 시행 직전의 칼륨 수치는 2.6mEq/L이었으나 수술 후에는 칼륨 보충 없이 혈청 칼륨 4.6mEq/L이었고 수술 후 항고혈압제 투여 없이 혈압은 130/80 mmHg로 조절되었으며 대동맥 박리는 더 진행하지 않고 안정되어 현재까지 외래에서 경과 관찰 중이다.

도움말

고혈압과 죽상동맥경화증는 대동맥류와 대동맥 박리의 유발에 중요한 인자이다. 고혈압의 원인 중 원발성 알도스테론혈증이 차지하는 비율은 1% 미만으로 알려져 있다. 대동맥 박리는 대동맥벽 중층의 급성 파열로 인하여 발생하는 질환으로 고혈압이 주된 원인이다

원발성 알도스테론혈증은 알도스테론이 과잉분비되어 발생하는 질환으로 수술로써 치료가 가능한 이차성 고혈압의 원인 중 하나이다. 임상 경과는 비교적 경도의 고혈압을 보이며 합병증도 드문 것으로 알려져 있으나 최근 원발성 알도스테론혈증에서 악성 고혈압, 지주막하 출혈, 신부전, 급성 심근경색증 등의 합병증 발생이 보고되어 있으며 대동맥 박리를 동반한 원발성 알도스테론혈증이 3예 보고된 바 있다.

참고 문헌

1. 박종욱, 곽현철, 유해진, 박순희, 원동준, 박정식, 최건필, 이효진: 원발성 알도스테론증으로 인한 고혈압 환자에 발생한 대동맥 박리 1예. 순환기 27:113-119, 1997
2. Shimizu A, Aoi W, Akahoshi M, Utsunomiya T, Doi Y, Suzuki S, Kuramochi M, Hashiba K: Elevation of plasma renin activity during pregnancy and rupture of a dissecting aortic aneurysm in a patient with primary aldosteronism. Jpn Heart J 24:995-1006, 1983
3. Matsuda K, Shimamoto K, Ura N, Ogata H, Shizukuda Y, Iwakura M, Nozawa A, Kikuchi K, Iimura O: A case of primary aldosteronism with chronic renal failure undergoing hemodialysis treatment. Endocrinol Jpn 36:681-686, 1989
4. Svensson LG, Crawford ES, Hess KR, Coselli JS, Safi HJ: Dissection of aorta and dissecting aortic aneurysms; Improving early and long-term surgical result. Circulation 82(Suppl. IV):IV-24- IV-38, 1990
5. Safi AM, Kwan T, Afflu E, Alam M, Anderson JE, Clark LT: Coronary Artery Aneurysm, Aortic Dissection, and Hypertension Secondary to Primary Aldosteronism: A Rare Triad. Angiology 50: 503-508, 1999
6. Kaplan NM: Systemic Hypertension: mechanisms and diagnosis. In: Braunwald E, ed. Heart Disease. A textbook of cardiovascular medicine. 6th ed. pp941-971, philadelpia, WB Saunders Co, 2001
7. Isselbacher EM: Diseases of the aorta. In: Braunwald E, ed. Heart Disease. A textbook of cardiovascular medicine. philadelpia, WB Saunders Co, 6:1422-1456, 2001
8. Lindsay JJ: diagnosis and treatment of diseases of the aorta. In: Fluster V, Alexander RW, O'Rourke RA ed. The Heart, New York, McGraw-Hill, 10:2375-2396, 2002
9. Tartiere JM, kesi L, Mourad JJ. et al. A risk factor for aortic dissection primary aldosteronism. J Mal Vasc Oct:28(4):185-9, 2003

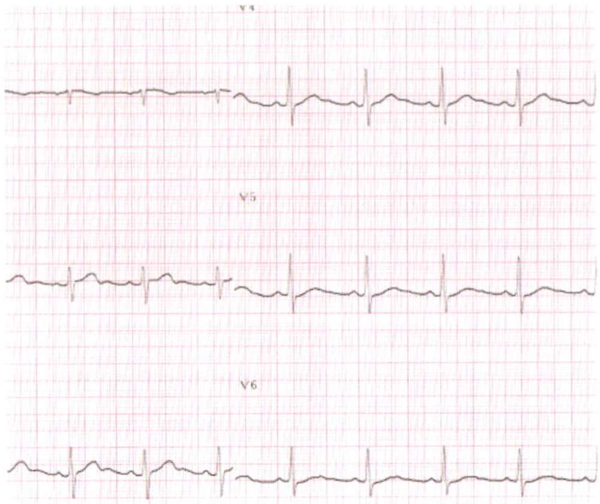

그림 1. 심전도 소견에서 QRS 간격 증가, T-파의 변형 U 파형 출현, QT 간격의 연장 등의 이상 소견은 관찰되지 않음.

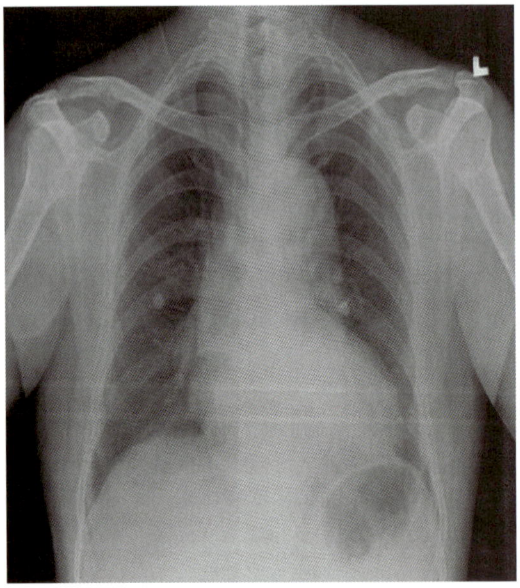

그림 2. 단순 흉부 방사선 소견에서 종격동 확장 소견(심장 및 흉부 비율은 약 60 %)을 보임

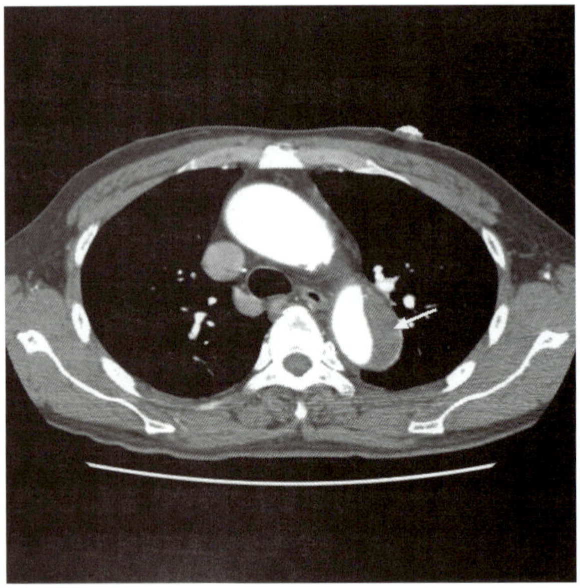

그림 3. 흉부 컴퓨터 단층 촬영에서 흉부 대동맥(distal portion)에서 복부 대동맥까지 박리된 소견을 보임 (Debakey type III).

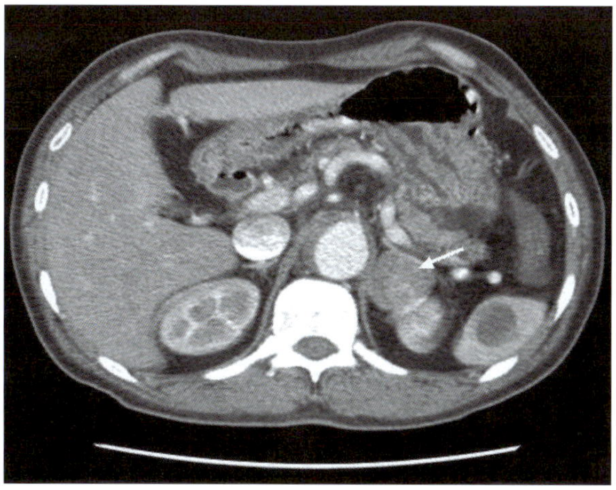

그림 4. 복부 전산 단층 영상에서 좌측 부신에 3.7 cm 크기의 타원형 종괴가 관찰되었으며 2.6cm 크기의 낭성 변화가 비장에도 발견되었고, 종괴에는 괴사나 출혈및 석회화 소견은 보이지 않음.

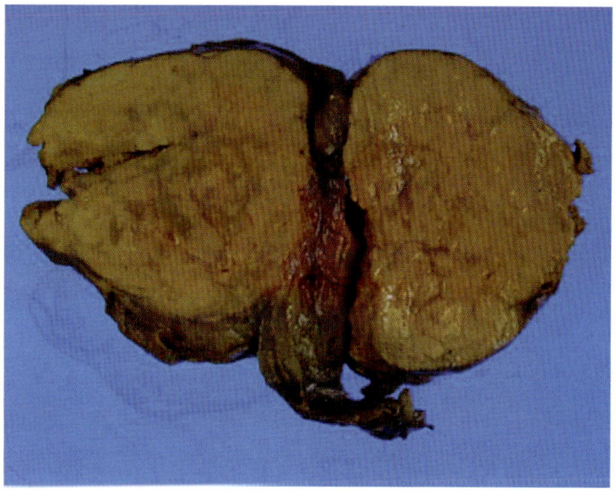

그림 5. 종괴(크기는 4.5×4.5×4.0cm 이며 무게는 55g이다) 육안 소견에서 난원모양의 피막이 있었고 절단면은 전형적인 균등한 밝은 노란색이었으며 섬유모양의 띠를 지닌 부위도 있었다.

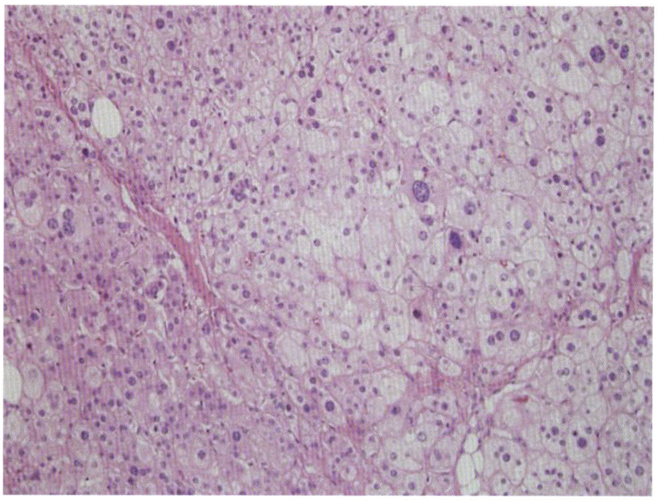

그림 6. 현미경 소견에서 경계가 분명하고 크기가 큰 종양세포가 동양 혈관 (sinusoidal vessels) 을 따라서 배열되어 있다. 종양세포의 핵은 크고 진하게 염색 되었고, 몇몇 세포들은 모양이 불규칙한 소견을 보임 (H&E stain, X200).

03 이차성 고혈압에 의한 신손상과 레닌 상승을 동반한 원발성 알도스테론증

병력

60세 남자가 전신 쇠약감을 주소로 내원하였다. 환자는 수년 전부터 혈압이 있다는 이야기를 들었고 내원 1년 전부터 개인 의원에서 혈압약(칼슘 길항제 및 이뇨제)을 처방받아 복용을 시작하였으나 혈압이 잘 조절되지 않았다고 하였다. 본원 내과 외래 방문하여 시행한 혈액검사에서 저칼륨혈증(칼륨: 3.4mEq/L)과, 증가된 알도스테론 수치가 발견되어 원발성 알도스테론증의 진단을 위해 입원하였다. 과거력상 고혈압 외 특이사항 없었으며 가족력상 특이사항 없었다.

진찰 소견

입원 당시 혈압은 170/100mmHg , 맥박: 72/분, 체온: 36.5℃

검사 소견

(1) 일반 검사

혈액검사 상 백혈구 7400/mm³, 혈색소 9.6g/dL, 혈소판 261,000/mm³, 크레아티닌 1.3mg/dL, 혈청 칼륨 3.4mEq/L, 나트륨 140mEq/dL였다

(2) 내분비 검사

오전 8시에 검사한 부신 피질 자극 호르몬은 6.105pmol/L(27.88pg/mL)(정상: 1.3~16.7 pmol/L, 6~76pg/mL), 코티솔은 348nmol/L(12.6μg/ dL)(정상: 140~690 nmol/L, 5~25μg/dL)였고 레닌 활성도는 0.856ng/(L/s) (3.08ng/(mL/hr))(정상:0.08~0.83ng/(L/s), 0.3~3.0ng/(mL/hr)), 알도스테론 농도는 1276 pmol/L(45.99ng/dL) (정상 〈 220 pmol/L, 〈 8ng/dL)였다. Furosemide 80mg의 정맥 투여와 4시간의 보행 후에 측정한 혈장 레닌 활성도가 2.19 ng/(L/s) (7.91μg/dL)로 자극에 반응하여 혈장 레닌 활성도가 증가하는 것을 확인하였다(표 1). 생리 식염수 부하 검사를 시행하여 측정한 혈중 알도스테론의 농도가 971.93pmol/L (35.03ng/dL)로 측정되어 알도스테론 혈중 농도가 억제되지 않음을 확인하였다(표 2). 상기 검사를 통하여 원발성 알도스테론증을 진단하고 부신 선종과 특발성 부신 증식증 감별을 위하여 자세 변동 자극검사를 시행 하였다. 자세 변동 자극검사에서 혈중 알도스테론 농도가 감소하는 양상을 보여 부신 선종을 의심하였다(표 3).

(3) 방사선 검사

부신 컴퓨터 단층촬영 상 우측 부신에서 2×1.5cm 크기의 종양을 발견하였고(그림 1), NP-59를 사용한 부신 영상에서 우측 부신에 컴퓨터 단층 촬영상 나타난 종양과 같은 위치에 축적되는 소견을 보여 우측 부신의 종양임을 확인하였다(그림 2). 켑토프릴 스캔(Captopril renal scan)상 배출 시간이 연장되어 있어 신기능이 떨어져 있는 것 같으나 신성 고혈압 때 보이는 최고점(peak time)까지의 연장은 없었다.

(4) 병리 조직 검사

부신 절제술 시행하였고 약 2cm직경의 부신선종을 발견하였으며 혈관을 결찰 한 후 선종을 적출하였다. 부신절제

술시 신동맥의 특이 소견은 없었으며 동측 신조직 검사상 세동맥의 유리질성 비후(hyaline thickening of arterioles), 경한 간질 섬유화(mild interstitial fibrosis), 사구체 경화(glomerulosclerosis)등의 고혈압에 의한 신경화(nephrosclerosis) 소견을 보였다(그림 3). 적출된 부신은 종괴의 절단면이 노란색을 띠며 현미경적으로 정상적인 부신 피질 세포와 유사한 모양을 갖는 세포들로 이루어진 부신 선종에 합당한 소견을 보였다(그림 4).

경과

고혈압 조절을 위해 spironolactone을 사용하여 부분적으로 조절이 되었으나 생화학적으로 부신 선종이 의심되었고 방사선학적으로 위치확인이 가능한 부신종양이 발견되었으므로 외과적 절제를 고려하였다. 부신절제술을 시행하였다. 수술 후 혈압은 160/90 mmHg로 일시적으로 증가하였으나 술 후 3병일 이후 수술 전보다 저용량의 칼슘 채널 길항제만으로 140/80 mmHg의 혈압을 유지하고 있고 혈중 칼륨도 3.7 mEq/L로 칼륨의 보충 없이 정상수치를 유지하고 있는 중이다.

도움말

원발성 알도스테론증은 1955년 Conn에 의해 알도스테론 분비선종이 처음 보고되었으며 알도스테론의 과잉생성 및 혈청 내 알도스테론 농도의 증가는 고혈압과 저칼륨혈증을 유발한다. 원발성 알도스테론증의 진단에 혈장 레닌 활성도는 중요하다. 혈중 알도스테론은 증가되었거나 정상 범위의 상한치 정도이며 동시에 감소된 혈장 레닌 활성도는 원발성 알도스테론증의 전형적인 소견이다.

하지만 최근에 원발성 알도스테론증 환자에서 이차성 고혈압에 의한 신손상에 의해 혈장 레닌 활성도가 증가되어 있었던 증례가 보고된 바 있다. 본 증례도 고혈압, 저칼륨혈증, 고알도스테론증으로 원발성 알도스테론증을 의심하였으나 혈장 레닌 활성도가 억제되어 있지 않았고 캡토프릴 스캔상 신성 고혈압 때 보이는 최고점까지의 연장은 없었으나 배출 시간이 연장된 소견 보여 신손상의 가능성을 배제할 수 없어 부신 절제술 중 신장 조직 검사를 시행하여 고혈압성 신손상을 확인 할 수 있었다.

참고 문헌

1. Santangelo K, Cheung JY, Milton S: The simultaneous occurrence of renal artery stenosis and an aldosteroma in a patient with hypertension. Am J Kidney Dis 14:520-523, 1989
2. Sealey JE, Blumenfeld JD, Gordon M: Nephron heterogeneity with unsuppressible renin secretion: a cause of essential hypertension In: Laragh JH, Brenner BM, eds. Hypertension: pathophysiology, diagnosis, and management. 2nd Ed:1405-1421 New York; Raven Press, 1995
3. Oka K, Hayashi K, Nakazyto T, Suzawa T, Fujiwara K, Saruta T: Malignant hypertension in a patient with primary aldosteronism with elevated renin concentration. Intern Med 36:700- 704, 1997
4. Ignatowska-Switalska H, Chodakowska J, Januszevicz W, Feltynowski T, Adamczyk M, Lewandowski J: Evaluation of plasma aldosterone to plasma renin activity ratio in patients with primary aldosteronism. J Hum Hypertens 11: 373-378, 1997
5. Oelkers W, Diederich S, Baahr V: Primary hyperaldosteronism without suppressed renin due to secondary hypertensive kidney damage. J Clin Endocrinol Metab 85:3266-3270, 2000
6. Clodny B, Cromme S, Wortler K, Herwig R, Kisters K, Winde G: Conn's syndrome and bilateral renal artery stenosis in the presence of multiple renal arteries. J Endocrinol Invest 24:268-273, 2001
7. Castro OL, Yu X, Kem DC: Diagnostic value of the post-captopril test in primary aldosteronism. Hypertension 39:935-938, 2002

8. Mulatero P, Rabbia F, Milan A, Paglieri C, Morello F, Chiandussi L, Veglio F: Drug effects on aldosterone/plasma renin activity ratio in primary aldosteronism. Hypertension 40:897- 902, 2002
9. Seifarth C, Trenkel S, Schobel H, Hahn EG, Hensen J: Influence of antihypertensive medication on aldosterone and renin concentration in the differential diagnosis of essential hypertension and primary aldosteronism. Clin Endocrinol(Oxf) 57:457-465, 2002
10. Young WF Jr: Minireview: primary aldosteronism-changing concepts in diagnosis and treatment. Endocrinology 144:2208-2213, 2003
11. Ferrari P. et al.:Active venin rersus plasma renin activity to define aldo sterone-to-reuin ratio fw primary aldosteronism. J. Hypertens. Feb:22(2): 377-81, 2004

표1. Furosemide 및 보행후 레닌 자극 검사 결과

	Basal	2hr after furosemide IV injection
Renin(ng/(L/s))	0.856	2.19
(ng/ml/hr)	(3.08)	(7.91)

표2. 식염수 부하 검사(Saline Loading Test)

	Basal	Afet 2L saline loading for 2 hours
Renin(ng/(L/s))	0.78	1.19
(ng/ml/hr)	(2.82)	(4.29)
Aldosterone(pmol/L)	1276.0	971.93
(ng/dL)	(45.99)	(35.03)

표3. 자세 변화에 따른 자극 검사(Postural Stimulation Study)

	Basal(8AM)	After upright position(noon)
Aldosterone(pmol/L)	1626.39	971.93
(ng/ml/hr)	(58.62)	(35.03)

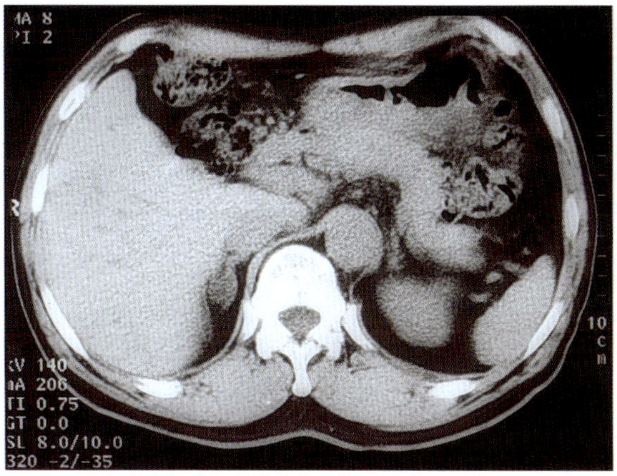

그림 1. 부신 전산화 단층 영상에서 우측 부신에 크기가 2cm 선종소견을 보임

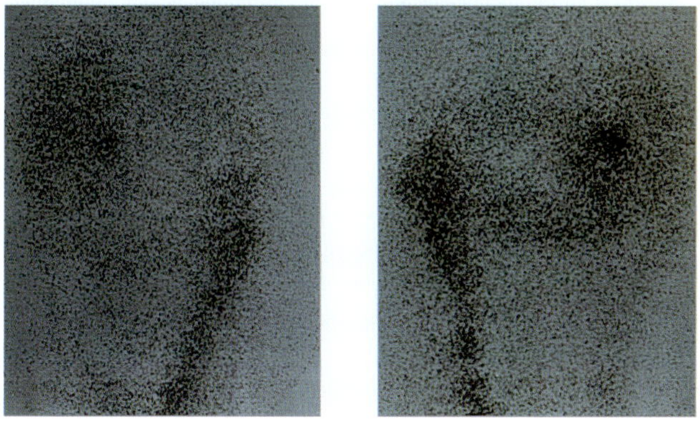

그림 2. NP-59 부신 핵영상에서 우측 부신에 영상 증가 소견을 보임

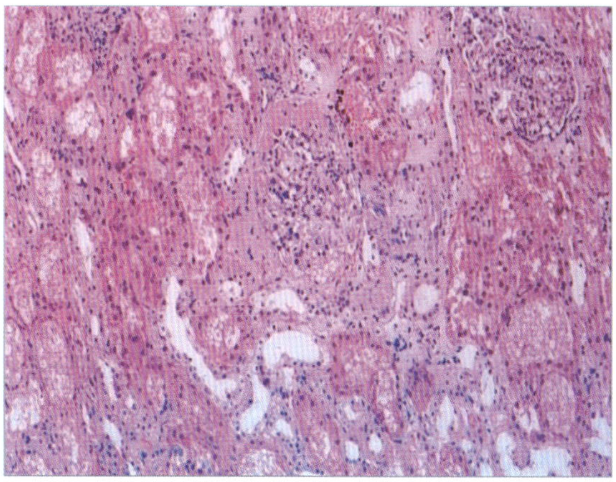

그림 3. 신장 병리 조직 검사에서 소동맥이 두꺼워진 소견을 보이며 (hyaline thickening of arterioles, mild interstital fibrosis), 사구체 경화(glomerulosclerosis) 소견을 보이며 고혈압때 나타나는 신경화(nephrosclerosis)에 합당한 소견임.

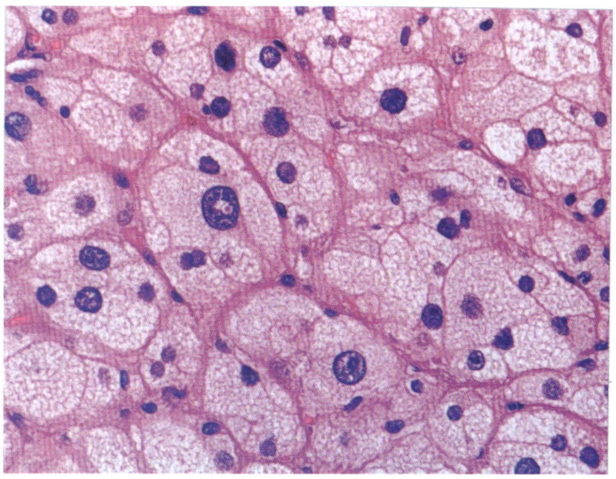

그림 4. 부신 병리 조직 소견에서 세포 성상이 크기와 모양이 피질세포와 동일한 소견을 보임

04 심첨부 비후성 심근증을 동반한 갈색세포종

병력

54세 여자 환자가 3개월간의 두통 및 심계항진을 주소로 내원하였다. 환자는 내원 3년 전부터 심리적 스트레스 발병 후 갑자기 발생하는 두통으로 본원 신경과 방문하여 혈관성 두통(Vascular headache) 및 고혈압 진단받고 항고혈압제를 복용하였으나 호전이 없었고 내원 3개월 전부터 스트레스 후 발생되는 두통과 10분 정도 지속되는 심계항진과 발한이 자주 발생하여 응급실 방문하였으나 특별한 치료 및 검사 없이 지내왔다. 그 후 신경과 외래 방문 시 측정한 수축기와 이완기 혈압이 항고혈압제를 복용함에도 불구하고 140/80mmHg 부터 200/100mmHg까지 변화가 매우 심하였다. 내원 당일 특별한 스트레스 없이 갑자기 발생한 심계항진과 발한을 주소로 응급실 통해 입원하였다. 과거력상 내원 3년전부터 고혈압을 진단받은 것 이외에 당뇨병 및 폐결핵 등의 다른 과거력은 없었으며 가족력에서도 환자의 아버지가 뇌졸중으로 사망하였으며 음주, 흡연 및 약 복용의 개인력은 없었다.

진찰 소견

내원당시 혈압 200/100mmHg, 맥박수 106회/분, 호흡수 20회/분, 체온 36.6℃였다. 급성 병색을 띄고 있었으며 결막은 창백하지 않았고 공막의 황달소견이나 경부 임파절 비대는 촉지 되지 않았다. 구강 및 혀는 매우 말라 있었다. 흉부 청진 시 심음은 잡음이 없이 규칙적이나 정상보다 빨랐으며 호흡음은 수포음 이나 천명이 없이 정상이었다. 복부 진찰 소견상 간, 비장의 종대는 없었고 타진 시 통증소견도 없었으며 복부 청진 시 장음은 정상이었다.

검사 소견

(1) 일반 검사

혈액학적 검사는 백혈구 12,300/mm^3, 혈색소 14.0g/dL, 헤마토크릿 41.0%, 혈소판 358,000 /mm^{3}이였고 혈청 생화학검사는 총단백 7.6g/dL, 알부민 5.0g/dL, 총 빌리루빈 0.9mg/dL, AST/ALT 42/39 U/L, Alkaline phosphate 220U/L, GTP 53U/L, BUN/Creatinine 34.3/1.6mg/dL, 공복혈당 116mg/dL, 칼슘 10.6mg/dL, 인 4.1gm/dL, 중성지방 54mg/dL, HDL-cholesterol 75mg/dL, LDL-cholesterol 117mg/dL, phospholipid 220mg/dL였다. 혈액응고검사는 Prothrombin time 12.6 초(104%, INR: 0.97), aPTT 31.4초였다. 요검사 및 대변검사는 정상이었다. 심장 표지자(cardiac marker)는 CK 85 U/L(정상: 22~269 U/L), CK-MB 2.97ng/mL(정상: 0~5 ng/mL), Myoglobin 24.24 ng/mL(정상: 12~76ng/mL), Troponin T weakly(+), Troponin I 0.4ng/mL(정상: 0-1.5ng/mL) 였다.

(2) 내분비 검사

내분비 검사에서는 24시간 요 VMA 21.6 (정상: 2~10 mg/day), metanephrine 9.9(정상: 0~1.5mg/day)로 증가되어 있었고, 기립시 plasma renin activity 2.2 (정상: 1.81±1.06ng/mL/hr), plasma aldosterone 129 (정상: 173±58pg/mL) 및 aldosterone/ plasma renin activity ratio는 정상이었다.

(3) 방사선 검사

단순 흉부 X-선은 정 상소견이었으며, 복부 전산화 단층 촬영에서 약 3×3cm 크기의 중심에 괴사를 가지고 있는 우측 부신 종괴(그림 2A) 및 약 1.3×1.3cm 크기의 좌심실 내 혈전으로 의심되는 종괴(그림 2B)가 관찰되었다. I123 MIBG 주사에서는 우측 부신 부위에 섭취가 증가된 종괴의 음영이 관찰되었다(그림 3).

심장 분광법(Heart SPECT)에서 허혈의 증거가 없는 정상 소견이었다(그림 4).

심장 초음파에서도 약물치료 전 심장 초음파에서 수축기 말기에 심첨부 심벽의 운동저하 및 증가된 좌심실 내경이 관찰되고, 심첨부내 혈전이 관찰되었으나(그림 5A), 약물치료 1주후 수축기 말기에 보였던 심첨부의 운동 저하 및 증가된 내경은 정상화 되고 혈전이 없어졌으나 심첨부 심벽이 더욱 두꺼워진 것이 관찰되었다(그림 5B). 입원 2개월 후 우측 부신 절제술을 실시하였으며 수술 6주후 실시한 심장 초음파에서는 심첨부 심벽의 비후가 없는 정상 심초음파 소견을 보였다(그림 5C).

(4) 기타 검사

lead II, III, aVF, V1~V6에 심한 T파의 역위가 관찰되었다(그림 1).

(5) 병리 조직 검사

육안적으로 출혈 부위와 함께 회적색의 절단면을 가진 종괴가 정상 부신과 경계가 잘 구분되어 보이며(그림. 6), 조직학적 검사에서 다양한 모양과 크기의 미세한 과립상의 호염기성 세포질을 가진 종양세포가 보여 갈색세포종과 일치하는 소견을 보였다(그림 7).

경과

상기 환자는 내분비 검사 및 심장 SPECT 등으로 갈색세포종에 의해 이차적으로 생긴 카테콜라민 유도성 심근증과 혈전으로 진단할 수 있었다. 우선 Propranolol 40mg/day, Prazosin 1mg/day, Amlodipine 10mg/day으로 혈압을 조절하였으며 좌심실 내 혈전을 제거하기 위해 헤파린과 와파린으로 항 응고 치료를 시행하였다. 1주 뒤 시행한 심장 초음파에서 좌심실 내 혈전이 없어졌으며 좌심실 및 심첨부의 운동저하 소견도 거의 정상으로 돌아온 것을 확인할 수 있었으나 심첨부 심벽의 비후가 진행된 것이 관찰되었다. 입원 1개월 후 우측 부신 절제술을 실시하였으며 육안 및 조직검사 결과에서 갈색세포종으로 판명되었다. 수술 2주후 실시한 24시간 요 VMA 1.8 (정상: 2~10 mg/day), metanephrine 0.4(정상: 0~1.5 mg/day)이 정상 수치로 호전되었고 심장 초음파에서도 심첨부 심벽의 비후가 없는 정상 심초음파 소견을 보였다. 환자는 현재 심계항진이나 두통의 증상 없이 외래에서 추적 관찰 중이며 Amlodipine 5mg/day, Prazosin 0.5mg/day로 약 용량을 줄이는 중이다.

도움말

갈색세포종은 카테콜라민의 과도한 분비에 의해 주로 고혈압, 두통, 발한, 심계항진 등의 여러 가지 증상들을 나타낸다. 심혈관계 합병증으로는 부정맥, 협심증, 급성심근경색, 심근증, 심인성 쇽 등이 드물게 나타날 수 있으며, 심근증은 대개 확장성 또는 비후성 심근증의 형태로 나타난다. 비후성 심근증의 변형으로 알려진 심첨부 비후성 심근증(Apical hypertrophic cardiomyopathy)은 일본에서 약 25%, 일본 외 지역에서는 1~2%로 드물게 발생하는 것으로 보고되어지고 있다. 심첨부 비후성 심근증의 원인은 아직까지 잘 알려져 있지 않지만 최근 갈색세포종과 동반된 예가 다수 보고 되고 있어 카테콜라민이 중요한 원인으로 생각되어지고 있다. 우리나라에서는 드물게 심첨부 비후성 심근증이 보고 된 적은있지만 갈색세포종이 동반된 예는 아직 없다.

참고 문헌

1. 홍숙경, 최 현, 이승철, 천경일, 김영철, 한재룡, 김미숙, 정경태, 박순창: 약물치료에 가역적 회복을 보인 갈색세포종에 동반된 심근증 1례. 순환기 28:284-

290, 1998

2. 양태현, 김경림, 윤혁진, 이홍기, 류종철, 김두일, 김동수: 급성심근경색과 동반된 갈색세포종 2예. 대한내과학회지 57:357-363, 1999
3. Sardesai SH, Mourant AJ, Sivathandon Y, Farrow R, Gibbons DO: Phaeochromocytom a and catecholamine induced cardiomyopathy presenting as heart failure. Br Heart J 63:234-237, 1990
4. Trevethan S, Castilla R, Medrano G, Michelli A: Giant T waves simulating apical hypertrophic myocardiopathy that disappear with sodium nitroprusside administration. Journal of Electrocardiology 24:267-275, 1991
5. Nanda AS, Feldman A, Liang CS: Acute reversal of pheochromocytoma-induced cate cholamine cardiomyopathy. Clin Cardiol 18:421-423, 1995
6. Pavin D, Breton HL, Daubert C: Human stress cardiomyopathy mimicking acute myoc ardial syndrome. Heart 78:509-511, 1997
7. Gatzoulis KA, Tolis G, Theopistou A, Gialafos JH, Toutouzas PK: Cardiomyopathy due to a pheochromocytoma. A reversible entity. Acta Cardiol 53:227-229, 1998
8. Liao WB, Liu CF, Chiang CW, Kung CT, Lee CW: Cardiovascular manifestation of phe ochromocytoma. Am J Emerg Med 18:622-625, 2000
9. Eriksson MJ, Sonnenberg B, Woo A, Rakowski P, Parker TG, Wigle ED, Rakowski H: Longterm outcome in patients with apical hypertrophic cardiomyopathy. J Am Coll Cardiol 39:638- 645, 2002
10. Kitaoka H, Doi Y, Casey SA, Hitomi N, Furuno T, Maron BJ: Comparison of prevalen ce of apical hypertrophic cardiomyopathy in japan and the united states. Am J Cardiol 92:1183- 1186, 2003
11. Attar MN, Moulik PK. et al.: Pheochromocytoma presenting as dilated cardiomyopathy. Int J Clin Pract. 57(6):547-8, 2003

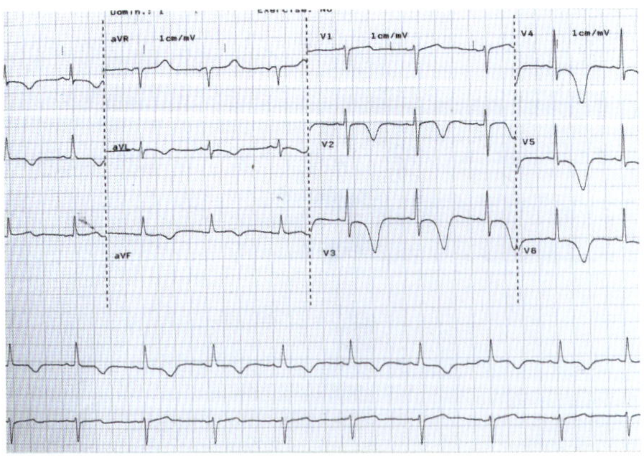

그림 1. 심전도에서 T 파의 역위가 II, III, aVF, and V1~V6.에서 발견된다.

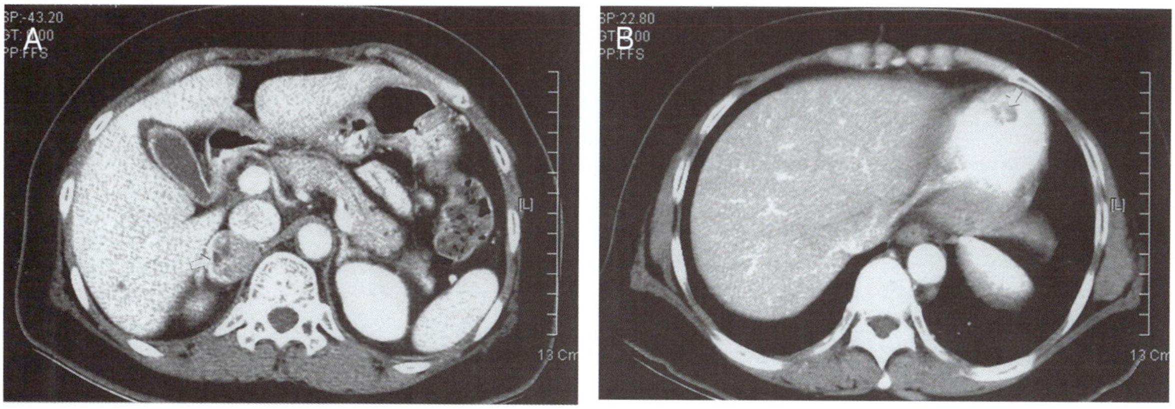

그림 2. 복부전산화 단층 촬영에서 3×3 cm 크기의 불규칙한 원형 종양이 우측 부신에 있으며(A) 1.3×1.3 cm 크기의 종양이 좌측 심실에 있다.(B).

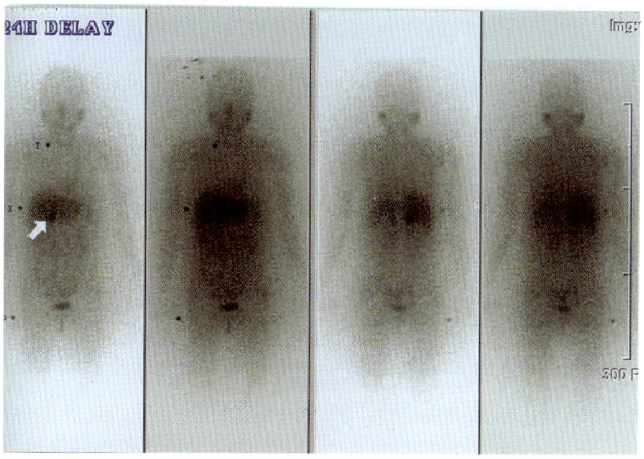

그림 3. I[123] MIBG 핵영상에서 우측 부신에서 증가되는 소견을 보이며 과립세포종과 일치되는 소견을 보임

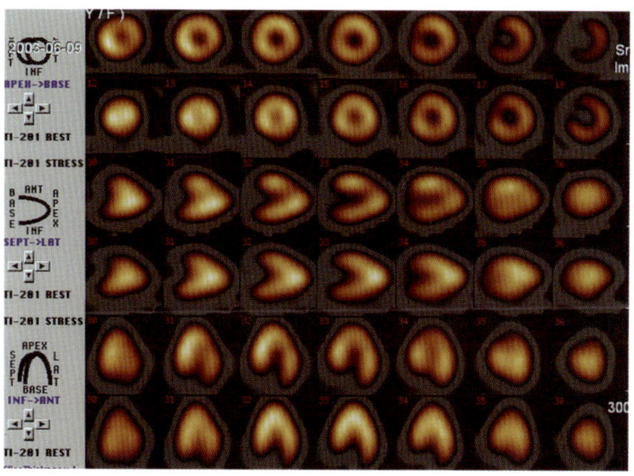

그림 4. 심장 SPECT에서는 이상 소견 없음.

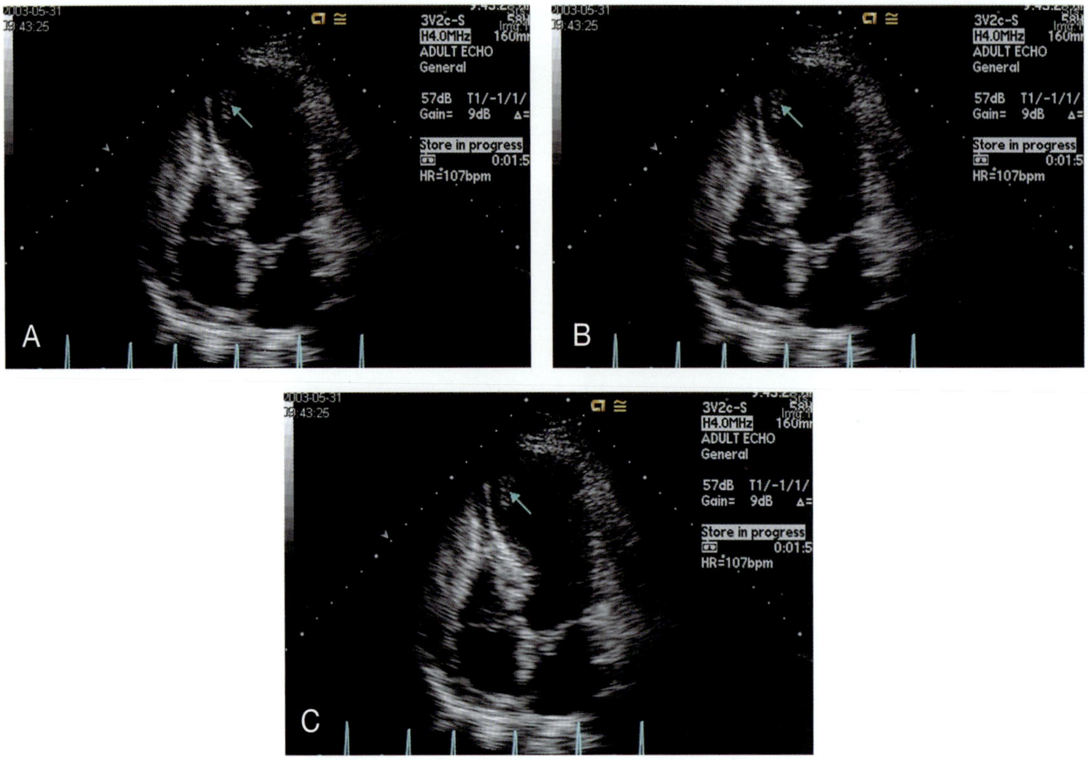

그림 5. 심초음파소견에서 좌심실에 치료전에 수축기 말기에 심첨부에서 운동능력이 떨어져 있고(A). 약물 치료 1주일후에 심초음파 소견에서 수축기 말기에 좌심실의 혈전은 없어졌고, 심첨부에서 운동능력도 호전되었다(B). 부신절제술시행후 2주일후에 심초음파에서 심첨부의 비후 소견도 호전된 소견을 보임(C).

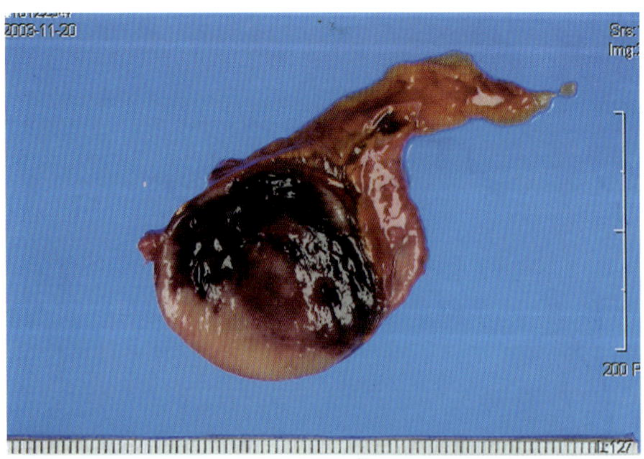

그림 6. 육안소견에서 우측 부신은 정상조직 옆에 위치하며 여러군데 출혈 소견을 가진 경계가 분명한 소견을 보임.

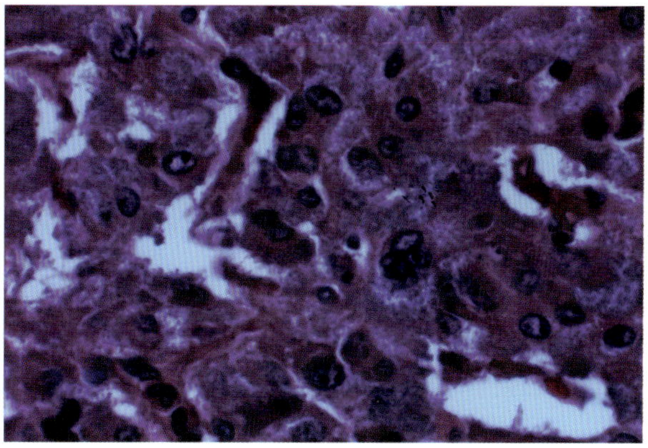

그림 7. 현미경 소견에서 섬유혈관중격으로 여러 세포 덩어리들과 다양한 모양의 세포들이 나눠져 위치하며 종양 세포에는 가는 친염기성 세포질로로 이뤄져 있는 소견임(H&E X200).

05 VIP를 분비하며 신경절신경종의 분화를 가지는 갈색 세포종

병력

57세 여자 환자가 4년간의 수양성 설사와 6개월간의 체중 감소를 주소로 내원하였다. 환자는 8년 전 당뇨병을 진단받고 약물치료를 시작하였고, 4년 전부터 수양성 설사를 하루 5~6회 지속하여 대변 검사, 상부위장관내시경, 대장내시경, 바륨관장 등을 시행하였으나 정상 소견을 나타내어 특별한 원인을 발견하지 못하였다. 2년 전 갑작스런 심계항진과 함께 혈압이 180/100mmHg로 확인되어 고혈압을 진단받고 특별한 검사없이 본태성 고혈압에 준해 항고혈압 약제를 복용을 시작하였다. 내원 3개월 전부터 하루 8~10회로 수양성 설사가 심해지고, 6개월 동안 10kg의 체중감소를 주소로 인근 병원을 방문하여, 복부 전산화 단층촬영에서 좌측 부신에 5.8×7.2cm 크기의 종괴를 발견하고 본원으로 전원되었다. 과거력에서 당뇨와 고혈압이외에는 없었으며 가족력에서도 특이사항은 없었다.

진찰 소견

내원당시 혈압 100/60mmHg, 맥박 분당 108회, 체온 36.6℃이었으며, 의식은 명료하였다. 만성 병색을 보였으며 결막은 약간 창백하였고 공막에 황달소견은 없었다. 흉부 청진에서 특이사항 없었으며, 복부진찰에서 촉지되는 종괴는 없었다.

검사 소견

(1) 일반 검사

본원 내원 당시 시행한 말초혈액 검사에서 백혈구 9,300/mm³, 혈색소 11.1mg/dL, 혈소판 412,000/μL였다. 혈청생화학검사에서 총단백 6.4mg/dL, 알부민 3.6 mg/dL, AST 21IU/L, ALT 89IU/L, 총빌리루빈 0.66 mg/dL, 직접빌리루빈 0.16mg/dL, alkaline phosphatase 311IU/L, LDH 316IU/L, 칼슘 8.6 mg/dL, 인 2.7 mg/dL, 콜레스테롤 171mg/dL, BUN 6mg/dL, 크레아티닌 0.9mg/dL이었고, 혈청전해질은 나트륨 144 mmol/L, 칼륨 3.1mmol/L, 클로라이드 118 mmol/L이었다. 대변 미생물 검사에서 음성이었으며 그 외 백혈구, 점액, 잠혈반응 등도 모두 음성이었다.

(2) 내분비 검사

외부 병원에서 시행한 호르몬 검사에서 혈청 epinephrine 278.0pg/mL(0~110pg/mL), norepinephrine 800.0pg/mL(70~750pg/mL)이었다. 24시간 소변검사에서 dopamine 485.55μg/day(65~400μg/day), metanephrine 3.42mg/day(0~1.2mg/day), VMA 음성이었다.

호르몬 검사에서 혈청 epinephrine 1263.4pg/mL(0~110pg/ mL), norepinephrine 2285.3pg/mL(70~750pg/mL)이었고, 24시간 소변검사에서 metanephrine 2.5mg/day(0~1.2mg/day), VMA 음성이었다. 혈청 칼시토닌 4.59pg/mL(0~10pg/mL)이었다. 외부 병원에서 외부 수주

로 검사한 혈청 VIP는 234.0pg/mL(0~75pg/mL)이었다.

(3) 방사선 검사

단순 흉부 X-선 및 복부 X-선 검사에서 특이 소견 관찰되지 않았고, 복부 전산화단층촬영소견에서 좌측 부신에 7.2×5.8cm 크기의 중앙에 다발성 격막과 괴사성 부분을 가지며 종양 주변으로 조영 증강을 보이는 난원형의 종괴가 관찰되었다(그림 1). 림프절 종대를 포함한 전이 소견은 관찰되지 않았다.

(4) 병리 조직 검사

좌측 부신절제술을 통한 종양의 육안 소견에서 중앙에 괴사부위를 가지는 7cm의 적색 종괴가 관찰되었고(그림 2), dichromate를 적용한 후갈색으로 변하는 것이 관찰되었다. 종양의 H&E 염색시 종양세포들은 호염기성의 균일한 세포질을 가지고 있었고 갈색세포종의 특징적인 소견인 섬유혈관조직에 의해 잘 구분되어지는 "Zellballen nest" 로 명칭되는 세포군을 형성하고 있었으며(그림 3), 일부 종양세포들은 신경절신경종의 분화를 나타내었다(그림 4). 또한, 종양세포들은 VIP에 대한 면역화학염색에서 양성으로 나타났다(그림 5).

경과

환자는 수술을 시행하기로 결정하고 prazosin으로 전처치를 시행하였다. 좌측 부신은 늑골 밑 절개를 통하여 경복부로 제거되었으며, 술 중 췌장의 양수촉진과 초음파검사에서 특이 소견 관찰되지 않았다.

도움말

Vasoactive intestinal peptide(VIP)는 장세포에서 adenylate cyclase와 cyclic AMP를 활성화하여 분비성 설사를 야기하는 28개의 아미노산으로 이루어진 펩타이드이다. 1958년 Verner와 Morrison이 저칼륨혈증 및 수양성 설사를 동반하는 증후군을 처음으로 소개하였다. 이러한 증후군은 주로 췌장에 존재하는 종양에서 VIP를 분비함으로써 발생한다. 췌장 외에 다른 부위에 생긴 종양에서 VIP를 분비하는 경우는 1973년 Fausa 등이 후복막강에 발생한 신경절신경종을 보고한 것이 처음이었다. 이후 췌장 외 종양에서의 VIP 분비가 단지 일부에서 보고되고 있으나 갈색세포종에서 VIP를 분비하는 경우는 극히 드물다.

본 증례는 만성 설사와 고혈압 및 당뇨를 가진 환자에서, 좌측 부신에 VIP를 분비하며 신경절신경종의 분화를 가지는 갈색 세포종을 성공적으로 제거한 후 증상이 모두 호전된 증례이다.

참고 문헌

1. 변주원, 신영구, 정춘희, 원영준, 최윤종, 박의련, 이미덕, 송창호, 조미연, 강성준: 칼시토닌 분비를 동반한 갈색 세포종 1예. 대한내분비학회지 11: 343-347, 1996
2. Sackel SG, Manson JE, Harawi SJ, Burakoff R: Watery diarrhea syndrome due to an adrenal pheochromocytoma secreting vasoactive intestinal polypeptide. Dig Dis Sci 30:1201-1207, 1985
3. Koelz A, Kraenzlin M, Gyr K, Meier V, Bloom SR, Heitz P, Stalder H: Escape of the response to a long-acting somatostatin analogue(SMS 201-995) in patients with VIPoma. Gastroenterology 92:527-531, 1987
4. Herrera MF, Stone E, Deitel M, Asa SL: Pheochromocytoma producing multiple vasoactive peptides. Arch Surg 127:105-108, 1992
5. Mune T, Katakami H, Kato Y, Yasuda K, Matsukura S, Miura K: Production and secretion of parathyriod hormone-related protein in pheochromocytoma: participation of an alpha- adrenergic mechanism. J Clin Endocrinol Metab 76:757-762, 1993
6. Fried G, Wikstrom LM, Hoog A, Arver S, Cedermark B, Hamberger B, Grimelius L, Meister B: Multiple neuropeptide immunoreactivities in a renin-producing human paraganglioma. Cancer 74:142-

151, 1994

7. Jacobs P, Wood L: Recurrent benign erythropoietin-secreting pheochromocytoma. Am J Med 97:307-308, 1994
8. Potts JT: Disease of the parathyroid gland and other hyper and hypocalcemic disorder. In: Braunwald E, Fauci AS, Kasper D, Hauser SL, Longo DL, Jameson JL eds. Harrison's Principles of Internal Medicine. 15th ed. p.1219, New York, McGraw-Hill Book Co, 2001
9. Stephen LS, Jackson AL, Thomas PF James SS: Pheochromocytoma producing vasoactive intestinal peptide. Mayo Clin Proc 77:97-100, 2002
10. Robert GD, Jennifer EL, Gordon HW: Endocrine Hypertension. Williams Textbook of Endocrinology 10th ed. pp.552-585, Philadelphia, SAUNDERS, 2003
11. Onozawa M, et al.:Hypokalemic rhabdomyolysis dueto WDHA syndrome caused by VIP-produling composite pheochramocytoma: a case in neurofibromatosis type 1. Jpn J Clin Oncol. 35(9): 559-63, 2005

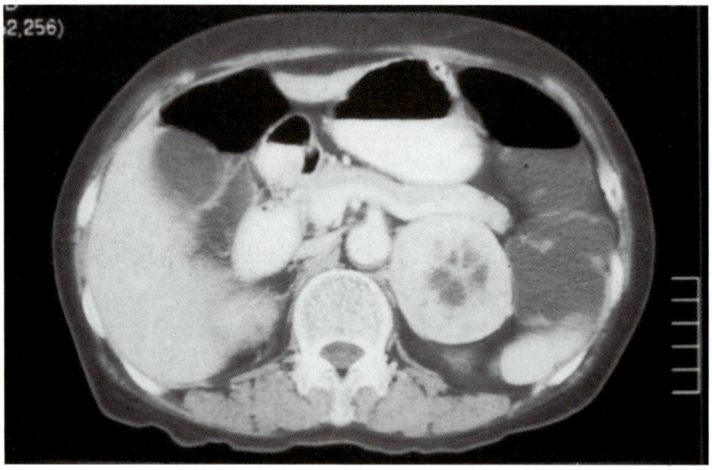

그림 1. 복부전산화 단층영상에서 좌측 부신이 7.2×5.8cm 이며 대조영상에서 여러 격자 구조를 가지고 경계부위에 강한 조영 증강이 있으며 중심부에는 조영이 증강되지 않는 소견을 보임.

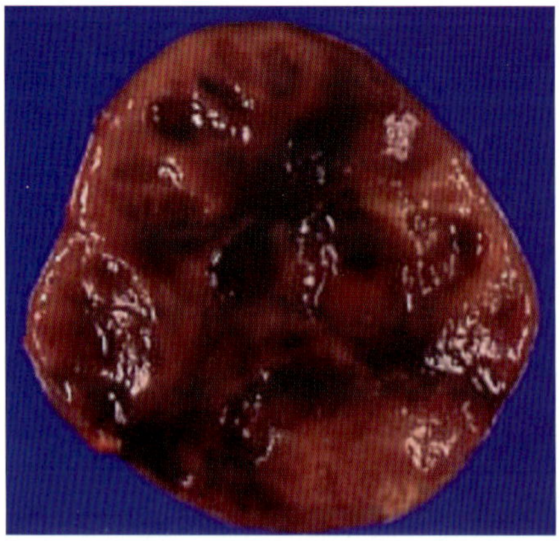

그림 2. 좌측 부신은 경계가 분명한 둥근 모양을 지녔으며, 크기는 7.2×5.8×5cm였다.. 단면은 중심부에 괴사되고 출혈성 경향을 띤 균등한 진한 갈색모양을 지닌 소견을 보임.

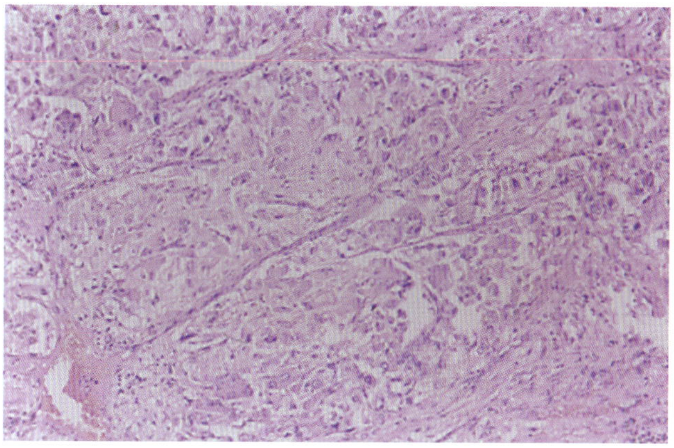

그림 3. 종양 세포는 가는 과립형태의 호염기성, 및 양염성의 세포질을 지녔으며 특징적으로 젤발렌("Zellballen") 형태의 규칙적으로 배열되어 있으며 섬유혈관 격자로 둘러싸여 있는 형태의 소견을 보임 (H&E stain, ×100).

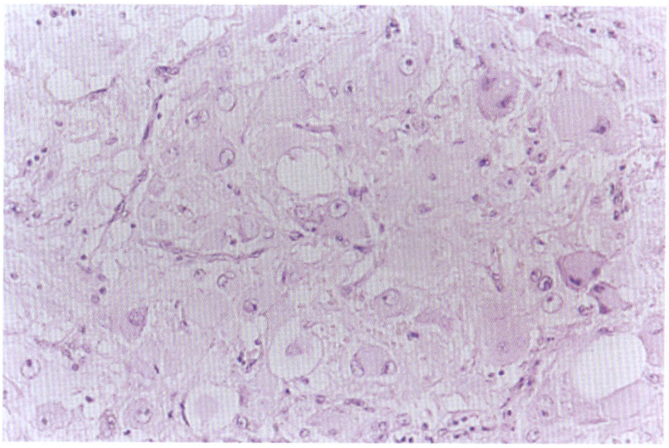

그림 4. 몇몇 종양들은 신경절 분화의 소견을 보임 (H&E stain, ×400).

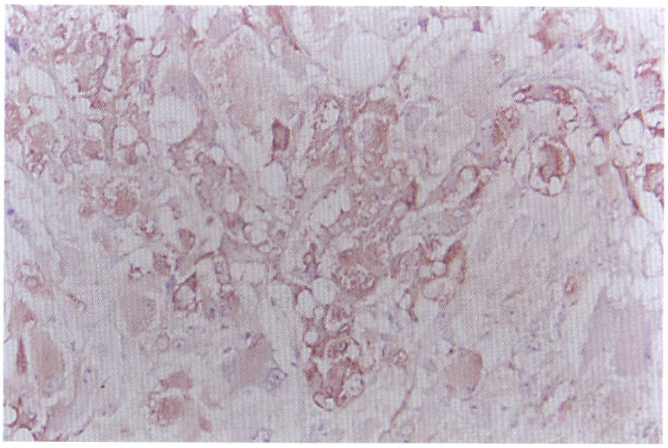

그림 5. 종양세포들은 VIP 에 염색되는 소견을 보임 (×400).

06 갈색세포종에 의한 심인성 쇼크

병력

32세 여자 환자가 흉통 및 두통을 주소로 내원하였다. 환자는 미얀마에서 봉사활동을 하며 지내던 여자 환자는 내원 7개월 전부터 흉통과 두통이 있어 미얀마의 한 병원에 입원하여 안정한 후 증상이 호전되었다고하며, 퇴원 후 특별한 치료 없이 지내오던 중 2주간의 심계항진과 운동호흡곤란으로, 내원 1개월 전 다시 같은 병원에 입원하여 고혈압과 심근염 진단 하에 고혈압 치료와 함께 고용량의 경정맥 스테로이드 치료를 받았다. 그 후 증상이 일부 호전되어 경구 스테로이드를 복용하고 퇴원하였으나, 퇴원 후 6일째에 두통, 현기증 및 구토로 같은 병원에 재입원하여 보존적인 치료를 받았으며 그 후 환자의 상태가 계속 호전되지 않아 내원 1주일 전에 귀국하였고 흉통과 두통이 더욱 심해져 응급실을 경유하여 입원하였다. 과거력이나 가족력에서 특이 소견은 없었다.

진찰 소견

내원 당시 혈압은 200/110mmHg, 맥박수 78회/분, 호흡수 24회/분, 체온 35.5℃이었다. 급성 병색을 보였고 의식은 명료하였다. 양측 경정맥의 확장이 관찰되었다. 흉부청진에서 양폐 하부에서 수포음이 청진되었고, 정상 심박동이었으며 심장의 떨림과 밀어올림은 촉지 되지 않았고 심잡음은 청진되지 않았다. 복부진찰에서 간비종대 및 종괴는촉지되지 않았으며 복부대동맥의 잡음은 청진되지 않았다. 양측 하지에 운동제한이나 함요부종은 없었다.

검사 소견

(1) 일반 검사

내원 당시 말초혈액검사에서 백혈구 16,840 /mm^3(호중구 81.4%, 림프구 10.2%, 단핵구 5%, 호산구 1%), 혈색소 12.9g/dL, 혈소판 432,000/mm^{3}이었다. 적혈구 침강속도는 정상이었다. 일반생화학검사에서 칼슘 9.7 mg/dL, 무기인 2.4mg/dL, BUN 14.8mg/dL, creatinine 1.1mg/dL, glucose 83mg/dL, 총단백 7.5g/dL, 알부민 4.4 g/dL, AST 43IU/L, ALT 29IU/L, 총 빌리루빈 0.7 mg/dL, ALP 94IU/L, r-GT 37IU/L, LDH 2411IU/L이었다. 심장근육효소 검사에서 CK-MB 2.31ng/mL, TroponinT 〈0.01ng/mL이었다. 동맥혈 가스검사는 pH 7.3, $PaCO_2$ 30.5mmHg, PaO_2 99.9mmHg, SaO_2 97.8%이었다. 일반 소변 검사는 정상이었다.

(2) 내분비 검사

입원 2일째에 좌측 부신 종괴에 대한 기능성 검사를 위해 시행한 24시간 요검사에서 norepinephrine 726 μg/day (정상치: 15~80 μg/day), epinephrine 212 μg/day(정상치: 20 μg/day 이하), vanillylmandelic acid 27.04mg/day(정상치: 8mg/day 이하), metanephrine 4.328mg/day(정상치: 1.3mg/day 이하)로 갈색세포종이 의심되었다. calcitonin 1.5pg/mL(정상치: 10pg/mL 이하), 부갑상샘 호르몬 37.1pg/mL(정상치: 10~60 pg/mL)으로 복합내분비샘신생물은 배제하였다.

(3) 방사선 검사

단순 흉부 촬영에서 양측 폐에 전반적인 폐부종 소견이 관찰되었다(그림 1). 급성대동맥질환의 감별진단을 위해 시행한 전산화단층촬영에서 대동맥에 특이소견은 관찰되지 않았으나 우연히 좌측 부신에 직경이 3.5cm이고 경계가 분명하고 비균일한 종양이 관찰되었다(그림 3). 갑상선 초음파에서 종괴가 관찰되지 않았다. I^{131}-Metaiodobenzylguanidine(MIBG) 스캔에서 좌측 부신에 국한되어 방사성 동위원소의 섭취가 증가되어 부신 갈색세포종을 시사하였다(그림 4).

(4) 기타 검사

내원 당시 심전도에서 분당 78회의 정상 동율동 및 정상 축이었다. II, III, aVF 유도에 ST분절이 0.1mV 하강된 소견을 보였다. 내원 당시 시행한 심초음파에서 좌심실 확장기말 직경이 60mm, 수축기말 직경이 54mm로 확장되어 있었고 심첨부를 제외한 나머지 좌심실벽의 심한 운동저하가 관찰되었으며 좌심실 구혈율은 19%이었다. 그밖에 이완장애의 소견을 보였으나 판막의 이상소견은 관찰되지 않았다(그림 2A). 입원 17일째 시행한 추적 심초음파에서 좌심실의 확장기말 직경이 내원 당시 60mm에서 54mm로, 수축기말 직경이 내원 당시 54mm에서 35mm로 감소하였고 좌심실 구혈율은 내원 당시 19%에서 68%로 증가하여 정상화된 심기능의 소견을 보였다(그림 2B).

(5) 병리 조직 검사

입원 45일째 복강경을 이용하여 좌측 부신 절제술을 시행하였다. 병리 소견상 4×3cm 크기의 경계가 분명한 부신의 종괴로 호산성의 세포질을 가진 다형의 큰 세포들이 혈관주위에 분포되어 있는 전형적인 갈색세포종이었다(그림 5).

경과

내원 당시 흉통은 모르핀 투여에도 완전히 완화되지 않았고 내원 5시간 후 심장기능이 감소되면서 폐부종이 악화되어 호흡부전이 심해졌고 혈압이 하강하면서 심실세동이 발생하였다. 심장마사지를 통한 심폐소생술을 시행한 후 수 분 이내에 심박동이 동율동으로 회복되었으며 기계호흡을 시행하고 dopamine과 dobutamine을 정맥투여 하였다.

입원 3일째부터 환자의 혈역학적 상태가 안정화되어 기계호흡을 중단하고 dopamine과 dobutamine의 투여를 중단하였다. 그 후 혈압은 점차 상승하여 수축기 혈압이 160에서 180mmHg이었고, furosemide, captopril, α- 및 β-수용체 차단제인 carvedilol을 점차적으로 용량을 증량하며 사용하였으며 α-수용체 차단제인 phenoxybenzamine을 10mg 하루 두 번 추가 투여하였다. 환자는 입원 45일째 수술 후 항고혈압제의 투여없이 혈압이 120/70 mmHg으로 유지되고 심장기능이 정상으로 회복되어 수술 후 6일째 퇴원하였다. 수술 후 6개월째 24시간 요검사에서 vanillylmandelic acid 3.06mg/day(정상치: 8mg/day 이하)로 정상화 되었고 현재 수술 후 9개월째 심혈관계에 임상적인 특이소견 없이 경과 관찰 중이다.

도움말

갈색세포종은 크롬친화성 세포에서 기원하는 드문 신경내분비암종으로 주로 부신 수질에서 발생한다. 이 종양은 노르에피네프린, 에피네프린, 도파민과 같은 카테콜라민을 과도하게 간헐적 혹은 지속적으로 분비하여 지속적 혹은 발작성 고혈압을 일으키며, 이 외 심혈관계 합병증으로 급성 심부전, 협심증, 심근경색, 부정맥, 확장 심장근육병증과 드물게 심인성 쇼크

를 유발할 수 있다. 그런데 이러한 심혈관계 합병증이 주된 증상일 때는 갈색세포종을 진단하는 것이 쉽지 않아 경우에 따라서는 환자의 상태가 악화되어 사망한 후 부검을 통해서 진단되기도 한다. 갈색세포종에 의한 심인성 쇼크는 약 10예가 보고되었으며, 심인성 쇼크가 발현된 시점에서 갈색세포종을 진단한 예는 국내에서 이 보고가 처음이다. 갈색세포종은 수술로 완치될 확률이 높고 합병증도 가역적인 경우가 있으므로 심인성 쇼크가 발생한 경우 감별을 고려해야 한다.

참고 문헌

1. 윤경하, 이규호, 이병현, 채제건, 김원호, 고재기: 심인성 쇽으로 발현된 갈색세포종 1예. 순환기 31:1075-1080, 2001
2. Ferguson KL: Imipramine-provoked paradoxical pheochormocytoma crisis case of cardiogenic shock. AmJ Emerg Med 12:190-192, 1994
3. Kothari SN, Kisken WA: Dexamethasone-induced congestive heart failure in a patient with dilated cardiomyopathy caused by occult pheochromocytoma. Surgery 123:102-105, 1998
4. Takagi S, Miyazaki S, Fujii T, Daikoku S, Sutani Y, Morii I, Yasuda S, Goto Y, Nonogi H: Dexamethasone-induced cardiogenic shock rescued by percutaneous cardiopulmonary support in a patient with pheochromocytoma. Jpn Circ J 64:785-788, 2000
5. Kaye J, Edin S, Thompson I, Leedma PJ: Pheochromocytoma presenting as life-threatening pulmonary edema. Endocrine 15:203-204, 2001
6. Imperadore F, Azzolini M, Piscioli F, Pusiol T, Capitanio A, Vergara G: A rare cause of cardiogenic shock: catecholamine cardiomyopathy of pheochromocytoma. Ital Heart J 3:375-378, 2002
7. Attar MN, Moulik PK, Salem GD, Rose EL, Khaleeli AA: Pheochromocytoma presenting as dilated cardiomyopathy. Int J Clin Pract 57:547-548, 2003
8. Mohamed HA, Aldakar MO, Habib N: Cardiogenic shock due to acute hemorrhagic necrosis of a pheocromocytoma: a case report and review of the literature. Can J Cardiol 19:573-576, 2003
9. Hildebrand TS, Bockholdt B, Jurgensen J: Neoplastic shock. Heart 90:19, 2004
10. Landsberg L, Young JB: Pheochromocytoma. In Kasper DL, Braunwald E, Fauci AS, Hauser S, Longo DL, Jameson JL, eds. Harrison's textbook of medicine. 16th ed. p.2148-2152, New York, McGraw-Hill, 2005
11. Ouchikhe A. Lehoux P. et al.: Pheochromocytoma as an unusual altiology of cardiogenic shock. Ann Fr Anesth Reanim 25(1) 46-9: 2006

표 1. 한국 논문과 영어 논문에서 갈색세포종에서 심인성 쇼크를 보고한 논문

Authors	Year of publication	Sex	Age	Aggravating factor	Treatment of shock	Survival from shock	Reference No.
Delaney J., et al	1969	W	32	Adrenal hemorrhage	Inotrope	Yes	3
Raman GV	1987	F	44	Trimipramine	Inotrope	Yes	4
Scott I., et al	1988	F	21	Postpartum	Inotrope	Yes	5
Ferguson KL., et al	1994	M	35	Imipramine	Inotrope	Yes	6
Takagi S., et al	2000	M	52	Dexamethasone	Inotrope, PSPS*	Yes	7
Yun KH., et al	2001	M	35	Unknown	Inotrope	Yes	8
Kaye J., et al	2001	M	39	Unknown	Inotrope, IANP†	Yes	9
Imperadore F., et al	2001	M	32	Adrenal hemorrhage	Inotrope	No	10
Mohamed HA., et al	2003	F	44	Adrenal hemorrhage	Inotrope	Yes	11
Hildebrand TS., et al	2004	F	4848	Adrenal hemorrhage	Inotrope	No	12

*PCPS: percutaneous cardiopulmonary support, IABP: Intraaortic balloon counter pulsation

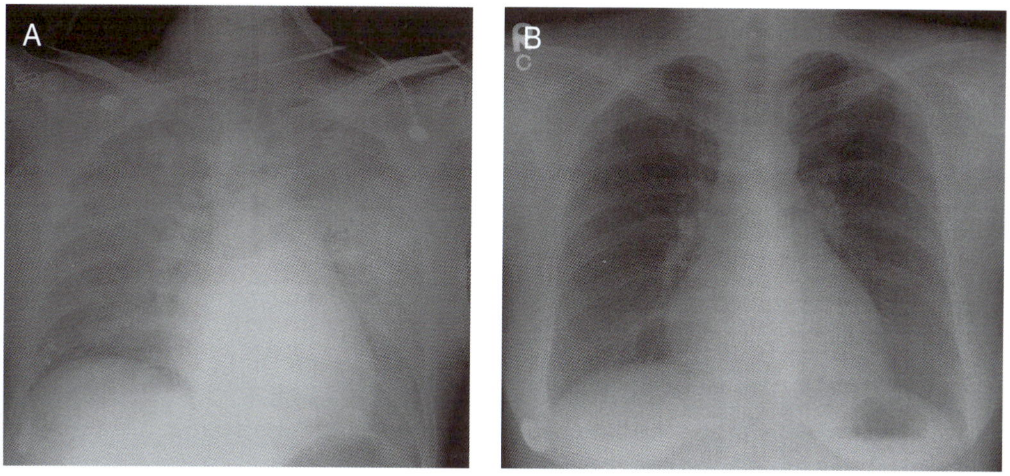

그림 1. (A)응급실에서 단순 흉부 촬영에서 양측 폐부종을 시사하는 소견을 보임. (B) 약물 지료를 한후에, 단순 흉부 촬영에서 폐부종은 소실된 소견을 보임.

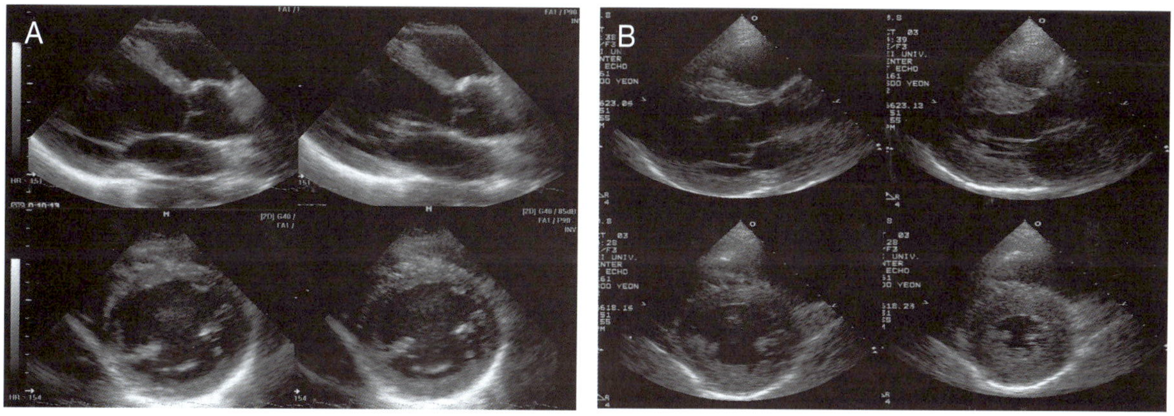

그림 2. 초기 심초음파에서 확장과 심장운동이 떨어진 소견을 보임. (B) 회복후에, 추적 심초음파에서 좌심실 크기도 정상으로 회복된 소견을 보임.

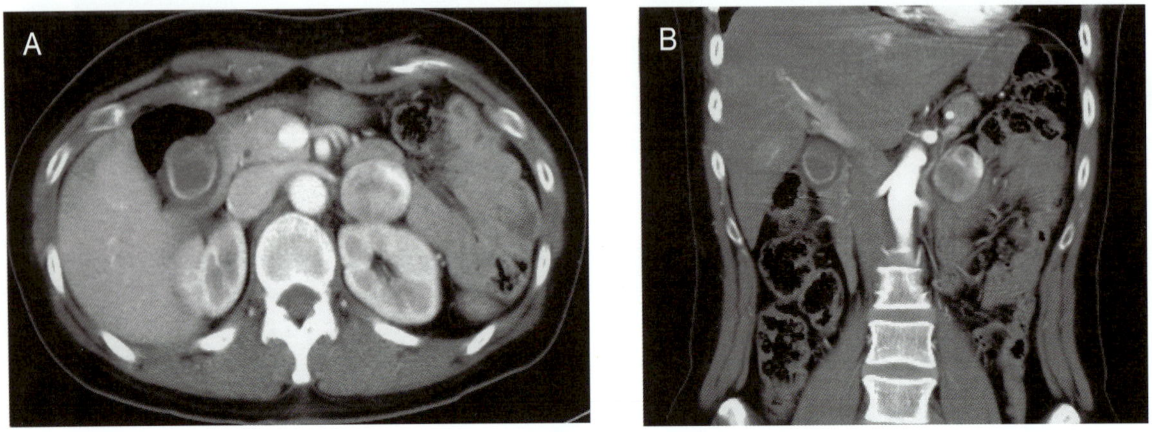

그림 3. 복부 단층 컴퓨터 영상에서 좌측 부신에 경계가 명확한 둥근 모양의 종양이 보이는 소견을 나타냄(A: cross section, B: coronal section).

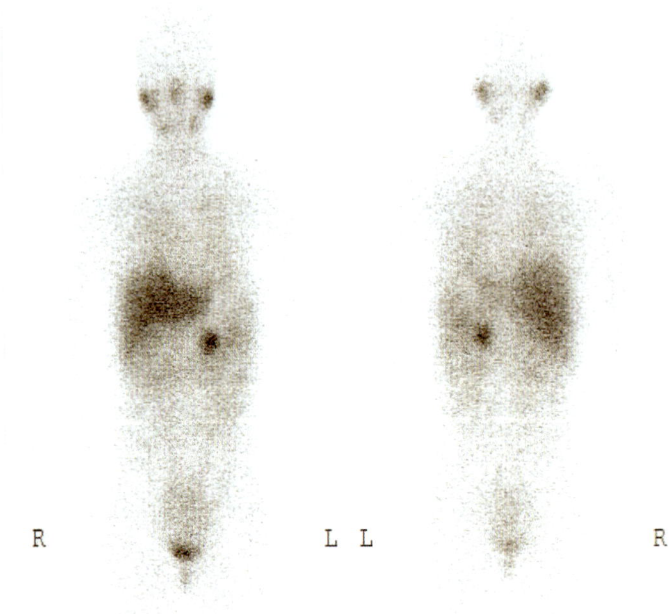

그림 4. I^{131} MIBG 스캔에서 좌측 부신에 양성 소견을 보임.

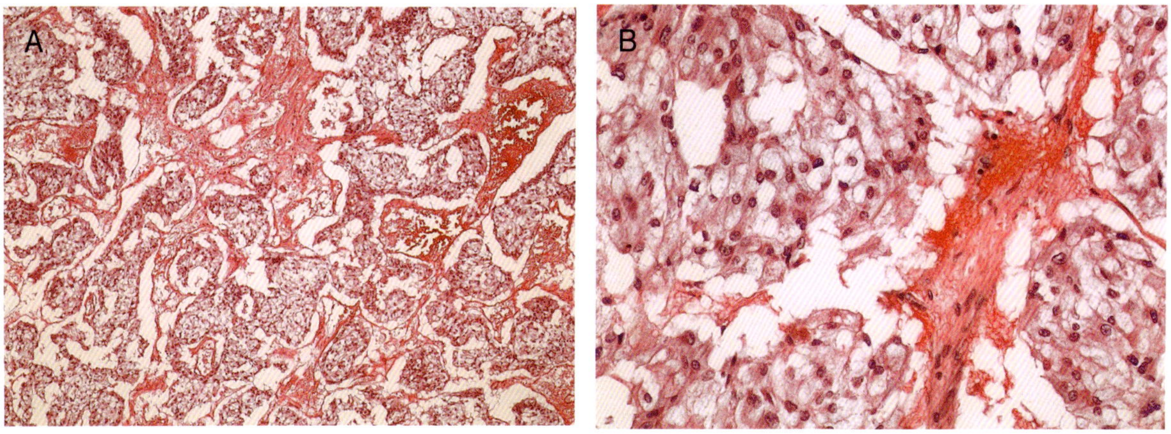

그림 5. 종양세포는 호산성 세포질과 다양한 세포크기를 가지고 있으며 혈관에 의해 둘러 싸여 있다(H-E stain, A: ×200, B: ×400).

07 갈색세포종 제거후 성공적으로 당뇨병이 완치된 예

병력

여자 41세 환자가 내원 2개월전부터 간헐적으로 발생한 두통과 흉통, 두근거림을 주소로 내원하였다. 환자는 별다른 검사 및 처치없이 지내오다 증상 심해지고, 혈당 조절되지않아 본원 응급실로 내원하였다. 과거력에서 2년전 다른 병원에서 당뇨병, 고혈압 있어 경구 혈당강하제(설폰요소제) 및 칼슘통로차단제를 간헐적 복용하였으며 가족력에서는 특이소견 없었다.

진찰 소견

입원당시 의식은 명료하였으며, 혈압은 180/100mmHg, 맥박은 100회/분, 체온은 36.7℃, 호흡수는 20회/분이었으며, 급성 병색을 보였다. 안면홍조는 없었으며, 경부 림프절은 촉지되지 않았고 피부나 혀에 이상소견은 없었다. 흉부 진찰 소견상 호흡음은 정상이었고, 수포음이나 천명음은 들리지 않았으며, 심음은 규칙적이었고 심잡음은 들리지 않았다. 복부에서 비정상적인 종류는 촉지되지 않았다. 안저 검사상 당뇨병성 망막증의 소견은 없었다.

검사 소견

(1) 일반 검사

말초 혈액 검사상 백혈구 4,900/mm^3, 혈색소 12.7g/dL, 헤마토크리트 37.4%, 혈소판 316,000/mm^3, 혈청 생화학 검사상 식전 혈당 211mg/dL, 식후 2시간 혈당 334mg/dL로 증가하였으며, BUN 13.2mg/dL, creatinine 0.7mg/dL, Na 142mEq/dL, K 3.8mEq/dL, 총단백 6.3g/dL, albumin 4.1g/dL, Ca 9.9mg/dL, P 4.4mg/dL, 요산 0.3mg/dL, 총 빌리루빈 0.4mg/dL, Alkaline phosphatase 230IU/L, AST/ALT 25/35IU/L, 콜레스테롤 276mg/dL, triglyceride 90mg/dL, HDL 84mg/dL, LDL 176mg/dL로 고혈당, 고지혈증외에 정상 소견 이었다. 식전 c-peptide 1.7ng/mL, 식후 c-peptide는 4.4ng/mL 이었으며, 당화혈색소는 7.9%로 증가하였다. 심전도에서 사지유도 II, III, aVF에서 T파 역위되어 있었다.

(2) 내분비 검사

혈청 renin, aldosterone은 각각 1.5ng/mL/h(정상 0.68~1.36ng/mL/h), 123.2pg/mL(정상 10~160pg/mL)로 정상 소견이었으며, 혈청 cortisol, ACTH도 각각 오전 8시 측정치는 13.9μg/dL, 22.44pg/mL, 오후 11시 측정치는 2.5μg/dL, 15.5pg/mL로 정상 소견을 보였다. 24시간 소변 VMA 65.99mg/day(정상치 1~8mg/day), metanephrine 31.374mg/day(정상치 0.27~1.3mg/day), 혈장 에피네프린 2.02ng/mL(정상치 0.3ng/mL 이하), 노르에피네프린 5.46ng/mL(정상치 0.8ng/mL 이하), 24시간 소변 에피네프린 498μg/day(정상치 0.3μg/day 이하), 노르에피네프린 751.4μg/day (정상치 15~80μg/day이하)로 증가하였다.

(3) 방사선 검사

단순 흉부 X-선은 경증의 심비대가 있었으며, 복부 전산화 단층촬영에서는 우측에 약5.70×4.4cm 크기의 갈색세포종으로 의심되는 종괴가 보였고, 주변 임파절 종대의 소견은 보이지 않았다(그림 1). MIBG 스캔상 부신과 심장에 섭취되지 않았고, 복부 그리고 흉부에도 비정상적인 집적의 소견은 없었다.

(4) 기타 검사

2-D Echocardiogram: 좌심실비대가 있었으며 24시간 혈압검사에서 수축기 혈압, 평균 182mmHg, 최대 257mmHg, 이완기 혈압, 평균 113mmHg, 최대 138mmHg, 평균혈압 136mmHg, 맥박 92회로 고혈압을 보였다.

(5) 병리 조직 검사

수술후에 시행한 조직검사에서 호염기성의 풍부한 세포질을 가진 성숙한 세포들이 혈관이 풍부한 간질조직에 둘러싸여 작은 폐포모양의 세포집단을 형성하는 전형적인 갈색세포종의 소견을 보였다(그림 2).

경과

혈당조절이 잘 되지 않고, 비교적 젊은 여성에서 흉통과 고혈압이 있어 2차성 고혈압을 배제하기 위한 검사중, 내분비 검사에서 에피네프린과 노르에피네프린이 증가하여 임상적인 검사의 판단으로 복합성 갈색세포종으로 진단되어, phenoxybenzamine 4mg을 투여하였고, 약 1주일이 경과한 후 혈압은 정상 범위로 유지되었다. 당뇨는 인슐린 26단위를 피하 투여하여 식전혈당 120mg/dL 정도로 조절되었다. 환자는 진단후 약 1개월 뒤 갈색세포종을 제거하기 위해 복강경하 우측 부신 절제술을 시행하였다. 수술 후 7일째 시행한 24시간 요중 VMA, metanephrine 및 혈장과 24시간 요중 epinephrine, norepinephrine은 정상 소견이었고(표 1), 수술 후 10일째 시행한 75g 경구당부하검사에서 수술전과 비교해볼 때 정상 소견이었다(표 2).

도움말

갈색세포종은 교감신경계의 크롬친화성 세포에서 발생하는 종양으로 고혈압 환자의 약 0.1% 정도에서 발견되며 종양에서 분비되는 카테콜라민에 의해 증상이 발현된다. 이 질환의 임상양상은 매우 다양하며 전형적으로 고혈압, 두통, 발한, 심계항진, 고혈당 등을 보인다. 이 종양은 생명을 위협할 수 있기에, 임상적으로 종양이 존재함을 증명하는 것이 중요하며, 90%에서 성공적으로 제거될 수 있다. 만약 치료되지 않는다면, 종양에서 과다하게 분비되는 카테콜아민에 의해 거의 대부분 치명적이다. 보고된 바에 의하면 갈색세포종에서 당뇨가 동반되는 경우는 24% 정도이고, 내당능장애의 빈도는 41%이며, 그 기전으로는 β-adrenergic 수용체에 의해 간에서 포도당 생성이 촉진되고, 말초의 당흡수 증가에 의하며, 또한 α2- adrenergic 수용체를 통하여 인슐린 분비가 억제되기 때문으로 설명한다. 갈색세포종을 치료시 대개 당뇨나 내당능장애가 호전되는 경과를 보인다.

참고 문헌

1. 안신기, 안광진, 이은직, 정윤석, 임승길, 김경래, 이현철, 허갑범, 박정수, 이진무: 갈색세포종의 임상적 고찰. 대한내분비학회지 6:245-253, 1991
2. 정보인, 최재웅, 김연선, 정진이, 강문호: 초기 임신중 갈색세포종 1예. 대한내분비학회지 6:179- 186, 1991
3. 백세현, 최경묵, 이은종, 김용현, 김상진, 유재명, 최동섭: 비전형적 임상증상을 동반한 갈색세포종 4예. 대한내분비학회지 8:356-362, 1993
4. Gunnar Stenstrom, Lars Sjostrom and Ulf Smith: Diabetes mellitus in pheochromocytoma Fasting blood glucose levels before and after surgery in 60 patients with pheochromocytoma. Acta Endocrinology 106:511-515, 1984
5. Manger WM, Gifford RWJr: Pheochromocytoma. In: Laragh JH, eds. Hypertension: Pathophydiology Diagnosis and Management. New York Raven Press 1639-59, 1990
6. Bischof T, Gunthard H, Straumann E, Bertel O: Splenic infarct, lactate acidosis, and pulmonary

edema as manifestations of a pheochromocytoma. Schweizerische Medizinische Woschenschrift. Journal Suisse de Medicine 127:261-5, 1997

7. Wiesner TD, Bluher M. et al.: improvement of insulin sensitivity after adrenalectomy in patients with pheochromocytoma. J Clin Endocrinol Metab 88(8):3632-6:2003

8. Tong C, England P et al.: Diabetes mellitus as the only manifestation of occult pheochromocytoma prior to acute haemorrhage in pregnancy. Aust N Z VJ obstet Gynecol:45(1):91-2, 5005

표 1. 24시간 소변 VMA, Metanephrine, Catecholamine 과 혈장 Catecholamine

	Before operation	After operation
24h urine VMA(mg/day)	65.99	4.75
24h urine metanephrine(mg/day)	31.374	0.432
24h urine epinephrine(μg/day)	498	4.2
24h urine norepinephrine(μg/day)	751.4	39.2
Plasma epinephrine(ng/mL)	2.02	0.142
Plasma norepinephrine(ng/mL)	5.46	0.685

표 2. 수술 전과 후에 75g 경구 당부하 검사 (mg/dL)

	0 min	30 min	60 min	90 min	120 min
Before	145	228	285	324	291
After	98	173	148	125	92

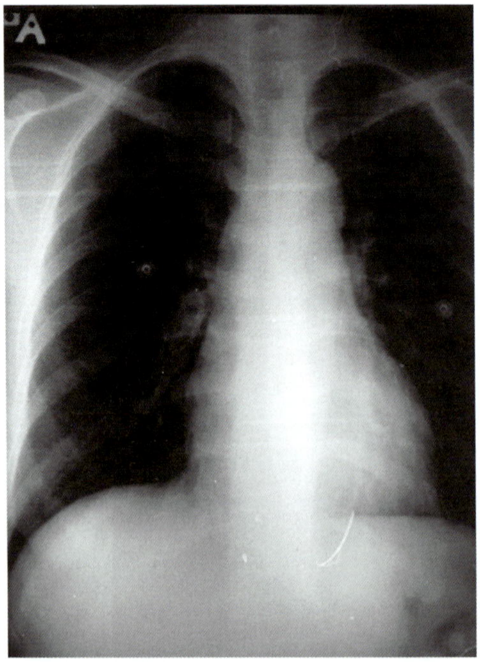

그림 2. 단순 흉부 방사선 검사상 경한 심장 확장 소견을 보인다.

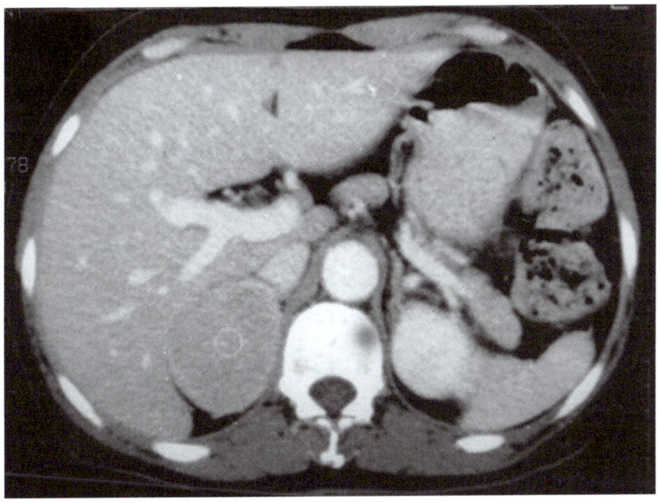

그림 2. 컴퓨터 복부 전산 단층 촬영에서 우측 부신에 경계가 분명하고 둥근 모양의 불균등한 성향의 연조직 소견을 보임.

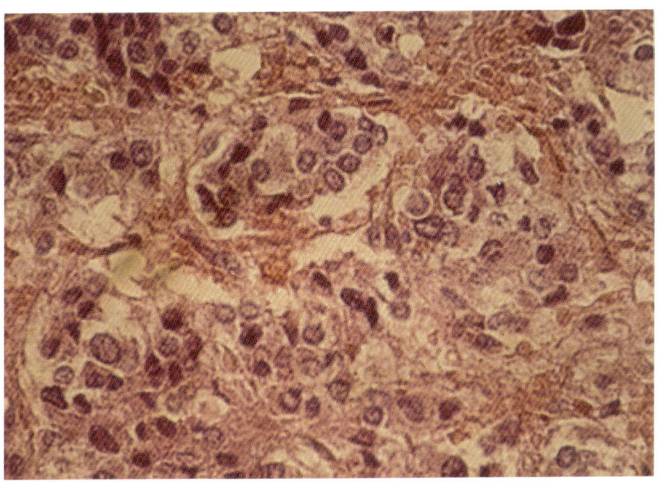

그림 3. 현미경으로 갈색 세포종을 확대해 본 결과 섬유및 혈관 격자모양으로 이뤄져 있으며, 다양한 세포 모양을 지닌 종양세포로 구성된 소견을 보임 (H&E, ×100).

08 급성 관상동맥증후군으로 오인한 기능성 부신경절종

병력

42세 남자 환자가 간헐적인 혈압상승을 동반한 상복부 동통을 주소로 내원하였다. 환자는 내원 14일전 갑자기 발생한 흉통을 주소로 타병원을 방문하였다. 당시 통증은 전흉부에 쥐어짜는 듯한 양상이었으며 오심과 구토, 상복부 동통을 동반하였고 발한과 호흡곤란을 보였다. 방사통은 없었으며 응급실 내원 당시 혈압은 140/100mmHg였으나 갑자기 혈압이 260/200mmHg 상승하였고 심전도에서 V2에서 V5까지 ST분절 하강소견을 보이면서 심장효소가 증가되었다. 고혈압성 위기 및 급성 관상동맥증후군으로 간주되어 치료받았다. 이후 활력징후가 안정화되었고 지속적인 흉통도 사라졌으나 간헐적인 혈압상승을 동반한 상복부 동통 소견 있어 본원으로 전원되었다. 2년전 위궤양 치료받은 병력이외에는 특이소견 없었고 가족력상 특이사항 없었다.

진찰 소견

하루에 1차례 정도의 빈도로 상복부 동통 및 수축기 혈압이 갑자기 190 mmHg까지 오르는 양상있어 본원으로 전원하였다. 본원 내원당시 혈압은 110/60mmHg, 맥박은 76회/min, 호흡수는 20회/min, 체온은 36.4도이었으며 흉부 청진상 호흡음 및 심음은 정상이었고 복부 진찰상 이상 소견 보이지 않았다. 안저검사상 정상이었으며 피부 및 신경학적 검사 모두 정상적인 소견이었고 사지의 말초혈관에서 맥박은 정상적으로 촉진되었다. 고혈압의 기왕력이 없는 본 환자에서 급성 관상동맥증후군 이후 발작성의 혈압상승 소견이 관찰되어 2차성 고혈압의 원인으로 갈색세포종을 의심하여 검사를 시행하였다.

검사 소견

(1) 일반 검사

본원 내원 당시 혈색소 14.7g/dL, 헤마토크릿 39.6%, 백혈구 4,600/mm^3, 혈소판 213,000/mm^3, 혈청 생화학검사에서 총빌리두빈 0.42mg/dL, AST/ALT 25/22U/L, alkaline phosphtase 100 U/L, LDH 276 U/L, CK 54U/L, 총단백 7.4g/dL, 알부민 4.2 g/dL, Calcium 9.8mg/dL, Phosphate 3.1mg/dL, BUN 20mg/dL, creatinine 1.1mg/dL, sodium 144mEq/L, potassium 3.9mEq/L, chloride 104mEq/L, 총콜레스테놀 192mg/dL, triglyceride 186mg/dL, HDL-cholesterol 45mg/dL, LDL-cholesterol 110mg/dL이었고 갑상선 호르몬 검사에서 T3 136ng/dL, T4 8.2㎍/dL, TSH 1.44mU/L로 정상이었으며 요검사 역시 정상 소견이었다.

(2) 내분비 검사

내원 2일째에 시행한 혈청 renin, aldosterone은 각각 1.31ng/mL/hr(정상 0.78 ~1.36ng/mL/hr), 156pg/mL/hr(정상 50~194pg/mL/ hr)로 정상소견이었으며 24시간 요중 VMA, metanephrine, epinephrine, norepinephrine과 혈장 epinephrine, norepinephrine이 현저하게 증가되어 있었다(표 1).

다발성 내분비 종양을 배제하기 위해 검사한 혈청 intact PTH는 11.3pg/mL(정상 10~65pg/mL), calcitonin 38.5pg/mL(0~170pg/mL)으로 정상 소견이었다.

(3) 방사선 검사

단순 흉부 방사선 사진은 정상 소견이었다. 복부 전산화 단층 촬영에서 대동맥과 하대 대정맥사이의 후복막강내에 6×6cm 크기의 조영증강이 되는 종괴가 보였다. 종괴의 내부에는 조영 증강되지 않는 저음영의 요소를 가지고 있었으며 주변의 임파절 종대 소견은 보이지 않았다(그림 1). I131 MIBG 스캔에서는 중복부에 섭취가 뚜렷이 증가된 종괴가 관찰되었다(그림 2).

(4) 기타 검사

심전도에서 처음에는 V2에서 V5까지 ST분절 하강소견 보였으나 2시간 경과후 심전도에서는 동성빈맥 이외에는 ST 분절이나 T파의 이상소견은 관찰되지 않았다. 심장효소 검사는 처음에는 AST 100U/L, LDH 893 U/L, CK 358 U/L, CK-MB 16.3U/L, TnI 8.32ng/mL이었으나 6시간 이후부터 심근효소 감소하기 시작하여 본원으로 전원 당시에는 정상 소견 보였다. 심초음파 검사상 심구혈율은 정상이었으며 국소적인 벽 운동장애는 보이지 않았다.위내시경 소견상 특이 소견없었다.

(5) 병리 조직 검사

신동맥 기시하부의 대동맥과 하대정맥 전연 사이에 6×6cm의 암적색의 둥근 모양의 피막형성이 잘된 종양이 붙어있었다. 종양은 전반적으로 고형질의 종물이었으며 국소적으로는 출혈의 요소가 여러 군데에서 관찰되었다(그림 3).

현미경소견에서는 섬유혈관성 조직들로 둘러싸인 주(chief) 세포들의 덩어리와 혈관조직의 증식이 관찰되었다. 종양세포의 핵은 다양한 모양을 띠며 핵내에 가성봉입체를 가지고 있으며 세포질은 호양성의 과립상을 보였다. 면역염색에서 S-100, NSE, synaptophysin은 양성이었으나 chromogranin은 음성이었다(그림 4).

경과

수술후 부신외 갈색세포종이 확진되었으며 혈압 상승 및 상복부 통증은 사라졌으며 현재는 혈압약 없이 혈압이 잘 조절된 상태로 외래 추적 관찰 중이다.

도움말

기능성 부신경절종은 부신외 chromaffin 조직에서 발생하여 카테콜아민을 생성하는 드문 종양이다. 부신경절종은 카테콜아민을 분비하는 종양의 약 10%을 차지한다. 카테콜아민은 관동맥의 수축과 심근의 산소 요구량을 증가시킴으로써 심근에 손상을 일으킨다. 외국과 국내에서 급성 관상동맥증후군으로 오인된 부신내 갈색세포종의 보고가 있지만 드물며 국내에는 부신외 갈색세포종인 기능성 부신경절종이 급성 관상동맥증후군과 유사한 양상으로 발현된 보고가 없었다.

이에 저자들은 급성 관상동맥증후군에서 볼수 있는 흉통, 심장효소의 증가와 허혈성 심전도의 소견을 보인 환자에서 부신외 부신경절종을 진단하여 치료후, 모든 증상이 호전된 증례를 경험하여 보고하는 바이다.

참고 문헌

1. 서백종, 장기육, 윤인재, 이상준, 박선숙, 박종현, 오용석, 안유배, 강무일, 차봉연, 이광우, 손호영, 강성구: 급성 심근경색증을 동반한 갈색세포종 1예. 대한내분비학회지 12:655-660, 1997
2. Abildskov JA: Adrenergic effects on the QT interval of the electrocardiogram. Am Heart J 92:210-216, 1976
3. Goldbaum TS, Henochowicz S, Mustafa M, Blunda M, Lindsay J Jr: Pheochromocytoma presenting with prinzmetal's angina. Am J Med 81:921-922, 1986

4. Shub C, Cueto-Garcia L, Sheps SG: Echocardiographic fingings in pheochromocytoma. Am J cardiol 57:971-975, 1986
5. Stenstrom G, Swedberg K: QRS amplitudes, QTc intervals and ECG abnormalities in pheochromocytoma patients before, during and after treatment. Acta Med Scand 224:231-235, 1988
6. Hass GJ, Tzagournis M, Boudoulas H: Pheochromocytoma: Catecholamine-mediated electrocardiographic changes mimicking ischemia. Am Heart J 116:1363-1365, 1988
7. Raymond KW, Alex FA, Gilbert HD: Extraadrenal pheochromocytoma. J Urol 147:1-10, 1992
8. O'Riordain DS, Young WF Jr Grant CS, J. Aidan Carney, Jon A. van Heerden: Clinical Spectrum and Outcome of Functional Extraadrenal Paraganglioma. World J Surg 20:916- 922, 1996
9. Baratella MC, Menti L, Angelini A, Daliento L: An unusual case of myocarditis Int J Cardiol 65:305-10, 1998
10. Liao WB, Liu CF, Chiang CW, Kung CT, Lee CW: Cardiovascular manifestations of pheochromocytoma. Am J Emerg Med. 18:622-5, 2000
11. Truley AJ, Hunter S, et al.: A cardiac Paraganglioma preseuting with atypical chest pain. Eur J cardio thorac Surg 28(2):352-4, 2005

표1. 수술 전후의 24시간 소변 VMA, Metanephrine, Catecholamine과 혈장 Catecholamine

	before	operation	Reference range
24hr urine Vanillymandelic acid	39.0	3.5	1~5mg/day
24hr urine Metanephrine	1.2	0.6	0.2~1.2mg/day
24hr urine Epinephrine	65.7	3.9	1.2~20μg/day
24hr urine Norepinephrine	179.3	16.7	15~80μug/day
plasma Epinephrine	147.6	0.11	0.04~0.2ng/mL
plasma Norepinephrine	337.2	0.29	0.07~0.4ng/mL

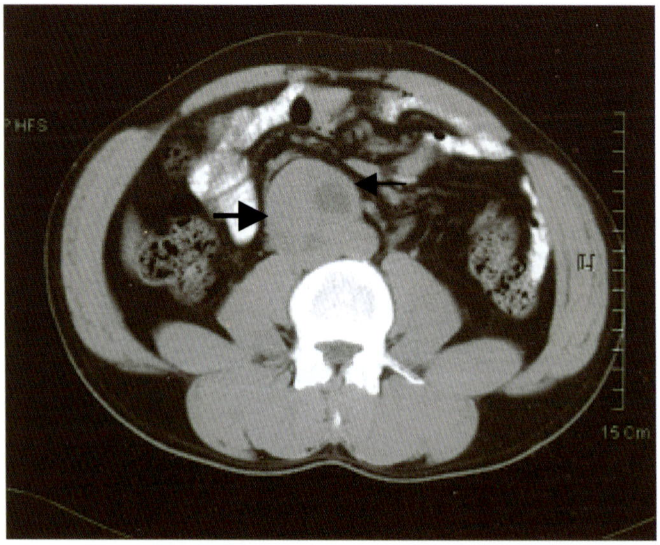

그림 1. 복부 전산화 단층 촬영에서 크기가 6×6cm 의 종양이 후복벽에 있는 소견을 보임.

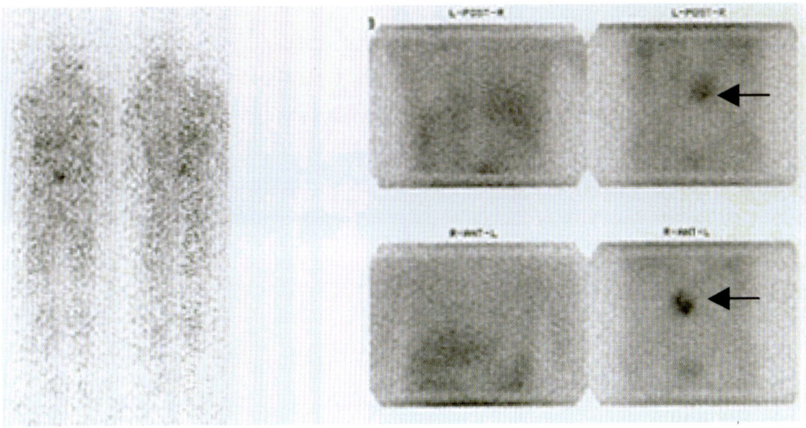

그림 2. I[131] MIBG 스캔에서 상복부 중앙에 양성소견을 보임.

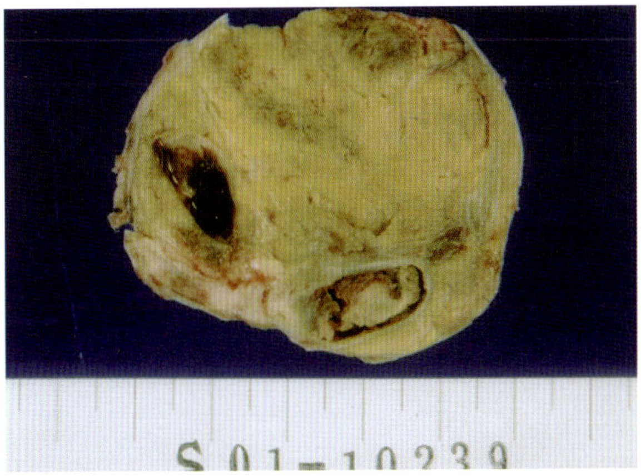

그림 3. 부신경절종의 단면소견에서 다발성 괴사와 출혈 소견을 보임.

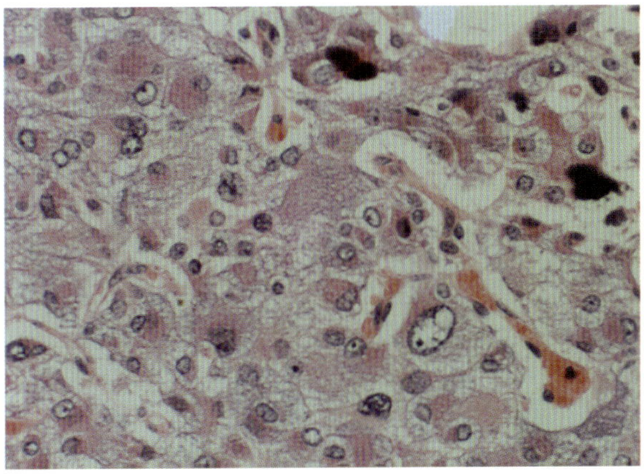

그림 4. 종양 조직은 섬유혈관 기질에 의해 둘러싸여진 여러 세포덩어리로 구성되어 있으며 종양세포들은 다양한 크기와 모양을 이루며 작은 과립형태의 양염기성 세포질을 가지고 있는 소견을 보임 (H&E stain ×200).

09 전신성 홍반성 루푸스 및 항인지질 항체 증후군에 동반된 부신기능저하증

병력

25세 여자 환자가 10일 전 치주농양배액술을 시행 받은 후 갑자기 전신 피로감, 오심 및 구토를 동반한 미만성 복통이 발생하여 인근 병원에서 시행한 복부 전산화단층촬영에서 부신 출혈과 장간막 동맥 폐색이 의심되어 내원하였다. 환자 과거력상 무통성 구강 궤양이 자주 발생한 적이 있었다고 한다.

진찰 소견

혈압 90/60mmHg, 맥박수 분당 80회, 호흡수 분당 18회, 체온 36.3℃이었고 급성 병색을 나타내었다. 결막은 창백하였고 혀에 궤양이 관찰되었으나 통증은 없었으며 뺨의 나비모양 발진이나 원판모양 발진, 광과민성은 없었다. 촉진되는 림프절 종대는 없었다. 흉부 청진시 심음과 폐음은 정상이었으나 복부 촉진시 양측 측부의 압통이 있었다. 사지 관절의 압통이나 종창 등은 없었다.

검사 소견

(1) 일반 검사

백혈구 11,400/mm^3 (중성구 85%, 림프구 6.4%), 혈색소 11.0g/dL, 혈소판 149,000/mm^3이었다. AST 23IU/L, ALT 17IU/L, 총단백 5.8g/dL, 알부민 2.8g/dL, 콜레스테롤 137mg/dL, BUN 12mg/dL, 크레아티닌 1.0 mg/dL이었다. Na 130.6mEq/L, K 3.1mEq/L.

(2) 내분비 검사

무기질코르티코이드에 대한 검사는 시행하지 못하였다. 소변검사에서 요단백이나 세포 원주는 없었다. 오전 7시에 측정한 혈중 ACTH와 코티솔은 각각 138.8 pg/mL(정상 10~60), 4.8μg/dL(정상 5~25)이었고 오후 4시에는 각각 40.3pg/mL, 4.7μg/dL이었다. ACTH 급속 자극검사는 시행하지 못하였다.

(3) 방사선 검사

단순 복부방사선검사에서 경한 장폐색 소견을 보였고 복부 전산화단층촬영과 복부 자기공명영상촬영에서 양측 부신 출혈 소견이 관찰되었고 장간막 동맥 폐색은 없었다(그림 1, 2). 단순 흉부방사선검사에서 우측 갈비척추각의 소실이 의심되어 흉부 전산화단층촬영을 시행하였고 우측 늑막 삼출이 관찰되었다.

(4) 기타 검사

프로트롬빈 시간은 16.8초(정상 11.0~14.1), 부분 트롬보플라스틴 시간은 82.7초(정상 30~44)로 연장되어 혼합검사(mixing test)를 시행하였다. 정상 혈장을 첨가하였음에도 불구하고 부분 트롬보플라스틴 시간이 교정되지 않아서 원인을 감별하기 위해서 면역학적 검사를 시행하였다. 항핵 항체는 1:640(homogeneous type) 양성이었고 항 dsDNA 항체 83IU/mL(정상 0~25), anticardiolipin 항체(IgG) 양성, lupus anticoagulant 양성이었다. 항Lo 및 항La 항체 양성이었으나 항Sm 항체, 항RNP 항체, 류마티스 인자 및 VDRL은 음성이었다. 혈중 C3 70.2mg/dL(정상 50~90), C4 29.2mg/dL (정상 10~40)이었고, 적혈구 침강속도는 120mm/hr (정상 0~10)이었으며 C-반응성 단백 0.191mg/dL(정상 0~0.5)이었다. Coombs' test의 간접형은 음성이었고 직접형은 양성이었으나 Ig G, Ig M, Ig A, C3에 대해서는 모두 음성이었다. 말초 혈액도말검사에서 망상적혈구수는 정상이었고 둥근적혈구 (spherocyte) 등은 관찰되지 않았다.

경과

전신성 홍반성 루푸스와 동반된 항인지질 항체 증후군에 의한 부신 출혈 및 부신기능저하증으로 진단하여 하이드로코티손 정맥주사요법을 시행한 후 프레드니솔론(30mg/일)으로 바꾸어 투여하였으며 현재 임상 증상의 호전과 함께 프레드니솔론 (7.5mg/일)과 하이드로퀴놀론(400mg/일)을 투여하면서 외래에서 추적관찰 중인 상태이다.

도움말

전신성 홍반성 루푸스는 주로 가임기 여성에서 발생하는 자가면역질환으로 신체의 여러 장기를 침범하므로 임상 경과가 다양하게 나타나는데 항인지질 항체 증후군을 동반하기도 한다. 항인지질 항체 증후군은 lupus anticoagulant, anticardiolipin antibody와 같은 항인지질 항체의 존재 하에서 정맥 또는 동맥 혈전증, 반복적 유산, 심장판막부전, 뇌색전증, 혈소판 감소증, 그물울혈반(livedoreticularis) 등을 특징으로 하는 질환이며 드물게 부신 출혈이 나타날 수 있다.

참고 문헌

1. Carette S, Jobin F: Acute adrenal inssufficiency as a manifestation of the anticardiolipin syndrome? Ann Rheum Dis 48:430-431, 1989
2. Asherson RA, Hughes GR: Recurrent deep vein thrombosis and Addison`s disease in primary antiphospholipid syndrome. J Rheumatol 16:378-380, 1989
3. Love PE, Santoro SA: Antiphopholipid antibodies: Anticardiolipin and the lupus anticiagulant in systemic lupus erythematosus(SLE) and in nonSLE disorder. Ann Intern Med 112:682-698, 1990
4. McCroskey RD, Phillips A, Mott F, Williams EC: Antiphospholipid antibodies and adrenal hemorrhage. Am J Hematol 36:60-62, 1991
5. Vianna JL, Haga HJ, Tripathi P, Cervera R, Khamashta MA, Hughes GRV: Reassessing the status of antiphopholipid syndrome in systemic lupus erythematosus. Ann Rheum Dis 51:160-161, 1992
6. Asherson RA: The catastrophic antiphopholipid syndrome. J Rheumatol 19:508-512, 1992
7. Hughes GRV: The antiphopholipid syndrome: Ten years on. Lancet 342:341-344, 1993
8. Caron P, Chabannier MH, Cambus JP, Fortenfant F, Otal P, Suc JM: Definitive adrenal insufficiency due to bilateral adrenal hemorrhage and primary antiphospholipid syndrome. J Clin Endocrinol and Metab 83:1437-1439, 1998
9. Fujishima N, Komatsuda A, et al. Adrenal insufficiency complicated with Antiphospholipid syndrome Intern. Med:45(16)963-6, 2006

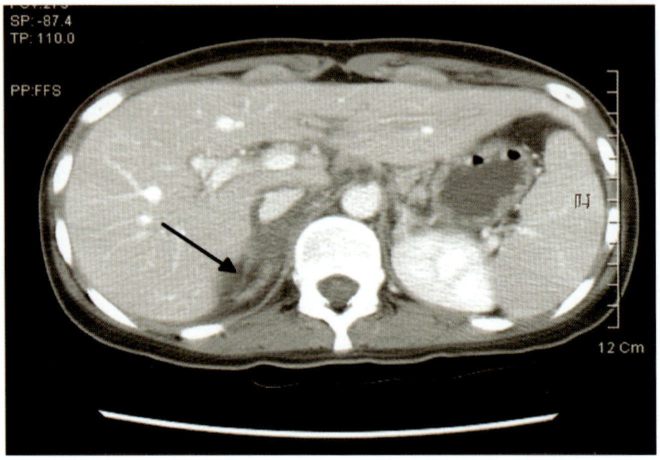

그림 1. 복부 컴퓨터 단층 촬영상에서 양측 부신은 커져 있고 부신에서 앞과 뒤부분 중에서 앞부분이 조영증강이 일어나지 않는 소견을 보여 양측 부신 출혈소견과 일치함.

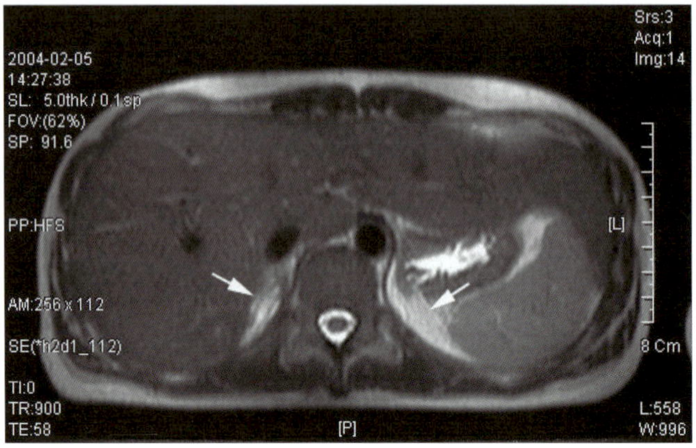

그림 2. T2 자기 공명 영상에서 양측 부신이 불규칙하게 조영 증강을 보여 양측 부신 출혈에 합당한 소견임.

memo

10 무증상의 만성 부신피질기능저하증 환자에서 Ebstein-Barr Virus 감염으로 인해 발생한 양측 부신의 출혈성 경색에 의한 급성 부신피질기능저하증

병력

42세 남자가 2개월 전부터 특별한 외상, 투약의 병력이 없이 피로감, 전신무력감이 있어 내원 1개월 전 모 대학병원에서 시행한 검사상 특이 소견이 없었으나 증상이 지속되고 체중감소와 오심, 구토가 발생하여 내원하였다. 과거력 및 가족력상 특이 소견 없었다.

진찰 소견

내원 당시 혈압은 90/50mmHg, 맥박 분당 95회, 호흡수 분당 20회, 체온 37.4℃ 였으며, 전신 상태는 급성 병색을 보였고, 얼굴, 손, 발, 혀 등에는 색소 침착이 저명하였다(그림 1). 공막에 황달 등은 관찰되지 않았고 경부 림프절은 촉지되지 않았으며 호흡음과 심음은 정상이었고, 복부 진찰소견상 장음은 정상이었고 비장이 만져졌다.

검사 소견

(1) 일반 검사

말초혈액검사에서 백혈구 2,800/L(호중구 37.1%, 림프구 42%, 단핵구 17.4%, 호산구 2.1%, 염기구 1.4%), 혈색소 9.8g/dL, 혈소판 239,000/L, AST 165.3U/L, ALT 89.3U/L, 혈청 나트륨 125mEq/L, 칼륨 5.2mEq/L, 알부민 3.5g/dL, PT/PTT 13.3/46.1초, HIV 항체 음성, HBs 항원/항체는 음성/양성, HCV 항체 음성이었다.

(2) 내분비 검사

혈청 ACTH는 874pg/mL(오전 9시), 혈청 코르티솔 1g/dL(오전 9시) 이하였고, 급속 ACTH 자극 검사상 0, 30, 60분에 혈청 코르티솔치가 모두 1.0g/dL 이하, 알도스테론치는 1.0pg/mL로 나타났다.

(3) 방사선 검사

내원 당시 시행한 단순 흉부 방사선 촬영소견은 정상이었으며, 복부 초음파검사상 만성 간질환 및 경도의 비장 비대 소견을 보였다. 20일 뒤 추적검사한 복부 전산화단층촬영소견으로는 처음에 보이지 않았던 양측 부신의 크기가 증가된 소견을 보였다(그림 2).

(4) 기타 검사

부신피질 자가 항체는 음성이었다. antineutrophil cytoplasmic antibody (ANCA) 음성, anti-smooth muscle 항체 음성, anti-Liver-Kidney-Microsomal(LKM)-1 항체 음성 등이었으며. Ebstein-Barr virus IgM 항체 16AU/mL (정상치: 0~8), IgG 항체 200AU/mL(정상치: 0~8), CMV IgM 항체 음성, IgG 항체 양성소견을 보였다. 결핵균에 대한 중합효소 연쇄반응(polymerase chain reaction, 이하 PCR) 결과는 정상이었다(그림 5).

(5) 병리 조직 검사

간조직 검사상 초점성문맥섬유화 소견을 보였으나 진단적 가치는 없었다. 경간 부신 조직 검사소견에 부신에 출혈성 경색 소견을 보였고(그림. 3), EBV에 대한 단클론 항체로 염색해 본 결과 양성소견을 보였다(그림. 4). 혈액 배양 검사로 균은 동정되지 않았고, 골수조직검사는 정상소견을 보였다

경과

저자들은 기존에 발견되지 않은 부신피질기능저하증이 있던 환자에서 EBV감염으로 인해 부신의 출혈성 경색을 일으키고, 이것이 급성 부신피질기능저하증을 유발한 것으로 진단하고 하이드로코르티손 주사 후 증상, 이학적 소견 및 검사실 소견이 호전되었으며 현재 경구용 하이드로코르티손 및 플루드로코르티손 보충요법을 하면서 경과 관찰 중이다.

도움말

부신피질기능저하증은 부신피질의 파괴에 의해 발생하는 일차성과 뇌하수체에서 혈청 부신피질자극 호르몬(이하 ACTH)의 분비장애에 의해 발생하는 이차성으로 구분할 수 있다. 일차성 부신피질기능저하증은 1855년 Thomas Addison에 의해 처음으로 기술된 일차적 부신피질의 파괴에 의해 전반적인 부신 기능저하 증상을 특징으로 하는 질환이다.

일차성 부신피질기능저하증은 혈청 코르티솔과 알도스테론치가 낮고 혈청 ACTH가 높으며 피부에 색소침착이 저명한 것이 이차성과 구분되는 점이다. 일차성 부신피질기능저하증의 원인으로 자가 면역기전이나 부신 결핵이 흔하고 진균감염, 후천성 면역결핍증(AIDS), 전이성 암, 그리고 항 인지질 증후군 또는 항응고제 투여에 의한 부신의 출혈 및 경색 등을 들 수 있다. 임상 증상과 징후로는 전신무력감, 식욕부진, 피로감, 체중감소, 과다한 색소침착, 오심, 복통, 기립성 저혈압, 저혈당, 전해질 장애 등이 올 수 있고, 심하면 탈수, 저혈압, 의식장애 및 쇽이 동반될 수 있다. 또 일차성 부신피질기능저하증은 90% 이상 부신의 파괴가 있어야 나타나기 때문에 늦게 발견되는 경우가 많고 외상, 외과적 스트레스 및 중증 감염 등에 의해 급성 부신피질기능저하증으로 나타나기도 한다.

참고 문헌

1. 김길우, 전우류, 채종찬, 정인교, 이만호, 이상종: Addison씨 병의 1예. 대한내분비학회지 2:45-50, 1986
2. 성상규, 권용준, 이범우, 김두만, 유형준: 한국의 Addison씨 병 20예에 대한 임상적 고찰. 대한내분비학회지 2:189-193, 1987
3. 안석주, 강무일, 홍관수, 차봉연, 이광우, 손호영, 강성구: Addison씨 병 1예. 대한내분비학회지 4: 66-71, 1989
4. Rao RH, Vagnucci AH, Amico JA: Bilateral massive adrenal hemorrhage: early recognition and treatment. Ann Intern Med 110:227-235, 1989
5. Keljo DJ, Wquires RH: Jr. Just in time. N Engl J Med 334:46-48, 1996
6. Joly M. Lofebvre H, Kuhn JM: [Adrenal insufficiency]. Rev Prat 48:724-730, 1998
7. Betterie C, Volpato M, Pedini B, Chen S, Rees Smith B, Furmaniak J: Adrenal-cortex autoantibodies and steroid-producing cells autoantibodies in patient with Addison's disease; comparison of immunofluorescence and immunoprecipitation assays. J Clin Endocrinol Metab 84:618-622, 1999
8. Blanc PL, Forelc, et al.: Acute adrenal in sufficiency during unilateral adrenal hemorrhage secondary to the antiphospholipid syndrome. Rev Med Interne Aug 8: 2006
9. Abroug F. etal Adrenal insufficieucy in severe West Nile Virus infection. intensive care Med Aug:2, 2006

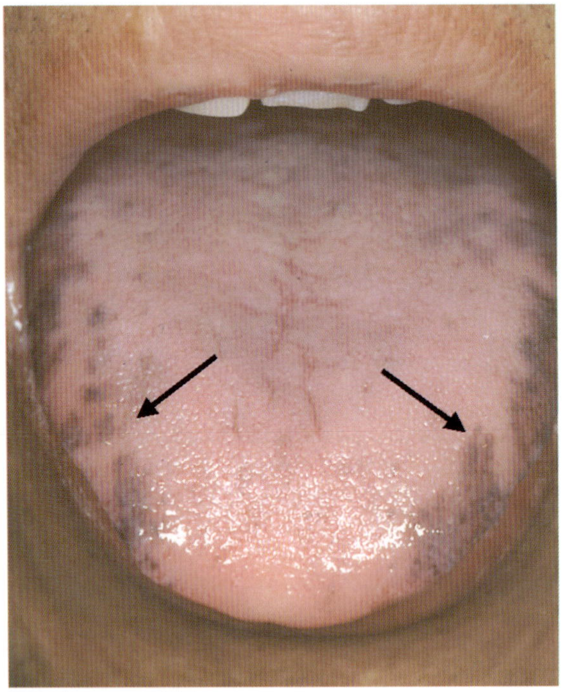

그림 1. 환자의 혀에 과도한 색소 침착 소견이 관찰됨.

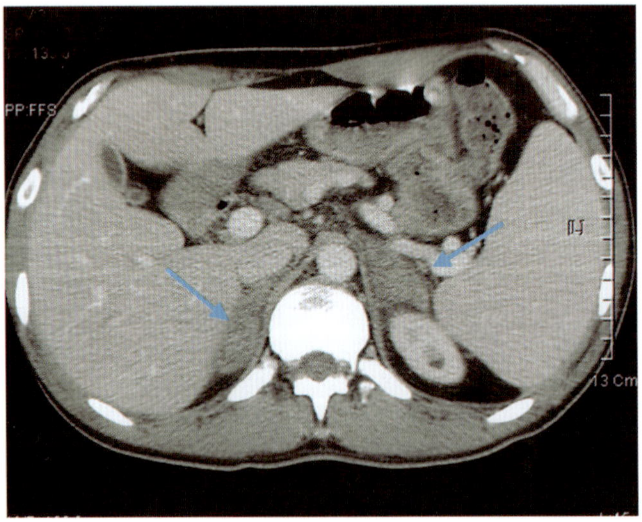

그림 2. 복부 컴퓨터 단층 촬영에서 양측 부신의 크기가 증가된 소견이 관찰됨.

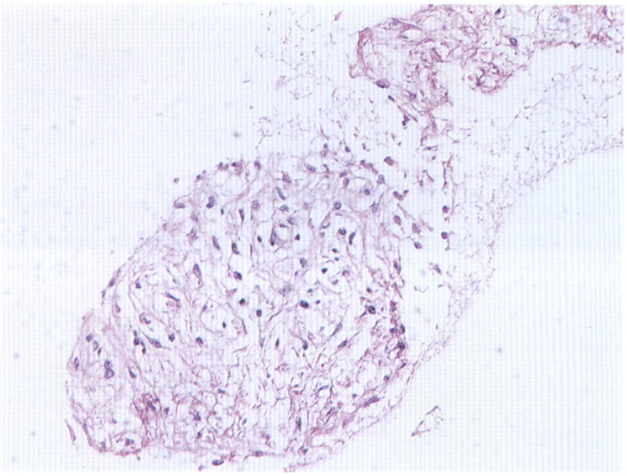

그림 3. 부신 세침 검사에서 출혈성 경색 및 육아조직 형성 소견을 보임(H&E 염색, ×200).

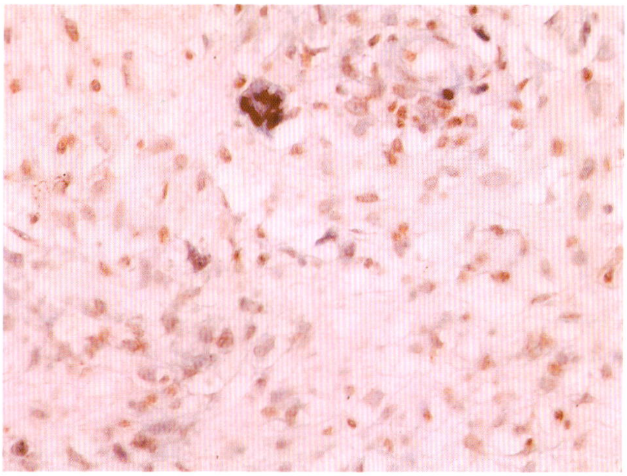

그림 4. Estein-Barr 핵산 항원 단클론 항체에 대한 면역화학 염색이 부신 육아조직의 임파구에 염색되는 소견을 보임(×400).

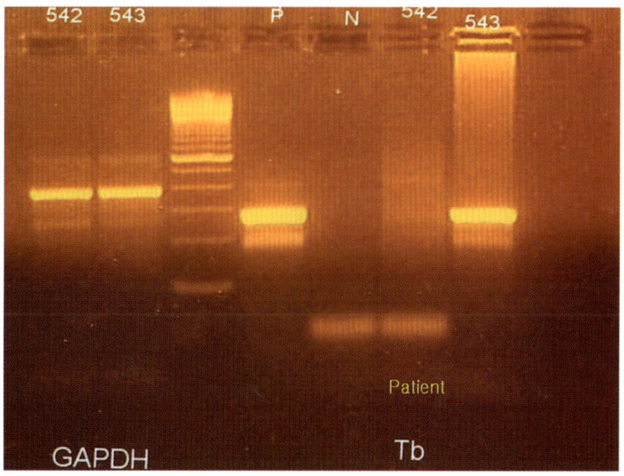

그림 5. 결핵에 대한 중합효소반응에서는 음성을 보임.

11 알도스테론 분비선종에서 편측 부신 제거술 후 발생한 일과성 저레닌성 저알도스테론증

병력

50세 여자가 양측 상하지의 쇠약감을 주소로 내원하였다. 환자는 5년 전부터 3가지 이상의 혈압약을 복용하였으나 내원시 혈압 160/90mmHg로 잘 조절되지 않았고 내원 1년 전부터 간헐적으로 양하지 근무력증이 있다가 내원 2개월 전부터 증상이 악화되어 2004년 5월 3일 재활의학과를 방문하였다가 내과로 전과되었으며 과거력및 가족력상 특이사항 없었다.

진찰 소견

내원 당시 혈압은 160/90mmHg, 맥박은 분당 85회, 신장은 156cm이었고 체중은 47Kg으로 체질량지수는 19.2Kg/m^{2}이었다. 양하지의 쇠약감과 근력 약화가 있었고, 심부 건반사는 양쪽 상하지 모두 정상이었으며 기타 신경학적 이상 소견은 없었다.

검사 소견

(1) 일반 검사

말초혈액 검사상 Hb 12.0g/dL, Hct 33.9%, 소변검사와 간기능 검사는 정상이었다. BUN 12 mg/dL, Cr 0.6mg/dL, calcium 9.5mg/dL, phosphorus 3.6 mg/dL였으며 , 혈청 전해질 검사상 Na 146mmol/L, K 2.3 mmol/L, Cl 89mmol/L로 심한 저칼륨혈증을 보였지만 24시간 소변의 칼륨양은 23.4mmol/day로 혈청 칼륨치를 고려할 때 상대적으로 소변 내 칼륨배설은 증가해 있었다. 심전도 소견 역시 심한 저칼륨혈증에 합당한 U-wave 소견을 보였다(그림 1). 동맥혈 가스 검사에서는 pH 7.50, $PaCO_2$ 45mmHg, PaO_2 85mmHg, HCO_3 32mmHg로 대사성 알칼리혈증에 합당한 소견을 보였다.

(2) 내분비 검사

무작위로 채혈한 검체에서 혈중 갑상선자극호르몬 농도는 2.4mU/L였고, 코티솔 농도는 10 μg/dL로 모두 정상 범위 안에 있었으며, 무작위로 채혈한 검체에서 혈장 레닌 활성도와 혈청 알도스테론은 각각 0.3ng/mL/hr, 645pgm/mL로 일차성 고알도스테론증이 의심되었다. 입원 후 시행한 Furosemide 자극검사에서 혈청 내 알도스테론 기저치는 800pg/mL 이상으로 크게 증가해 있었고, 혈장 내 레닌 활성도의 기저치는 0.33ng/mL/hr로 감소돼 있었다. Furosemide 40mg을 정주하고 2시간 동안 걸어 다니게 한 후 측정한 혈청 내 알도스테론 자극치는 687 pg/mL로 기저치보다 오히려 약간 감소했으며, 혈장 레닌 활성도의 자극치도 0.64ng/mL/hr로 여전히 감소된 결과를 보여 알도스테론 분비선종에 합당한 소견을 보였다(표 1).

(3) 방사선 검사

복부 전산화 단층 촬영에서도 오른쪽 부신에 양성 선종으로 의심되는 0.9×1.5cm크기의 종괴가 발견되었다(그림. 2-A, B).

(4) 병리 조직 검사

수술후에 병리학적 진단은 부신피질선종이었다(그림. 3-A, B)

경과

환자는 우측 부신선종에 의한 원발성 고알도스테론증 진단 하에 Spironolactone 50mg/day, 및 Losartan 75mg, Nifedipine 33mg/day, 및 potassium supplement를 수술 전 1개월 간 투여하여 혈압 140/80mmHg, K 4.5mmol/L를 보였고 비뇨기과로 전과되어 Lateral transperitoneal approach로 우측 부신에 대해 복강경하 부신절제술을 시행하였다. 환자는 수술 후 별문제 없이 퇴원하였으나 수술 10일 후 외래에서 측정한 혈압이 혈압약을 복용하지 않은 상태에서 150/90mmHg를 보였고 혈청 내 K은 6.4mmol/L로 증가되어 있었다. 당시 혈장 레닌 활성도는 0.4ng/mL/hr로 여전히 낮아져 있었고 혈청 알도스테론은 40pg/mL로 감소돼 있어서 혈압이 조금 높긴 하였지만, 수술 후 일시적으로 생긴 저레닌성 저알도스테론증으로 생각하였다(표 1). 칼륨 교환수지인 calcium polystyrene sulfonate(Kalimate®)를 투여하여 수술 후 21일째는 K 5.0mmol/L로 낮아졌으나, Kalimate® 복용을 중단한 후에는 다시 K 6.1mmol/L 로 높아져, 수술 후 40일째부터 mineralocorticoid 제제인 Fludrocortisone 0.1mg/day을 투여하였고, 수술 후 2개월째에는 혈청 K 4.5mmol/L, 혈압은 혈압약을 복용하지 않고 155/105mmHg를 보였다. 환자의 혈압이 높은 이유는 수술로 인해 알도스테론이 감소했더라도, 오랜 기간에 걸쳐 고혈압이 있었기 때문에 혈관 경직도가 증가하였거나 원래부터 원발성 고혈압이 있었던 것으로 생각하였다. 수술 후 70일 째 시행한 Furosemide 자극검사 상에서 혈장 레닌 활성도는 기저치 1.6ng/mL/hr, 2시간 후 5.6ng/mL/hr로 정상적인 반응을 보였고 혈청 알도스테론도 기저치 180pg/mL, 2시간 후 315pg/mL 로 정상에 가까운 반응을 보여 수술 후 생긴 고칼륨혈증은 일시적인 저레닌성 저알도스테론증 때문인 것으로 생각되었다(표 1). 환자는 현재 혈압조절을 위해 칼슘길항제 Lacidipine 2mg/day, 이뇨제 Hydrochlorothiazide 12.5mg/day 만 복용하고 있으며, 혈압과 혈청 칼륨치는 정상을 유지하고 있는 상태로 특별한 문제 없이 외래 추적관찰 중이다.

도움말

원발성 알도스테론증은 사구층에서 생긴 선종(드물게 암종) 또는 증식증에 의해 비정상적으로 알도스테론 생성이 증가하여 나트륨 저류에 의한 고혈압과 고알도스테론증에 의한 저칼륨혈증을 보이는 질환이다. 이 중 편측성 알도스테론 분비 선종이 전체 원인의 60% 정도를 차지하며 편측 부신선종 제거술을 할 경우 거의 대부분에서 저칼륨혈증이 교정되고 60~80%에서 고혈압이 정상으로 회복된다. 편측 부신선종 절제술을 받은 37명을 대상으로 한 전향적 연구에서 Gordon 등은 수술 후 2년까지 혈관 내 용적이 감소하고 혈청 알도스테론 수치가 낮아지고 혈장 레닌 활성도는 증가함을 보고하였고, 33명 중 5명이 1년 후에도 저혈압을 보였고, 29명중 2명은 2년 후에도 저혈압을 보였는데 이는 부신 절제로 인해 코티솔과 알도스테론 등의 부신피질 호르몬과 아드레날린의 분비가 감소하였기 때문이라고 하였다.

참고 문헌

1. 조광호, 박성광, 백홍선, 강성귀 : Hyporeninemic hypoaldosteronism 3례. 대한신장학회지. 5(1):78-80, 1986
2. 정영숙, 우재순, 신용운, 정민화, 김기수 : Klinefelter 증후군환자에서 알도스테론 분비선종 제거 후 발생한 저레닌성 저알도스테론증 1예. 대한내과학회지 39(6):835-40, 1990
3. Grandberg PO, Adamson U, Chon KH, Hamburger H, Lins PE: The management of patients with primary aldosteronism. World J Surg 6:757-762, 1982
4. Groth H, Vetter H, Stimpel M, Greminger P, Tenschert W, Klaiber E, Vetter H: Adrenalectomy in primary aldosteronism: A long-term follow-up study. Cardiology 72:107-112, 1985
5. Lim RC Jr, Nakayama DK, Biglieri EG, Schambelan M, Hunt TK: Primary aldosteronism: changing

concepts in diagnosis and management. Am J surg 152: 116-121,1986

6. Bravo EL, Fouad-Tarazi FM, Tarazi RC, Pohl M, Gifford RW, Vidt DG: Clinical implications of primary aldosteronism with resistant hypertension. Hypertension 11:207-211, 1988
7. Gordon R, Hawkins P, Hamlet S, Tunny T, Klemm S, Bachmann A, Finn W: Reduced adrenal secretory mass after unilateral adrenalectomy for aldosterone-producing adenoma may explain unexpected incidence of hypotension. J Hypertens 6:210-211, 1989
8. Irony I, Kater CE, Biglieri EG, Shackleton CH: Correc Table subsets of primary aldosteronism: Primary adrenal hyperplasia and renin responsive adenoma. Am J Hypertens 3:576-582,1990
9. Favia G, Lumachi F, Scarpa V, D'Amico DF: Adrenalectomy in primary aldosteronism: a long-term follow-up study in 52 patients. World J Surg 16:683-684, 1992
10. Gadallah MF, Kayyas Y, Boules F: Reversible suppression of the renin-aldosterone axis after unilateral adrenalectomy for adrenal adenoma. Am J Kidney Dis 32:160-163, 1998
11. Williams GH, Dluhy RG: Disorders of the adrenal cortx. Harrison's principles of internal medicine 16th edition, pp2144-2145, Philadelphia, McGraw-Hill's, 2004

표 1. 수술 전후에 라식스 자극검사 결과

	Preop.		Posop.7th day	Postop. 70th day	
	Basal	Stimulation	Basal	Basal	Stimulation
PRA (ng/mL/hr)	0.33	0.64	0.4	1.6	5.6
	(1.02±0.34)	(2.47±2.23)	(1.02±0.34)	(1.02±0.34)	(2.47±2.23)
Aldosterone (pg/mL)	>800	687	40	180	315
	(122±72)	(216±122)	(122±72)	(122±72)	(216±122)

Reference values are indicated in parentheses. PRA: plasma rennin activity

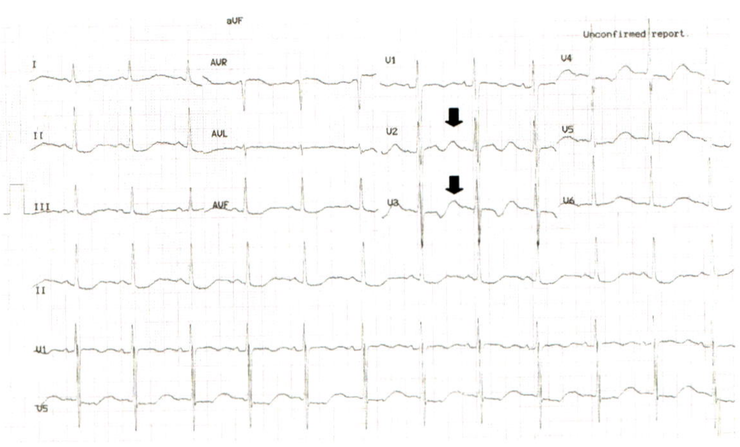

그림 1. 심전도에서 저칼륨 혈증시에 보이는 U-wave (V2, V3) 소견을 보임.

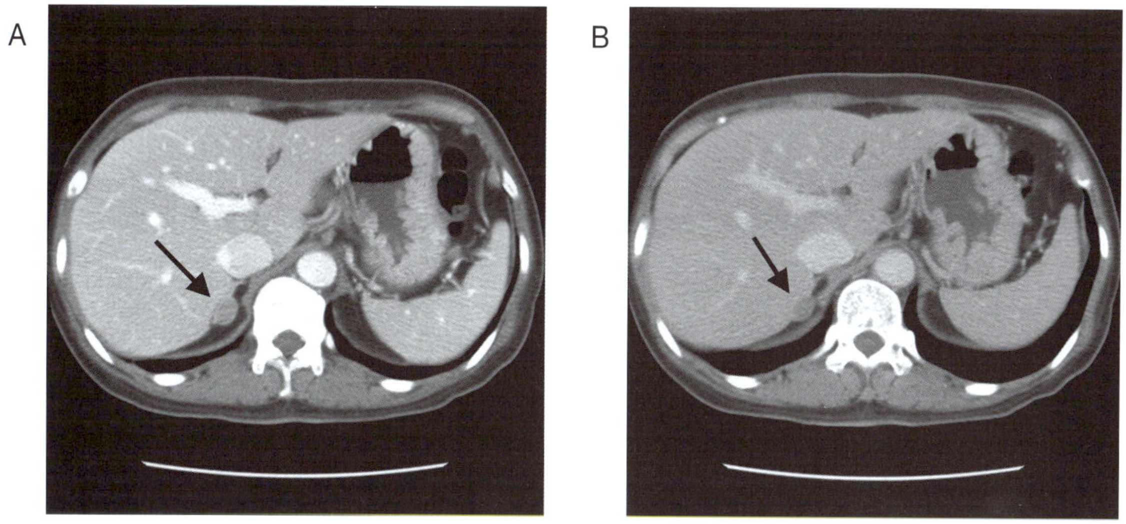

그림 2. A. 조영 증강 및 (A) 조영 증강 후에 (B) 복부 전산 단층 영상에서 우측 부신에 종양이 보인다. B. 우측 부신은 두 영상에서 중등도로 조영 증가가 보이며 크기는 1×1cm이며 균등한 소견을 보임.

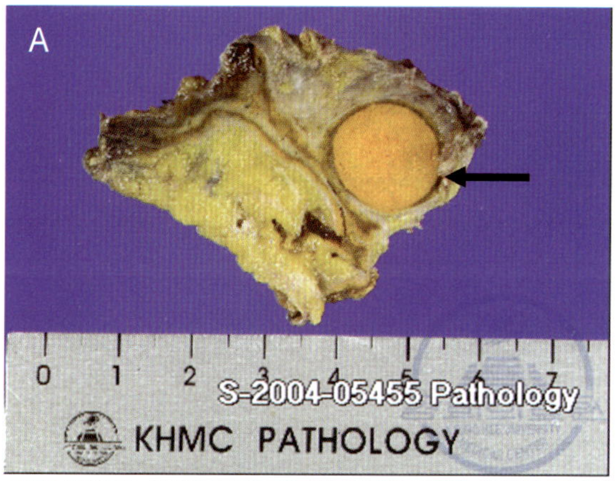

그림 3 (A)육안 소견에서 둥근 형태의 황금색 색깔을 띤 부신 선종의 모양을 띠고 있으며, 크기는 직경이 약 1 cm 많은 지질을 함유하고 있으며 주위에는 신장주위 지방 조직을 나타내고 있는 소견임.

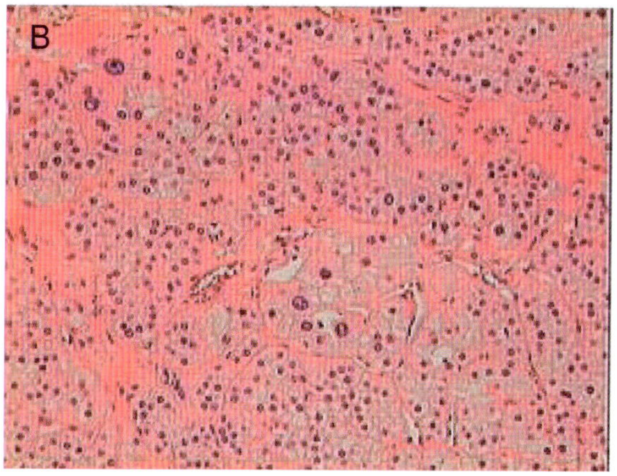

그림 3 (B)안 소견에서 부신 선종은 지질을 많이 함유하고 있는 선명하고 크기가 큰 세포로 구성된 소견임.

12 쿠싱증후군과 원발성 알도스테론증을 동반한 부신피질선암

병력

75세 여자 환자가 요통 및 좌측 옆구리통증을 주소로 내원하였다. 환자는 약 5개월 전부터 지속적인 요통과 좌측 옆구리 통증이 있었으며 1개월 전부터 개인병원에서 골다공증 및 요추 압박골절 진단 하에 입원하여 치료하였으나 증상 호전되지 않고 최근 10여 일간 통증이 악화되어 본원으로 전원되었다. 과거력에서 10년 전 고혈압을 진단 받은 후 보건소에서 지속적인 투약을 하고 있는 상태였으며 1년 전 당뇨병 진단 후 간헐적으로 경구용 혈당강하제를 투여하고 있었으며 가족력에서 특이 사항 없었다.

진찰 소견

환자의 키는 145cm 몸무게는 51kg 이었으며, 내원당시 혈압은 150/90mmHg, 맥박은 80회/분, 호흡은 20회/분, 체온은 36.5℃였다. 월상안과 복부 비만이 인지되었으며 피부는 얇고 다양한 크기의 피하 출혈반과 자반이 관찰되었으며, 조모증과 피부의 색소 침착은 관찰되지 않았다. 양측 다리에는 함요 부종이 있었으며 좌상복부에 손바닥 크기의 단단한 종괴가 촉지 되었으며 압통이 있었다.

검사 소견

(1) 일반 검사

입원 당시 시행한 말초 혈액 검사 상 혈색소 10.8g/dL, 혈소판 259,000/mm^3, 백혈구 9,060 /mm^3(중성구 80.8%) 였으며 생화학 검사에서 AST 46 IU/L, ALT 26 IU/L, LDH 1082 IU/L, 요소질소 20 mg/dL, 크레아티닌 0.8 mg/dL, 공복혈당은 182 g/dL였다. 혈청전해질검사에서 Na 146mEq/L, K 2.1 mEq/L, Cl 95 mEq/L으로 저칼륨혈증을 보였다.

(2) 내분비 검사

코르티솔은 7시 18ug/dL, 16시 18.7ug/dL, 23시 17.9 ug/dL로 일중 변이가 소실되었으며 ACTH는 4.3 pg/mL(정상 9~52)이었다. 24시간 소변 코르티솔은 218ug/day(정상 20~90), 17-KS는 7.55mg/day(정상 6~17), 17-OHCS는 7.86mg/day(정상 2~10)였다. 1일 덱사메타손 억제검사와 저용량 및 고용량 덱사메타손 억제 후 코르티솔 농도는 각각 24.5ug/dL, 19.5 ug/dL, 35.4ug/dL로 억제되지 않았다. 24시간 소변의 VMA는 5.18mg/day(정상 〈8), metanephrine은 0.166 mg/day(정상 〈1.3), catecholamine은 0.6ug/day(정상 〈20)였다. 혈장 DHEA-s는 386ng/mL(정상 350~ 4300), 테스토스테론은 0.20ng/mL(정상 〈1)이었으며 에스트라디올은 25.34 pg/ml (정상 20-60)이었다. 1시간 이상 누워 있는 상태에서 측정한 혈장 레닌 활성도는 0.51 ng/ml/hr(정상: 앙와위 0.3~3) 알도스테론은 46.4 ng/dL(정상: 앙와위 〈8)이었으며 혈장 레닌 활성도와 알도스테론의 비는 91로 증가되어 원발성 알도스테론증이 동반되어 있음을 시사하였다.

(3) 방사선 검사

단순 흉부 촬영에서는 심비대 이외에는 특이 소견이 없었다. 요추부 단순촬영에서는 제2와 제4 요추의 압박골절과 골다공증을 보였으며 골밀도 검사에서 요추와 대퇴부

모두 T-score가 -3.0 미만의 심한 골다공증 소견을 보였으며 전신골주사에서 8, 9번 흉추, 2번 요추 섭취증가가 관찰되었다(그림 1). 복부 컴퓨터 단층 촬영에서 8.5×9.5cm 크기의 단일 종괴가 췌장미부의 후면, 좌측 부신 영역에 위치하여 비교적 내부가 비균질하게 조영 증강되고 있었고 이 종괴는 좌측 신정맥과 신공동을 침범한 소견이 관찰되었다(그림 2).

(4) 병리 조직 검사

수술 후 육안소견에서 11.0×9.0cm 크기의 출혈과 괴사를 동반한 종괴가 신실질을 침범하고 있었다. 현미경 검사에서 비선형적인 핵을 보유한 다양한 크기의 종양세포들이 관찰되었다(그림 3).

경과

환자는 수술 전처치로 칼륨 보충 및 spironolactone과 losartan을 투여하여 고혈압과 저칼륨혈증을 교정하였으며 부신기능저하증에 대비하여 스테로이드 호르몬 보충을 준비한 후 좌측 부신 및 신적출술 시행하였다. 수술 후 8일 째 코르티솔은 6.77 ug/mL, 알도스테론은 16.0ng/dL, 혈장 레닌 활성도는 0.1ng/mL/hr미만이었으며 좌측 옆구리 통증은 호전 되었다. 이후 하루 mitotan 1g, prednisolone 7.5mg, spironolactone 100mg과 혈압약을 투여하였다. 수술 후 6 개월경에 보행장애 및 요통이 악화되어 재 입원하였으며 척추의 자기공명영상에서 5번 및 7~12번 흉추, 1~5번 요추의 다발성 전이와 간전이가 발견되었다 (그림 4). 통증 치료를 위해 흉요추 부위에 총 360 그레이의 보존적인 방사선 치료를 하였으며 증상이 호전되어 외래 추적관찰 중이다.

도움말

부신피질선암은 매우 드문 종양으로 전 세계적으로 매년 약 백만명 당 1명의 빈도로 나타난다. 여성에서 남성보다 더 흔하며(2.5:1) 평균 발생 연령은 40에서 50세 사이이다. 부신피질선암은 그 해부학적 위치로 인하여 대부분 내분비적 증상의 발현이나 큰 종괴를 형성하기 전에는 조기진단이 어려워 그 예후가 불량하다. 내분비적 임상증상의 유무에 따라 기능성과 비기능성으로 구분하며 약 80% 정도가 기능성 종양이다. 글루코코르티코이드만을 분비하는 종양 (45%)과 글루코코르티코이드와 안드로겐을 동시에 분비하는 종양(45%)이 흔하며 다음으로 안드로겐만을 분비하는 종양(10%)순이다. 알도스테론을 분비하는 종양은 전체의 1% 이하이다. 알도스테론과 글루코코르티코이드를 동시에 분비하는 부신피질선암은 외국에서도 드물게 보고 되었으며 국내에서는 두 가지 호르몬을 동시에 분비하는 부신선종 1예와 글루코코르티코이드와 안드로겐을 분비하면서 이차성 알도스테론증을 동반한 부신피질 선암 1예는 있으나 알도스테론과 글루코코르티코이드를 동시에 분비하는 부실피질 선암은 아직 보고된 바 없다.

저자들은 좌측 옆구리 통증을 주소로 내원한 75세 여자에서 쿠싱증후군을 시사하는 외견소견이 있어 이를 평가하던 중, 쿠싱증후군과 원발성 알도스테론증을 동시에 보이는 부신피질선암 1예를 경험하였기에 문헌고찰과 함께 보고하는 바이다.

참고 문헌

1. 김연종, 김호동, 윤형신, 장진형, 김휜, 임중규, 허진득, 손장신: 이차성 알도스테론증을 동반한 부신피질선암 1예. 대한내분비학회지 7:160-164, 1992

2 현영근, 전희경, 안유배, 박훈준, 이준욱, 채장성, 강성구, 김정수, 김기태, 한승호: 쿠싱증후군과 고알도스테론증이 동반된 부신선종 1예. 대한내과학회지 61:270-275, 2001

3 Didolkar MS, Bescher RA, Elias EG, Moore RH: National hostory of adrenal cortical carcinoma: a clinicopathologic study of 42 patients. Cancer 47:2153-2161, 1981

4. Cohn K, Gottesman L, Brennan M: Adrenocortical carcinoma surgery 100:1170-1177, 1986

5. Luton JP, Cerda S, Billaud L, Thoma G, Guilhaume B, Bertagna X, Laudat MH, Louvel A, Chapuis Y, Blondeau P, Bonnin A, Bricaire H: Clinical feature of adrenocortical carcinoma, prognostic factors, and the effect of mitotane therapy. N Engl J Med 322:1195-1201, 1990
6. Kasperlik-Zaluska AA, Migdalska BM, Zgliczynski S, Makowska AM: Adrenocortical carcinoma: a clinical study and treatment results of 52 patients. Cancer 75:2587-2591, 1995
7. Barzon L, Fallo F, Sonino N, Daniele O, Boscaro M: Adrenocortical carcinoma: experience in 45 patiences. Oncology 54:490-496, 1997
8. Khorram-Manesh A, Ahlman H, Jansson S, Wangberg B, Lindstedt S, Tisell LE: Adrenocortical carcinoma: surgery and mitotane for treatment and steroid profiles for follow-up. Would J Surg 22:605-612, 1998
9. Hisamatsu H, Sakai H, Irie J, Maeda K, Kanetake H: Adrenocortical carcinoma with primary aldosteronism associated with Cushing syndrome during recurrence. BJU International 90:971-972, 2002
10. Stewart PM: The adrenal cortex. In: Larsen PR, Kronberg HM, Melmed S, Polonsky KS, editor. Williams textbook of endocrinology. 10th ed. pp491-551 Philadelphia, Saunders Co, 2002.
11. Okura T, Miyoshi K, et al.: colxistence of three distinct adrenal tumors in the same adrenal gland in a patient with primary aldosteronism and preclinical cushing' s syndrome. clin Exp. Nephrol Jun 10(2):127-130, 2006

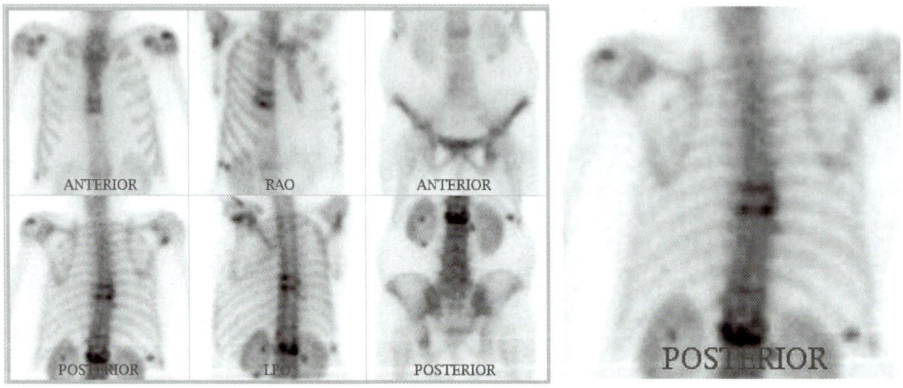

그림 1. 골주사 소견에서 흉추 8~9 번 요추 2번째에서 영상 증가 소견을 보임.

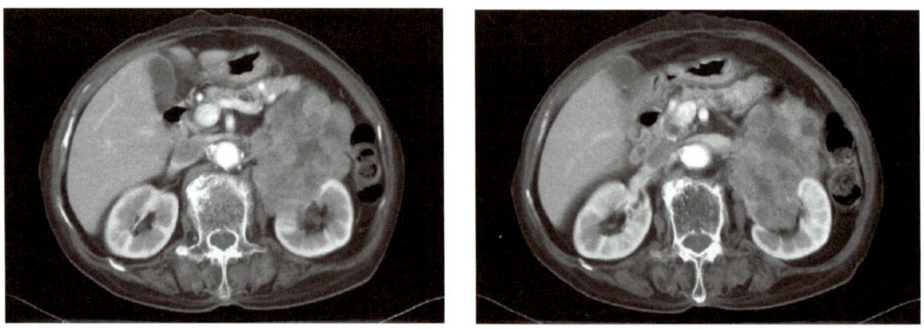

그림 2. 복부 단층 영상에서 8.5×9.5cm 크기의 여러 엽을 가진 불균등한 성상으로 조영 증강 되는 종양이 췌장의 미부의 뒤쪽으로 확장된 소견을 보이며 좌측 신장 동맥으로 둘러 싸여 있으며 좌측 신장으로 침범하는 소견을 보임

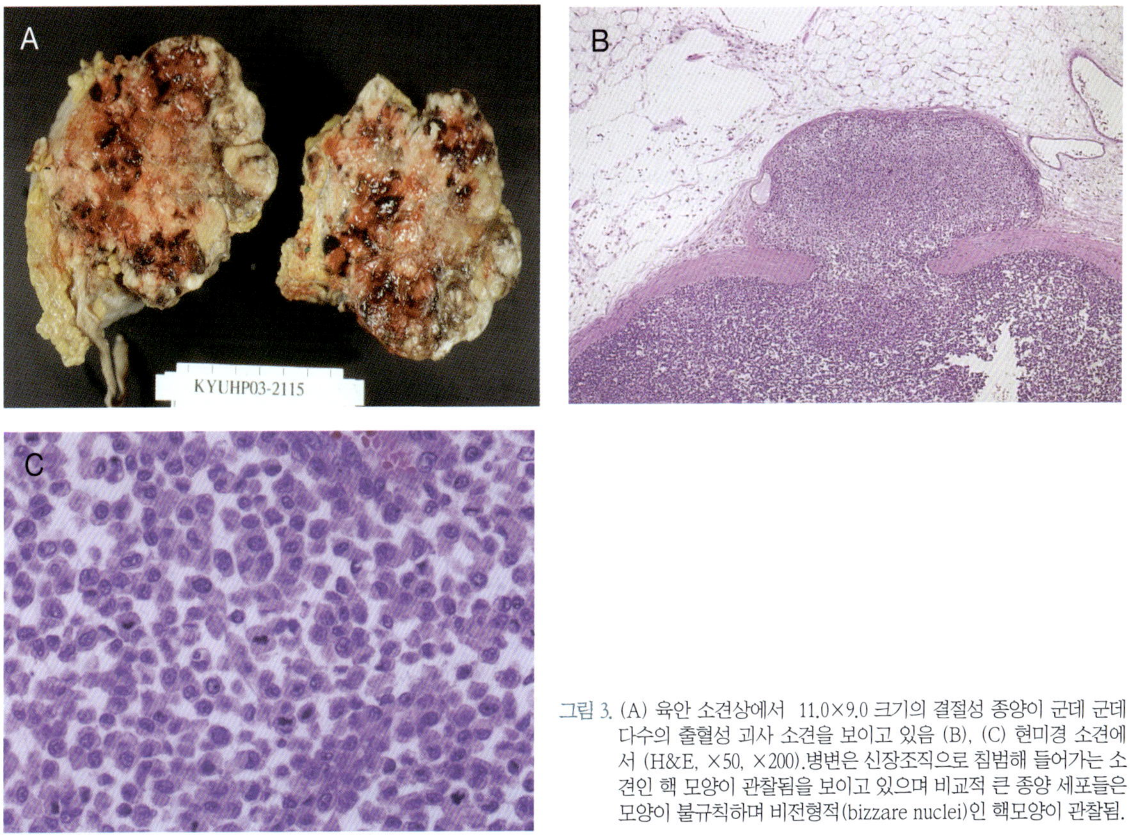

그림 3. (A) 육안 소견상에서 11.0×9.0 크기의 결절성 종양이 군데 군데 다수의 출혈성 괴사 소견을 보이고 있음 (B), (C) 현미경 소견에서 (H&E, ×50, ×200).병변은 신장조직으로 침범해 들어가는 소견인 핵 모양이 관찰됨을 보이고 있으며 비교적 큰 종양 세포들은 모양이 불규칙하며 비전형적(bizzare nuclei)인 핵모양이 관찰됨.

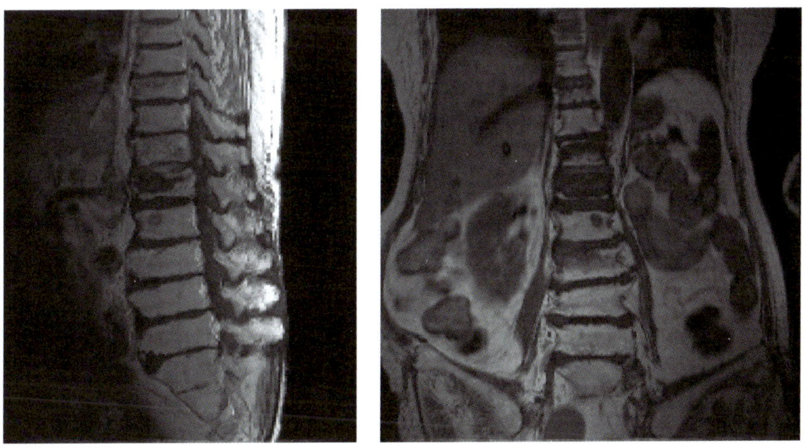

그림 4. 요추 자기 공명 영상에서 5번째 흉추 및 7~ 12 번째 흉추 및 1~ 5번째 요추에 전이성 병변이 있음.

13 장기간 생존한 간전이를 동반한 부신피질 암종

병력

50세 여자 환자가 요추부 불편감, 안면부종, 빈뇨, 야뇨를 주소로 내원하였다. 환자는 평소 건강하게 지내다가 4~5개월 전부터 요추부 불편감과 안면부종, 시간당 1~2회의 빈뇨와 매일밤 2~3차례의 야간뇨를 주소로 내원후 시행한 복부 초음파 검사상에서 좌측 부신 종양이 의심되어 정밀 진단을 위해 1993년에 입원하였다. 과거력상 내원 3년전 고혈압을 진단받았으나 치료받지 않았으며, 그 외에 특이소견은 없었으며, 가족력에서도 특이소견은 없었다.

진찰 소견

내원 당시 신장 169cm, 체중 70kg이었고, 혈압 150/100mmHg, 맥박 80/분, 호흡수 20/분, 체온 36.4℃이었다. 병색은 보이지 않았고, 의식은 명료하였으며, 결막은 창백하지 않았고, 호흡음은 정상이었으며 수포음이나 천명은 청진되지 않았다. 심음은 정상이었고, 복부는 부드럽고 편평하였으며, 종괴는 만져지지 않았고 림프절은 커져있지 않았다. 하지의 함요부종이나 늑척추각의 압통은 없었다. 월상안 소견 없었고, buffalo hump 없었으며 복부비만 소견 보이지 않았다.

검사 소견

(1) 일반 검사

내원 당시 시행한 말초혈액 검사상 백혈구 8,700/mm^3(호중구: 83.3%, 림프구: 11.3%, 단핵구: 4.7%), 혈색소 13.9g/dL, 헤마토크릿 38.2%, 혈소판 226,000/mm^{3}이었다. 혈청 전해질 검사상 sodium 137.0mEq/L, potassium 4.7mEq/L, chloride 110.0 mEq/L, tCO2 30.1mEq/L이었고, 혈청 생화학 검사상 calcium 9.4mg/dL, inorganic phosphorus 2.7 mg/dL, fasting glucose 72mg/dL, blood urea nitrogen 13.0 mg/dl, creatinine 0.8mg/dL, total protein 6.0mg/dL, albumin 3.6mg/dL, AST 19IU/L, ALT 21IU/L 이었다. 소변 검사상 요비중 1.020, 요산도 5.5. 요단백 음성, 요당 음성, 요케톤 음성이었다.

(2) 내분비 검사

내원 당시 혈청 cortisiol은 오전 8시 23 μg/dL(정상치: 7~21 μg/dL), 오후 4시 cortisol 20.9 μg/dL으로 일내변동이 소실되어 있었고, 오전 8시 혈청 ACTH는 6.40pg/mL(정상치 : 4.1~ 41pg/mL)이었다. 혈청 aldosterone 13.80ng/dL(정상치: 1-16 ng/dL), 앙와위시 renin 0.96ng/mL/hr(정상치: 0.15~2.33ng/mL/hr), 기립시 renin 1.20ng/mL/hr(정상치: 1.31~3.95ng/mL/hr)였으며, 혈청 estradiol 179pg/mL (정상치: 16~437pg/mL), testosterone 3.20(정상치 : 4~ 62ng/dL)이었다. Overnight dexamethasone suppression test와 low and high dose dexamethasone suppression test 상에서 cortisol 분비는 억제되지 않았다. 24시간 소변검사에서 17-ketosteroid(17-KS) 135.6mg(정상치: 7~20mg), 17-dehydroxycorticosteroid(17-OHCS) 60.4mg(정상치: 3~15mg), free- cortisol 446.8mg(정상치: 10~ 150mg)로 증가되었고, metanephrine 0.6mg(정상치: 〈1.2mg), VMA 3.89mg(정상치: 2~7mg), epinephrine 32.43 ug (정상치: 〈40 μg), norepinephrine 41.93 μg (정상치: <80 μg)이었다(표 1).

(3) 방사선 검사

진단 당시 시행한 복부 초음파 검사상 비균질성의 종양이 좌측신 상부에 관찰되었고, 복부 전산화단층촬영 소견상 좌측 부신와에서 17×17×8cm 크기의 경계가 분명한 타원형의 커다란 종괴와 종괴 내부에 별모양의 저음영이 관찰되었고, 이 종괴는 췌장을 전내부로, 좌측 신장을 후하부로 누르고 있었다. 대동맥 주위 림프절 비대는 관찰되지 않았다(그림 1A).

(4) 병리 조직 검사

- **수술시 소견** : 수술소견상 17×17×8cm 크기의 경계가 분명한 종괴로 주위조직으로의 유착소견은 없었고 좌측 성선정맥과 좌측 부신정맥, 좌측 신정맥의 종창이 관찰되었다. 환자는 좌측 신장과 좌측 부신 및 16개의 동맥주위 림프절을 절제하는 광범위 좌측 신장 절제술을 시행받았다(그림 1B).
- **조직병리 검사** : 수술로 적출된 종괴은 커다란 타원형으로 크기가 17×17×8cm, 무게가 1450gm이었고, 황갈색의 부드러운 조직으로 구성되어 있었으며 종괴 내부에는 심한 괴사 및 출혈이 관찰되었다(그림 2). 광학 현미경 소견상 종양 내부에 출혈과 괴사가 동반되어 있었으며(그림 3A) 피막으로 침습되어 있었고 혈관을 둘러싸는 소견을 보였다. 종양세포들은 둥글거나 다각형 모양을 띄며 세포질의 경계가 명확하고 풍부한 양의 호산성 괴사 물질이 여러 군데에서 관찰되었다(그림 3B). 수술 당시에 좌측 신장이나 림프절에는 전이된 소견 없었다.

경과

환자는 수술후 항암 약물치료는 하지 않았으며 일시적인 부신피질 기능저하증으로 매일 prednisolone 7.5mg을 투여하면서 경과 관찰하였다. 수술 16개월후 복부 초음파 검사와 복부 전산화단층촬영에서 1~1.5cm의 다발성 간내 종양의 소견을 보여(그림. 4) 시행한 간조직 검사상 일차성 간암과 전이성 간암을 명확하게 구별하기는 어려웠으나 간전이가 의심되는 소견을 보였고(그림 5), AFP은 2 IU/L 미만으로 증가되어 있지 않았다. 이후 환자는 간전이에 대한 항암화학요법(etoposide 180mg/cisplatin 70 mg, 3일간 정주)을 2회 시행하였고, 이후 bleomycin을 추가하여 삼제요법으로 3차례 항암화학요법을 시행하였다. 항암화학요법 종결 10개월 후 재시행한 복부 전산화단층촬영상 간종괴가 4~10cm 정도로 크기가 더 증가하여, 간동맥내 cisplatin 주입요법을 10회 시행받았고, 초기에 3차례 간동맥 색전술을 시행받았다. 9번째 간동맥내 cisplatin 주입요법을 마친후 환자는 안면 부종과 식은땀을 흘리는 증상과 함께 호르몬 검사상 혈청 코르티솔은 오전 8시 24.7ng/mL, 오후 4시 22.2ng/mL으로 일내변동이 소실되었고, 혈청 ACTH는 오전 8시 2.02pg/mL, 오후 4시 3.32pg/mL 소견을 보였으며, 24시간 소변에서 17-KS 97.2mg, 17-OHCS 6.65mg, 유리 코르티솔 687.12mg으로 증가되었고 혈압이 180/100mmHg으로 상승된 소견을 보였다. 환자는 내분비 내과로 전과되어 mitotane(1g/day), ketoconazole(Nizoral®, 400 mg/day) 치료를 2개월 동안 시행받았으나 임상적 반응과 코르티솔 대사물의 감소를 보이지 않아 중단하고 간동맥내 cisplatin 주입요법을 한번 더 시행받았다. 이후 시행한 복부 전산화단층촬영에서 간종괴의 크기는 변화없으며 재발된 소견도 보이지 않았다(그림 6). 현재 환자는 ketoconazole (Nizoral®)과 항고혈압제를 투여하면서 외래에서 추적 관찰중이다.

도움말

부신피질 암종은 흔하지 않은 종양으로 전체 악성종양의 0.02% 정도이며, 매년 백만 명당 0.5~2명이 발생한다고 보고되고 있다. 이 종양은 예후가 매우 불량한 것으로 알려져 있는데, 이는 종양의 위치가 후복막에 위치하고 비기능성 종양이 많으며 호르몬 분비의 이상이 임상적인 증상으로 잘 나타나지 않고 조기진단이 어려우며, 진단당시에 약 70~80% 정도에서 주위장기 및 원격전이가 있어 근치적 수술이 어렵기 때문이다. 또한, 항암화학요법도 반응이 저조한 편으로 아직 체계적인 치료법이 정립되어 있지 않다.

부신피질 암종은 평균 생존율이 3년 정도 밖에 되지 않는 것으로 보고되고 있음에도 불구하고, 본 저자들은 부신피질암종을 진단받고 수술 후 간전이까지 진행되었으나 현재까지 78개월 동안 생존하고 있는 환자를 경험하였으므로 이를 보고하고자 한다.

참고 문헌

1. 윤찬호, 정태식, 정혜승. etal : 한국인 부신피질암의 임상상에 대한 분석 : 대한내분비학회지 21(1):47-52, 2006
2. Yano T, Linehan M, Anglard P, Lerman MI, Daniel LN, Stein CA, Robertson CN, LaRocca R, Zbar B: Genetic changes in human adrenocortical carcinoma. J Natl Cancer Inst 81: 518-523, 1989
3. Luton J, Cerdas S, Line B, Thomas G, Guilhaume B, Betagna X, Laudat M, Louvel A, Chapuis, Blondeau P, Bonnin A, Bricaire H: Clinical features of adrenocortical carcinoma, prognostic factors, and the effect of mitotane therapy. N Engl J Med 322:1195-1201, 1990
4. Icard P, Chapuis Y, Adnreassian B, Bernard A, Proye C: Adrenocortical carcinoma in surgically treated patients: a retrospective study on 156 cases by the French Association of Endocrine Surgery. Surgery 112:972-980, 1992
5. Soreide JA, Brabrand K, Thoresen SO: Adrenal cortical carcinoma in Norway, 1970-1984. World J Surg 16:663-668, 1992
6. Ohgaki H, Kleihues P, Heitz PU: p53 mutations in sporadic adrenocortical tumor. Int J Cancer 54:408-410, 1993
7. Wooten MD, King DK: Adrenal cortical carcinoma. Cancer 72:3145-3155, 1993
8. Haak HR, Hermans J, Velde CJ van de, Lentjes EG, Goslings BM, Fleuren GJ, Krans HM : Optimal treatment of adrenocortical carcinoma with mitotane - results in a consecutive series of 96 patients, Br J Cancer 69:947-951, 1994
9. Zografos GC, Driscoll DL, Karakousis CP, Huben RP: Adrenal adenocarcinoma: a review of 53 cases. J Surg Oncol 55:160-7164, 1994
10. Luisa B, Francesco F, Nicoletta S, Otello D, Marco B: Adrenocortical carcinoma - Experience in 45 patients. Oncology 54:490-496, 1997
11. Berruti A, Terzolo M, Pia A, Angeli A, Dogliotti L: Mitotane associated with etoposide, doxorubicin, and cisplatin in the treatment of advanced adrenocortical carcinoma. Italian group for the study of adrenal cancer. Cancer 83(10):2194-2200 1998
12. Seccia TM, Fassina A. et al.: Aldosterone-producing adrenocortical carcinoma Endocr relat cancer 12(1)149-59, 2005
13. Bruno Allolio and Martin Fassnacht Clinical Review:Adrenocortical carcinoma. JCEM 91(6)L2027-37, 2006

표1. 호르몬 검사 결과

	Reference range	Pre-operative	Post-operative	Liver metastasis	Pre-mitotane	Post-mitotane
<Serum>						
Cortisol(μg/dL), 8AM	7-21	23.00	2.8	9.29	24.78	
Cortisol(μg/dL), 4PM	2-9	20.90	17.5	8.23	22.28	
ACTH (pg/mL), 8AM	4.7-41	6.40	11.9		2.02	
ACTH (pg/mL), 4PM	4.7-41		1.0			
Aldosterone(ng/dL)	1-16	13.80				
Renin (ng/mL/hr), supine	0.15-2.33	0.96				
Renin (ng/mL/hr), standing	1.31-3.95	1.20				
Epinephrine (pg/mL)	<300	223.0				
Norepinephrine(pg/mL)	<800	639.0				
Estradiol (pg/mL)	16-437	179.0				
Testosterone (ng/dL)	4-62	3.20				
<24hr-urine>						
17-KS (mg)	6-15	135.60		8.96	97.29	48.98
17-OHCS (mg)	2.4-6.4	60.45		6.54	6.65	8.80
free-cortisol (μg)	10-150	446.80		24.20	687.12	575.50
Metanephrine (mg)	<1.2	0.60			0.36	
VMA (mg)	2-7	3.89			2.71	
Epinephrine(mg)	0-40	32.43			0.20	
Norepinephrine(mg)	0-80	41.93			19.40	

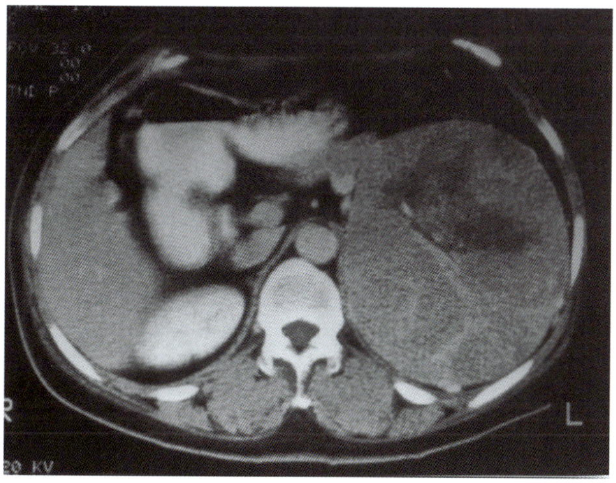

그림 1-A. 복부단층 영상에서 주위와 경계가 분명한 큰 난원형 종양이 보이며 종양 내 별 모양이 관찰됨.

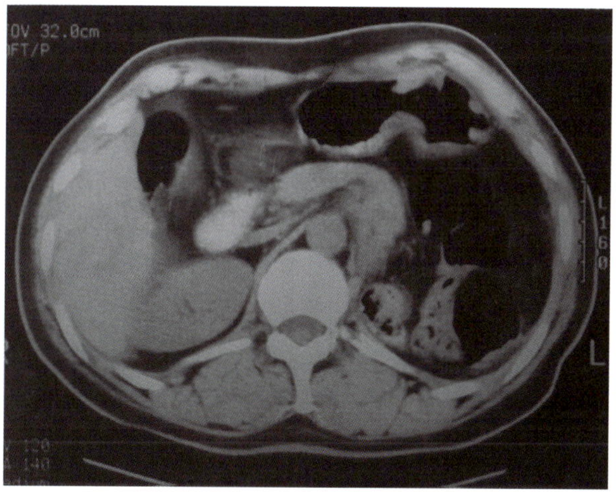

그림 1-B. 수술 후에 복부 단층 영상. 좌측 신장 절제술및 좌측 부신 절제술 후의 영상. 전이 병변은 관찰되지 않음.

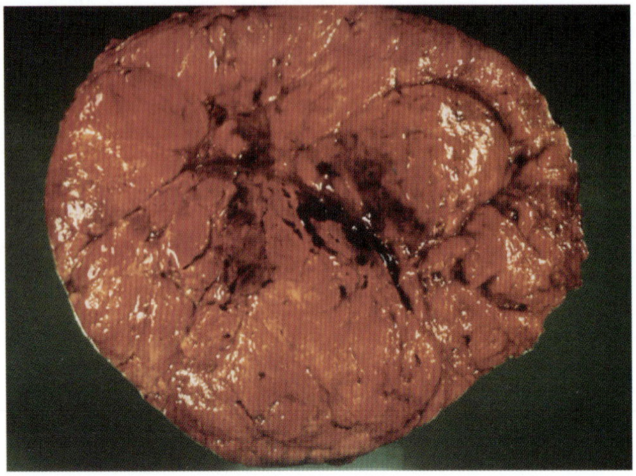

그림 2. 좌측 부신 절제 술후에 종양 단면사진이며 크기는 17×17×8cm 이고 무게는 1450gm 이며 종양은 경계가 분명하고 나원형이며 빨간 연조직 성상을 띠고 있음.

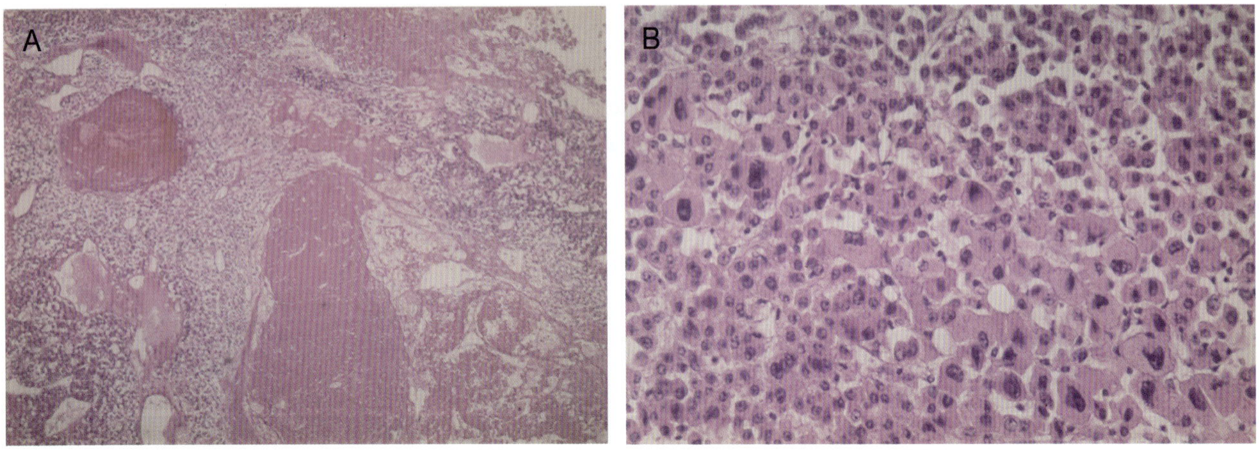

그림 3. 종양 병리 조직 소견.
(A) 출혈 및 군데 군데 괴사된 소견을 보임(×100, H-E).(B) 세포질내에 호산성 봉합체를 가진 종양세포가 있음 (×400, H-E).

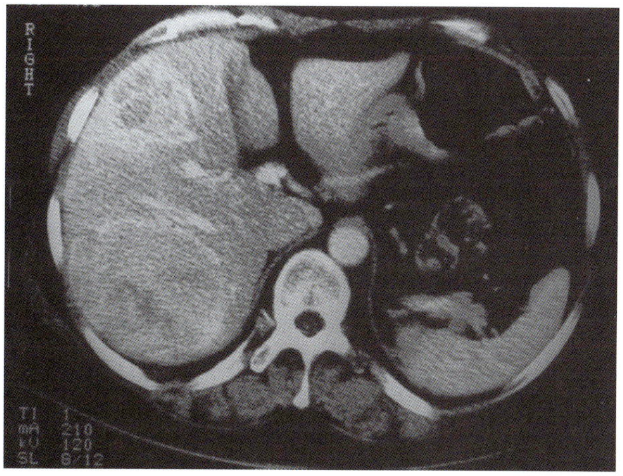

그림 4. 간전이 소견(수술 후 16 개월).

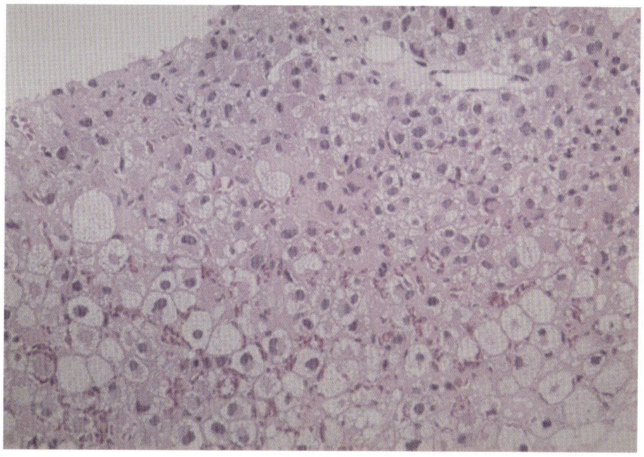

그림 5. 간 조직 소견(×400, H-E).

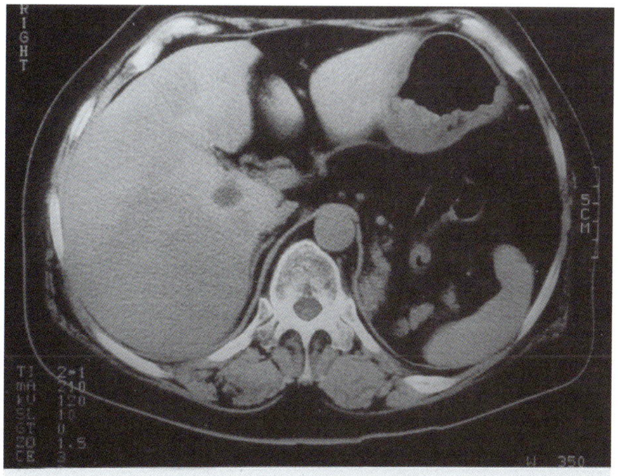

그림 6. 최근 복부 단층 영상 소견(수술후 70 개월).

14 부신피질 호산성 과립세포종

병력

40세 남자 가 내원 1개월 전 우연히 발견된 좌측 부신 종괴를 주소로 내원 하였다. 평소 건강하게 지내던 중 내원 1개월 전 본원 건강검진에서 시행한 복부 초음파검사상 우연히 좌측 부신 종괴가 발견되어 본원 내분비내과 외래를 방문하였다. 내원 5년 전 요로결석으로 체외충격파쇄석술을 시행 받았으며 그 외 특이한 과거력은 없었다. 특이한 가족력은 없었다.

진찰 소견

내원 당시 신장 179.5cm, 체중 86.5kg, 체질량지수 26.8kg/m²이었으며 혈압 120/80mmHg, 맥박수 80회/분, 호흡수 20회/분, 체온 36.0℃이었다. 월상안, 복부선조, 중심성 비만은 관찰되지 않았으며 복부 종괴는 만져지지 않았다.

검사 소견

(1) 일반 검사

내원 당시 시행한 말초혈액검사상 백혈구 9,200/mm³(호중구: 59.1%, 림프구: 31.2%, 단핵구: 6.8%, 호산구 2.1%), 혈색소 14.6g/dL, 헤마토크리트 42.9%, 혈소판 271,000/mm³이었다. 혈청 전해질검사상 sodium 139mEq/L, potassium 4.1mEq/L, chloride 109mEq/L, total CO_2 25.6mEq/L이었으며 혈청 생화학검사상 glucose(fasting) 120mg/dL, calcium 8.7mg/dL, phosphorus 3.5mg/dL, uric acid 6.3mg/dL, blood urea nitrogen(BUN) 12.1mg/dL, creatinine 1.0mg/dL, cholesterol 184mg/dL, triglyceride 261 mg/dL, HDL-cholesterol 36mg/dL, total protein 6.6 mg/dL, albumin 4.4mg/dL, total bilirubin 0.51 mg/dL, AST 27IU/L, ALT 40IU/L, LDH 270IU/L 이었다. 소변검사상 요비중 1.025, 요산도 6.0, 요단백 음성, 요당 음성, 요케톤 음성이었다.

(2) 내분비 검사

내원 당시 시행한 24시간 소변검사상 epinephrine 9.6g/day(정상범위: 0~20μg/day), norepinephrine 17.7g/day(정상범위: 15~80μg/day), metanephrine 0.8mg/day(정상범위: 0~1.2mg/day), VMA 8.3mg/day(정상범위: 0~8mg/day)이었다.

(3) 방사선 검사

내원 후 시행한 단순 복부촬영검사상 특이 소견은 없었다. 본원 건강검진에서 시행한 복부 초음파검사상 좌측 신장과 비장 사이에 약 3.5cm 크기의 저에코성 부신 종괴가 발견되어 복부 전산화 단층촬영검사를 시행하였다. 복부 전산화 단층촬영검사상 지방간 소견과 함께 좌측 부신 부위에 5.0×4.2×3.0cm 크기의 경계가 분명한 타원형 종괴가 관찰되었으며 부신 종괴는 조영증강 전(pre-contrast phase) 40HU(Houndsfield Unit), 동맥조영시기(arterial phase) 80HU, 간문맥조영시기(portal venous phase) 90HU의 조영강도를 나타내었고 그 외 복강 내 림프절 종대 또는 복수 소견은 없었다(그림 1). MIBG 스캔검사는 시행하지 않았다.

(4) 병리 조직 검사

수술 소견에서 부신 종괴는 단단하면서 주위 조직과 유착됨이 없이 가동적이었으며 경계가 분명하였고 혈관 분포가 매우 풍부하였다. 좌측 부신절제술을 시행하였으며 수술 당시 좌측 신장과 주위 림프절에 전이가 없음을 육안적으로 확인하였다.

병리 조직학적 검사상에서 수술로 적출된 부신 종괴는 타원형이면서 경계가 좋은 피막으로 둘러싸여 있었으며 크기가 5.0×4.5×3.0cm이었고 부드러운 조직으로 구성되어 있었다. 부신 종괴의 단면은 노란색을 띄었으며 많은 결절들이 있었으나 종괴 내부의 출혈이나 괴사는 관찰되지 않았다(그림 2). 광학현미경검사상 다량의 미세과립을 함유하면서 세포질이 붉게 염색되는 원형 또는 다각형의 호산성 과립세포들이 가늘고 섬세한 섬유혈관격막에 의해 'Zellballen nest'를 형성하고 있었으며 투명세포들로 구성된 종양세포군은 관찰되지 않았다. 국소적인 핵다형성이 관찰되었으나 종양세포에 의한 피막 침범, 혈관 또는 림프관 침범은 없었다(그림 3). 면역조직화학염색검사상 종양세포는 cytokeratin, vimentin, S-100 염색에 양성, chromogranin 염색에 음성을 나타내었다(그림 4). 전자현미경검사상 종양세포의 세포질은 사립체로 가득 차 있었으며 특징적으로 사립체 내부에 둥근 모양의 전자밀도가 높은 봉입체(intramitochondrial inclusion)들이 다수 관찰되어 부신피질 호산성 과립세포종으로 진단하였다(그림. 5).

경과

수술 후 특별한 합병증 없이 회복되었으며 현재까지 5개월 동안 전이나 재발의 증거 없이 본원 내분비내과 외래에서 추적관찰 중인 상태이다.

도움말

1931년 Hamperl에 의하여 처음 기술된 호산성 과립세포(oncocyte)는 광학현미경검사상 원형 또는 다각형의 형태로 다량의 미세과립을 함유하면서 세포질이 붉게 염색되는 소견을 보이며 전자현미경으로 관찰하였을 때 세포질 내 사립체(mitochondria)가 가득 차 있는 특징을 가지고 있다. 다양한 배열의 호산성 과립세포들로 이루어진 호산성 과립세포종(oncocytoma)은 갑상선, 부갑상선, 뇌하수체를 포함한 내분비기관, 신장, 타액선 뿐 아니라 드물게 간, 식도, 흉선, 부신 및 이소성 부신조직 등에서도 발생함이 보고되어 있으며 갑상선에서는 Hthle 세포종양, 부갑상선에서는 oxyphil 세포종양으로 다르게 부르기도 한다. 호산성 과립세포종이 발생하는 이유는 아직까지 확실하지 않으나 사립체 유전자의 돌연변이에 의한 사립체의 일차적인 수적 증가가 원인일 것이라는 주장과 사립체의 형태가 비교적 잘 유지되는 것으로 미루어 볼 때 사립체의 기능장애에 대한 일종의 보상작용으로 사립체가 과다 증식함으로써 형성되는 것이라는 의견들이 제시되고 있다.

부신에서 발생하는 호산성 과립세포종은 매우 드물어서 현재까지 문헌상 국내 1예를 포함하여 전 세계적으로 36예만 보고되어 있을 뿐인데 대부분 비기능성 종양이기 때문에 특별한 증상 없이 우연히 발견되는 경우가 보통이며 양성의 임상 경과를 보이지만 일부에서는 남성화 또는 쿠싱 증후군을 동반하거나 악성 경과로 진행하기도 한다. 부신 수질의 호산성 과립세포 갈색세포종 1예와 이소성 부신 조직의 호산성 과립세포종 2예를 제외한 모든 부신 호산성 과립세포종은 부신 피질에서 발생하며 비호산성 부신피질 선종, 갈색세포종, 부신으로 전이된 신장암 등의 감별 진단 및 확진을 위하여 면역조직화학염색검사와 전자현미경검사를 반드시 시행하여야 한다.

저자들은 건강검진에서 시행한 복부 초음파검사상 우연히 좌측 부신 종괴가 발견되어 복부 전산화 단층촬영검사와 호르몬검사를 시행한 후 부신피질 악성종양과의 감별진단을 위해 부신절제술과 전자현미경검사를 포함한 병리조직학적 검사를 시행하여 부신피질 호산성 과립세포종으로 진단한 증례를 경험하였다.

참고 문헌

1. Erlandson RA, Reuter VE: Oncocytic adrenal cortical

adenoma. Ultrastruct Pathol 15:539- 547, 1991

2. Chang A, Harawi SJ: Oncocytes, oncocytosis, and oncocytic tumors. Pathol Annu 27:263-304, 1992
3. Nguyen G-K, Vriend R, Ronaghan D, Lakey WH: Heterotopic adrenocortical oncocytoma. A case report with light and electron microscopic studies. Cancer 70:2681-2684, 1992
4. Muir TE, Ferreiro JA, Carney JA: Oncocytoma of the adrenal gland[abstract]. Mod Pathol 9:50A, 1996
5. Waters PR, Haselhuhn GD, Gunning WT, Phillips ER, Selman SH: Adrenocortical oncocytoma: two case reports and review of literature. Urology 49:624-628, 1997
6. Alexander A, Paulose KP: Oncocytic variant of adrenal carcinoma presenting as Cushing's syndrome. J Assoc Physicians India 46:235-237, 1998
7. Lin BT, Bonsib SM, Mierau GW, Weiss LM, Medeiros LJ: Oncocytic adrenocortical neoplasms: a report of seven cases and review of the literature. Am J Surg Pathol 22:603-614, 1998
8. Kitching PA, Patel V, Harach HR: Adrenocortical oncocytoma. J Clin Pathol 52:151-153, 1999
9. Corsi A, Riminucci M, Petrozza V, Collins MT, Natale ME, Cancrini A Jr, Bianco P: Incidentally detected giant oncocytoma arising in retroperitoneal heterotopic adrenal tissue. Arch Pathol Lab Med 126:1118-1122, 2002
10. Seo IS, Henley JD, Min KW: Peculiar cytoplasmic inclusions in oncocytic adrenal cortical tumors: an electron microscopic observation. Ultrastruct Pathol 26:229-235, 2002
11. MorelliL, et al.: Concurrent occurrence of three primary neoplasms with different hystotype in the same kidney, associated with an adenoma of the omolateral adrenal gland:First case report Int J Urol, 13(19):1236-9, 2006

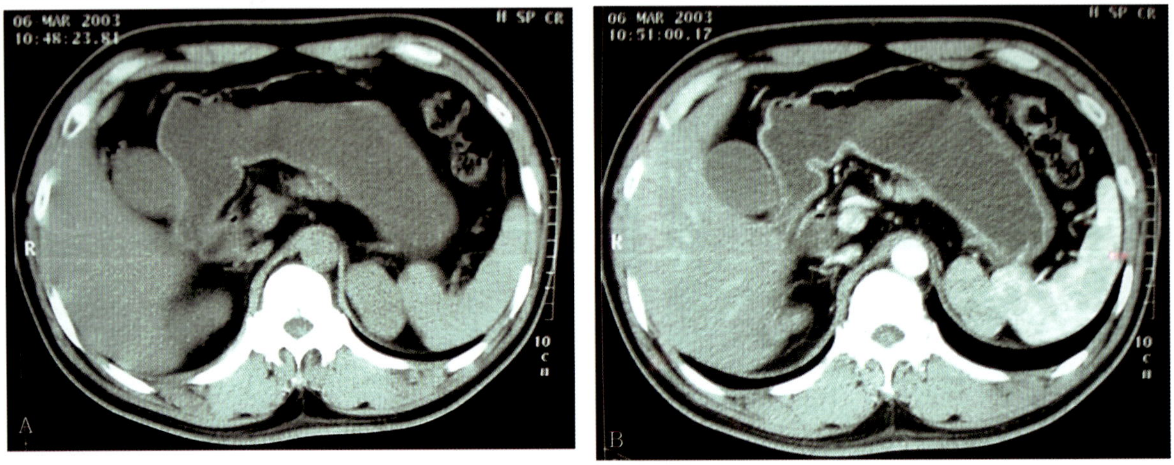

그림 1. 복부 전산화 단층 영상에서 좌측 부신에 크고 경계가 분명한 종양이 있으며 조영전 영상(A)과 동맥기(B)에서 출혈 소견과 괴사 소견은 보이지 않음

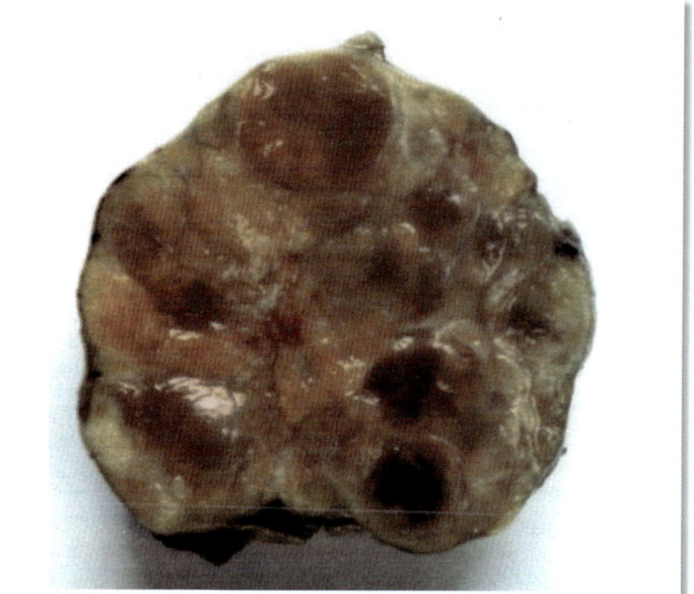

그림 2. 육안 소견에서 부신은 경계가 분명하고 둥근 모양을 하고 있으며 크기가 5.0 × 4.5×3.0cm이며 절단면은 노란색이며 출혈과 괴사소견을 보이지 않는 소견임.

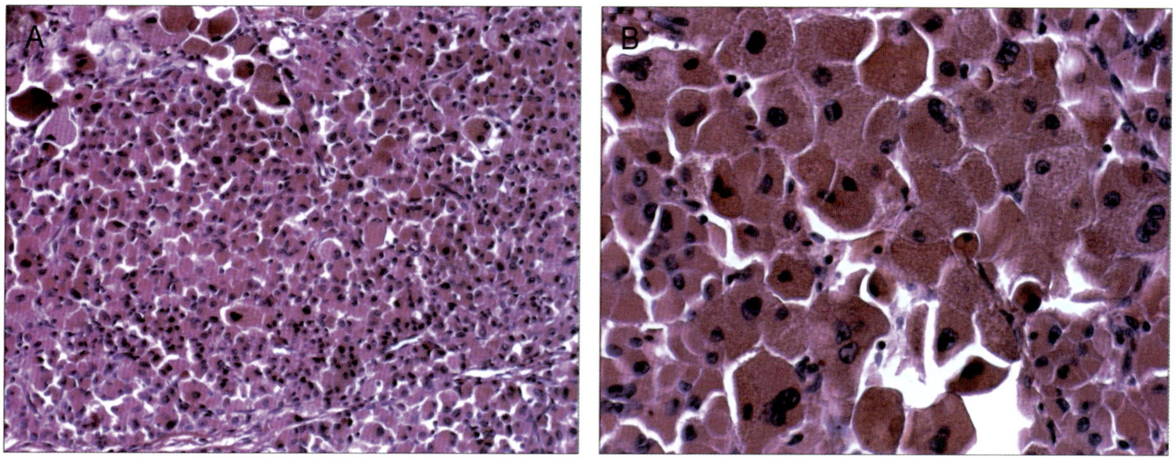

그림 3. 광학 현미경 소견에서 (A) 많은 수의 과립세포종이 경계가 분명한 세포 덩어리들로 특징적인 배열을 하면서 특히 젤발렌모양 (Zellballen nest) 을 하고 있으며 섬유 혈관 중격으로 둘러 싸여 있으며 (H&E stain, ×100). (B) 과립세포종은 다양한 모양으로 가는 과립을 함유하며 호산성 세포질을 가지고 있는 소견임(H&E stain, ×400).

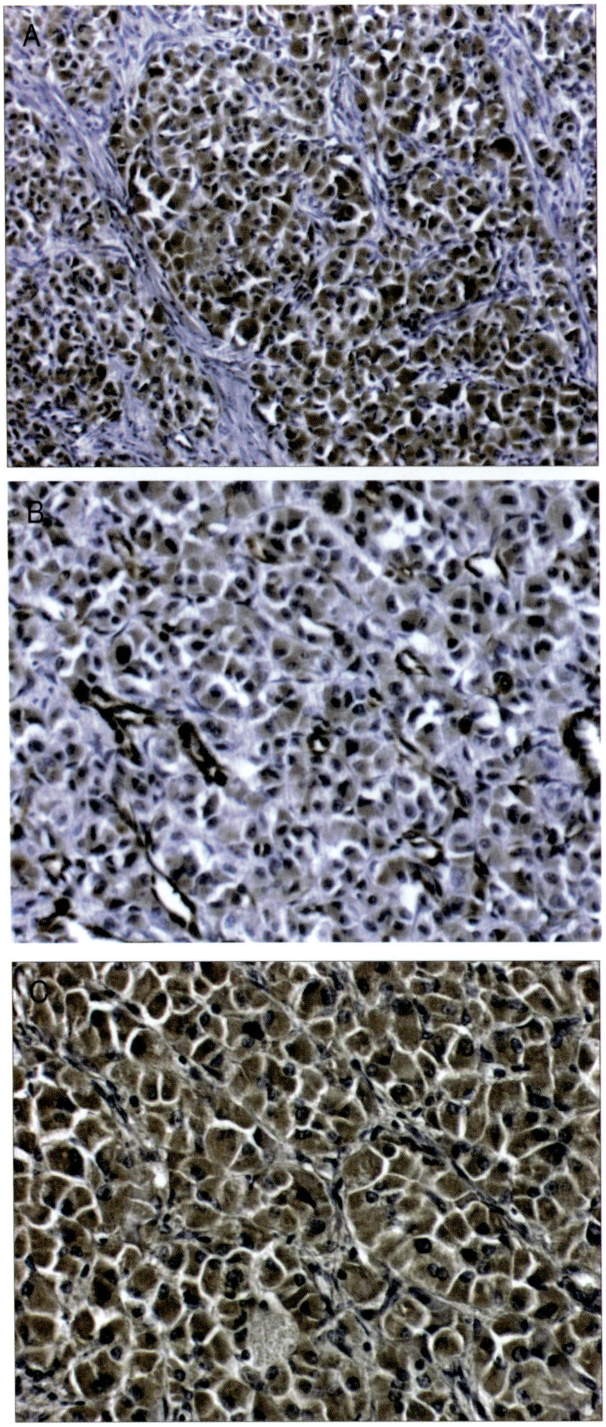

그림 4. 면역 화학 염색에서 종양 세포들은 (A) cytokeratin, (B) vimentin (C) S-100 에 양성 소견이며,chromogranin 에는 음성 소견을 보임 (×400).

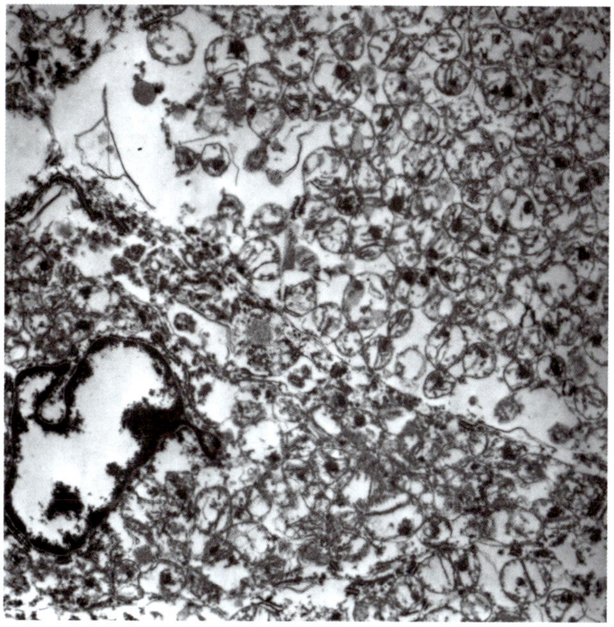

그림 5. 전자 현미경소견에서 세포질은 미토콘드리아내에 봉임체가 있으며 사립체 세포질이 가득찬 소견을 보임 (×7,000).

15 부신피질자극호르몬에 대한 코르티솔 분비 반응 저하를 보인 단백소실성 장증후군

병력

62세 남자 환자가 내원 3일 전부터 시작된 전신부종을 주소로 내원하였다. 환자는 3개월 전 구역, 구토, 혈변을 동반한 심한 복통으로 응급실 내원하여 상장간막동맥 색전증으로 인한 장허혈로 진단받고 상장간막동맥 색전제거술을 시행 받았으며 수술 이후 식욕부진, 설사, 식후 복부 불편감, 체중감소(4~5kg/2mo) 등의 증상이 지속되고 내원 3~4일 전부터 전신부종과 호흡곤란 있어 내원하였다. 과거력에서 당뇨, 고혈압, 결핵, 간염의 과거력은 없었고 60갑년의 흡연력과 음주력 있었다. 가족력에서 특이한 가족력은 없었다.

진찰 소견

내원 당시 키 172cm, 체중 67.9kg이었고 활력 징후는 혈압 88/60mmHg, 맥박수 분당 100회, 호흡수 분당 24회, 체온 37.6℃이었다. 계통적 문진상 전신쇠약, 피로, 체중감소, 호흡곤란, 어지러움, 식욕부진, 구역, 구토, 설사 등을 호소하였다. 만성 병색이었으며 의식은 명료하였다. 공막에 황달은 보이지 않았고 결막은 약간 창백하였으며 혀에 경도의 탈수 소견이 보였고 흉부청진상 호흡음과 심음은 정상이었다. 복부 검진상 복부 압통이나 간비종대는 관찰되지 않았다. 사지에 함요부종과 음낭의 부종이 관찰되었다. 피부 색소 과다침착소견은 보이지 않았다.

검사 소견

(1) 일반 검사

말초혈액검사상 백혈구 11600/mm^3 (56.6% 중성구, 35.6% 림프구, 7.5% 단핵구, 0% 호산구), 혈색소 12.5g/dL, 혈소판 286,000/mm^3이었다. 혈청 생화학 검사상 BUN 16mg/dL, Cr 1.0mg/dL, Na^+ 129mmol/L, K^+ 3.4mmol/L, Cl- 103mmol/L, tCO^2 23mmol/L이었고 Calcium 6.4mg/dL, Phosphorus 2.4mg/dL, ionized calcium 0.91mmol/L이었으며 AST 37IU/L, ALT 48IU/L, 혈청 총단백 4.0g/dL, 알부민 1.6g/dL, alkaline phosphatase 117IU/L, bilirubin 0.7mg/dL, 총 콜레스테롤 60mg/dL이었다. Prothrombin time INR 1.45(59%)였고 혈청 철 39 μg/dL, 혈청총철결합능 92 μg/dL, ferritin 393 μg/dL였고 요검사상 요단백이나 요당은 검출되지 않았고 stool hemoglobin(ELISA)은 양성을 보였다. 대변 기생충 검사와 미생물 배양검사는 음성이었다.

(2) 내분비 검사

내분비 검사상 혈청 코르티솔 6.6 μg/dL, 부신피질자극호르몬 67 pg/mL, 알도스테론 415pg/mL이었다. 250 μg의 부신피질자극호르몬을 주사한 후 30분 후 측정한 혈청 코르티솔이 10.9 μg/dL, 60분 후 측정한 혈청 코르티솔이 10.0 μg/dL이었다(표 1).

(3) 방사선 검사

복부의 전산화 단층 촬영에서 양측 부신은 정상 소견이

었다(그림 1). 핵의학 스캔에서 Tc- 99m으로 표지한 인간 혈청알부민주사 후 6시간 영상에서 복부중앙에 방사능이 관찰되었고 24시간 영상에서 소실되어 단백소실성 장증후군이 의심되었다. 소장조영술에서 소장의 연동운동이 전반적으로 감소되고 근위 공장 이하부의 valvulae conniventes가 소실되고 다발성 협착을 보였다. 전산화단층혈관조영술에서 공장의 근위부에서 회장까지 장벽이 전반적으로 두꺼워진 소견을 보였으나 점막은 정상적으로 조영되는 소견을 보였다.

(4) 병리 조직 검사

수술소견상 대장 전체와 Treitz 인대하방 100～180cm의 소장에 허혈성 변화가 관찰되었다(그림 2).

경과

환자는 내원 후 저나트륨혈증에 대한 검사로 시행한 급속 부신피질자극호르몬 검사에서 부신피질기능저하증이 의심되어 스테로이드를 사용하였고 허혈성 장염에 의한 단백소실성 장증후군으로 진단되어 대장전절제술과 소장일부절제술 및 회장루 조성술을 시행받았다. 환자는 수술 후 알부민이 3.4 g/dL까지 상승하였고 향후 스테로이드 사용 지속여부를 결정하기 위해 급속 부신피질자극호르몬 검사를 다시 시행한 결과 혈청 부신피질자극호르몬 55pg/mL, 기저 코르티솔 16.7 μg/dL, 부신피질자극호르몬 250 μg 주사 후 30분 코르티솔 35.2 μg/dL, 60분 코르티솔 38.9 μg/dL로 정상 부신피질기능을 보여 스테로이드를 중단 후 퇴원하였다.

도움말

현재 부신피질기능저하증의 진단에 가장 흔히 사용되는 방법은 합성 ACTH 투여에 대한 혈청 코르티솔 반응을 측정하는 것이다. 그러나 혈청 코르티솔은 90%이상이 단백에 결합된 형태로 존재하므로 혈장단백농도가 감소하는 질환에서는 혈청의 총 코르티솔을 측정하면 실제 부신피질기능이 정상임에도 불구하고 부신피질기능저하증으로 진단될 가능성이 존재한다. 저자들은 허혈성 장질환이 있는 환자에서 단백소실성 장 증후군이 발생하여 내원한 후 시행한 급속 부신피질자극호르몬 검사에서 부적절한 코르티솔 반응을 보여 스테로이드를 투여하였으나 장절제술 후 혈청단백이 정상화된 후 다시 시행한 급속 부신피질자극호르몬 검사에서는 정상반응을 보였다.

참고 문헌

1. Reinard T, Jacobsen HJ: An inexpensive small volume equilibrium dialysis system for protein- ligand binding assays. Anal Biochem 176: 157-160, 1989
2. Wolfgang Oelkers: Adrenal Insufficiency. N Engl J Med 335:1206-1212, 1996
3. Beishuizen A, Thijs LG: Relative adrenal failure in intensive care: an identifiable problem requiring treatment? Best Pract Res Clin Endocrinol Metab 15(4):513-31, 2001
4. Dhillo WS, Kong WM, Le Roux CW, Alaghband-Zadeh J, Jones J, Carter G, Mendoza N, Meeran K, O'Shea D: Cortisol-binding globulin is important in the interpretation of dynamic tests of the hypothalamic--pituitary--adrenal axis. Eur J Endocrinol 146(2):231-5, 2002
5. Michael Vogesera, Josef Briegelb, Reinhart Zachoval: Dialyzable Free Cortisol after Stimulation with Synacthen. Clinical Biochemistry 35: 539-543, 2002
6. Le Roux CW, Chapman GA, Kong WM, Dhillo WS, Jones J, Alaghband-Zadeh J: Free cortisol index is better than serum total cortisol in determining hypothalamic-pituitary-adrenal status in patients undergoing surgery. J Clin Endocrinol Metab 88(5):2045-8, 2003
7. Amir H. Hamrahian, Tawakalitu S. Oseni, Baha M. Arafah: Measurements of Serum Free Cortisol in

Critically Ill Patients. N Engl J Med 350: 1629-38, 2004

8. Aoife Brennan, Kieran A. O' Connor, William D. Plant, Domhnaill J. O' Halloran: Nephrotic syndrome: cause of an abnormal response to the rapid ACTH stimulation test. Nephrol Dial Transplant 19:477-478, 2004

9. Hamrahian AH, et al.: Measuremeats of Serum free cortisol in critically ill patients. NEJM 350(16):1629-38, 2004

표 1. 급속 ACTH 자극 검사결과

	ACTH(pg/mL)	Cortisol(μg/dL)		
	Basal	Basal	30 min after ACTH stimulation	60 min after ACTH stimulation
Preoperative	67	6.6	10.9	10.0
Postoperative	55	16.7	35.2	38.9

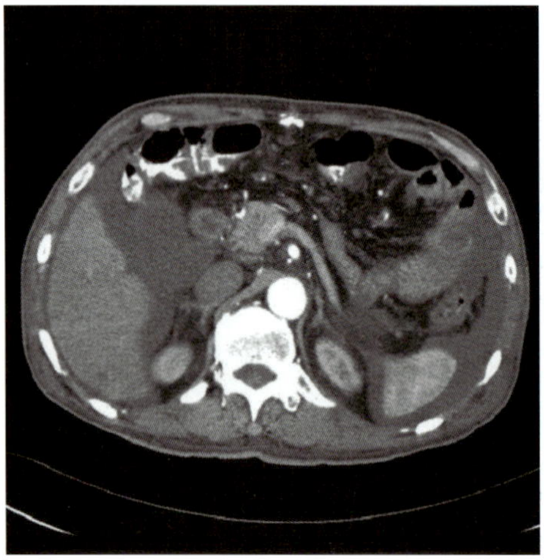

그림 1. 복부 전산화 단층 영상에서 양측 부신은 정상 소견을 보임.

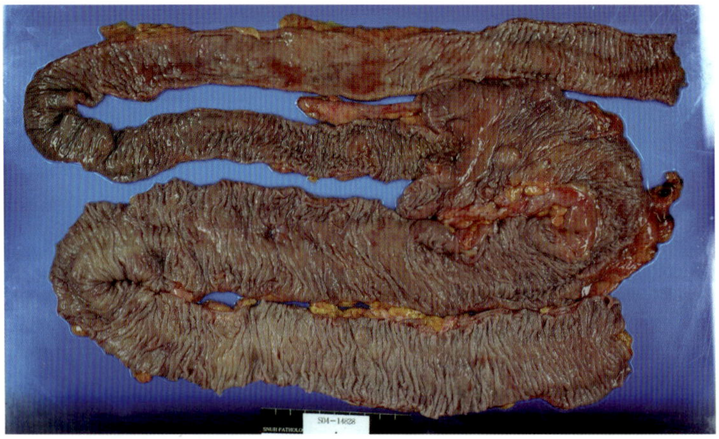

그림 2. 수술한 장의 육안 소견. 절제된 소장에서 약 10~40cm 부위에 점막 주름이 소실된 소견을 보이며 점막에는 출혈 소견이나 괴사 소견은 보이지 않음.

Chapter 04

당뇨병

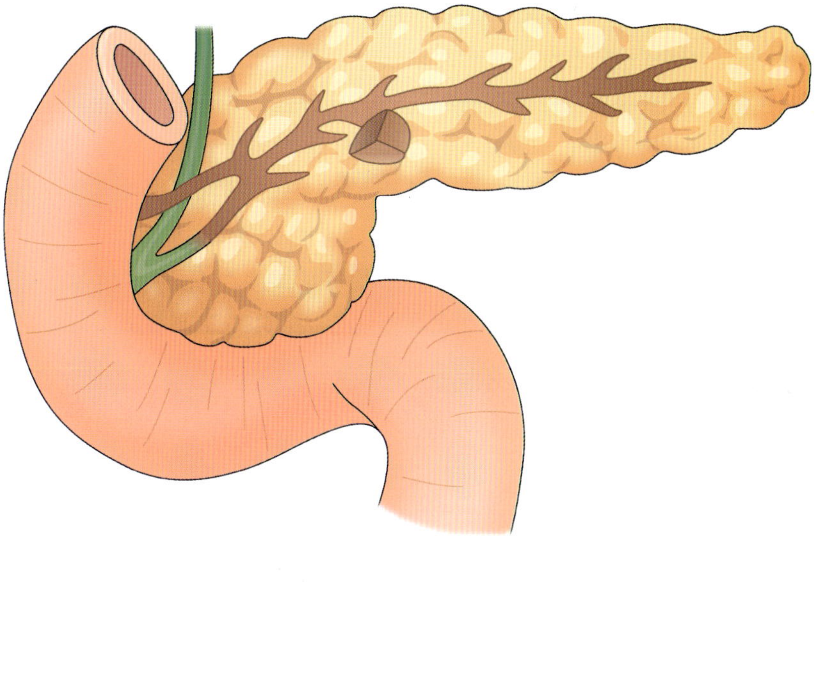

01 당뇨병성 자율신경병증에 동반된 급성 다발성 세균성 신염

병력

24세 여자가 내원 1일 전 발생된 의식 혼탁을 주소로 내원하였다. 환자는 제1형 당뇨병으로 인슐린 치료를 받고 있던 중 내원 1주일 전부터 감기몸살 증상이 있어 식사를 거의 하지 않았고 내원 6일 전부터 임의로 인슐린 치료를 중단하였다. 그후 오한 및 전신 무력감, 오심 증상이 심해졌고 내원 1일전 아침부터 흉부 불쾌감 및 의식 혼탁이 발생되어 개인병원 응급실 방문하여 당뇨병성 케톤산증 진단하에 응급조치 후 전원 되었다. 과거력상 7년 전 제 1형 당뇨병을 진단받았으나 정기적인 검사 및 치료 하지 않았고 1년 전 잦은 설사로 입원하였으며 이후로도 설사 증상은 계속되며 6개월 전부터 분실금(fecal incontin-ence) 증상 발생하여 기저귀를 차고 생활하였으나 특별한 검사나 치료는 하지 않았다.

진찰 소견

155cm의 키에 몸무게는 53kg이었고 혈압은 100/60mmHg, 맥박은 86/분, 호흡수는 18/분, 체온은 39° 이었다. 급성 병색 소견을 보였고 입술과 혀는 건조하였으며 경부 임파절은 만져지지 않았고 경정맥 확장은 없었다. 호흡음은 깨끗하였으며 심음은 규칙적이었고 잡음은 들리지 않았다. 양쪽 늑골척추각압통이 있었으며 사지에 함요부종은 없었다.

검사 소견

(1) 일반 검사

개인병원 응급실에서 시행된 일반 혈액검사는 백혈구 36,100/mm^3, 혈색소 11.4g/dL, 혈소판 523,000/mm^{3}이었고, 혈청 생화학검사는 무작위 혈당 500mg/dL 이상, Na^+ 132mEq/L, K^+ 2.7mEq/L, Cl^- 94mEq/L, AST 15 IU/L, ALT 9IU/L, amylase 54U/L이었으며 동맥혈 가스검사는 pH 7.18, pCO_2 7.3mmHg, pO_2 168.7mmHg, bicarbonate 2.9 mmol/L이었다. 본원 내원하여 시행된 혈청 생화학검사에서는 공복 혈당 422mg/dL, 당화 혈색소가 16.8%, BUN 10.3mg/dL, Cr 1.1 mg/dL, 총단백 5.4g/dL, 알부민 2.4 g/dL, alkaline phosphatase 172 IU/L, 총콜레스테롤 74mg/dL, 중성지방 106mg/dL이었으며 소변 검사상 pH 5.0, 요단백 trace, 요당 3+, 요케톤체 2+, 미세혈뇨 및 농뇨, 세균뇨 소견을 보였다. C-펩타이드는 0.14ng/mL이었으며 소변배양검사와 혈액배양검사 모두에서 E. coli가 동정되었다. 대변검사에서 백혈구 음성, 대변배양 검사도 음성 소견을 보였다.

(2) 기타 검사

치료 후 안정된 상태에서 시행된 양쪽 하지의 동맥 촉지 검사에서 넙다리 동맥(femoral artery)과 오금동맥(popliteal artery), 정강동맥(tibial artery), 발등동맥(dorsalis pedis artery)에서 이상 소견은 관찰되지 않았다. 뇌신경 검사와 운동신경 검사에서도 정상 소견을 보였고 진동각 검사와 10g monofilament 검사를 통한 감각신경 검사에서도 정상소견을 보였다. 무릎반사와 발목반사도 정상이었다. 그러나 신경-전기생리검사 (neuro-electrophysiological study)에서 양쪽 정강신경(tibial nerve)과 종아리신경(peroneal nerve)의 말단잠시(terminal latency)는 연장되어 있었으며 운동신경 전도속도(motor nerve conduction velocity)와 운동신경 활동전위 진폭(compound muscle action potential amplitude)의 저하가 관찰되었고 장딴지 신경(sural nerve)에서는 전기자극 검사상에 신경전도 파형(electrical wave formation)을 확인할 수 없어서 중증의 혼합형 다발성신경병증 소견을 보였다. 자율신경기능의 평가는 심맥관계 검사를 시행하였는데 심호흡에 따른 심박수의 변화(E/I ratio)는 9회/분(정상; 15회/분 이상, 진단; 10회/분 미만)이었고 발살바 방법(Valsalva method)을 이용한 발살바 비(Valsalva ratio)는 1.07(정상; 1.2 이상, 진단; 1.1 미만)이었으며 체위변동에 따른 심박수의 변화(30:15 ratio)는 0.97(정상; 1.0 이상, 진단; 1.0 미만)로 세 가지 검사 모두에서 부교감 신경계의 이상이 관찰되었다. 그러나 체위변동에 따른 수축기 혈압변화는 10(정상; 10 미만, 진단; 30 이상)으로 교감 신경계는 정상 소견을 보였다.

(3) 방사선 검사

복부 초음파 검사에서 양측 신 실질의 음영이 증가되어 있었으며 단순 낭종 소견 및 우측 신장에 4cm 크기의 종괴가 관찰되었고(그림 1) 복부 전산화 단층 촬영에서 양측 신장의 증대 및 조영제 증강 효과가 불량한 쐐기모양의 저밀도 음영이 다발성으로 관찰되었고 약 3cm 크기의 비균질성 농양의심 병변이 우측 신장에서 관찰되었다(그림 2).

경과

입원하여 당뇨병성 케톤산증에 대한 수액 보충요법 및 인슐린 치료, 전해질 교정 등을 치료 받았고 동반질환으로 요로감염에 대한 정주용 항생제 치료를 시작하였다. 그러나 지속적인 항생제 치료에도 임상증상의 호전 없이 발열이 계속되어 입원 8일째 복부 전산화 단층 촬영으로 급성 다발성 세균성 신염을 진단하였다. 이후 염증소견의 회복은 계속되었고 입원 33일째 시행된 복부 초음파 검사에서 다발성의 단순 낭종 이외에 정상 신장소견을 회복하였으나 소변의 농뇨 소견은 지속되었다. 임상증상의 호전으로 입원 37일째 경구용 항생제로 전환하여 퇴원하였고 이후 외래에서 3주간의 항생제 치료 유지 후 정상 소변검사 소견을 회복하였고 엄격한 인슐린 치료와 방광기능 장애에 대한 규칙적인 배뇨 습관의 교육, 항문 괄약근기능 장애에 대한 Bio-feedback 등의 치료를 병행하면서 추적 관찰하였다.

도움말

급성 다발성 세균성 신염은 요로 감염의 심한 형태로 환자의 50%정도가 당뇨병 환자이며, 당뇨병 환자에서의 요로 감염은 숙주 면역체계와 요로에 대한 다양한 영향으로 중요한 문제가 되고 있다. 당뇨병 환자에서 요로 감염증의 감수성이 증가되는 이유로는 신경원성 방광에 의한 소변 정체, 빈번한 요로 도관 삽입, 기저 신장질환의 동반, 신장 수질의 고삼투압에 의한 백혈구 식작용 감소와 각종 숙주 방어 기전의 장애 등이 알려져 있는데 이중 가장 중요한 요소는 당뇨병성 신경병증에 의한 방광기능의 장애이다. 방광에는 감각을 전달하는 상행 자율신경이 있는데 당뇨병에서는 특히 이 상행 감각신경이 제일 먼저 손상되며 따라서 환자는 방광 팽만감이 둔해진다. 또 당뇨병에서는 하행 자율신경에서 교감신경보다 부교감신경의 손상이 우선하기 때문에 방광의 수축력이 감소되어 배뇨장애와 함께 방광이 이완된다. 그러므로 당뇨병성 자율신경병증에 의해 방광기능의 장애가 발생되면 요로 감염의 가능성은 더욱 높아질 수 있다. 치료는 국소성과 다발성 모두 적절한 항생제 투여가 원칙이다. 열이 떨어지고 임상 증세가 호전된 이후에도 최소한 24~48시간 동안 정주용 항생제 투여의 지속이 필요하며 그 이후에는 항균제 감수성 검사 결과에 따라 경구 항생제를 2주간 추가로 투여 할 수 있다.

참고 문헌

1. 김응진, 민헌기, 최영길, 이태희, 허갑범 신순현: 당뇨병학: 당뇨병과 감염증. 제 2판 p.571-581, 대한당뇨병학회, 고려의학, 1998
2. 이두하, 황형기, 이형우, 김영조, 심봉섭, 이현우, 신동구: 당뇨병 환자에서 Power Spectrum Analysis를 이용한 자율신경계 이상의 검정. 내한내과학회지 41:628-641, 1991
3. Hoddick W, Jeffrey RB, Goldberg HI, Federle MP, Laing FC: CT and sonography of severe renal and perirenal infections. Am J Roentgenol 140:517-520, 1983
4. Piccirillo M, Rigshy CM, Rosenfield AT: Sonography of renal inflammatory disease. Urol Radiol 9:66-78, 1987
5. Patterson JE, Anderiole VT: Bacterial urinary tract infections in diabetes. Infect Dis North Am 11:735-750, 1997

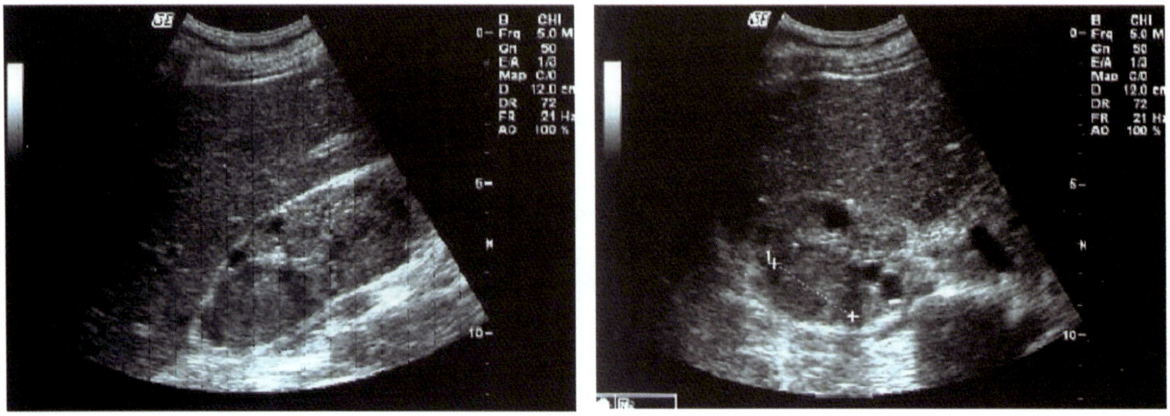

그림 1. 복부 초음파 검사상 양측 신 실질의 에코가 증가되고, 우측 신장의 종괴 소견

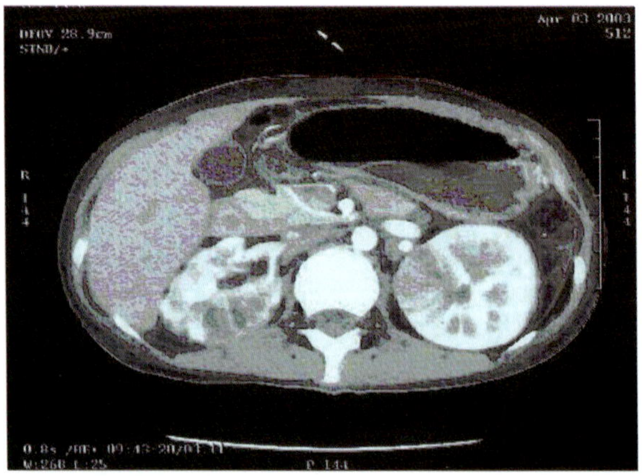

그림 2. 복부 전산화 단층 촬영상 양측신장증대 및 쐐기 모양의 저밀도 음영과 우측신장의 농양병변소견

memo

02 비당뇨병 환자에서 Ramipril과 Amiloride 병용 투여로 유발된 중증 지속성 저혈당증

병력

82세 여자가 내원 수일 전부터 기상 후 또는 공복시 심해지는 전신쇠약감, 심한 피로, 어지러움증을 호소하던 중 의식 소실을 주소로 새벽 6시에 응급실로 내원하였다. 환자는 당뇨병의 과거력은 없었으며 위절제술의 기왕력도 없었다. 6년 전 고혈압을 진단받고 nifedipine 30mg과 amiloride 5mg 복용해왔으며, 내원 두달 전에 nifedipine 대신 ramipril 5mg으로 대치하여 투여 중이었다. 환자는 내원 전날까지 정상적으로 저녁 식사를 하고 혈압약 이외의 다른 약물이나 알코올 등의 복용력이 없는 상태였다. 가족력상 특이 사항은 없었다.

진찰 소견

내원 당시 혈압은 140/90mmHg, 맥박은 분당 77회, 호흡수 분당 20회였으며 체온은 36℃ 였다. 의식상태는 혼미하였고 발음은 불명확했으며, 피부는 축축하고 차가웠다.

검사 소견

(1) 일반 검사

내원 당시 검사상 혈장 포도당 27 mg/dL이였으며 AST 23 IU/dL, ALT 30 IU/dL, BUN 7.0mg/dL, Creatinine 1.0 mg/dL, Na 138mEq/L, K 3.9mEq/L, Cl 101mEq/L, 총 CO_2 24 mEq/L 였다.

(2) 내분비/ 방사선 검사

갑상선 기능 검사는 T3 1.46nmol/L(정상치: 0.92~2.78nmol/L), fT4 16.77pmol/L(정상치: 10.3~35 pmol/L), TSH 0.88mU/L(정상치: 0.5~4.7mU/L), 당화혈색소 5.2%(정상치: 5.0~6.0%)였으며, 혈장 insulin 60.27pmmol/L(정상치: 13.6~71.0 pmmol/L), C-peptide 2.4μg/L(정상치: 1.0~3.5μg/L), proinsulin 10.4 pmmol/L (정상치: 3.0~16.0pmmol/L)였다. 75그램 경구 포도당 부하검사에서는 0분, 30분, 60분, 90분, 120분 측정된 혈장 포도당 수치가 각각 75 mg/dL, 120 mg/dL, 154 mg/dL, 135 mg/dL, 100 mg/dL 였으며, 아침 8시에 측정한 코르티솔 농도는 538.0nmol/L(정상치: 138.0~634.6nmol/L)였고, 인슐린 양 성장인자(insulin-like growth factor-I, IGF-I) 농도는 201.9ng/mL(정상치: 61~202ng/mL)였다. 인슐린이나 인슐린 수용체에 대한 자가항체는 검출되지 않았다.

(3) 방사선 검사

오랜 기간 동안의 고혈압 병력에도 불구하고 심초음파에서 좌심실 구혈률 67%로 정상이었고 기타 특이소견 보이지 않았다. 베타세포 또는 비베타세포 종양을 감별하기 위해 복부 전산화 단층 촬영 및 내시경 초음파 시행하였으나 특이 소견 없었다.

경과

20% 포도당용액 정주 후, 혈장 포도당 농도가 정상화되면서 의식도 차츰 회복되었다. 입원 후 10일이 경과한 뒤에도 10% 포도당용액 지속 주입을 중단하면 다시 증상을 동

반한 저혈당증이 반복되었으므로 식사를 시작하면서도 지속적으로 10% 포도당용액을 정주하였다. 저혈당 시에 시행한 혈장 글루카곤 농도는 28ng/L(정상치: 40~130ng/L), 에피네프린 0.13nmol/L(정상치<1.64nmol/ L), 노르에피네프린 0.42nmol/L(정상치<4.73nmol/L) 였다. Ramipril에 의해 유발된 반복적인 저혈당증이 의심되어 입원 16일째 Ramipril 복용을 중단하였고 Amiloride는 계속 복용하도록 하였다. Ramipril 중단 후 10% 덱스트로스 용액을 주입하지 않아도 더 이상 저혈당증을 보이지 않았으며 퇴원 후 1년 동안 저혈당 소견 보이지 않아 외래 추적 관찰 중이다.

도움말

본 환자에서는 만성적인amiloride 복용으로 인한 기저 인슐린 농도의 상승과 브라디키닌 농도 상승으로 인한 기저 인슐린 농도의 상승 및 글루카곤 반응의 소실, 안지오텐신 II 증가로 인한 인슐린 유도성 에피네프린과 노르에피네프린 상승 반응의 둔화와 ACTH 농도의 감소로, 당뇨병은 없지만 고령으로 인해 저혈당에 대한 감수성이 증가되어 있는 본 환자에서 중증 지속성의 저혈당증을 유발했다고 사료된다.

안지오텐신 전환효소 억제제는 당뇨병이나 고혈압 환자에게서 일차 약제로 흔히 사용되고 있다. 그러나 이들과 저혈당 유발과의 관련성에 대해서는 아직 확립되어 있지 않다. 안지오텐신 전환효소 억제제는 저혈당 시에 역설적인 인슐린 농도 상승뿐만 아니라 반작용을 하는 글루카곤, 에피네프린, 노르에피네프린 및 코티솔 같은 길항 호르몬 모두를 억제하므로 결국 치명적인 저혈당에 이르게 할 수 있다. 그러므로 고혈압이나 신기능 보호를 위해 안지오텐신 전환효소 억제제를 투여받는 환자들에게 보다 주의 깊은 안지오텐신 전환효소 억제제의 투여와 저혈당에 대한 교육이 요구되어진다.

참고 문헌

1. Boquist L: Effects of amiloride on insulin release, serum glucose and insulin, and glucose tolerance of mice. Med Biol 58(2):109-11, 1980
2. Dessi-Fulgheri P, Alagna S, Madeddu P, Glorioso N, Masala A, Rovasio PP, Leoni C, Rappelli A: Blunted adrenocorticotrophic hormone release during captopril treatment. J Hypertens Suppl 3(2):S125-7, 1985
3. Hartl WH, Miyoshi H, Elahi D, Wolfe RR: Glucagon and hepatic glucose production: modulation by low-dose bradykinin infusion. Metabolism 38(9):878-82, 1989
4. Arauz-Pacheco C, Ramirez LC, Rios JM, Raskin P: Hypoglycemia induced by angiotensin-converting enzyme inhibitors in patients with noninsulin-dependent diabetes receiving sulfonylurea therapy. Am J Med 89(6):811-3, 1990
5. Madsen BK, Holmer P, Ibsen H, Christensen NJ: The influence of captopril on the epinephrine response to insulin-induced hypoglycemia in humans. The interaction between the renin-angiotensin system and the sympathetic nervous system. Am J Hypertens 5(6 Pt 1):361-5, 1992
6. Sakaguchi H, Maeda S, Fukunaga Y, Inoue D, Koshiyama H: Hypoglycemia associated with the administration of angiotensin-converting enzyme inhibitor in a patient with diabetes mellitus. Intern Med 36(1):77, 1997
7. Thamer M, Ray NF, Taylor T: Association between antihypertensive drug use and hypoglycemia: a case-control study of diabetic users of insulin or sulfonylureas. Clin Ther 21(8):1387- 400, 1999
8. Elorriaga-Sanchez F, Corrales-Bobadilla H, SosaTrinidad E, Dominguez-Quezada B: Severe hypoglycemia secondary to angiotensin-convertingenzyme inhibitors in the absence of diabetes mellitus. Report of a case. Gac Med Me 137(3): 249-52, 2001

03 비정형 항정신병약물에 의해 유발된 당뇨병성 케톤산증

병력

42세 남자환자가 내원 1달 전부터 갈증과 10 kg의 체중 감소 있으며 3일전 식욕부진, 다음, 다뇨가 발생하였으나 특별한 치료 없이 지내다가 내원 1일전 저녁부터 혼미한 정신상태 보이고 당일까지 지속되어 응급실로 내원하였다. 내원 9년 전 정신분열증 진단받고 2003년 5월까지 5차례정도 정신과에서 입원치료 받았으며, 5개월 전 olanzapine으로 변경된 후 정신분열증 증상이 호전되었다. 환자는 내원 5개월 전부터 olanzapine 10 mg, carbamazepine 400 mg, lorazepam 3 mg 복용 중이었다. 5개월 전 측정한 공복혈당은 109 mg/dL이었다. 가족력상 어머니가 45세경 당뇨병을 진단 받고 경구혈당강하제 복용중이다.

진찰 소견

내원 당시 혈압은 110/70 mmHg, 맥박 130회/분, 호흡수 20회/분, 체온은 36℃이었다. 의식은 혼미하였고 혀와 입술이 건조되어 있는 것 외에 특이 소견 없었다. 신장은 180 cm, 체중 110 kg, 복위 113.5 cm, 요위 110.5 cm, 체질량지수는 34 kg/m^{2}이었다.

검사 소견

내원 당시 시행한 동맥혈가스 검사 상 pH 7.18, $PaCO_2$ 37 mmHg, PaO_2 84 mmHg, HCO_3 13 mmol/L, SpO_2 93%이었고 음이온차는 30이었다. 생화학 검사 상 혈청 포도당 1,258 mg/dL, 혈장 삼투압 413 mOsm/kg, 혈청 케톤체 양성(1:8), BUN 31.3 mg/dL, Cr 2.26 mg/dL, CPK 220 IU/L, LDH 825 IU/mL, Na 153 mEq/L, K 5.1 mEq/L, Cl 105 mEq/L, 총 CO_2 15.4 mEq/L였다. 백혈구 16,800/㎣, 혈색소 9.6 g/dL, 혈소판 185,000/㎣이었으며, 소변 검사 상 백혈구(다수), 당(4+), 케톤(3+)이었다. 요중 myoglobin은 3000 ng/mL(정상 : 0~7 ng/mL) 이상이었으며, 혈청 myoglobin은 412 ng/mL(정상 : 0~70 ng/mL)으로 증가되었다. 당화혈색소는 13%, 혈장 인슐린 13.85 ㎍/mL, C-peptide 0.36 ng/mL로 측정되었다.

경과

환자는 당뇨병성 케톤산증, 횡문근융해증, 급성신부전, 요로감염 진단 하에 적극적인 수액공급과 인슐린 치료를 시행하였다. 혈당과 음이온차는 호전되었으나 olanzapine 중단 후 정신분열증 증상이 악화되어 risperidone을 투여하였다. 당뇨병성 케톤산증이 회복된 직후 인슐린은 1일 52단위를 2회로 나누어 주사하였으며 이후 인슐린 양은 점차 감소하여 하루 26단위로 퇴원하였다. 16개월 후 현재 정신분열증은 risperidone으로 치료중이며 인슐린은 중단하였으며 pioglitazone 15 mg과 metformin 425 mg만 투여 중이다. 현재 당화혈색소는 6.0%으로 혈당은 조절이 잘 되는 상태이며 공복 시 측정한 혈장 인슐린은 9.6 ㎍/mL, C-peptide는 4.89 ng/mL이다.

도움말

현재 널리 사용되고 있는 비정형 항정신병약물에는

clozapine, olanzapine, risperidone, quetiapine, aripiprazole, ziprasidone 등이 있는데 이 중 특히 clozapine과 olanzapine은 다른 약물들에 비하여 체중 증가와 당뇨병을 더 많이 일으키는 것으로 알려져 있다. 비정형 항정신병약물들이 당뇨병을 일으키는 기전에 관해서는 정확히 밝혀지진 않았지만, 몇몇의 자료에 의하면 clozapine과 olanzapine을 복용한 환자에 있어서 같은 체질량지수임에도 불구하고 정형 항정신병약물을 투여 받은 환자보다 인슐린 농도가 의미 있게 증가하여 이것은 췌장의 인슐린 분비에 영향을 주는 것을 시사한다고 주장하였으나 아직 정확히 밝혀진 바는 없다. 임상양상 중 중요한 점은 비정형 항정신병 약물들에 의하여 당뇨병이 발생시 42%의 환자에서 당뇨병성 케톤산증으로 당뇨병이 발현되는 것이다. 최근에 미국당뇨병학회 등을 비롯한 여러 단체에서 권장사항에 대하여 일치를 본 바에 따르면 약물을 처음 시작할 때 당뇨병 위험인자와 가족력, 체중, 허리둘레, 혈압, 공복혈당, 지질을 측정하고, 체중은 3개월까지는 매월 측정, 이후에는 3개월 마다 측정할 것을 권고하고 있다. 또한 혈압, 공복혈당은 약물을 시작한지 3개월 후에 측정한 뒤 1년마다 측정하도록 한다. 이렇게 정기적으로 검사를 통하여 당뇨병 발생을 조기에 발견함으로써 치료에 도움을 줄 수 있다.

참고 문헌

1. 노명선, 구영진, 안용민, 강웅구, 김용식: 비정형 항정신병약물에 의해 유발된 당뇨병 증례. 신경정신의학 41: 942-6, 2002
2. Jeste DV, Klausner M,Brecher M, Clyde C, Jones R: A clinical evaluation of risperidone in the treatment of schizophrenia: a 10-week, open-label, multicenter trial involving 945 patients. Psychopharmacology 131:239-47, 1997
3. Meyer JM: A retrospective comparison of weight, lipid, and glucose changes between risperidone- and olanzapine-treated inpatients: metabolic outcomes after 1 year. J Clin Psychiatry 63:425-33, 2002
4. Dolder CR, Jeste DV: Incidence of tardive dyskinesia with typical versus atypical antipsychotics in very high risk patients. Biol Psychiatry 53:1142-5, 2003
5. American Diabetes Association, American Psychiatric Association, American Association of Clinical Endocrinologists and North American Association for the Study of Obesity, Consensus development conference on antipsychotic drugs and obesity and diabetes. Diabetes Care 27 : 596-601, 2004

04 복부 피하지방 위축 및 지방과형성증으로 인한 인슐린 펌프 치료실패

병력

55세 남자가 내원 2일전 갑작스럽게 발생한 상복부 동통과 구토로 개인의원에서 진료받다가 점차 증상이 악화되어 이에 대한 추가 검사와 처치를 위하여 응급실 경유하여 입원하였다. 환자는 4년전 제1형 당뇨병 진단 후 인슐린 펌프를 사용하며 혈당 조절 중이었으며 그동안 시간당 0.8단위 및 매 식전 8 단위의 초속효성 인슐린 주사로 유의한 당뇨 관련 합병증 없이 생활하고 있었다. 과거력상 1999년 진단시 시행한 경구 당부하 검사상 기저 및 검사 30분의 C 펩티드가 측정한계치 이하로 제1형 당뇨병으로 진단되었으며 가족력상 특이 사항은 없었다.

진찰 소견

신장 168cm, 체중 52kg으로(체질량지수 18.4kg/m^2) 마른체형인 환자는 내원당시 생체징후가 혈압 150/90mmHg, 맥박수 120회/분, 호흡수 28회/분, 체온 37.3℃ 였으며 의식은 명료하였으나 급성 병색을 띄고 있었다. 전반적으로 피부의 팽압이 감소되어 있었고 구강 내 점막은 심하게 말라 있었다. 복부청진상 장음은 항진되어 있었으며 상복부 압통이 관찰되었으나 반발통이나 측복부 동통은 없었다. 환자의 전복부의 4곳에 압통과 발적을 동반한 직경 1~2cm 정도의 피하결절이 관찰되었다(그림 1). 이는 환자가 지난 4년간 인슐린 펌프 사용시 바늘을 삽입하던 부위로 최근 6개월 전 최초로 환자가 인지하였고 그 크기가 점차 증가하였다. 내원 2~3개월 전부터 환자는 상기 부위에 펌프 사용시 바늘 삽입부위의 동통과 함께 펌프 작동이 이따금씩 중단되는 것을 경험하였으나 그때마다 다시 작동시키기만 할 뿐 별 조치를 취하지 않았으며 내원 1~2개월 전부터는 동통이 심화되어 피하주사시 결절 주위의 다른 부위를 이용하였다.

검사 소견

(1) 일반 검사

백혈구는 24,590 /mm^3, 혈색소 14.1g/dL, 혈소판은 240,000/mm^{3}이었다. 활성화 부분트롬보플라스틴시간은 27초이고 프로트롬빈시간은 9.7초로 국제정상화비율 1.00에 해당하였다. CRP는 2.1mg/dL이고 ESR은 3mm/hr였다. 수시 혈장포도당은 449mg/dL이었고 신장기능 검사결과 혈액뇨소질소(BUN)는 42mg/dL이었으며 크레아티닌(creatinine)은 2.6mg/dL이었다. 전해질 검사결과 나트륨은 134 mmol/L, 칼륨은 6.3mmol/L였으며 염소는 95mmol/L이었다. 소변 내 케톤 3+였으며 소변의 pH 및 비중은 각각 5.0 그리고 1.030이상이었다. 동맥혈 pH는 7.099, $PaCO_2$는 22.0mmHg, PaO_2는 114.4mmHg, HCO_3-는 6.7mmol/L였으며 산소포화도 96.7%였다. 이에 따른 혈청 음이온차이는 32.3에 달하였다. 혈청 삼투압은 325mOsm/kg, 소변 삼투압은 771mOsm/kg였다. 당화혈색소는 11.9%였으며 Fructosamine은 559 μmol/L 이었다

(2) 방사선 검사

흉부 X선은 정상이었으며 복부 초음파검사상 급성 염증을 시사하는 상행결장벽의 미만성 비후와 전립선 비대를 보였다. 간, 비장, 췌장, 기타 복부장기에 특이소견은 없었다.

경과

검사상 급성 염증성 결장염에 의해 악화된 당뇨병성 케톤산증으로 진단받고 수액과 함께 항생제와 인슐린 치료를 시행하였다. 환자는 내원 6개월 전 복부 결절 발견 이후 내원 2~3개월 전부터 바늘 삽입부의 동통과 함께 펌프 작동의 일시적인 중단을 경험하였다. 인슐린 펌프치료를 받은 4년간 환자는 인슐린 펌프 바늘의 삽입시 복부의 4곳만을 번갈아가며 이용하였는데 이 부위에 피하결절이 발생하였다. 따라서 지방과형성증(lipohypertrophy)에 의한 피하결절이 인슐린펌프에 의한 인슐린의 주사, 흡수 및 작용을 비예기적으로 초래하여 환자의 당뇨병성 케톤산증의 중요한 원인이 되었을 것으로 판단되었다.

케톤산증이 회복된 이후 환자는 기존의 시간당 0.8단위 및 매 식전 8단위의 초속효성 인슐린 처방으로 인슐린 펌프치료를 재개하였다. 펌프 자체의 기계적인 원인을 배제하기 위해 기계 및 소모성 부품을 모두 교체하였으며 담당 의료진에 의해 정상 작동여부를 충분히 확인하였다. 바늘의 삽입시에도 지방과형성 결절에서 충분한 거리를 두고 삽입부위를 선정하였다. 하지만 결절과 충분한 거리를 두고 바늘을 삽입하였음에도 인슐린 펌프의 작동은 수 시간 내 중단되었다. 이 상황은 여러 번 되풀이되었으며 환자의 혈당치는 펌프사용 재개 후 지속적으로 상승하였다. 결국 환자는 인슐린 펌프치료를 포기하고 다회 인슐린 주사법을 이용하여 혈당이 조절되어 퇴원하였다.

도움말

인형인슐린의 소개 후 지방이영양증(lipodystrophy), 특히 지방위축(lipoatrophy)은 그 빈도가 매우 줄어들었으며 이후 주사부위의 지방과형성증이 주된 국소합병증으로 보고되었다. Hauner 등에 의하면 지방과형성증은 제1형 당뇨병 환자에서 약 20~30%, 제2형 당뇨병 환자에서 약 4% 정도의 환자에서 발견된다고 한다. 지방과형성증은 피하주사된 인슐린의 지방세포에 대한 세포반응으로 추정되나 아직까지 그 자세한 기전은 밝혀져 있지 않으며 동시에 면역학적인 기전도 이에 관여한다고 생각되고 있다.

상기 환자가 비슷한 주사부위에 다회 인슐린 주사를 시행할 때 큰 문제 없이 혈당이 잘 조절되었는데 이는 환자의 인슐린 펌프 치료실패에 있어 지방과형성 결절로 충분히 설명할 수 없는 다른 원인이 있음을 의미한다. 환자는 매우 마른 편이며 복부 피하조직이 1센티미터 이하로 얇았는데 환자의 마른 체격 자체에도 원인이 있겠지만 장기간의 지속적인 인슐린 펌프 사용이 지방과형성증과 함께 전체적인 복부 피하조직의 위축을 유발했기 때문이라고 판단할 수 있다. 이러한 경우 환자가 펌프바늘을 삽입할 때 바늘의 끝이 정상적인 피하지방층 보다는 그 이하의 근육층에 삽입되었을 확률이 높다. 근육층은 피하지방층에 비해 치밀하여 주사시에 저항이 높으므로 통상적인 인슐린 펌프의 주사압력으로는 인슐린을 충분하게 주사할 수 없으며 인슐린의 적절한 흡수 역시 일어나지 못한다고 알려져 있다.

참고 문헌

1. Young RJ, Hannan WJ, Frier BM, Steel JM, Duncan LJ: Diabetic lipohypertrophy delays insulin absorption. Diabetes Care 7:479-80, 1984
2. McNally PG, Jowett NI, Kurinczuk JJ, Peck RW, Hearnshaw JR: Lipohypertrophy and lipoatrophy complicating treatment with highly purified bovine and porcine insulins. Postgrad Med J 64:850-3, 1988
3. Pickup JC, Williams G: Testbook of Diabetes, 1st ed. p416-430, London, Blackwell Scientific Publications, 1991
4. Hauner H, Stockamp B, Haastert B: Prevalence of lipohypertrophy in insulin-treated diabetic patients and predisposing factors. Exp Clin Endocrinol Diabetes 104:106-10, 1996
5. Raile K, Noelle V, Landgraf R, Schwarz HP: Insulin antibodies are associated with lipoatrophy but also with lipohypertrophy in children and adolescents with type 1 diabetes. Exp Clin Endocrinol Diabetes 109:393-6, 2001

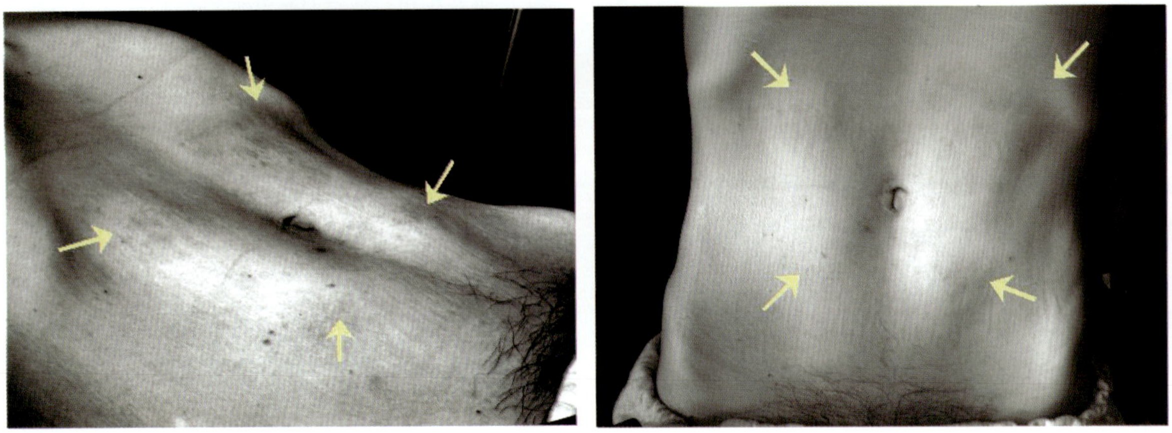

그림 1. 전복부에 압통과 발적을 동반한 피하결절 관찰

memo

05 저혈당을 동반한 자가면역 인슐린 증후군

병력

60세 여자가 내원 20일전부터 시작된 공복시 어지러움증, 발한, 진전 등의 증상으로 개인 병원을 방문하였다가 저혈당의 원인을 찾기위해 본원으로 전원되었다.

진찰 소견

혈압은 120/70mmHg, 맥박수는 분당 78회, 체온은 36.5℃, 호흡수는 분당 14회였다. 키는 160cm, 몸무게는 48kg이었고 피곤한 기색이었으나 의식은 명료하였으며 그 외에 특이사항은 없었다.

검사 소견

(1) 일반 검사

말초혈액 검사상, 혈색소 12.1g/dL, hematocrit 33.8%, 백혈구 5,220/mm^3 였으며 소변검사, 혈중 전해질 검사, 신기능 및 간기능 검사는 정상이었다. 공복시 혈당은 46mg/dL였다.

(2) 내분비 검사 / 방사선 검사

당시 혈청 인슐린 78.0μU/mL(정상치: 6~27μU/mL), C-펩타이드 2.8ng/mL(정상치: 0.4~4.0ng/mL), 인슐린 자가항체는 94U/mL(정상치: <10U/mL)로 증가되어 있었다. 오전 8시에 측정한 혈청 코르티솔 14.8μg/dL, 부신피질자극 호르몬 27pg/mL이었고 갑상선자극 호르몬 2.0μIU/mL, 그리고 유리 T4 0.7ng/dL로 모두 정상 범위였다. 장시간 공복유지 검사에서 240분에 증상을 동반한 저혈당이 유발되었고(표 1), 경구당부하검사에서 300분에 증상을 동반한 저혈당이 유발되었다(표 2).

복부 초음파 검사상 간, 비장, 신장 및 췌장의 이상소견은 없었고 복부 전산화 단층촬영상 췌장에 종괴는 관찰되지 않았다. Celiac angiography에서도 이상소견은 관찰되지 않았으며, 경간문정맥 혈액검사(transhepatic portal & splenic vein sampling)상에서 혈중 인슐린 농도가 62~74μU/mL로 증가되었고 C-펩타이드는 2.8~3.7ng/mL로 정상이었고 부위에 따른 인슐린의 유의한 차이는 없었다.

(3) 방사선 검사

인슐린 자가항체에 의해 저혈당이 유발된 자가면역 인슐린 증후군으로 진단하고 식사의 횟수를 늘리고 복합 탄수화물의 섭취를 늘리면서 증상이 완화되었고 진단 3개월이 지나서 인슐린 자가항체가 소실되었다.

도움말

자가면역 인슐린 증후군은 인슐린을 투여받은 적이 없으면서 인슐린 자가항체와 고인슐린혈증으로 인한 공복시 저혈당이 특징인 질환이다. 이 질환의 기전은 현재까지 명확하지는 않으나 인슐린 자가항체가 발생하고 이차적으로 고인슐린혈증이 유발되며 항체와 결합한 인슐린이 혈당에 관계없이 부적절한 시기에 유리됨으로써 저혈당이 유발되는 것으로 알려져 있다. 그레이브스병이나 류마티스 관절염과 같은 자가면역 질환이 관련되어 있다는 여러 보고가 있었고, Methimazole, penicillamine, mercaptopropionyl glycine, procainamide를 투여받은 환자에서도 드물게 발생을 하는 것으로 보아 -sulfhydryl기나 -amide기를 포함하는 약제가 이 질환과 관련이 있음을 알 수 있다. 이외에도 다발성골수종과 같은 형질세포증식성 질환에서 인슐린 결합 항체의 증가에 따른 저혈당이 보고된 바 있고, 소아에서 풍진, 볼거리, 홍역 바이러스 감염 이후 인슐린 자가항체가 증가하여 저혈당증이 발생한 경우를 보고한 바 있다. 자가면역성 인슐린 증후군의 경과는 대개 특별한 치료없이 저절로 좋아지며 인슐린 항체는 수년간 지속될 수 있다.

참고 문헌

1. Hirata Y, Nishimura H, Tominaga M, Ishizu H, Arimichi M: Spontaneous hypoglycemia with insulin-autoimmunity. Nippon Naika Gakkai Zasshi 61:1296-1304, 1972
2. Hirata Y, Tominaga M, Ito JI, Noguchi A: Spontaneous hypoglycemia with insulin autoimmunity in Graves' disease. Ann Intern Med81:214-21, 1974
3. Ichihara K, Shima K, Saito Y, Nonaka K, Tarui S: Mechanism of hypoglycemia observed in a patient with insulin autoimmune syndrome. Diabetes 26:500-6, 1977
4. Blackshear PJ, Rotner HE, Kriauciunas KA, Kahn CR.: Reactive hypoglycemia and insulin autoantibodies in drug-induced lupus erythematosus. Ann Intern Med 99:182-184, 1983
5. Hirata Y: Methimazole and insulin autoimmune syndrome with hypoglycemia. Lancet 29:1037- 1038, 1983
6. Benson EA, Ho P, Wang C, Wu PC, Fredlund PN, Yueng RT: Insulin autoimmunity as a cause of hypoglycemia. Arch Intern Med 144:2351-4, 1984
7. Wasada T, Eguchi Y, Takayama S, Yao K, Hirata Y, Ishii S: Insulin autoimmune syndrome associated with benign monoclonal gammopathy. Evidence for monoclonal insulin autoantibodies. Diabetes Care 12:147-50, 1989
8. Redmon B, Pyzdrowski KL, Elson MK, Kay NE, Dalmasso AP, Nuttall FQ: Hypoglycemia due to an insulin-binding monoclonal antibody in multiple myeloma. N Engl J Med 9:994-8, 1992

표1. 장시간 공복유지 검사

Time(min)	Blood glucose(mg/dL)	Insulin(μIU/mL)	C-peptide(ng/dL)
0	66	79.5	3.0
60	90	80.5	4.4
120	89	82.3	4.5
180	68	85.1	3.1
240	46	82.0	2.7

표2. 75g 경구 당부하 검사

Time(min)	Blood glucose(mg/dL)	Insulin(μIU/mL)	C-peptide(ng/dL)
0	55	76.7	2.6
60	147	78.9	7.5
120	195	92.3	12.9
120	210	89.5	17.7
180	165	92.8	24.6
240	85	96.2	9.9
300	25	87.4	8.5

06 전격성 제 1 형 당뇨병

병력

48세 남자가 의식 저하 및 오심, 구토를 주소로 내원하였다. 평소 건강하였으나 내원 일주일 전부터 기침, 가래 등 상기도 감염증세와 내원 3일 전부터 전신 쇠약감 및 오심, 구토가 동반되면서 내원 당일 의식 저하로 응급실에 내원하였다. 과거력상 30년 동안 하루 한 갑의 흡연력 외에 특이 소견 없었다.

진찰 소견

급성 병색을 보이고 있었으며 혈압 100/60 mmHg, 맥박 98회/분, 호흡수 23회/분, 체온 36℃이었다. 의식은 혼돈상태였으며 피부는 건조하였고 긴장감(turgor)은 감소된 모습을 보였다. 호흡음과 심음은 정상이었다. 복부는 부드러웠으며 장음은 정상이었고 간과 비장은 촉지되지 않았다. 양하지의 부종 소견은 없었다.

검사 소견

(1) 일반 검사

내원 당시 Hb 13g/dL, Hct 39.5%, WBC 20,900/μL, PLT 343,000/μL이었고, AST/ALT 128/ 70 IU/L, protein/albumin 6.8/4.2g/dL, Na^+/K^+ 125/8.6mEq/L, Ca/P 10.4/4.3mg/dL, BUN 121.7mg/dL, Creatinine 4.9mg/dL, amylase/lipase 15.6/27IU/L, Glucose 806mg/dL, 혈청 삼투질 농도 430 mOsm/KgH_2O 이었으며 혈중 케톤체가 양성이었다. 동맥혈가스분석에서 pH 7.083, PCO_2 9.4mmHg, PO_2 200mmHg, HCO_3^- 6.8 mmol/L, SaO_2 97.3%이었다. 소변검사에서 pH 5.0, glucose(+++), ketone(+), protein (-), urine Na/K 15.5/20.2mEq/L, 요 삼투질 농도 477mOsm/KgH_2O 이었다. 측정한 HbA1c 5.5%, C-peptide 0.2ng/mL, anti GAD Ab 0.41U/mL로 음성이었다. 24시간 요 화학검사에서 미세알부민뇨는 41μg/min 이었다.

(2) 기타 검사

심전도 및 흉부 X-선 검사, 복부 X선 검사는 정상이었다. 복부 초음파 검사에서 경미한 지방간 소견 있었으나 췌장 등의 다른 장기는 이상소견 없었다.

경과

환자는 당뇨병성 케톤산증 진단 하에 적극적인 수액공급과 인슐린으로 치료하여 안정 상태가 되어 퇴원하였으며 현재 혼합형 인슐린으로 혈당 조절 중이다.

도움말

모든 제1형 당뇨병에서 자가 항체가 존재하는 것은 아니며 일본에서는 자가 항체와 관계가 없으면서 급성으로 발병하는 증례가 수 차례 보고되었다. Imagawa 등은 이러한 증례들을 비자가면역성 전격성 제1형 당뇨병이라고 하였으며 이 아형은 특징적인 임상양상을 나타냈는데 급격한 발생, 단기간의 당뇨병 증상(1주 미만), 진단시 산증의 존재, 자가 항체의 부재, C-peptide 분비 저하(소변에서 10μg/day 미만), 혈청 췌장 효소의 상승 등이었다. 1988년 이후 전격성 제1형 당뇨병의 특징을 나타내는 증례 및 연구들이 지속적으로 보고되면서 최근 일본의 제1형 당뇨병 중 20%를 차지하고 있으며, 새로운 임상양상과 진단기준 등도 꾸준히 제시되고 있고 국내에서는 2004년 전격성 제1형 당뇨병의 증례가 처음 보고되었다. Type 1A 당뇨병에서는 단지 바이러스 감염이 27% 정도인 것에 비해 전격성 제1형 당뇨병환자의 70% 정도에서 발열, 두통, 인후통, 기침, 콧물, 관절통과 같은 감기 증상이 나타나는 것으로 보아 바이러스 감염과의 관련성을 생각해 볼 수 있는데, Human herpes virus 6와 Echovirus감염이 전격성 제1형 당뇨병의 발생에 선행된 예가 보고 되어있다.

참고 문헌

1. 함상수, 김 욱, 박신성, 서영일, 임성희, 김병태, 최문기, 장연복, 유형준, 박성우: 당뇨병성 케톤 산증의 임상적 고찰. 대한내과학회지 44:659-65, 1993
2. Kimura N, Fujiya H, Yamaguchi K, Takahashi T, Nagura H: Vanished islets with pancreatitis in acute-onset insulin-dependent diabetes mellitus in an adult. Arch Pathol Lab Med 11:84-8, 1994
3. Sekine N, Motokura T, Oki T, et al: Rapid loss of insulin secretion in a patient with fulminant type 1 diabetes mellitus an carbamazepine hypersensitivity syndrome. JAMA 285:1153-4, 2000
4. Vreugdenhil GR, Schloot NC, Hoorens A, et al: Acute onset of type 1 diabetes mellitus after severe echovirus 9 infection: putative pathogenic pathways. Clin Infect Dis 31:1025-31, 2000
5. Imagawa A, Hanafusa T, Uchigata Y, Kanatsuka A, Kawasaki E, Kobayashi T, Shimada A, Shimizu I, Toyoda T, Maruyama T, Makino H: Fulminant type 1 diabetes: a nationwide survey in Japan. Diabetes Care 26:2345-52, 2003
6. Kotani R, Nagata M, Imagawa A, Moriyama H, Yasuda K, Miyagawa J, Hanafusa T, Yokono K: T lymphocyte response against pancreatic beta cell antigens in fulminant type 1 diabetes. Diabetologia 47:1285-91, 2004
7. Shimada A, Maruyama T: Encephalomyocarditis-virus- induced diabetes model resembles "fulminant" type 1 diabetes in humans. Diabetologia 47:1854-5, 2004

07 동맥혈 칼슘 자극 검사로 진단된 국소성 췌도 세포 증식증

병력

40세 여자 환자로 평소 건강히 지내오던 중 내원 2개월 전부터 공복시 나타나는 심계항진과 발한이 있었으나 특별한 검사없이 지내다가 저혈당증에 의한 상기 증상에 대해 검사 목적으로 내원하였다. 공복시 발작성 두통이 동반되었으며, 내원 당시 환자는 전신적 허약감이 있었으나 의식상태는 명료하였다. 과거력상 10년 전에 자궁근종으로 자궁절제술 시행받은 기왕력이 있었다.

진찰소견

신장 158cm, 체중 53kg으로 최근 1년 사이 체중증가는 없었다. 비교적 허약한 모습을 보였으며 혈압 120/80mmHg, 호흡수 분당 20회, 맥박수 분당 70회, 체온 36.5℃로 측정되었고 그 외 특이한 이상 소견은 없었다.

검사소견

(1) 일반 검사

혈당은 110mg/dL(70~110mg/dL)로 정상소견을 보였으며 간기능과 신장기능은 정상이었다. 그 외 요검사, 단순 흉부 및 복부 X-선 검사에서 이상소견은 없었다.

입원 기간 중에 인슐린종에 대한 검사로 48시간 금식하는 동안 저혈당 증상이 있을 때 인슐린 농도와 혈당을 측정하였고, 공복시 혈당이 47mg/dL까지 감소하였으며(표 1) 환자는 두통, 경련 등의 증상과 함께 저혈당에 의해 이차적으로 유발되는 발한, 심계항진 등을 호소하였다. 이때 같이 시행한 혈중 인슐린 농도는 4.4㎕U/mL(2~25㎕U/mL)로 측정되었으며, 포도당 정맥주사 후 증상은 호전되어 Whipple's triad를 확인할 수 있었다.

(2) 방사선 검사

복부 초음파, 복부 전산화 단층 촬영, 내시경하 초음파 등을 시행하였으나, 어떠한 종양도 관찰되지 않았으며 췌장에 특별한 소견은 나타나지 않았다.

(3) 기타검사

미세한 인슐린종을 배제할 수 없는 상황에서 선택적 동맥혈 칼슘 자극에 의한 정맥혈 칼슘 농도를 측정하였다(그림 1). 대퇴 동맥에 카테터를 삽입하고, 대퇴부 정맥(femoral vein) 천자를 거쳐 우측 간정맥에 카테터를 위치하였다. 그리고 췌장에 공급되는 비장 동맥, 위십이지장 동맥, 상행성 장간막 동맥, 좌우 간동맥에 칼슘 0.45mEq (1.86mL of 10% calcium gluconate diluted in 3.14mL of saline) 5cc를 급속히 주입하였다. Masayuki, Philippe 등이 시행한 방법을 변형하여 칼슘 주입 전, 주입 후 30초, 60초, 90초, 120초에 좌우 간정맥에서 혈액을 채혈하였다. 채혈한 혈청에서 방사성 동위원소를 이용하여 인슐린 농도를 측정하였으며 칼슘 주입 전보다 두배 이상으로 인슐린 농도가 증가하면 종양이 위치하는 것으로 판정하였다. 본 증례에서는 비장 동맥에 선택적으로 칼슘을 자극하였을 때 좌측 간 정맥에서 채혈한 혈액에서 인슐린 농도가 현저하게 증가하였다.

경과

종양의 위치를 확인하기 위해 수술중 초음파를 시행했으나 특별한 소견은 관찰되지 않았고, 동맥혈 자극 검사 결과를 토대로 미부와 체부를 포함하는 췌장 아전절제술이 시행되었다.

병리 소견

절제된 췌장의 육안소견은 8×6×3cm 크기로 정상적인 색조를 띄었으며, 고형성 종양은 관찰되지 않았고, 두께 3mm간격으로 시행한 단계적 절단에서 어떠한 종양도 관찰되지 않았다. 췌장 미부의 광학 현미경 소견상 췌도 세포의 국소적인 증식을 보였으며(그림 2), 췌도의 크기는 주변의 정상 췌실질에 존재하는 췌도의 크기에 비해 약간 크거나 같은 정도였다. 인슐린에 대한 면역조직화학염색에서 췌도 증식증의 세포들은 인슐린에 양성을 보였고(그림 3), 베타세포의 분포는 정상 췌도에서와 비슷한 비율로 관찰되었다. 그리고 염증 세포의 침윤에 의한 만성 췌장염에 대한 소견은 관찰되지 않았다.

수술후 경과

환자는 수술 후 제 1일째와 2일째의 아침 공복시 혈당이 각각 152mg/dL, 143mg/dL로 일시적인 혈당의 증가가 있었으나, 수술 후 7일째에 혈당은 133mg/dL, 수술 후 20일째에 혈당은 120mg/dL로 회복되어 합병증 없이 퇴원하였다. 이때 같이 측정되었던 혈중 인슐린과 C-펩타이드 농도는 각각 4.9μIU, 1.5mg/dL로 나타났다. 수술 후 외래 추적검사에서 환자는 더 이상 저혈당증에 의한 증상은 호소하지 않았다.

도움말

소아에서 고인슐린혈성 저혈당증을 일으키는 가장 흔한 원인은 췌도 세포 증식증(islet-cell hyperplasia)과 랑게르한스섬 세포증(nesidioblastosis)이나, 성인에서는 대부분이 인슐린종(insulinoma)이 원인이다. 췌도 세포 증식증(islet-cell hyperplasia)에 의한 저혈당증은 췌장의 베타 세포에서 인슐린을 분비하는 양성질환으로 드물게 보이는 질환이다. 인슐린종이나 췌도 세포 증식증의 진단에 있어서 복부 초음파, 복부 전산화 단층 촬영, MRI 등과 같은 방사선학적 검사로 충분치 못할 때가 많아 진단 및 종양의 위치를 결정하는데 있어서 선택적 동맥혈 칼슘 자극 검사가 이용되는 경우가 있다. 선택적 동맥혈 칼슘 자극 검사는 인슐린종이나 췌도 세포 증식증에서 공급하는 서로 다른 동맥혈에 칼슘을 주입하였을 때 정맥혈의 인슐린 농도가 현저하게 증가하는 것을 이용함으로써 종양의 위치를 예측할 수 있는 진단적 방법이다.

참고 문헌

1. Dahms BB, Landing BH, Blaskovics M, et al: Nesidoblastosis and other islet cell abnormalities in hyperinsulinemic hypoglycemia of childhood. Hum Pathol 11:641-649,1980
2. Goossens A Gepts W, Saudubray JM, et al: Diffuse and focal nesidoblastosis. A clinicopathological study of 24 patients with persistent neonatal hyperinsulinemic hypoglycemia. Am J Surg Pathol 13:766-775,1989
3. Masayuki Kato, Ryuichiro Doi, Masayuki Imamura, Noriyuki Okada: Response of human insulinoma cells to extracellular calcium is different from normal cells. Digestive Disease Science 43: 2429-2438, 1998
4. Yoshihide Ueda, Kenji Kurihara, Tsuyoshi Kondoh, Toyotake Okanoue, Tsutomu Chiba: Islet-cell hyperplasia causing hyperinsulinemic hypoglycemia in adult. J Gastroenterol 33:125-128, 1998
5. Philippe L, Pereira Alain J, Roche Gerhard W, Maier Peter E: Huppert. Insulinoma and islet cell hyperplasia: Value of the calcium intraarterial

stimulation test when findings of other preoperative studies are negative. Radiology 206:703-709, 1998
6. Youn Wha Kim, Yong Koo Park, Jae Hoon Park: Islet cell hyperplasia of the pancreas presenting as hyperinsulinemic hypoglycemia in an adult. Yonsei Medical Journal 41:426-429, 2000

표 1 장시간 공복유지검사

	Before fasting	6 hour after fasting	12 hour after fasting	18 hour after fasting	24 hour after fasting
Glucose(mg/dL)	79	87	53	47	59
Insulin(μU/mL)	5.3	5.4	4.4	4.5	5.2
C-peptide(ng/mL)	1.8			1	
Sx.	N	N	Y	Y	Y

N : Hypoglycemic Sx. absent.
Y : Hypoglycemic Sx. present.

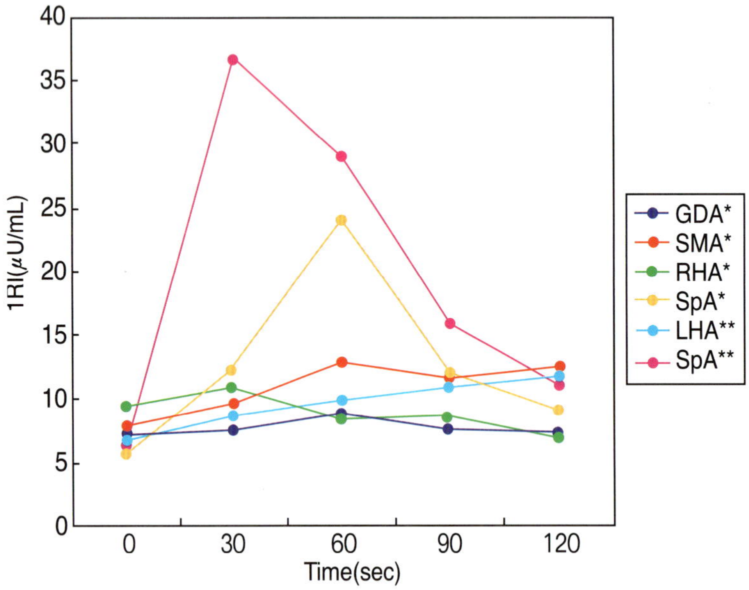

그림 1. 동맥혈 칼슘자극검사
* : venous blood sampling site ; right hepatic vein
** : venous blood sampling site ; left hepatic vein
GDA : gastroduodenal artery, SpA : splenic artery, SMA : superior mesenteric artery, RHA ; right hepatic artery, LHA ; left hepatic artery

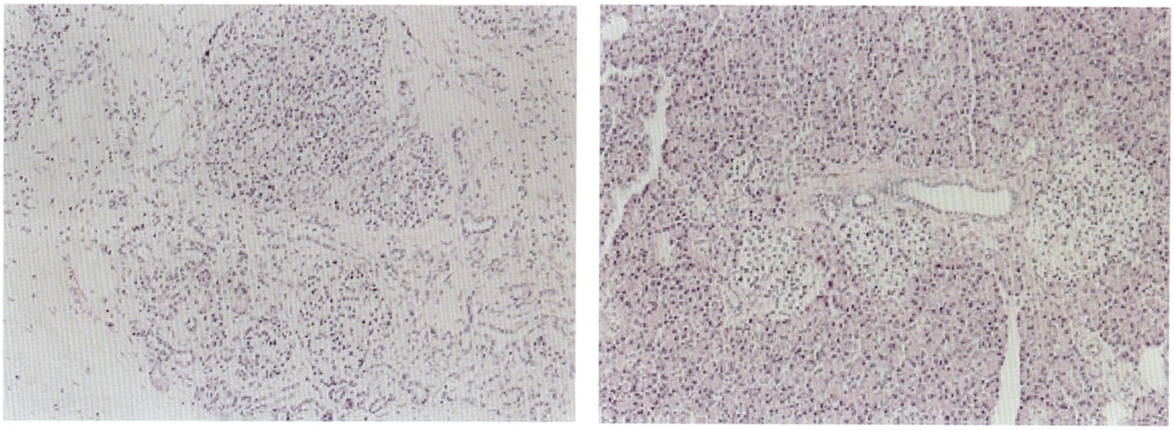

그림 2. 조직검사상 췌도의 국소 증식 소견(A)과 정상 조직 소견(B)(H&E, ×100)

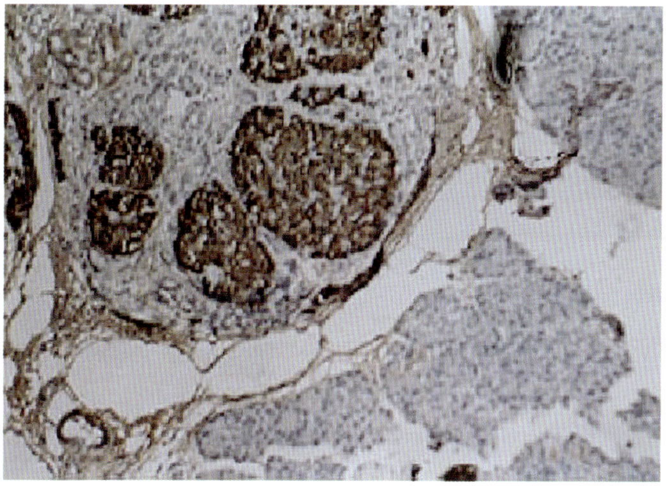

그림 3. 인슐린에 대한 면역조직 염색. 인슐린-양성 조직의 증대소견(H&E, ×200)

08 혈당 조절 후 호전된 당뇨병성 당원축적증에 의한 간비대

병력

22세 남자가 내원 2일전부터 시작된 식욕부진과 구역을 주소로 타병원에서 방문하여 당뇨병성 케톤혈증으로 진단받고 치료하던 중 본원으로 전원되었다. 과거력상 4년 전 개인의원에서 제1형 당뇨병을 진단받고 인슐린으로 혈당 조절을 해오던 중 치료에 대한 순응도가 낮아 당뇨병성 케톤산혈증 또는 저혈당으로 10차례가 넘게 입원치료를 받은 적이 있었으며 흡연 및 음주력은 없었다. 가족력상 아버지, 할아버지, 이모가 당뇨병을 진단받고 치료중이다.

진찰 소견

내원 당시 의식은 명료하였고 만성병색을 보였으며, 신장은 179cm, 체중 48kg, 혈압은 110/80mmHg, 맥박은 분당 84회, 호흡수는 분당 14회, 체온은 36.6℃였다. 공막 및 결막은 특이 소견 없었으며 입술은 건조하지 않았다. 각막에서 카이제르-플라이셔 륜은 관찰되지 않았다. 흉부진찰 소견상 호흡음은 깨끗하고, 심음은 규칙적이었으며 심잡음은 청진되지 않았다. 복부진찰 소견상 복부는 부드럽고 편평하였으며 우상복부 압통이 있고 간이 늑골 밑으로 6 cm 촉지되었다. 장음은 감소되어 있었으며 늑골 척추각 압통은 없었고 양측 하지의 함요부종이 관찰되었다

검사 소견

(1) 일반 검사

백혈구 3,030/mm^3, 혈색소 10.4 g/dL, 헤마토크릿 30.7%, 혈소판 147,000/mm^{3}이었으며, 공복혈당 126mg/dL, BUN 11.9mg/dL, creatinine 0.8mg/dL, 요산 7.7mg/dL, 총콜레스테롤 151mg/dL, 중성지방 196mg/dL, 고밀도지단백콜레스테롤 62mg/dL, 총단백 4.7 g/dL, 알부민 3g/dL, 총빌리루빈 0.3mg/dL, alkaline phosphatase 55IU/dL, AST 51IU/dL, ALT 23IU/dL, γ-GT 186IU/dL였고, 혈청 전해질 검사 결과 Na 136mEq/L, K 3.7mEq/L, Cl 107mEq/L, tCO_2 22mmol/L이었다.

요화학검사 결과 요비중은 1.020, pH 5.0, 단백은 음성, 요당은 4+, 케톤체는 2+이었다. 혈액응고 검사상 PT 9.8 sec(126%, INR=0.83), aPTT 23.7 sec이었다. 혈청 철 16μmol/L(90μg/dL), TIBC 33μmol/L(182 μg/dL), 트랜스페린 포화도(transferrin saturation) 0.49(49%), 페리틴(ferritin) 495μg/L였다.

혈청당화혈색소는 15.9%, C-peptide 0.5μg/L, s-Insulin 36pmol/L(5.0μIU/mL)이었다. anti-GAD Ab 104.30U/L(정상: ≤ 9.5U/L)로 증가되어 있었다.

HBs Ag 음성, Anti-HBs 21.0mIU/mL였고, anti-HCV 음성, anti-HAV IgM, EBV Ab EA IgM, CMV Ab IgM, HSV Ab IgM 모두 음성 소견이었다. ANA IFA 1:40 음성, anti-mitochondrial Ab, anti smooth muscle Ab 모두 음성이었다. 혈청 세룰로플라즈민 225mg/L(22.5mg/dL), 24시간 소변 구리 94nmol/d(6μg/d)이었다. 혈청 α1-antitrypsin 0.9g/L이었다.

(3) 방사선 검사

전원 전 타병원에서 시행한 복부 초음파 검사상 간비대 이외에 특이소견 없었다. 내원 1일째 시행한 복부 전산화

단층 촬영 검사상 심한 간비대소견을 보였고, 조영전 사진에서 비장에 비해 간의 밀도(density)가 증가되어 있는 소견을 보였다(그림 1A).

(4) 유전학 검사

혈색소증을 감별하기 위해 시행한 HFE 유전자형 검사에서 C282Y 및 H63D 돌연변이는 관찰되지 않았다.

(5) 병리조직검사

내원 9일째 간생검을 시행한 결과 간세포내 대소포성 지방소적이 관찰되었고, 핵의 당원축적증 소견을 보였으나 섬유화나 중성구 침착 등 염증 소견은 없었다. Iron 염색에서 특이소견 없었다(그림 2).

경과

이상의 결과로 제1형 당뇨병 및 당뇨병성 당원축적증에 의한 간비대로 진단하고 보존적 치료를 시작하였으며, 입원 23일째부터 하루 중간형 인슐린 18단위 투여로 혈당조절 양호하여 퇴원하였다. 퇴원 9주 후(입원 12주 후)에 시행한 복부진찰 소견상 압통 및 만져지는 종괴는 없었고, 당화혈색소 7.0%로 감소하였으며, AST 28IU/L, ALT 25IU/L, alkaline phosphatase 124IU/L, 총빌리루빈 0.5mg/dL 였다. 퇴원 9주후(입원 12주 후) 시행한 복부 전산화 단층 촬영 검사상 간비대 및 간의 밀도가 증가된 소견은 이전에 비해 매우 호전된 양상을 보였다(그림 1B).

도움말

당뇨병 환자에서 간비대 또는 간기능검사 이상이 있는 경우 가장 많은 원인은 지방증과 당원축적증이다. 지방증에서는 대소포성 지방 소적이 간세포내에 침착된 소견이 관찰되는데 비만한 제2형 당뇨병 환자에서 흔하다. 이에 비해, 당원축적증은 혈당조절이 잘 되지 않는 제1형 당뇨병 환자에서 관찰될 수 있는 소견이다. 당뇨병 환자에서 혈당조절이 불량한 경우에 간세포 세포질과 핵에 당원의 축적이 생기고, 심한 간비대를 동반하게 된다. 당원 축적에 중요한 요소는 고혈당에 의한 세포내 포도당의 유입과 인슐린의 존재로 인한 인산효소 농도의 유지이므로 주로 제1형 당뇨병에서 잦은 케톤증과 고혈당이 반복되어 많은 양의 인슐린이 투여될 때 관찰된다. 또, 당원 분해는 인산부가가수분해효소(phosphorylase)에 의해 이루어지는데 이를 활성화시키는 phosphorylase kinase는 고혈당에서는 비활성형이 되므로, 혈당조절이 불량한 경우 당원 분해가 감소되어 당원 축적의 원인이 될 수 있다. 이런 이차성 당원축적증은 가역적이며 혈당조절을 통해 호전될 수 있다.

참고문헌

1. Mauriac P: Gros ventre, hepatomegalie, troubles de la croissance chez les enfants diabetiques traites depuis plusieurs annes par l'insuline. Gaz Hebd Med Bordeaux 26:402-10, 1930
2. Stone BG, Van Thiel DH: Diabetes mellitus and the liver. Sem Liver dis 5:8-28, 1985
3. Van Steenbergen W, Lanckmans S: Liver disturbances in obesity and diabetes mellitus. Int J of obesity 19(S3):S27-36, 1995
4. Chatila R, West A: Hepatomegaly and abnormal liver tests due to glycogenosis in adults with diabetes. Medicine 75:327-333, 1996
5. Munns C, McCrossin R, Thomsett M, Batch J: Hepatic glycogenosis: reversible hepatomegaly in type 1 diabetes. J Paediatr and child health 36:449-152, 2000

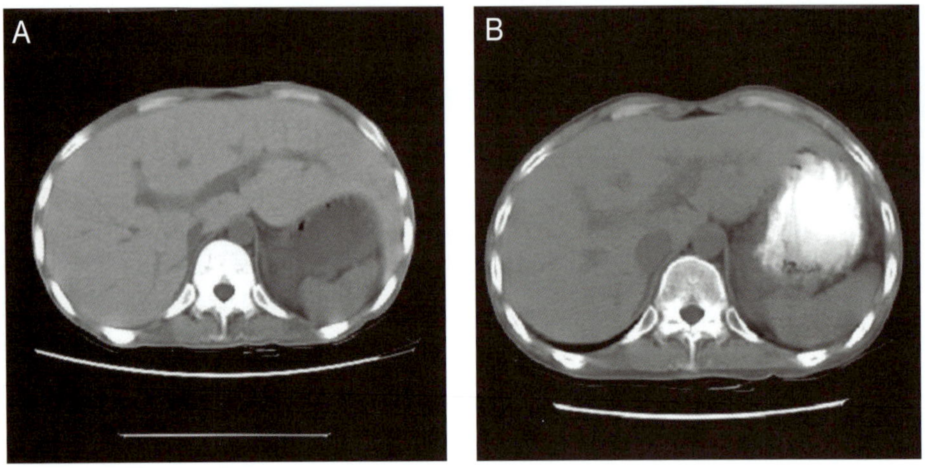

그림 1. 복부 전산화 단층 촬영상 심한 간비대와 간의 밀도증가 소견

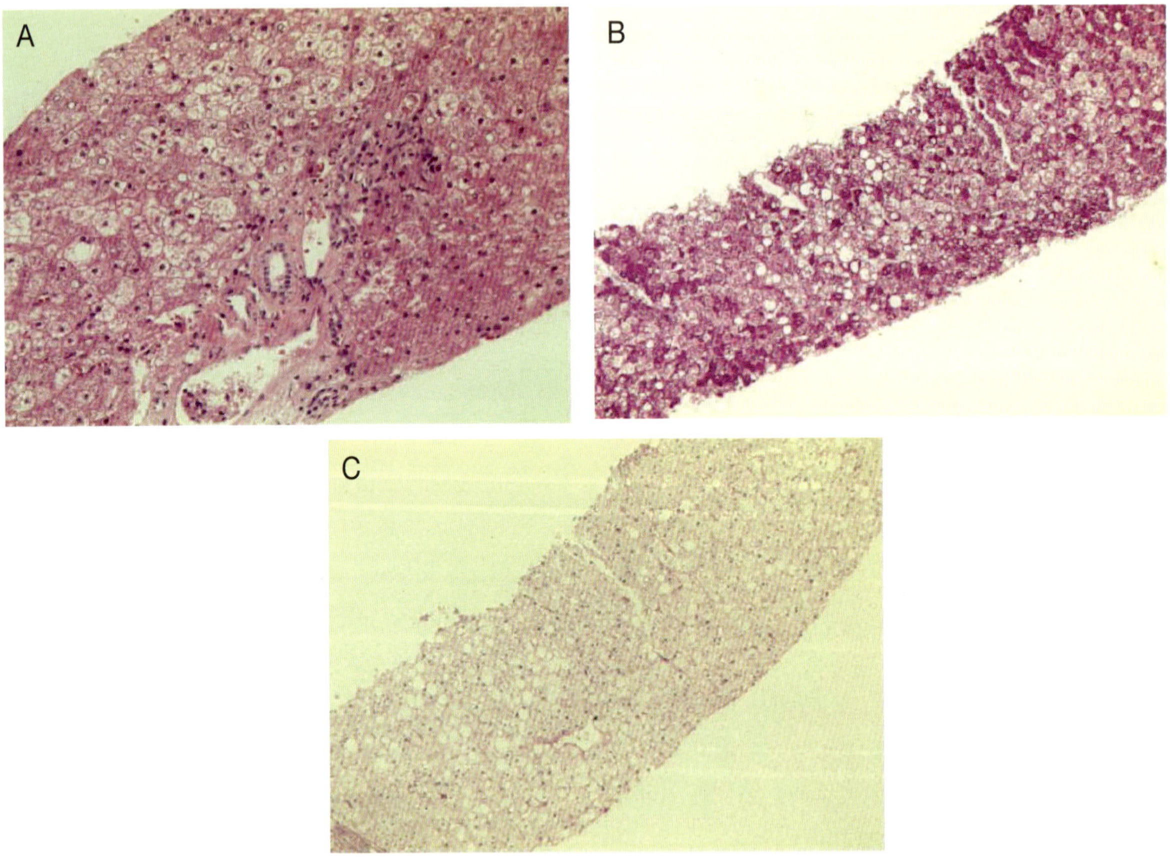

그림 2. 간생검상 간세포내 대소포성 지방축적과 핵의 당원 축적증 소견

Chapter 05 성선기능장애

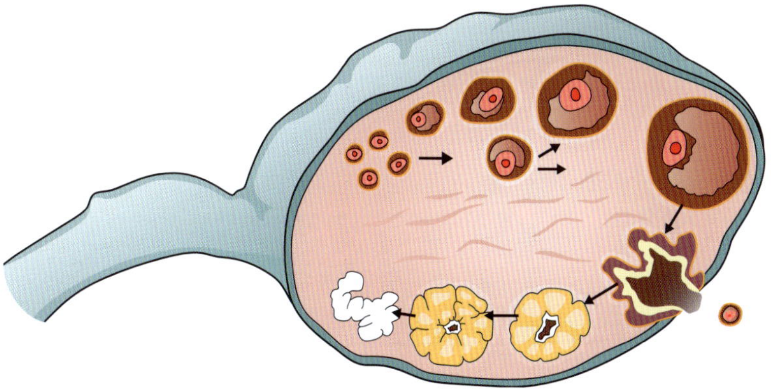

01 불규칙과다월경과 자발적 성발달을 동반한 45X Turner 증후군

병력

【16세 여자】

- **주소 :** 불규칙과다월경
- **현병력 :** 3년 전부터 불규칙과다월경에 의한 철결핍성 빈혈을 진단받고, 수혈 및 철분제제를 투여 받으며 지내다가, 3개월 전부터 어지럼증이 심해져서 내원하였다. 초경은 11세에 경험하였고, 주기는 2~3개월이었으며, 기간은 약 15일이었음. 월경량은 1일 12개 이상의 패드를 사용할 정도의 다량이었음.
- **가족병력 :** 특이사항 없음

진찰 소견

키 140cm, 몸무게 50.8kg, 체질량지수 25.9kg/m²로 과체중을 나타내었다. 정상 여아의 성장곡선과 비교할 때 3백분위수 미만의 저신장 소견이었으며 부모의 키(부친: 165cm, 모친: 163cm)로 계산한 표적신장은 158.5±5cm으로 환자의 키와 큰 차이를 보였다. 혈압 110/70mmHg, 맥박수 76회/분, 호흡수 20회/분, 체온은 36.9℃이었다. 창백한 얼굴이었으며 결막은 창백하였고 비교적 짧은 목을 보였다. 양쪽 유방과 음모는 각각 Tanner stage V, VI로 잘 발달하였으며, 액와모는 관찰되지 않았다(그림 1).

검사 소견

(1) 일반 검사

백혈구 4500/mm², 혈색소 4.8g/dL, 헤마토크리트 17.2%, 혈소판 378,000/mm², 망상적혈구 2.4%, 평균적혈구용적 59.2fl, 평균적혈구혈색소량 16.7pg, 총 철결합능 424μg/dL, 철 27μg/dL, 페리틴 0.4ng/mL, 트랜스페린 포화능은 6.36%

말초혈액 도말검사: 저색소성 소구성 적혈구, 대소 부동증(anisocytosis), 이형 적혈구증(poikilocytosis)

골수검사: 철 염색에서 1도로 저장 철 감소, 적아구 증가

(2) 내분비 검사

복합뇌하수체자극검사는 정상이었으며, 황체형성호르몬, 난포자극호르몬, 에스트라디올, 황체호르몬은 정상 여성의 여포기에 합당한 소견이었다 (표 1).

(3) 유전학 검사

염색체 검사: 45X로 일염색체성(monosomy) Turner 증후군(그림 2)

(4) 방사선 검사

복부초음파 검사에서 좌측 신장이 관찰 되지 않았고 우측 신장 크기는 14.8cm으로 신장비대를 보였다. 자궁내막은 0.7cm으로 두꺼워져 있었으며 우측과 좌측 난소에 각각 약 1.5cm, 3.5 cm 크기의 난소낭종이 발견되었다(그림 3). 손목의 방사선 촬영 상 골연령은 16세에 합당한 소견이었고 성장판은 닫혀 있었다(그림 4). 단순 흉부촬영상 심윤곽이나 폐실질내 특이 소견 없었다.

경과

심한 철결핍성 빈혈 소견을 보여 농축 적혈구를 수혈 받았으며 혈색소 12.7g/dL, 헤마토크리트 39.7%로 교정되었고 현재 철분제제를 복용 중이다. 저신장에 대해서는 이미 성장판이 닫혀 있는 상태로 성장 호르몬 투여가 도움이 되지 않기 때문에 별다른 치료는 시행하지 않았다. 불규칙과다월경에 대해서는 에스트로겐과 황체호르몬 복합제제인 Trisequens(12일간 에스트라디올 2mg, 10일간 에스트라디올 2mg과 norethisterone acetate 1mg, 6일간 에스트라디올 1mg을 차례로 복용)를 복용하며 현재까지 과다출혈 양상 없이 매달 규칙적인 월경을 보이고 있다.

도움말

Turner 증후군은 X염색체의 완전 혹은 부분적 결손과 함께 저신장, 익상경(webbing of neck), 낮은 후두발선, 외번주(cubitus valgus)등의 특이적 신체 기형, 성선발생장애(gonadal dysgenesis)를 특징으로 한다. 정상적 난소대신 생식세포가 결여된 생식선조(streak gonads)를 갖기 때문에 대부분의 환자들은 일차성 무월경을 경험하게 되며 사춘기에 성발달이 일어나지 않아 성적 유치증을 보이게 된다. 그러나 자발성 월경과 함께 이차 성징을 보인 Turner 증후군 환자가 보고 되고 있으며, 일염색체성(monosomy) Turner 증후군 환자에서보다 모자이크현상(mosaicism)을 지닌 환자에서 더 높은 빈도로 나타난다. 이들에서 자발성 월경의 양상은 대부분 불규칙적이며, 일염색체성 Turner 증후군 환자에서 불규칙과다월경이 보고 된 예는 매우 드물다.

참고 문헌

1. 이지영, 김성일, 김태준, 오수영, 문정빈, 김미하, 박중신, 전종관, 김석현, 윤보현, 문신용, 신희철: 터너증후군 여성에서 자연 임신 및 분만 3례. 대한산부회지 44:194-197, 2001
2. 권미광, 전숙, 고관표, 오승준, 우정택, 김성운, 김진우, 김영설: 불규칙과다월경에 의한 철결핍성 빈혈과 자발적 성발달을 보인 45,X 터너증후군 1예. 대한내분비학회지 20:160-167, 2005
3. aenger P: Turner's syndrome. N Engl J Med 335:1749-1754, 1996
4. Magee AC, Nevin NC, Armstrong MJ, McGibbon D, Nevin J: Ullrich-Turner's syndrome: Seven pregnancies in an apparent 45,X woman. Am J Med Genet 75:1-3, 1998
5. Tarani L, Lampariello S, Raguso G, Colloridi F, Pucarelli I, Pasquino AM, Bruni LA: Pregnancy in patients with Turner's syndrome: six new cases with review of literature. Gynecol Endocrinol 12:83-87, 1998
6. Sabendal L, Davenport ML: Delay diagnosis of Turners syndrome: Proposed guidelines for change. J Ped 137:443-459, 2000

표1. 복합뇌하수체자극검사

	-30min	0 min	30min	60min	90min	120min
T3*(ng/dL)	169					
T4(ug/dL)	6.9					
Estradiol(pg/mL)†	88.5					
progesterone(ng/mL)†	0.89					
testosterone(ng/mL)	0.23					
glucose(mg/dL)		87	38	77	80	87
ACTH(pg/mL)	15.5	17.7	128.7	37.4	14.1	9.7
GH(ng/mL)	0.06	0.06	0.5	14.7	19.6	20.8
cortisol(ug/dL)	20.7	15.2	19.8	30.0	29.5	22.2
FSH(mIU/mL)†		7.1	10.8	9.8	12.2	14.2
LH(mIU/mL)†		1.6	8.6	6.7	8.7	10.2
PRL(ng/mL)		4.8	34.4	44.9	22.0	15.0
TSH(U/mL)		4.7	13.6	10.7	8.4	7.3

† ; Not only FSH and LH but also estradiol and progesterone levels are within normal range in this patient, as compared with hormone levels observed during follicular phase in normal women.

* ; T3: triiodothronine(40~200ng/dL), T4: thyroxine(4.5~12ug/dL), ACTH: adrenocorticotropin hormone(10~60pg/mL), GH: growth hormone(〈0.5ng/mL), FSH: follicle stimulating hormone(1.7~8.5mIU/mL), LH: luteinizing hormone (2~15.4mIU/mL), PRL: prolactin(0.2~9.4ng/mL), TSH: thyroid stimulating hormone(0.3~4.0 U/mL), estradiol(follicular phase: 30~100pg/mL, luteinizing phase: 70~300pg/mL, ovulatory phase: 156~325pg/mL), progesterone(follicular phase 〈3ng/mL, luteinizing phase 〉10ng/mL).

( ) ; showed in normal range

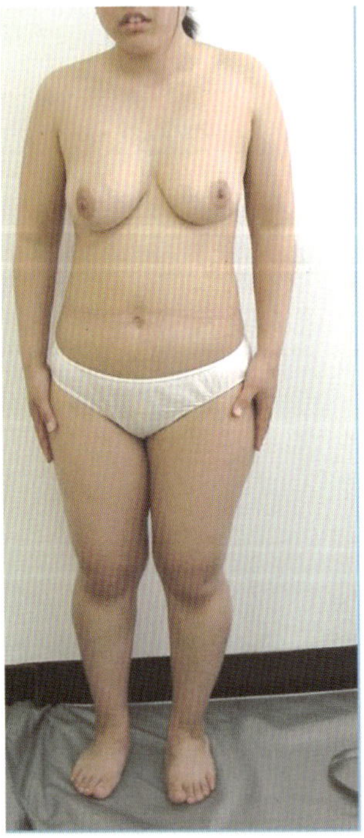

그림 1. 환자의 전반적인 소견

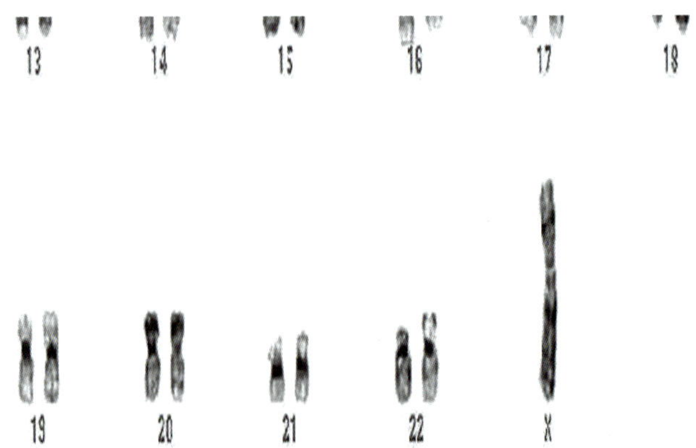

그림 2. 염색체 검사는 45X로 일염색체성Turner 증후군

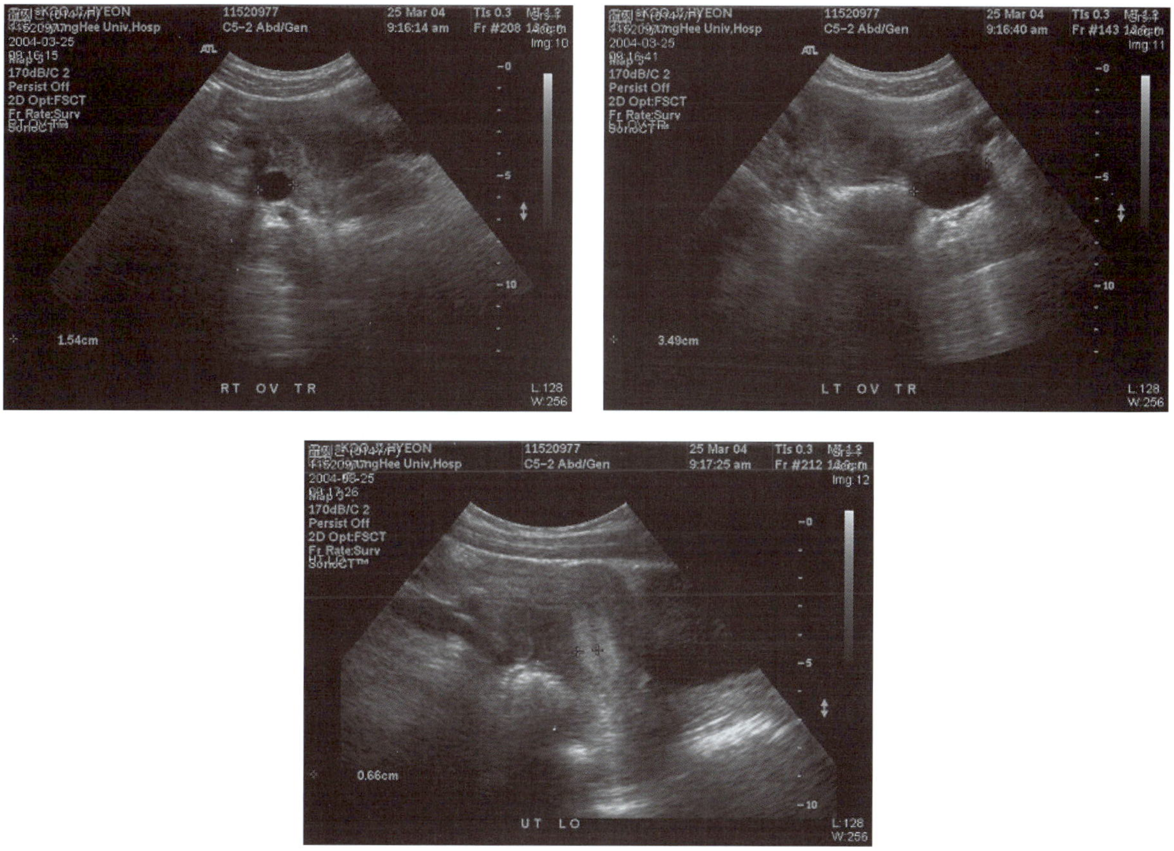

그림 3. 복부초음파 검사에서 좌측 신장이 관찰 되지 않았고 우측 신장비대를 보였다. 자궁내막은 두꺼워져 있었으며 우측과 좌측 난소에 각각 난소낭종이 관찰됨.

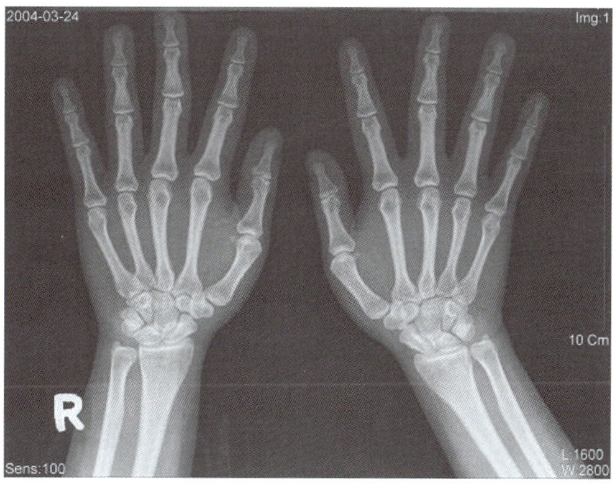

그림 4. 손목 일반방사선 촬영 상 골연령은 16세이고 성장판은 닫혀 있음.

02 일측성 신 무형성증과 당뇨병을 동반한 Kallman 증후군

병력

【35세 남자】

- **주소 :** 체중 감소, 다음, 다뇨, 전신 쇠약
- **과거병력 :** 8년 전 당뇨병 진단 받았으며 경구 혈당강하제를 간헐적으로 복용
- **가족병력 :** 특이사항 없음

진찰 소견

신장 163.3cm(upper segment : 64.5 cm, lower segment : 98.9cm), 완폭 173 cm, 체중 53kg이었으며 외형은 고등학생 정도로 보이며 음성은 애성이었다(그림 1). 생체 징후는 혈압 100/70mmHg, 맥박수 70/min, 호흡수 18/min, 체온 36.6℃이었다. 냄새를 맡지 못하였고 미약한 양측 유방비대가 있었으며 턱수염과 양측 액와모는 보이지 않았다. 외부 생식기 모양은 정상이었으나 음모는 적었으며 양측 고환은 음낭 안에는 있었으나 양 고환의 크기가 1×2 cm, 음경의 길이는 3.5cm로 성성숙도(Tanner stage) II의 소견을 보였다(그림 2).

검사 소견

(1) 일반 검사

공복혈당 461mg/dL, 당화혈색소 20.8%, 총단백 6.0mg/dL, 알부민 4.0mg/dL, BUN 12.9 mg/dL, 크레아티닌 0.5mg/dL, 총 콜레스테롤 223mg/dL, 나트륨 133 mEq/L, 칼륨 4.6mEq/L

(2) 내분비 검사

공복 C-펩타이드 0.39 ng/mL, 테스토스테론 0.47ng/mL, 황체형성호르몬 1.0mIU/mL, 난포자극호르몬 1.1mIU/mL

복합뇌하수체자극검사(표 1)

(3) 유전학 검사

염색체 검사: 46, XY

유전자 검사: FISH(fluorescent in situ hybridization)방법을 이용하였으며 Xp22.3에 위치한 KAL 유전자 결실은 관찰되지 않았다(그림 3).

(4) 방사선 검사

음낭 초음파상 1cm 크기의 고환이 양쪽 음낭에 위치하고 있었으며 경정맥 신우조영술과 복부 초음파에서 우측 신장이 보이지 않았다. 뇌하수체자기공명촬영에서 뇌하수체의 이상 소견은 없었으나 후각구 (olfactory bulb)와 후각로(olfactory tract)의 무형성 소견이 관찰되었다(그림 4). 이중에너지방사선흡수법(DEXA)에 의한 골밀도 측정 결과 요추골의 T 점수가 -3.8이었고, 대퇴골 경부 T 점수는 -2.0이었다.

경과

당뇨병의 치료로 식사조절과 인슐린 치료를 시작하여 혈당을 조절하였고 사춘기 발달을 유도하기 위해 격주로 테스토스테론 100mg을 투여하였으며 현재는 테스토스테론을 200mg으로 증량하여 투여하면서 추적관찰 중이다.

도움말

Kallmann 증후군은 성선자극호르몬 단독결핍증의 한 형태로 무후각증 또는 중증의 저후각증과 동반되어 성선기능부전증이 나타나는 드문 유전 질환이다. 성염색체와 연관되어 또는 상염색체 우성 및 열성 등 다양한 유전방식이 알려져 있지만 환자의 대부분은 산재성으로 나타난다. 여자보다는 남자에서 많이 발생하는 것으로 알려져 있으며 임상증상으로는 유아의 경우는 음경 왜소증, 잠복고환을 보이며 사춘기 연령에서는 사춘기 지연으로 발현하게 된다. 동반되는 다른 임상증상은 일측성 신 무형성증, 구개순, 구개열, 색각장애, 감각신경성 난청, 근골결계 이상, 비만, 당뇨병 등이 알려져 있다.

참고 문헌

1. 조용욱, 한세환, 오도연, 황성규, 김선주, 이현철, 허갑범: 칼만증후군(Kallmann's Syndrome) 2예. 대한내분비학회지 5:308-313, 1990
2. 박은철, 이기섭, 이종찬, 강문호: 오누이에게 발생된 Kallmann 증후군 2예. 상염색체 우성 또는 X-염색체 우성 유전. 대한내과학회지 39:389-394, 1990
3. 전현정, 고병성, 김도형, 배장환, 오태근, 강승백: Slipped Capital Femoral Epiphysis를 동반한 Kallmann's Syndrome 1예. 대한내분비학회지 11:318-323, 1996
4. 박기현, 모형진, 김진영, 김정연, 배상욱, 이병석, 김인규, 김세광, 김경아, 안용호: 칼만증후군 환자에서 KAL 유전자와 성선자극호르몬 유리호르몬 수용체에 관한 유전자의 분석. 대한내분비학회지 14:645-656, 1999
5. 이은정, 홍성욱, 홍윤기, 윤지성, 목지오, 김여주, 박형규, 김철희, 김상진, 변동원, 배원경, 서교일, 유명희: 일측성 신 무형성증과 당뇨병을 동반한 칼만증후군 1예. 대한내분비학회지 20:96-102, 2005
6. Jones J, Kemmann E: Olfacto-genital dysplasia in the female. Obstet Gynecol Annu 5:443-449, 1976
7. Jefferey ML, Alan DR, Bevery JW, Saul WR: Syndrome of anosmia with hypogonadotropic hypogonadiam(Kallmann syndrome). Am J Med 73:506-519, 1982
8. Hardelin JP: Kallmann syndrome: towards molecular pathogenesis. Mol Cell Endocrinol 179:75-81, 2001
9. Hu Y, Tanriverdi F, MacColl GS, Bouloux PM: Kallmann's syndrome: molecular pathogenesis. Int J Biochem Cell Biol 35:1157-1162, 2003
10. Karges B, de Roux N: Molecular genetics of isolated hypogonadotropic hypogonadism and Kallmann syndrome. Endocr Dev 8:67-80, 2005

표 1. 복합 뇌하수체자극검사

	0분	30분	60분
ACTH(pg/mL)	35	42	77
Cortisol(ug/dL)	17.6	14.3	30.1
GH(ng/mL)	5.82	2.53	17.7
Prolactin(ng/mL)	11	48.1	36.6
LH(IU/mL)	1.0	2.11	3.55
FSH(IU/mL)	1.0	1.85	3.49
TSH(uIU/ml)	1.7	8.3	7.0

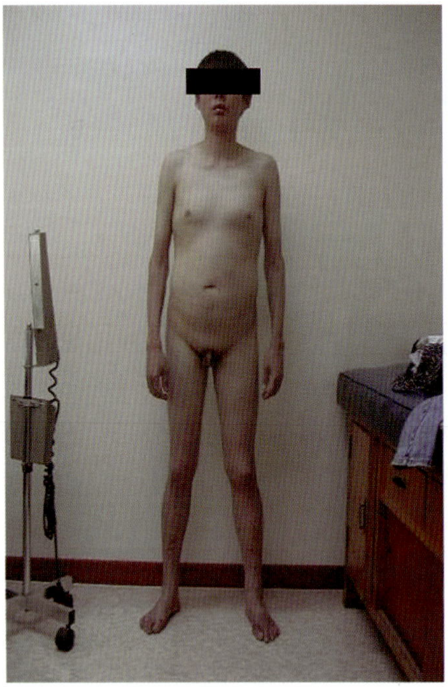

그림 1. 환자의 일반적 특성

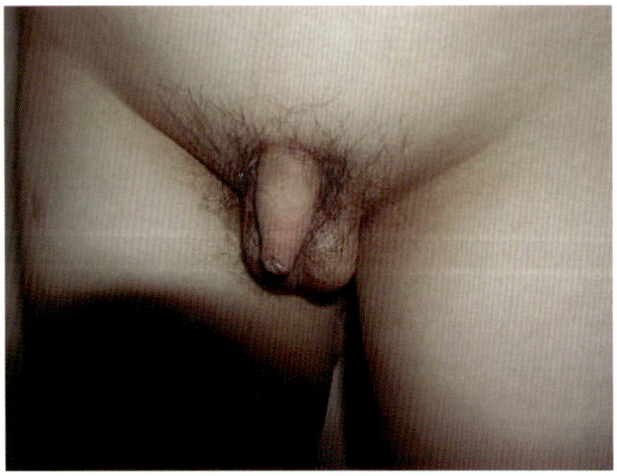

그림 2. 외부 생식기 모양은 정상이었으나 음모는 적었으며 양측 고환은 음낭 안에는 있었으나 양 고환의 크기가 1×2 cm, 음경의 길이는 3.5cm로 성성숙도(Tanner stage) II의 소견을 보임

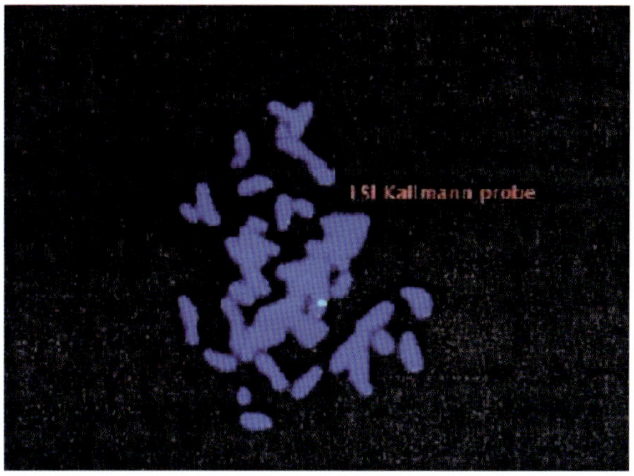

그림 3. 유전자검사에서 Xp22.3에 위치한 KAL 유전자 결실은 관찰되지 않음

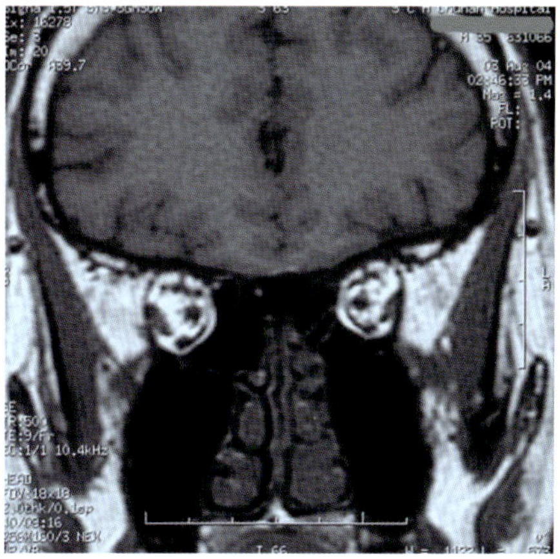

그림 4. 뇌하수체자기공명촬영에서 후각구와 후각로의 무형성 소견을 보임

03 46 XX 남성 증후군

병력

【20세 남자】

- **주소 :** 이차성징 불현
- **현병력 :** 군입대 진찰에서 이차성징이 발현되지 않고 호르몬 검사와 염색체 검사에서 이상소견이 있어 내원하였다.
- **가족병력 :** 특이사항 없음

진찰 소견

신장 178cm, 체중 73.3kg이었으며, 변성기가 오지 않았고, 후두융기가 없었으며, 음모와 액와모가 없었다 (그림 1, 2). 양측 고환은 용적이 각각 3 mL 정도였고, 고환과 정세관의 압통은 없었으며 발기 시 음경길이는 4 cm으로 약 10세 연령의 발달정도로 관찰되었다 (그림 3).

검사 소견

(1) 일반 검사

총단백질 8.2 g/dL, 알부민 5.0 g/dL, 총콜레스테롤 145 mg/dL, 중성지방 91 mg/dL, 공복혈당 107 mg/dL, 나트륨 142 mmol/L, 칼륨 5.1 mmol/L, 백혈구 7,000/μL, 혈색소 11.9 g/dL, 혈소판 337,000/μL

(2) 내분비 검사

부신피질자극호르몬 13.9/〈8.0 pg/mL (8:00 am/ 4:00 pm), 코르티솔 5.3/7.6 μg/dL (8:00 am/4:00 pm), 유리 T4 1.3 ng/dL, 갑상선자극호르몬 1.3 μIU/mL, 테스토스테론 0.7 ng/mL, 에스트라디올 〈10pg/mL이었고, 복합뇌하수체 자극검사는 특이 소견이 없었다.

(3) 유전학 검사

염색체 검사소견: 46 XX (그림 4)

경과

테스토스테론 (testosterone cypionate) 200 mg을 3주마다 주사하여 난포자극호르몬 7.3 mIU/mL, 황체형성호르몬 3.6 mIU/mL, 프롤락틴 40.8 ng/mL, 테스토스테론 2.9 ng/mL를 유지하며 추적 관찰 중이다.

도움말

46 XX 남성 증후군은 Klinefelter 증후군과 유사한 가족성질환으로 표현형은 남성이면서 46 XX 핵형을 나타내고 남아 20,000~24,000명 중 1명꼴로 발생한다. 외부생식기와 내부생식기는 정상 남자이며, 무정자증과 정세관의 초자질화, 작고 단단한 고환, 작거나 정상크기의 음경 및 여성형 유방을 일부에서 나타낸다. 혈장 테스토스테론의 감소, 혈장 에스트라디올의 증가, 혈장 성선자극호르몬의 증가는 Klinefelter 증후군과 유사하지만 작은 평균 신장과 요도하열이 구별되는 특징이며, 대부분이 Y-related DNA가 양성이며, 그 기전은 X-Y 염색체 상호교차현상(X-Y interchange)이나 Y-상염색체 전위(Y-autosomal translocation)이다. 일부 Y-related DNA가 음성인 경우에

는 고환의 발생에 관여하는 상염색체, 또는 X-연관 유전자의 변종 결과로 추정된다.

참고 문헌

1. 장성익, 최인장, 이인환: H-Y유전자와 염색체에서의 위치, XX-남성증후군발생 원인의 가설. 대한해부학회지 19:39-43, 1986
2. 김청수, 이상곤, 이희영: 46 XX 남성증후군 1예. 대한비뇨기과학회지 27:783-785, 1986
3. 정연규, 김광세, 장성익: XX-남성 1례. 대한비뇨기과학회지 27:779-782, 1986
4. 이재명, 심명숙, 김영욱, 신영구, 정춘희: 46 XX 남성증후군 1예. 대한내분비학회지 16:148-152, 2001
5. Li JH, Huang TH, Jiang XW, Xie QD: 46, XX male sex reversal syndrome. Asian J Androl 6:165-167, 2004
6. Yencilek F, Baykal C: 46 XX male syndrome: a case report. Clin Exp Obstet Gynecol 32:263-264, 2005

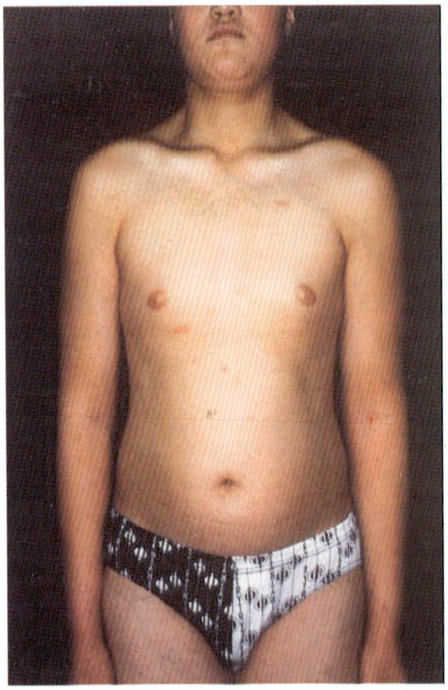

그림 1. 후두융기가 없음.

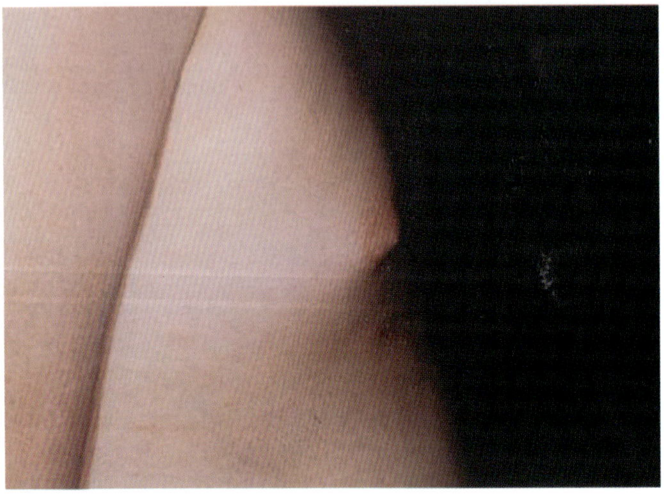

그림 2. 액와모가 없고 여성형유방이 보임.

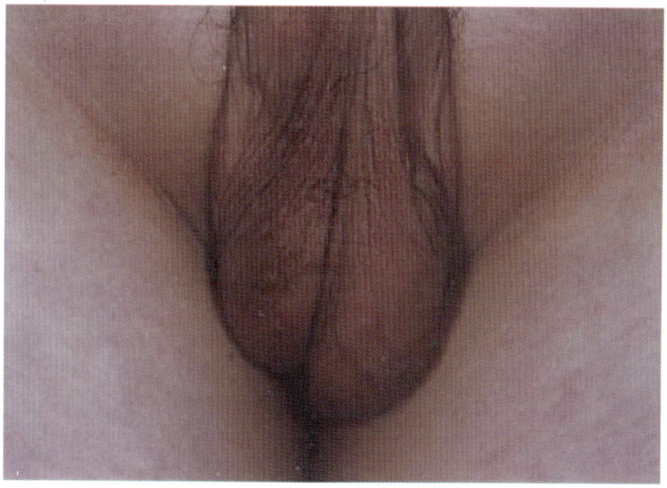

그림 3. 음모가 적고 음낭이 작음

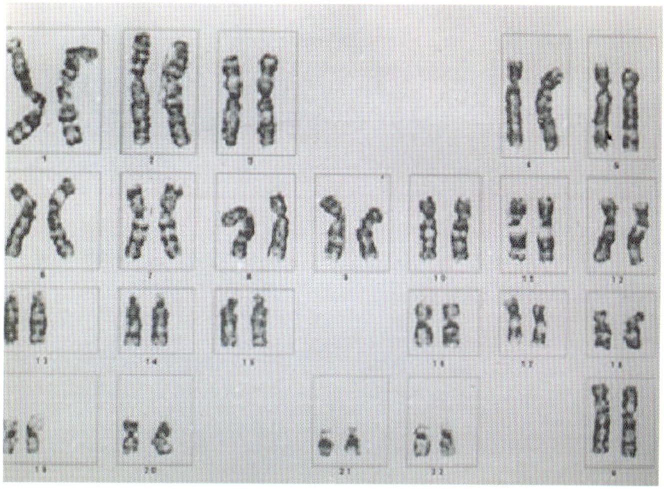

그림 4. 염색체 검사 상 46 XX 핵형

04 11β-수산화효소 결핍증에 의한 선천성 부신증식증

병력

【19세 여자】

- **주 소 :** 음핵 비대와 지속적인 질출혈
- **현병력 :** 출생 직후부터 음핵 비대를 보였으며, 3세 때 선천성 부신증식증을 진단 받고, 14세까지 간헐적으로 hydrocortisone을 복용하였다. 16세 때부터 속옷에 묻어나는 정도의 지속적인 질출혈이 있으면서, 음핵 비대 소견이 호전되지 않고, 유방의 발달도 보이지 않아 내원하였다.
- **과거병력 :** 출생 당시 체중은 2.5kg이었다.
- **가족병력 :** 특이사항 없음

진찰 소견

신장 153cm, 체중 47kg, 혈압 120/80mmHg이었고, 유방의 발달은 Tanner stage 1 이었으며, 다모증이 관찰되었다. 성기는 음핵 비대로 인하여 모호한 상태이었으며 대음순의 일부가 융합되어 요도와 질을 구분하기 어려웠다(그림 1).

검사 소견

(1) 일반 검사

나트륨 141mmol/L, 칼륨 4.7mmol/L, 공복 혈당 84mg/dL

(2) 내분비 검사

난포자극호르몬/황체형성호르몬 6.21/3.5mIU/mL(정상범위: 1.4~9.6/0.8~26), 에스트라디올 23.46pg/mL(정상범위: 20~60), 테스토스테론 2.6ng/mL(정상범위: <1.0)이었다. 250 μg 부신피질자극호르몬 자극검사에서 기저 부신피질자극호르몬 140pg/mL(정상범위: 6.0~56.7),코르티솔(기저/30분/60분) 6.2/8.3/9.4ng/mL, deoxycorticosterone (기저/30분/60분) 2.05/2.75/2.79ng/dL (정상범위: 0.03~0.33)이었다. 17α-hydroxyprogesterone (17α-OHP) 200ng/mL 이상(정상범위: <2.3), 혈장 레닌 활성도(앙와위) 2.3ng/mL/hr (정상범위: 0.15~2.33), 알도스테론 0.302ng/mL(정상범위: 0.01~0.16)이었다. Dehydroepiandrosterone sulfate(DHEA-S) 2128ng/mL(정상범위: 350~4300), 24시간 소변검사에서 17-ketosteroids(17-KS) 31.14mg/24 hours(정상범위: 6~15), 17-hydroxycorticosteroids(17-OHCS) 7.92mg/24 hours(정상범위: 2.4~6.4)이었다.

(3) 유전학 검사

염색체 검사: 46,XX

(4) 방사선 검사

경직장 초음파검사에서 난소와 자궁이 관찰되었다.

경과

음핵 비대의 교정을 위해 음핵 축소술을 시행 받았고(그림 2) 음핵 축소술 후에 검사한 테스토스테론 수치는 3.6ng/mL로 증가되었다. 약물치료로 hydrocortisone 20mg을 투여하였으며 현재 10mg으로 감량하여 특별한 문제없이 추적 관찰 중이다.

도움말

선천성 부신증식증은 스테로이드 호르몬 생산효소의 선천적 결핍에 의해 발생하는 증후군으로 상염색체 열성으로 유전된다. 선천성 부신증식증의 90% 이상은 21-수산화효소 결핍에 의해 발생하고, 5~8%는 11β-수산화효소 결핍에 의해 발생한다. 선천적으로 코르티솔 합성에 장애가 발생하면 뇌하수체에서 부신피질자극호르몬 분비가 증가되고 코르티솔 전구물질이 축적되면서 일부가 안드로겐 합성과정으로 유입된다. 안드로겐 과다상태로 인하여 여아에서는 음핵의 비대, 음순의 융합 및 요생식동의 생성과 같은 남성화가 나타나는데 비해 남아의 경우 출생 당시 외부 성기의 이상은 관찰되지 않는다. 특징적으로 11β-수산화효소 결핍에 의해 발생하는 선천성 부식증식증의 경우에는 deoxycorticosterone이 증가되어 고혈압이 흔하게 동반된다.

참고 문헌

1. 류옥현, 류혜진, 박수연, 권순범, 박상수, 김희영, 이계원, 서지아, 오정헌, 김신곤, 김난희, 최경묵, 백세현, 최동섭: 11β-수산화효소 결핍에 의한 선천성 부신증식증 1예. 대한내분비학회지 19:58-63, 2004
2. Hampf M, Dao NT, Hoan NT, Bernhardt R: New molecular genetic defects causing 11beta-hydroxylase deficiency (CAH). Endocr Res 26:781-782, 2000
3. Chabre O, Portrat-Doyen S, Vivier J, Morel Y, Defaye G: Two novel mutations in splice donor sites of CYP11B1 in congenital adrenal hyperplasia due to 11beta-hydroxylase deficiency. Endocr Res 26:797-801, 2000
4. Peter M: Congenital adrenal hyperplasia: 11beta-hydroxylase deficiency. Semin Reprod Med 20:249-254, 2002
5. Kuribayashi I, Massa G, van den Tooren-de Groot HK, Oostdijk W, Wit JM, Shizuta Y: A novel nonsense mutation in the Cyp11B1 gene from a subject with the steroid 11beta-hydroxylase form of congenital adrenal hyperplasia. Endocr Res 29:377-381, 2003
6. Lee HH, Won GS, Chao HT, Lee YJ, Chung BC: Novel missense mutations, GCC [Ala306]-〉 GTC [Val] and ACG [Thr318]-〉 CCG [Pro], in the CYP11B1 gene cause steroid 11beta-hydroxylase deficiency in the Chinese. Clin Endocrinol (Oxf) 62:418-422, 2005
7. Kuribayashi I, Nomoto S, Massa G, Oostdijk W, Wit JM, Wolffenbuttel BH, Shizuta Y, Honke K: Steroid 11-beta-hydroxylase deficiency caused by compound heterozygosity for a novel mutation, p.G314R, in one CYP11B1 allele, and a chimeric CYP11B2/CYP11B1 in the other allele. Horm Res 63:284-293, 2005

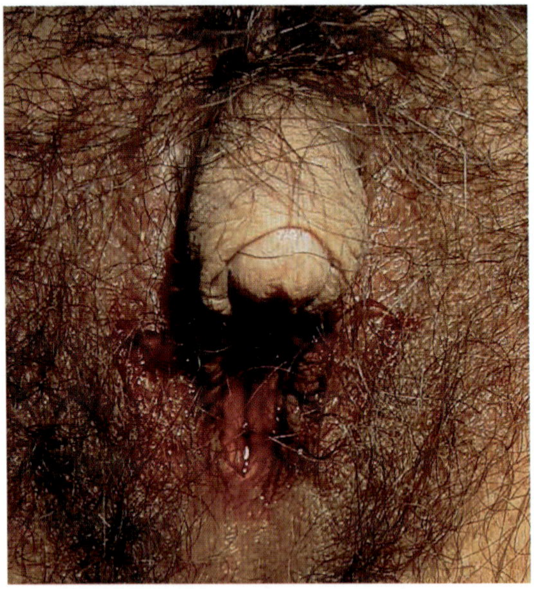

그림 1. 수술 전 외부 성기는 음핵 비대로 인하여 모호한 상태이며 대음순의 일부가 융합되어 요도와 질을 구분하기 어려움.

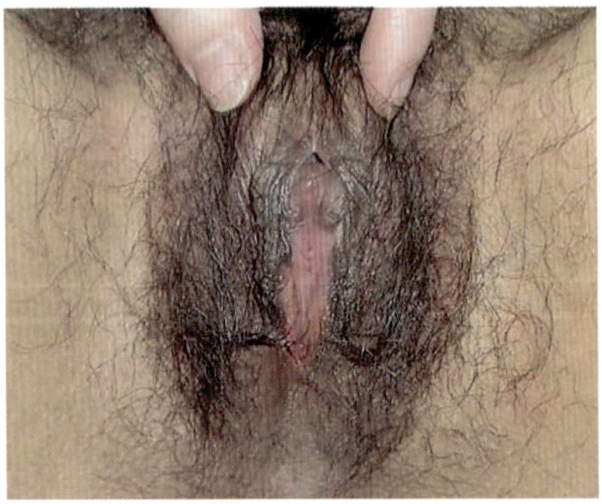

그림 2. 수술 후 외부 성기

memo

05 17α-수산화효소 결핍증에 의한 원발성 무월경

병력

19세 여자

- **주소 :** 원발성 무월경 및 이차성징의 불현
- **현병력 :** 사춘기 이후에 월경이 없었으며 이차성징이 발현되지 않았으나 별다른 치료 없이 지내다 복부초음파에서 난소 발육부전이 관찰되어 내원하였다.
- **가족병력 :** 특이사항 없음

진찰 소견

체중은 61kg, 신장은 170cm이었으며, 외형상 여성이고 지능은 정상이며 무후각증은 없었다. 액와모와 음모는 없었고(Tanner stage Ⅰ) 유방도 발육되지 않았으며(Tanner stage Ⅰ), 외성기는 여성의 형태였으나 소아형으로 발육이 부진하였으며 음핵비대는 없었다. 혈압은 수축기 150~170mmHg, 이완기 90~110mmHg이었다.

검사 소견

(1) 일반 검사

나트륨 139mEq/L, 칼륨 3.5mEq/L, 염소 105mEq/L

(2) 내분비 검사

갑상선자극호르몬 1.35μIU/mL, 프롤락틴 16.91ng/mL, 황체형성호르몬 22.75mIU/mL, 난포자극호르몬 24.28mIU/mL, 에스트라디올 13.59pg/mL, 테스토스테론 0.4pg/mL, 부신피질자극호르몬 106pg/mL, 황체호르몬 22.52ng/mL, 17α-hydroxyprogesterone 0.28ng/mL, 레닌 0.07ng/mL, 알도스테론 126.94pg/mL

(3) 유전학 검사

염색체 검사: 46 XX

(4) 방사선 검사

복부 전산화단층촬영 상 양쪽 부신의 전반적인 증식을 보여 부신증식증에 부합되는 소견을 보였다(그림 1).

경과

프레드니솔론 5mg, 프레마린 (conjugate equine estrogen) 0.625mg, 프로베라 (medroxyprogesterone acetate) 5mg을 매일 1회 경구 투약하고 있으며 혈압과 칼륨은 정상화되었다.

도움말

17α-수산화효소 결핍에 의한 선천성 부신증식증에서는 원발성 무월경이 나타난다. 17α-수산화효소 결핍증은 부신의 코르티솔과 안드로겐 뿐 아니라 생식기관의 성호르몬 합성 장애를 초래하지만, 17α-수산화효소의 영향을 받지 않는 황체호르몬, corticosterone, deoxycorticosterone 등의 염류코르티코이드 작용을 갖는 호르몬은 증가한다. 따라서 코르티솔의 감소로 부신피질자극호르몬은 증가한다. 에스트로겐, 테스토스테론 등의 성호르몬 감소는 성선자극호르몬들의 증가와 골성장 장애를 유발하고, 유전학적으로

여성의 경우 유방이나 외성기의 발육에 장애를 초래하며 원발성 무월경을 초래한다. 또한 염류코르티코이드의 증가로 인하여 저 레닌성 고혈압과 저칼륨증이 나타난다.

참고 문헌

1. 손현식, 오영석, 유순집, 윤건호, 강무일, 홍관수, 이광우, 손호영, 강성구: 17α-수산화효소 결핍에 의한 남성 가성반음양증 1예. 대한내분비학회지 7:153-159, 1992
2. 박근용, 박기락, 이정호: 17α-Hydroxylase 결핍증후군 1예. 대한내분비학회지 11:102-107, 1996
3. 임홍섭, 이선화, 홍종민, 남재현, 박희백, 안철우, 김도민, 임승길, 송영득, 이현철, 허갑범, 강인수: 17α-hydroxylase 결핍증에 의한 원발성 무월경 1예. 대한내분비학회지 16:130-133, 2001
4. Perez MS, Benencia H, Frechtel GD, Esteban EO, Gil MC, Targovnik HM, Marquez NB: 17alpha-hydroxylase deficiency : biochemical and molecular findings in two sisters and their family. Mol Diagn 8:171-178, 2004
5. Leal AM, Elias PC, Moreira AC: Impairment of AVP regulation in 17alpha-hydroxylase deficiency, a unique form of adrenal insufficiency. J Endocrinol Invest 25:635-638, 2002
6. Takeda Y, Yoneda T, Demura M, Furukawa K, Koshida H, Miyamori I, Mabuchi H: Genetic analysis of the cytochrome P-450c17alpha (CYP17) and aldosterone synthase (CYP11B2) in Japanese patients with 17alpha-hydroxylase deficiency. Clin Endocrinol (Oxf) 54:751-758, 2001
7. Mayer EI, Homoki J, Ranke MB: Spontaneous growth and bone age development in a patient with 17alpha-hydroxylase deficiency: evidence of the role of sexual steroids in prepubertal bone maturation. J Pediatr 134:371-375, 1999
8. Yamaguchi H, Nakazato M, Miyazato M, Toshimori H, Oki S, Shimizu K, Suiko M, Kangawa K, Matsukura S: Identification of a novel splicing mutation and 1-bp deletion in the 17alpha-hydroxylase gene of Japanese patients with 17alpha-hydroxylase deficiency. Hum Genet 102:635-639, 1998
9. Yamaguchi H, Nakazato M, Miyazato M, Kangawa K, Matsukura S: A 5'-splice site mutation in the cytochrome P450 steroid 17alpha-hydroxylase gene in 17alpha-hydroxylase deficiency. J Clin Endocrinol Metab 82:1934-1938, 1997

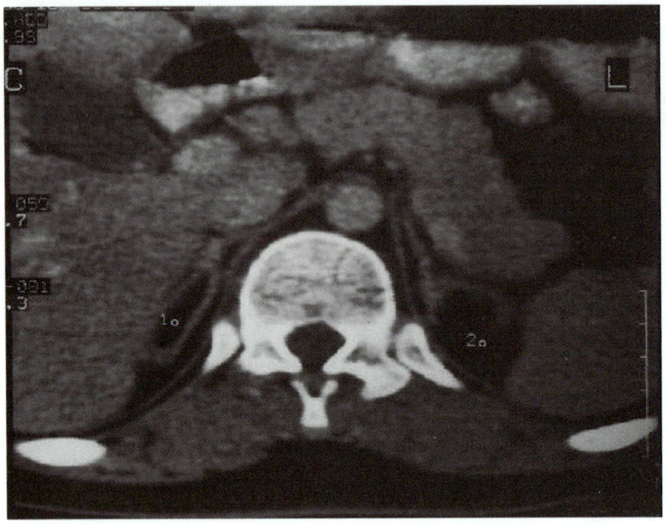

그림 1. 복부 전산화단층촬영 상 양쪽 부신의 전반적인 증식과 좌측 부신의 결절성이 보임.

Chapter 06 부갑상선-골대사

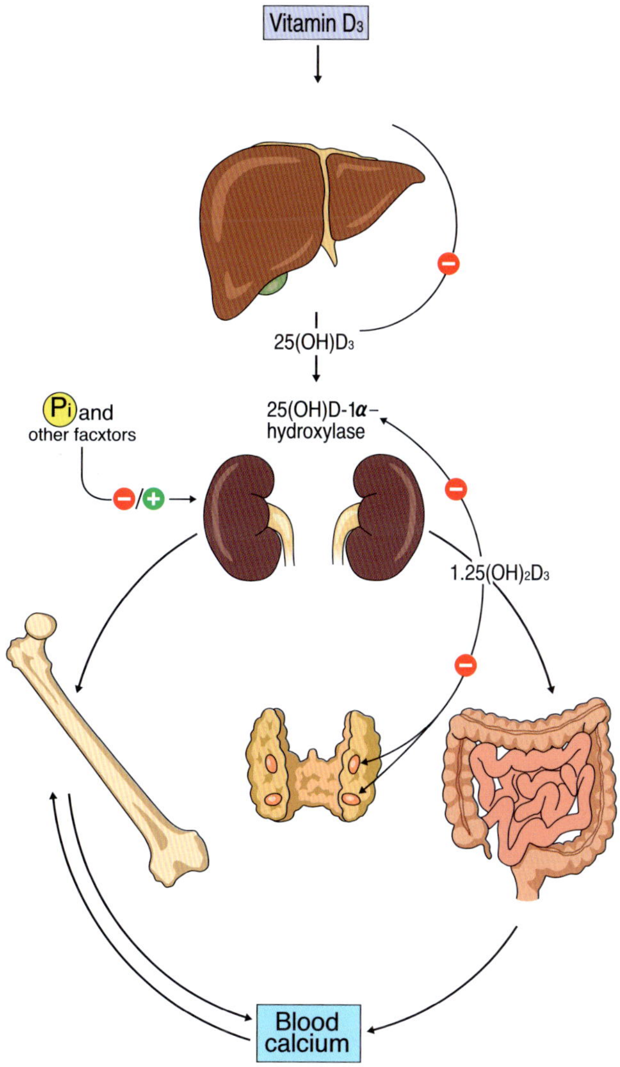

01 부갑상선기능항진증과 동반된 전이성 폐석회화증

병력

【55세, 여자】

- 주 소 : 전신 쇠약감
- 현병력 : 내원 2개월 전부터의 전신 쇠약감과 오심, 구토, 마른 기침이 있어 내원
- 과거력 : 특이사항 없음.
- 가족력 : 특이사항 없음.

진찰 소견

급성 병색을 보였으며 의식은 명료하였고 입술과 혀는 약간 말라 있었다. 갑상선 종대나 경부 림프절은 촉지되지 않았다. 흉부 청진상 호흡음은 정상이었고, 늑척추각 압통은 없었으며, 하지에 함요부종은 보이지 않았다.

검사 소견

(1) 일반 검사

말초혈액 검사에서 백혈구 9,900/mm³, 혈색소 12.7 g/dL, 헤마토크리트 31.3%, 혈소판 201,000/mm³, 혈청 칼슘/인 19.6/3.5 mg/dL, 알부민 3.1 g/dL, 혈액요소질소 46 mg/dL, 크레아티닌 2.5 mg/dL, 알칼리 인산분해효소 132 IU/L이었다.

(2) 내분비 검사

부갑상선 호르몬이 1338.7 pg/mL(정상치 9-55 pg/mL)로 매우 증가되어 있었다.

(3) 방사선 검사

흉부 X선 촬영에서 우하폐야에 경한 폐침윤 양상을 보였다(그림 1). 이중에너지 X-선 흡수계측법으로 측정한 요추부 골밀도는 T 점수 -3.7였다. 부갑상선 sestamibi 주사상 좌측 갑상선의 하부에서 부갑상선 선종이 의심되는 섭취 증가를 보였고(그림 2), 전신 골주사 상에서는 양측 폐에 전이성 석회화증으로 생각되는 섭취 증가가 관찰되었다(그림 3).

(4) 병리조직 검사

수술에서 얻은 조직 소견에서 일정한 형태의 세포증식 소견을 보였고 주변 결합조직이나 혈관 침범은 보이지 않아 양성 선종으로 진단되었다(그림 4).

경과

갑상선 좌측 하부에 위치한 5 cm 크기의 낭종성 종괴를 포함한 부갑상선을 절제하였으며 수술 후 칼슘 및 비타민 D 제제 (칼시트리올 0.25 μg/일)를 보충하였으나 일시적인 저칼슘혈증을 보였으며 1개월 후 정상으로 회복되어 중단하였다. 1개월 후에 시행한 부갑상선호르몬은 103.5 pg/mL로 감소하였으며, 6개월 후에는 40.8 pg/mL로 정상화되었다. 1개월 후 외래에서 재시행한 전신 골주사상 양측 폐에서 보이던 전이성 석회화증은 감소되었고, 6개월후에는 소실되었다. 현재 환자는 원발성 부갑상선 기능항진증에 의한 이차성 골다공증으로 알렌드로네이트를 복용하면서 추적 관찰 중이다.

도움말

원발성 부갑상선 기능항진증은 부갑상선 호르몬의 과다한 분비로 칼슘, 인, 골대사의 이상을 초래하는 질환이다. 원발성 부갑상선 기능항진증 환자에서 악성 고칼슘혈증(16 mg/dL 이상)이 오는 경우는 1.6-6%로 드물지만 중추신경계, 신경근육계, 소화기, 신장, 심혈관계 등 전반적인 기관들의 이상을 초래하여 마침내 치명적인 부갑상선 위기를 초래할 수 있다.

병적 석회화증은 두 가지로 나눌 수 있다. 정상 혈청 칼슘, 인 농도에서 조직 손상 후 나타나는 이형성 석회화증과, 혈청 칼슘, 인 농도가 증가하면서 골조직 외의 조직에 칼슘이 침착되는 전이성 석회화증이 있다. 전이성 석회화증은 골종양, 특히 파골세포의 기능이 높은 골종양이나, 부갑상선 기능항진증, 비타민 D 중독, 만성 신부전에서 보일 수 있다. 전이성 폐석회화증은 무증상에서부터 전격성으로 단시간 내에 사망에 이르는 등 다양한 임상경과를 취한다. 심한 폐석회화증에서는 폐활량 및 폐확산능의 감소, 저산소증이 나타난다. 심한 경우 폐부전, 부정맥, 좌심실 기능부전 등이 합병되기도 한다. 발열이나 폐렴양 증상으로 인해 폐렴이나 폐부종으로 오진할 수도 있다. 흉부 X선 촬영에서는 폐포 침윤의 양상을 보이며 간혹 CT상 석회화가 발견되기도 하나 이는 비교적 민감도가 떨어지는 검사이며, 조직 생검을 통해 진단되는 예도 있다. Holmes가 골 친화성 물질을 이용한 핵의학 검사가 이의 진단에 가장 유용한 검사임을 기술한 이후, 최근에는 주로 ^{99m}Tc methylene diphosphonate(MDP)를 이용한 전신 골주사를 통해 전이성 석회화증이 진단되고 있다. ^{99m}Tc-MDP의 섭취 증가는 고칼슘혈증에만 동반되는 것은 아니며 악성종양에서도 섭취가 증가될 수 있기 때문에 임상적으로 악성종양이 의심될 경우에는 추가적으로 PET를 이용하여 FDG(18F-fluoro-deoxy-glucose)의 섭취를 분석하는 것이 필요하다. 1858년 Virchow가 폐와 위에 생긴 전이성 석회화증에 대해 기술한 이후로 신장과 위, 폐에 생긴 전이성 석회화증에 대한 몇몇 보고들이 있다. 다른 장기보다 이들 장기에서 칼슘 침착이 잘 되는 이유는 산을 분비하고, 염기성 체액이 잔류한, pH가 상대적으로 높은 조직에 칼슘염이 용이하게 침착할 수 있기 때문이다.

참고 문헌

1. 손석만, 강양호, 이경석, 이재복, 김인주, 김용기: 원발성 부갑상선 기능항진증에서 골스캔상 전이성 폐석회화가 관찰된 1예. 대한핵의학회지 29:432, 1995
2. 박봉수, 송영득, 임승길, 이현철, 허갑범: 고칼슘혈증 위기와 전신성 석회증을 동반한 원발성 부갑상선 기능항진증 1예. 대한내분비학회지 10:148- 152, 1995
3. 송건훈, 변영섭, 차봉수, 이지현, 남문석, 송영득, 임승길, 이현철, 허갑범: 폐와 위장의 전이성 석회화를 동반한 부갑상선 선종 1예. 대한내과학회지 51:380-386, 1996
4. 이광은 · 김혜진 · 이시훈 · 배상운 · 강은석 · 정혜원 · 서혜선 김대중 · 정상수 · 김선정 · 송영득 · 임승길:원발성 부갑상선 기능항진증과 동반한 전이성 폐석회화증 1예. 대한내분비학회지. 17:583~588, 2002
5. Rosenthal DI, Chandler HI, Azizi F, Schneider PB: Uptake of bone imaging agents by diffuse pulmonary metastatic calcification. Am J Roentgenol 129:871-874, 1977
6. Cohen AM, Maxon HR, Goldsmith RE, Schneider HJ, Wiot JF, Loudon RG, Altemeier WA: Metastatic pulmonary calcification in primary hyperparathyroidism. Arch Intern Med 137:520-522, 1977
7. Watson NW, Cowan RJ, Maynard D, Richards F: Resolution of metastatic calcification revealed by bone scanning. J Nucl Med 18:890-892, 1977
8. Scarpelli DG, Iannaccone PM, Kissane JM: Cell injury and errors of metabolism. Anderson's pathology pp1-65, Mosby Companies, 1990
9. Hwang GJ, Lee JD, Park CY, Lim SK: Reversible extraskeletal uptake of bone scanning in primary hyperparathyroidism. J Nucl Med 37:469-471, 1996

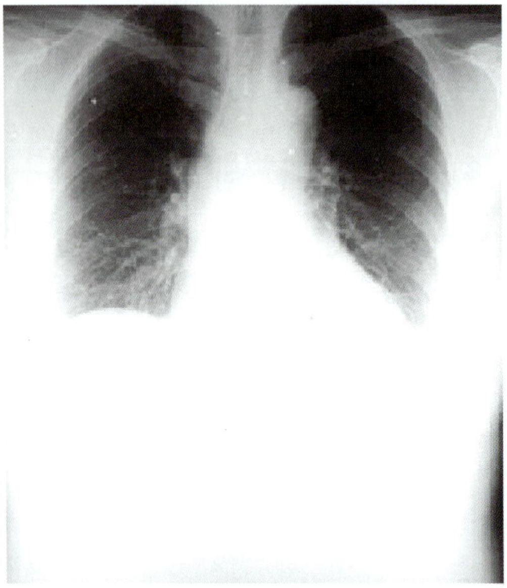

그림 1. 하부 폐 침윤 소견을 보이는 흉부 방사선 소견

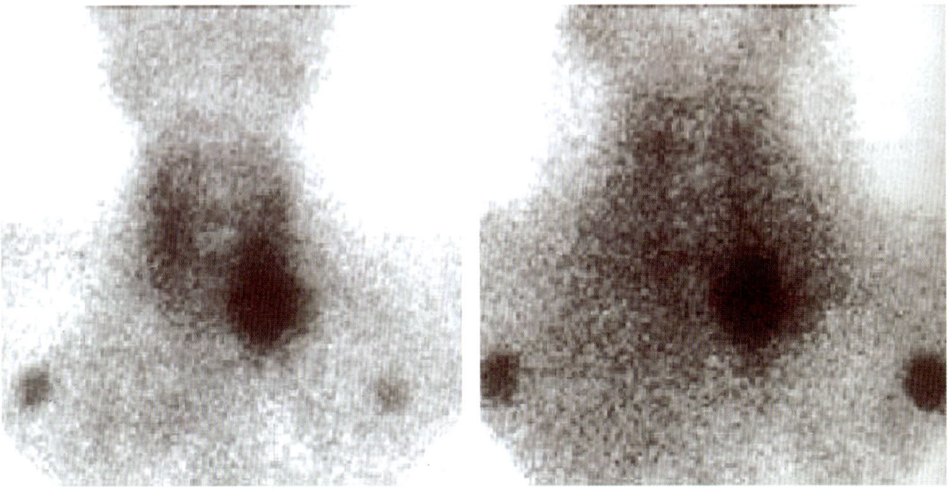

그림 2. ^{99m}Tc MIBI 스캔

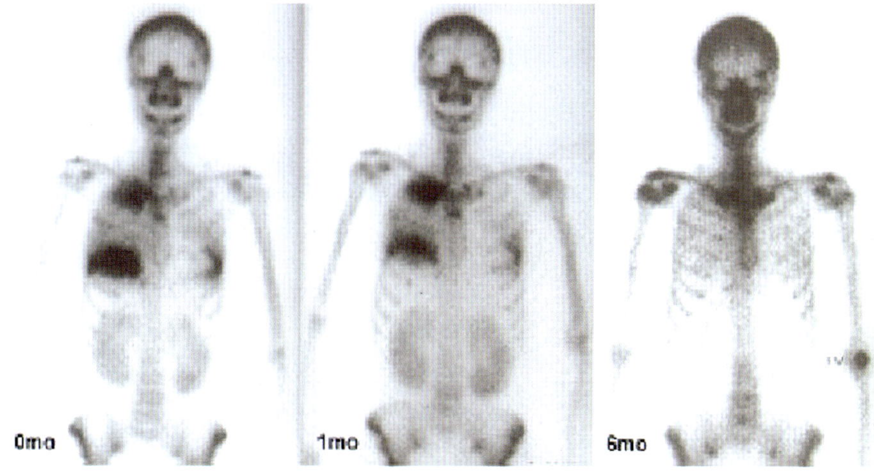

그림 3. ^{99m}Tc-MDP 골주사 소견상 양 폐부위에서 섭취가 증가된 것이 관찰되었으며 수술 후 소실됨

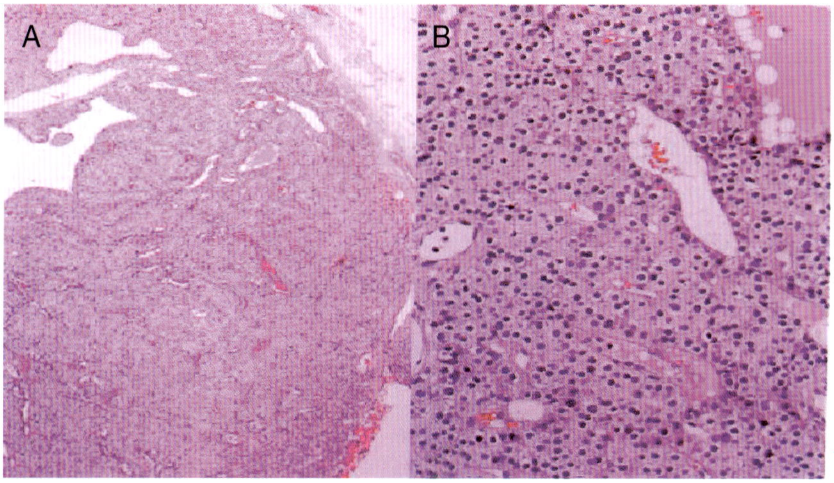

그림 4. 낭종부위와 고형부위가 관찰되는 부갑상선 조직 소견(H&E A:×100, B:×1000)

02 산전 진단되지 못한 부갑상선기능항진증에 의한 신생아테타니

병력

【33세, 여자】

- **주 소 :** 내원 수년전부터의 다발성 관절통
- **현병력 :** 내원 5년 전 신결석을 진단 받았으며, 수년 전부터 다발성 관절통이 발생됨. 외부 검사에서 칼슘 11.2 mg/dL, 인 2.7 mg/dL, 부갑상선 호르몬 290 pg/mL(정상:10-65)으로 증가되어 내원함.
- **과거력 :** 산과력에서 첫째 아이가 생후 1년에 윌름씨 종양으로 사망하였고 둘째 아이는 임신 초기에 인공 유산하였다. 5년 전 분만한 셋째 아이는 제태 연령 38+2주에 제왕절개술로 태어났는데 생후 12일에 신생아 경련으로 내원하여 저칼슘혈증(내원 당시 칼슘 5.2 mg/dL, 인 10.0 mg/dL, 부갑상선 호르몬 9.06 pg/mL, 마그네슘 1.5 mg/dL, 24시간 소변 칼슘 14.4 mg/dL, 인 50.6 mg/dL 크레아티닌 27.8 mg/dL)에 의한 신생아 테타니를 진단 받음. 3년 전 제왕절개술로 분만한 넷째 아이도 출생 후 14일에 왼쪽 입이 돌아가는 증상을 보여 시행한 검사에서 저칼슘혈증(내원 당시 칼슘 5.8 mg/dL, 인 9.3 mg/dL 부갑상선 호르몬 2.13 pg/mL)을 보여 치료 받은 바 있음. 임신 당시 환자의 혈중 칼슘 및 인의 변화는 다음과 같았다. 셋째 아이 임신 38주에 칼슘/인 10.5/2.2 mg/dL였다. 넷째 아이 임신 18주에 10.6/2.4 mg/dL, 임신 25주에 10.0/2.1 mg/dL, 임신 32주에 11.2/2.6 mg/dL이었다.
- **가족력 :** 특이 소견 없음

진찰 소견

의식은 명료하였고 혈압 130/90 mmHg 맥박 80 회/분, 호흡수 16 회/분, 체온 36.5℃이었다. 갑상선은 촉지 되지 않았으며 경부에 촉지 되는 림프절은 없었다.

검사 소견

(1) 일반검사

알칼리 인산분해효소 352 IU/L, 칼슘 11.3 mg/dL, 인 2.6 mg/dL이었다. 24시간 소변 칼슘 581.7 mg/일(70-180), 인 1227.1 mg/일(400-1300), 크레아티닌 1310.2mg/일 (800-1800)이었다.

(2) 내분비 검사

부갑상선 호르몬 290 pg/mL(정상범위: 10-65) 였다.

(3) 방사선 검사

이중 에너지 X-선흡수계측법으로 측정한 요추의 골밀도는 T 점수 -1.3으로 경도의 골감소 소견을 보였다. 초음파 검사에서 좌측 갑상선 하엽에 결절(5 mm)이 있었으나 ^{99m}Tc MIBI 스캔상 지연영상에서 앞쪽 목부위에 부갑상선 이상소견을 시사할 만 한 섭취소견은 보이지 않았다. 자기공명영상촬영(MRI)상 좌측 갑상선 아래에 5×8 mm 크기의 선종이 발견되었다(그림 1).

(4) 병리 조직검사

수술 소견상 종괴는 1.8×1.0 cm 크기로 무게는 1.2 gm 이었으며 조직검사로 부갑상선 선종이 확진되었다(그림 2).

경과

좌하엽 부갑상선 절제술을 시행하였다. 수술 다음날 칼슘 8.1 mg/dL, 인 2.4 mg/dL로 회복되었고 추적 관찰중이다.

도움말

임신은 태아에 뼈를 만들어 내는 특수한 시기로 만삭아의 경우 총 25-30 g의 칼슘의 축적이 필요한데 이는 성인 여성의 경우 인체 내 총 칼슘량인 1000 g의 약 3%에 해당하는 양이다. 따라서 만일 모체와 태아 사이의 칼슘 항상성 조절계가 없으면 태아 및 모체 모두 칼슘의 극심한 결핍상태를 초래할 수밖에 없다. 그런데 임신 시 가동되는 칼슘 항상성은 임신 시 모체의 뼈로부터 칼슘 흡수를 증가시켜 태아의 뼈를 만들어 내기보다는 주로 산모의 소장에서 칼슘의 흡수를 극대화함으로써 필요한 칼슘을 확보하는 방향으로 이루어진다. 즉 임신 시 산모는 일종의 흡수성 고칼슘혈증을 보여서 소장으로부터 칼슘의 흡수가 증가되고 흡수된 칼슘은 태반을 통하여 태아에게 전달된다. 이러한 적응과정은 임신초기부터 나타나나, 일반적으로 임신 제 3기에 매우 효율적으로 작동되며, 이는 태아의 칼슘 최대 수요시기와 일치한다. 임신 시 모체의 칼슘 조절의 변화는 임신 제 1기에 시작되는데, 임신과 더불어 혈장량이 증가되어 혈장단백질과 결합한 칼슘 부분이 희석됨으로써 전체 칼슘 농도는 감소하지만, 이온화 칼슘과 단백교정 구성성분에는 변화가 없다. 산모에게는 사구체여과율이 증가되어 소변으로의 칼슘배설이 증가되며 태아는 성인과 유사한 기전으로 신장에서 칼슘을 재흡수하여 산모에 비해 상대적으로 고칼슘혈증을 유지한다. 제태 연령 21주 이후에는 태아의 수요가 증가함에 따라 모체의 이온화 칼슘 농도도 감소하게 된다. Kohlmeier 등은 임신과 연관하여 모체의 부갑상선호르몬은 생리적으로 증가되고 총칼슘과 이온화 칼슘 농도는 정상적으로 감소하므로 임신 시 부갑상선 기능항진증에 대한 정의는 수정되어야 한다고 하였다. 즉 임신시 고칼슘혈증은 임신 제2기에는 10.1 mg/dL, 임신 제3기에는 8.8 mg/dL 이상으로 정의하였다.

부갑상선 기능항진증은 임신 시에 태아와 산모 모두에게 심각한 합병증을 유발시킬 수 있다. 즉 임신 제 1기에 태아 형성과 발육에 기형을 초래함은 물론 임신 제 3기에는 자궁의 수축으로 인한 조산 위험성 등을 증가시킨다. 산모는 부갑상선 기능항진증의 전형적인 증상인 기면 상태, 오심, 구토 등을 보일 수 있으며, 신장 결석에 의한 신산통 증상 및 혼미, 정신과적 증상, 다음, 근쇠약 등을 호소하기도 한다. 산모에서 부갑상선기능항진증이 발병된 경우에는 부갑상선 기능항진증으로 인하여 모체는 고칼슘혈증을 나타내고, 산모의 태반을 통하여 전달된 고칼슘혈증은 태아의 부갑상선 기능을 억제한다. 출생 후 신생아의 부갑상선 기능은 장기간동안 억제상태가 계속됨으로 뼈로부터 칼슘을 충분히 흡수하여 혈중 칼슘농도를 일정하게 유지하기 어려워 저칼슘혈증이 초래되고 마침내 신생아 테타니로 발현된다. 신생아 테타니는 임신에 동반된 부갑상선 기능항진증 산모들의 신생아에서 나타나는 가장 흔한 임상 증상이다. 대개 생후 2주 이내에 증상을 일으키며, 3-5개월 이내에 회복된다. 신생아가 저칼슘혈증으로 인한 경련을 보이는 경우 산모의 부갑상선기능항진증 여부를 검사하고, 적절한 치료를 해 줌으로써, 다음 출산되는 신생아에서 동일한 합병증이 발생되지 않도록 예방해 줄 수 있다. 반대로 산모는 출산 직후 고칼슘혈증 위기에 빠지기 쉬운데 이는 모체로부터 태아로의 칼슘 이동이 없어지기 때문이다.

참고 문헌

1. 심완섭, 박희백, 차봉수, 임승길, 이현철, 허갑범: 산전 진단되지 못한 부갑상선기능항진증에 의한 신생아테타니. 대한내분비학회지 17:257~262, 2002
2. Croom RD III, Thomas CG Jr: Primary hyperparathyroidism during pregnancy. Surgery 96: 1109-1116, 1984

3. Hanukofu A, Chalew S, Kowarski AA: Late-onset hypocalcemia, rickets, and hypoparathyroidism in an infant of a mother with hyperparathyroidism. J Pediatr 112:751-754, 1988
4. Kelly TR: Primary hyperparathyroidism during pregnancy. Surgery 110:1028-1034, 1991
5. Kohlmeiser L, Marous R: Calcium disorders of pregnancy. Endocrinol Metab Clin North Am 24:15-24, 1995
6. Ismail EA, Al-shammari N, Nadi H: Transient hypocalcemia with elevated serum parathormone in an infant of a hyperparathyroid mother. Acta Paediatr Jpn 40:290-292, 1998
7. Thomas AK, McVie R, Levine SN: Disorders of maternal calcium metabolism implicated by abnormal calcium metabolism in the neonate. Am J Perinatol 16:515-520, 1999
8. Bhansali A, Jain V, Prasad GR, Muralidharan R, Bhadada S, Ganpath B: Bad Obstetric history: an unusual presenting manifestation of primary hyperparathyroidism. Aust NZ J Obstet Gynecol 39:376-377, 1999
9. Kort KC, Schiller HJ, Numann PJ: Hyperparathyroidism and pregnancy. Am J Surg 177:66-68, 1999
10. Haenel, LC, Mayfield RK: Primary hyperparathyroidism in a twin pregnancy and review of fetal/maternal calcium homeostasis. Am J Med Sci 319:191-194, 2000

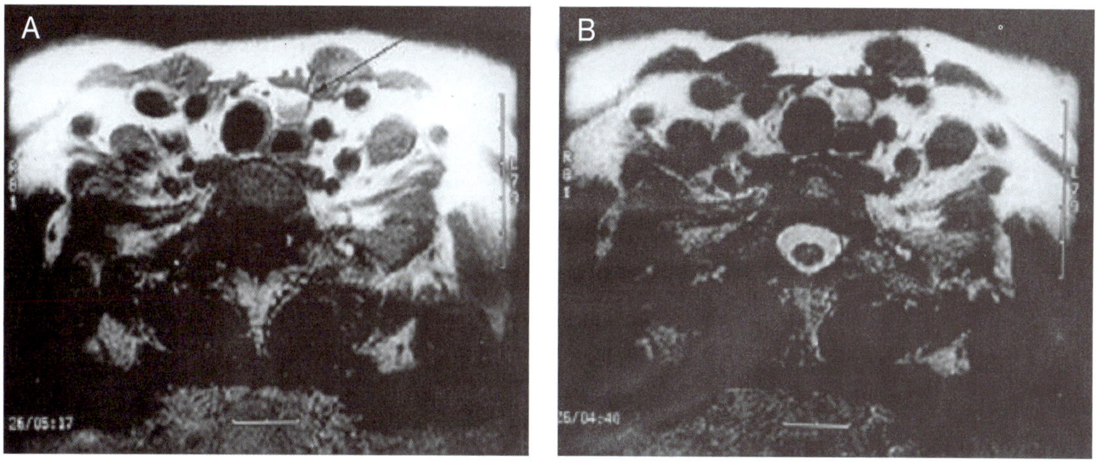

그림 1. 경부 자기공명사진 소견. 0.8×0.5 cm 종괴가 T1(A), T2(B)주사에서 갑상선 좌엽의 하부 내측에서 관찰됨

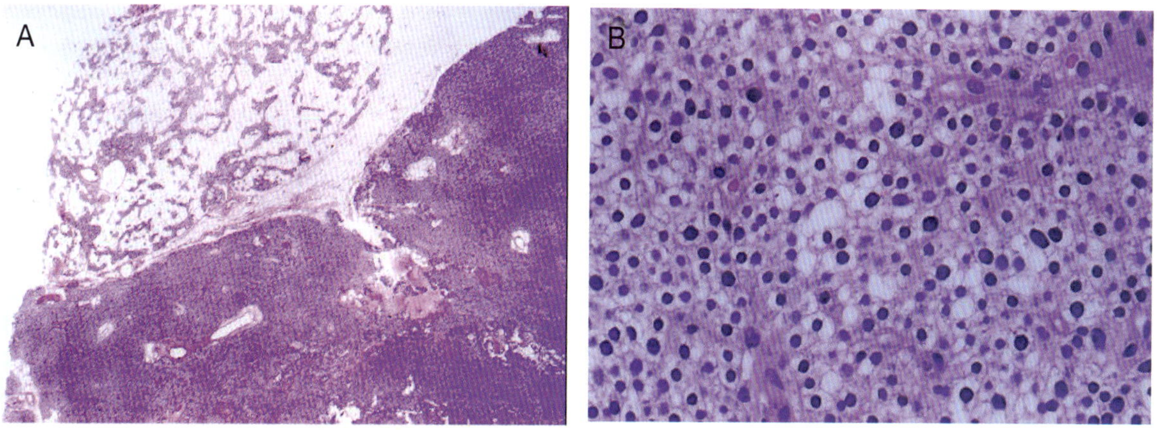

그림 2. 부갑상선 선종의 조직 소견. (A)(H&E×40), (B)(H&E×400)

03 저인산혈증성 골연화증 치료중 발생한 삼차성 부갑상선기능항진증

병력

【40세, 여자】

- **주 소** : 전신 쇠약감
- **현병력** : 산발성 비가족성 저인산혈증 골연화증으로 진단받고 알파칼시돌과 Joulie 용액으로 치료 받던 중 고칼슘혈증과 전신쇠약 증상의 악화로 내원함. 알파칼시돌을 중단하였음에도 지속적인 고칼슘혈증 소견을 보여 진단을 위해 입원하였다.
- **과거력** : 9년 전 산발성 비가족성 저인산혈증 골연화증으로 진단 당시 심한 저인산혈증의 소견을 보였고, 신세뇨관 인재흡수율 23% 였다. 하지 X선 검사상 전신적인 골감소증과 가성골절의 소견을 보였다(그림. 1). 당시 알파칼시돌 2 μg 및 Joulie 용액 60 ml (인으로는 1.6 g) 처방 받음. 기타 전신적 질환의 기왕력은 없음.
- **가족력** : 구루병, 골연화증 및 기타 골질환의 증거 없음

진찰 소견

입원 당시 신장 147 cm, 체중 47 kg, 혈압 100/60 mmHg, 맥박수 80회/분, 호흡수 18회/분, 체온 36.0℃ 였고 외견상 만성 병색을 보였다. 경부 검진상 우측 갑상선에 종괴가 촉지되었다.

검사 소견

(1) 일반 검사

혈색소 12.0 g/dL, 백혈구 4,000/mm^3, 혈소판 222,000/mm^3 이었고, 칼슘 11.1 mg/dL, 인 2.9 mg/dL, 총단백 7.3 g/dL, 알부민 4.0 g/dL, 알칼리성 인산분해효소 236 IU/L (정상 범위 30~115 IU/L), 혈액요소질소 9 mg/dL, 크레아티닌 0.9 mg/dL, 혈청 이온화칼슘 1.44 mmol/L (정상 범위 1.05~1.35 mmol/L)이었다.

(2) 내분비 검사

갑상선 기능검사는 정상이었고 부갑상선 호르몬 1032 pg/mL (정상 범위 10~65 pg/mL), 칼시토닌 5 pg/mL 이하 (정상 범위 10 pg/mL 이하), 오스테오칼신 141.9 ng/mL(정상 범위 8~50 ng/mL)이었다.

(3)방사선 검사

갑상선 스캔 검사에서 우엽 상부 및 하부의 냉결절이 관찰되었다. 임상적으로 부갑상선 기능항진증이 의심되었으므로 ^{201}Tl-^{99m}Tc 감산스캔을 시행하였다. 갑상선의 양엽 상하부에 부갑상선으로 보이는 4개의 종괴가 보였으나(그림 2), 영상 감산시 상부의 종괴가 희미해지는 소견을 보여 갑상선 종괴와 감별을 할 수 없었다. 이어 시행한 경부 전산화 단층촬영 소견에서도 양측 갑상선에 비교적 경계가 불분명한 종괴가 관찰되었다(그림 3). 이에 확진을 위해

double phase ^{99m}Tc-MIBI 주사를 시행하였고 총 4개의 부갑상선의 섭취 증가를 관찰하였다 (그림 4). 이중에너지 X-선 흡수계측법 검사에서 요추의 골밀도는 정상범위였고 대퇴골 경부의 골밀도는 Z-점수 -1.2, T-점수 -1.5로 감소된 소견을 보였다.

(4) 기타검사

수술시 적출된 부갑상선은 모두 4개였으며 이 중 갑상선 우엽 상단에 위치한 조직은 크기가 1.5×1×0.7 cm 이었다. 피막에 둘러싸여 있었으며 단면상 황색을 띠었고 내부에 출혈을 동반하였다. 갑상선 우엽 하단과 좌엽 상단에 위치한 조직은 각각 2×1×0.8 cm과 1×0.5×0.5 cm의 크기였고, 단면상 살색을 띠며 균질하였다. 갑상선 좌엽 하단의 조직은 2×1×1 cm의 크기에 짙은 황색을 띠며 표면은 결절상을 보였다.

(5) 병리조직검사

주로 작고 진한 둥근 핵과 호산성의 세포질을 가지는 주세포의 증식으로 구성되어 있었으며, 정상적으로 존재하는 지방조직으로 많이 대치되어 있어 부갑상선 증식증에 합당한 소견이었다(그림 5).

경과

환자는 저인산혈증 골연화증에 동반된 삼차성 부갑상선 기능항진증으로 진단받았고 이의 치료를 위해 갑상선 우측 후방 하단의 부갑상선만 1/4을 남기고 나머지는 모두 제거하는 부갑상선 아전절제술을 시행받았다. 이후 혈중 칼슘 수치가 서서히 감소하여 수술 후 24일째 측정한 칼슘 9.2 mg/dL, 인 1.9 mg/dL이었고 부갑상선호르몬의 수치는 19 pg/mL였다. 이후 현재까지 인산염 투여 하에 외래 추적 관찰중이다. 내원 전부터 부갑상선 절제술 후까지의 칼슘과 인 농도변화는 그림 6과 같다.

도움말

골연화증은 골성장이 완료된 성인에서 유골의 정상적인 무기질 침착이 일어나지 않는 질환으로 그 원인에는 여러 가지가 있으며 그 중 하나가 저인산혈증인데 그 주된 기전은 주로 위장관에서의 인산염 흡수장애와 신세뇨관에서의 인산염 재흡수장애이다. 이러한 경우 그 원인으로는 성염색체성 골연화증, 종양성 골연화증, 신세뇨관산증 및 Fanconi 증후군에 동반된 경우 등을 들 수 있는데, 본 증례와 같이 골연화증의 특별한 원인을 찾지 못한 경우에 산발성 비가족성 저인산혈증 골연화증이라 한다. 저인산혈증 골연화증의 임상상으로는 전신적인 골동증과 압통이 있을 수 있으며 고관절주위의 통증으로 인해 보행 장애를 가져올 수 있다. 근위약이 근위부 근육에 주로 올 경우 일차성 근질환과의 감별이 어려울 수 있다. 방사선 소견으로 골연화증의 특징적인 소견으로는 가성 골절이라는 것으로, 골표면과 수직방향으로 수 mm에서 수 cm의 길이로 존재하는 방사선적으로 음영이 감소된 띠이다(그림 1). 저인산혈증 골연화증의 치료는 경구 인제제와 비타민 D 제제의 병합요법이 널리 쓰이고 있다. 골무기질화의 장애에 있어 저인산혈증 뿐 아니라 신장에서의 1-알파수산화효소의 기능장애로 인한 1, 25-(OH)$_2$D 농도의 감소가 질병에 중요한 역할을 하므로 인산염의 공급만으로는 효과적인 지주골의 무기질화를 기대하기 어렵기 때문이다. 또한 비타민 D를 투여하는 이유는 장기간의 인산염 사용에 의한 혈중 칼슘 농도 저하로 인한 이차성 부갑상선 기능항진증의 발생 위험을 낮추기 위해서이다. 그러나 이러한 병합치료에도 불구하고 이차성 부갑상선 기능항진증이 발생할 수 있으며 부갑상선이 자율성을 가지고 과도한 부갑상선 호르몬을 분비하여 고칼슘혈증을 유발하게 되는데, 이러한 현상을 삼차성 부갑상선 기능항진증이라고 명명하였다. 삼차성 부갑상선 기능항진증은 위절제술후, 흡수장애 증후군 등에서 그 발생이 보고된 바 있고 국내의 경우에도 만성 신부전증 환자에서의 발생을 보고한 바 있다. 저인산혈증 골연화증 치료중 발생한 경우는 부갑상선 기능항진증 진단 전 대부분 적어도 5년 이상의 인산염 투여를 받았으며 비타민 D

제제를 병합 중이었다. 부갑상선 기능항진증의 영상진단으로는 식도조영술, 경부 초음파, 전산화 단층 촬영(CT), 자기공명영상(MRI), 동위원소 스캔, 혈관조영술 등이 있다. 삼차성 부갑상선 기능항진증은 부갑상선이 이미 자율성을 획득한 이후이므로 인산염 공급을 중단한다고 해도 이전 상태로 회복되지 않는다. 이것이 이차성 부갑상선 기능항진증과 중요한 차이점인데 그 치료에 있어 최근 초음파 유도하에 미세침을 이용한 에탄올 주입법이 소개되고 있으나 그 이용이 매우 제한적이며 치료의 근간은 수술이다. 수술법으로는 부갑상선의 3과 1/2 혹은 3/4를 제거하는 부갑상선 아전절제술과 부갑상선 전절제술 및 자가이식법이 대표적이다. 4개의 부갑상선이 모두 커지는 경우가 대부분이지만 두개 이하인 경우 커진 부갑상선만 선택적으로 절제할 수도 있는데 이 경우 술후 합병증의 빈도를 줄일 수 있다. 산발성 비가족성 저인산혈증 골연화증에서 인산염 공급시 비타민 D 제제를 병합한다고 할지라도 부갑상선 기능항진증은 발생할 수 있고 따라서 부갑상선 호르몬의 측정을 포함한 추적 관찰이 필요하다.

참고 문헌

1. 유순집, 안중현, 윤건호, 차봉연, 최의진, 이광우, 손호영, 강성구, 김욱, 장은덕, 이해규: 삼차성 부갑상선 기능항진증 1예. 대한내과학회지 46:849- 856, 1994
2. 조구영, 조유숙, 김상욱, 박중열, 송영기, 이기업, 박정식, 김기수: 산발성 비가족성 저인산염혈증 골연화증. 대한내분비학회지 9:25-31, 1994
3. 신원식, 임 수, 조영민, 김태용, 문민경, 박도준, 박경수, 김성연, 조보연, 이홍규, 윤여규, 오승근: 저인산염혈증 골연화증 치료중 발생한 삼차성 부갑상선 기능항진증1예. 대한내분비학회지 16:520-527, 2001
4. St. Goar WT: Case record of the Massachusetts General Hospital. N Engl J Med 268:943, 1963
5. Davies DR, Dent CE, Watson L: Tertiary Hyperparathyroidism. Br Med J 3:395-399, 1968
6. Nadarajah A, Joplin GF, Taylor S, Williams ED: Tertiary hyperparathyroidism following postgastrectomy osteomalacia. Proc R Soc Med 62: 709-710, 1969
7. Firth RG, Grant CS, Riggs BL: Development of hypercalcemic hyperparathyroidism after long- term phosphate supplementation in hypophosphatemic osteomalacia. Am J Med 78:669-673, 1985
8. Rivkees SA, El-Hajj-Fuleihan G, Brown EM, Crawford JD: Tertiary Hyperparathyroidism during high phosphate therapy of familial hypophosphatemic rickets. J Clin Endocrinol Metab 75:1514-1518, 1992
9. Narvaez J, Rodriguez-Moreno J, Moragues C, Campoy E, Clavaguera T, Roig-Escofet D: Tertiary hyperparathyroidism after long-term phosphate supplementation in adult-onset hypophosphataemic osteomalacia. Br J Rheumatol 35:598-600, 1996
10. Kilgo MS, Pirsch JD, Warner TF, Starling JR: Tertiary hyperparathyroidism after renal transplantation: Surgical strategy. Surgery 124:677- 684, 1998

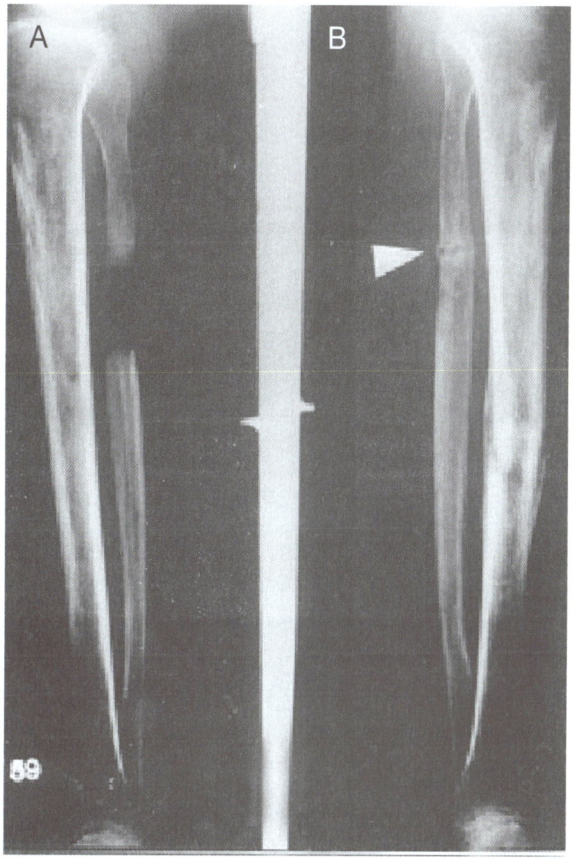

그림 1. 골감소증, 골결손 (A)과 가성골절의 소견 (B)을 보이는 첫 진단 시 경/비골의 X-선 검사 소견

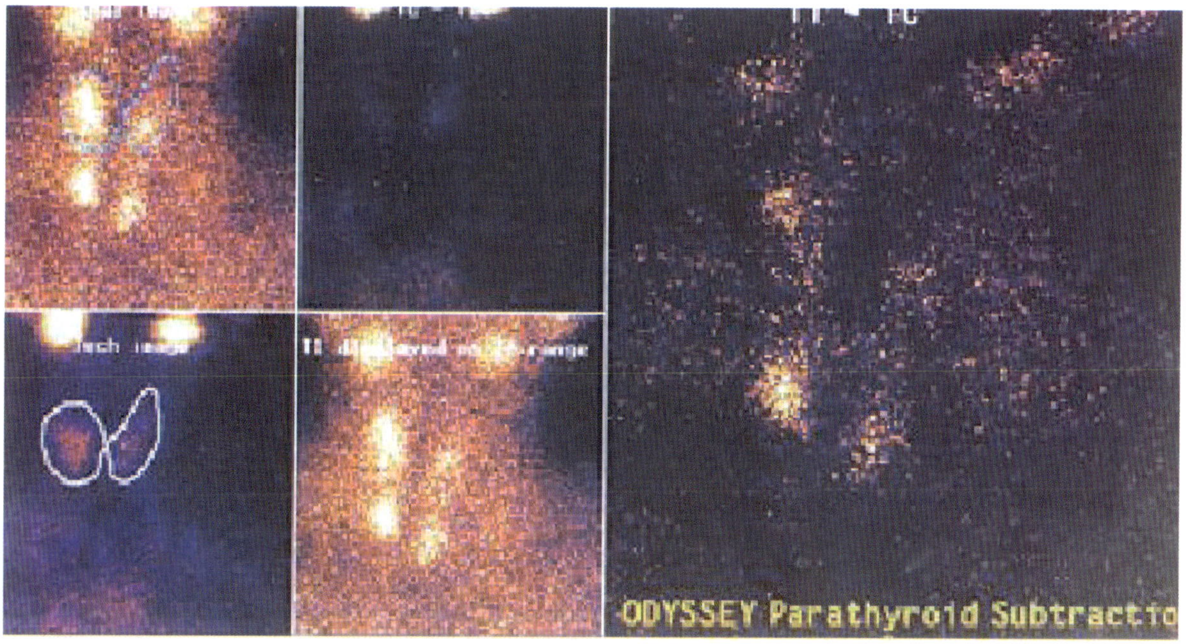

그림 2. 부갑상선 검사를 위한 $^{201}Tl/^{99m}Tc$ 감산스캔

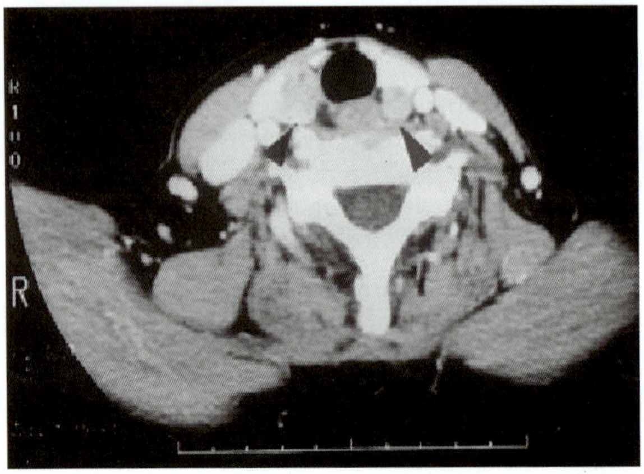

그림 3. 경부 CT에서 갑상선 양엽에 종괴가 관찰됨

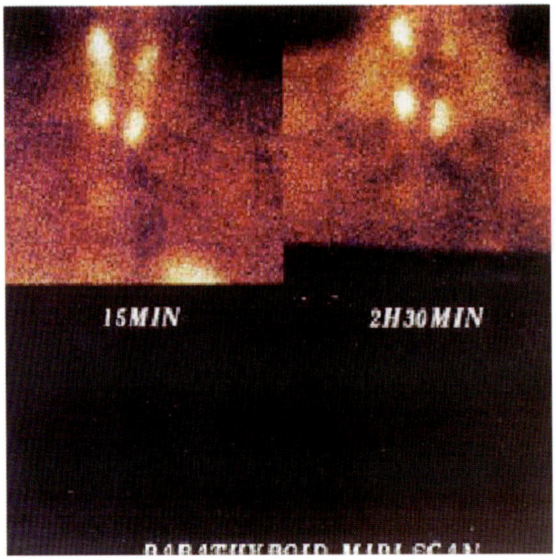

그림 4. 이중 ^{99m}Tc-MIBI 스캔에서 15분과 150분에 관찰되는 부갑상선 종괴

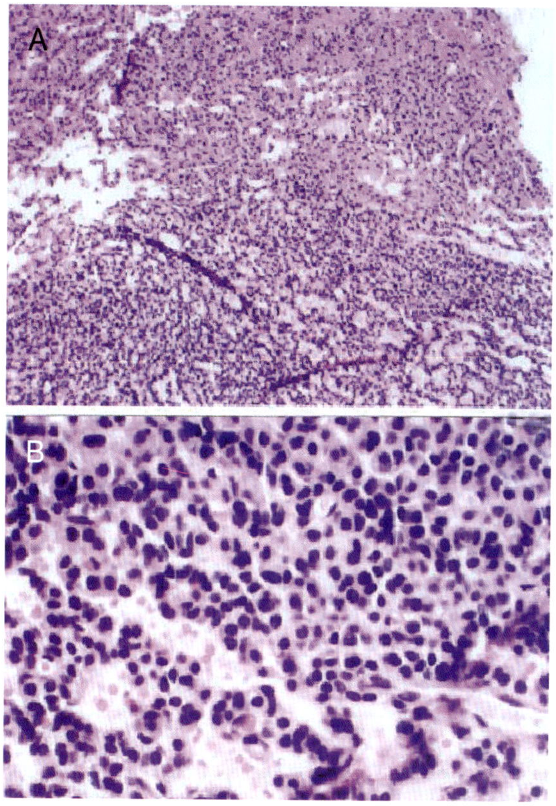

그림 5. 주세포의 증식을 보이는 현미경 소견 (H & E, A : ×100, B : ×400)

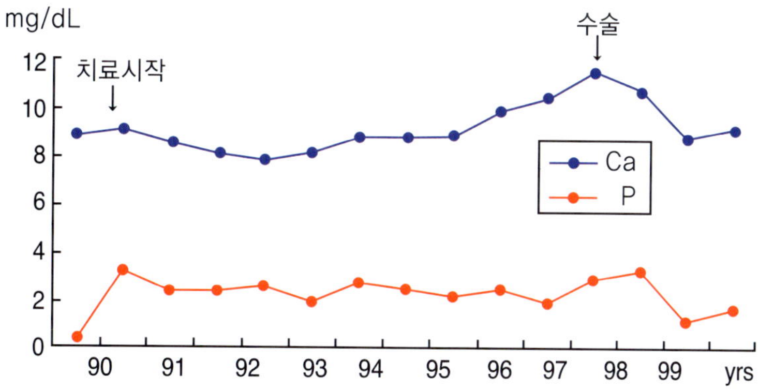

그림 6. 칼슘과 인농도의 변화

04 부갑상선기능항진증-턱종양 증후군

병력

【20세, 남자】

- 주소 : 다음, 다뇨
- 현병력 :우측 5번째 손허리뼈의 골절로 정형외과에 입원. 손 X선 검사에서 골막하 흡수가 증가되어 있고 혈중 칼슘의 상승으로 내분비내과에 의뢰됨.
- 과거력 : 2년 전 치과에서 좌측의 아래턱뼈에서 종양 적출술을 받음(그림 1A&B :수술전 턱뼈사진). 같은 해에 좌측 요로결석 진단받음.
- 가족력 : 환자의 아버지가 고혈압, 당뇨가 있으면서 4년 전 부갑상선암으로 수술 받음(그림 2A).

진찰 소견

신장 170 cm. 생체 징후는 혈압 120/70 mmHg, 맥박수 88회/분, 호흡수 20회/분, 체온 36.0 ℃이었다. 우측 5번째의 손허리뼈 골절로 석고붕대를 감고 있었고 좌측 아래턱뼈의 수술로 약간의 부정교합이 보이는 것 외 특이소견 없었음.

검사 소견

(1) 일반 검사

공복혈당 90 mg/dL, 총단백 7.1 mg/dL, 알부민 4.7 mg/dL, 크레아티닌 1.1 mg/dL, 총 콜레스테롤 242 mg/dL, 중성지방 288 mg/dL, 나트륨 139 meq/L, 칼륨 3.7 meq/L, Ca/P/Mg 15.1/1.4/1.3 mg/dL, ALP 4750 IU/L, AST/ALT 32/34 IU/L, Cl 110 meq/L.

(2) 내분비 검사

부갑상선 호르몬 1110.51 pg/mL, 24시간 소변 칼슘 940 mg/일.

(3) 유전학 검사

유전자 검사: HRPT2 유전자 인트론 2의 분할 수용자리에 돌연변이(IVS2-1G〉A)가 있음(그림 2B).

(4) 방사선 검사

안면 X선 검사에서 좌측 하악에 방사선투과영역(그림 1A), 두부 단층촬영에서 좌측 하악에 종괴가 관찰됨(그림 1B). 경부 전산화단층촬영에서 우측에 부갑상선종괴가 관찰됨(그림 1C). 이중에너지 X-선흡수계측법에 의한 골밀도 측정 결과 요추골의 T-점수가 -3.58이었고, 대퇴골 경부 T-점수는 -2.05이었다.

(5) 병리조직검사

수술로 떼어낸 부갑상선조직 검사에서 주위 임파선을 침범한 부갑상선암으로 진단되었고(그림 1D,E), 턱종양은 골화섬유종(ossifying fibroma)로 진단됨(그림 1F).

경과

경부 절개를 통해 부갑상선 적출술을 시행한 후 2일 째 혈청 칼슘은 6.1 mg/dL, 인 1.5 mg/dL, 마그네슘 1.5 mg/dL, 부갑상선호르몬 13.47 pg/mL로 떨어지며 골기아

증후군이 발생하였으며 칼슘정주 후 경구 칼슘제와 활성 비타민 D제제를 3개월간 투여한 후 혈중 칼슘이 정상화 되었음. 수술 후 항암요법 등의 치료는 시행하지 않았고 현재 외래 추적검사에서 탈락됨.

도움말

부갑상선기능항진증-턱종양 증후군은 부갑상선 종양, 상악 혹은 하악의 골종양, 그 외에 콩팥의 Wilms' tumor, 췌장의 샘암종, 고환의 혼합배세포종양(mixed germ cell tumor), 갑상선의 Hürthle 세포 샘종 등을 동반하는 다발성 종양증후군을 말하며 상염색체 우성유전을 하는 질환을 말한다. 본 질환은 부갑상선암의 위험이 높은 것으로 알려져 있고, 2002년 말 경 원인유전자(HRPT2)가 클론되면서 분자유전학적 진단이 가능하게 되었으나, 아직까지 그 기능에 대해서는 잘 모르며, 현재까지 HRPT2는 종양억제 유전자로 알려져 있지만 일부 학자들은 종양유전자로 보고하고 있다. 현재, 약 20곳의 배선 돌연변이가 보고되었으며, 한국인 가계에서는 본 예가 처음이며 돌연변이 위치는 아직 외국에서도 보고된 바 없는 새로운 위치이다. HRPT2는 제1염색체의 장완 24-32 유전자좌에 위치하고 있으며, parafibromin이란 단백질을 합성한다. 최근에는 parafibromin이 부갑상선암의 종양표지자로서의 가치가 제기되고 있으며, 조만간 parafibromin의 역할이 규명될 것으로 보인다.

참고 문헌

1. Carpten JD, Robbins CM, Villablanca A, Forsberg L, Presciuttini S, Bailey-Wilson J, Simonds WF, Gillanders EM, Kennedy AM, Chen JD, Agarwal SK, Sood R, Jones MP, Moses TY, Haven C, Petillo D, Leotlela PD, Harding B, Cameron D, Pannett AA, Hoog A, Heath H 3rd, James-Newton LA, Robinson B, Zarbo RJ, Cavaco BM, Wassif W, Perrier ND, Rosen IB, Kristoffersson U, Turnpenny PD, Farnebo LO, Besser GM, Jackson CE, Morreau H, Trent JM, Thakker RV, Marx SJ, Teh BT, Larsson C, Hobbs MR: HRPT2, encoding parafibromin, is mutated in hyperparathyroidism-jaw tumor syndorme. Nat Genet 32:676-680, 2002
2. Howell VM, Haven CJ, Kahnoski K, Khoo SK, Petillo D, Chen J, Fleuren GJ, Robinson BG, Delbridge LW, Philips J, Nelson AE, Krause U, Hammje K, Dralle H, Hoang-Vu C, Gimm O, Marsh DJ, Morreau H, Teh BT: HRPT2 mutations are associated with malignancy in sporadic parathyroid tumours. J Med Genet 40:657-663, 2003
3. Weinstein LS, Simonds WF: HRPT2, a marker of parathyroid cancer. N Engl J Med 349:1691-1692, 2003
4. Moon SD, Park JH, Kim EM, Kim JH, Han JH, Yoo SJ, Yoon KH, Kang MI, Lee KW, Son HY, Kang SK, Oh SJ, Kim KM, Yoon SJ, Park JG, Kim IJ, Kang HC, Hong SW, Kim KR, Cha BY: A Novel IVS2-1G〉A mutation causes aberrant splicing of the HRPT2 gene in a family with hyperparathyroidism-jaw tumor syndrome. J Clin Endocrinol Metab 90:878-883, 2005
5. Kretser DD et al. Endocrinology, 5th edition volume 2 p1516, 2005

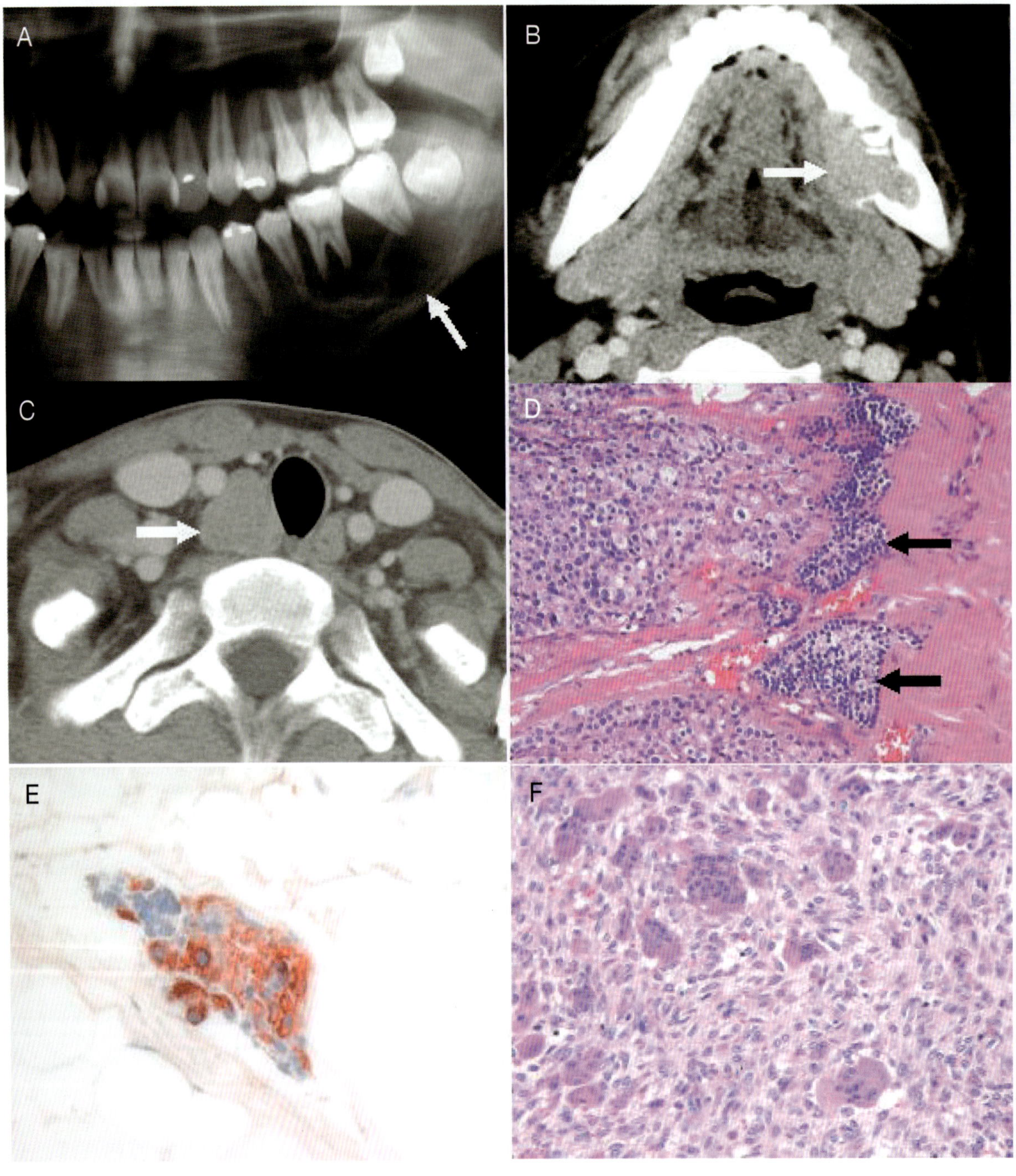

그림 1. 부갑상선기능항진증-턱종양 증후군의 방사선학 및 조직학적 검사결과. (A) 단순 안면 X선 사진, 하악 좌측에 방사선투과영역(화살표시)이 관찰됨. (B) 두부 단층촬영에서도 같은 위치에 종괴가 관찰됨(화살표시). (C) 경부 전산화단층촬영에서 우측에 부갑상선종괴(화살표시)가 관찰되며 기도를 밀고 있음. (D) 수술후 부갑상선 조직의 H&E (×100) 정상 부갑상선조직(화살표시)이 일부 관찰되고 나머지는 모두 부갑상선 암세포로 가득차 있는 것이 관찰됨. (E) 부갑상선암 주위의 임파선에도 부갑상선암이 침범된 것이 확인됨(H&E×400) (F) 턱종양의 조직 사진(H&E×250).

표 1. 부갑상선기능항진증-턱종양 증후군 가계의 임상 및 유전자 검사결과

Parameters	Family members Father (I-1)	 Son (II-1)
성별	M	M
현재 나이(년)	46	22
수술시의 나이(년)	40	20
혈중 칼슘농도(mg/dL)	14.1	15.1
소변 칼슘배설(mg/day)	820	940
iPTH(pg/mL)	462.14	1110.51
부갑상선 종양 무게(g)	3.2	7.5
종양 크기 (cm)	2.7x1.5x1.2	1.9 x 2.0 x 3.0
수술로 제거한 부갑상선의 갯수	1	1
조직학적 진단	carcinoma	carcinoma
턱종양 진단시의 나이(년)	No	18
HRPT2 돌연변이 결과	IVS2-1G>A	IVS2-1G>A

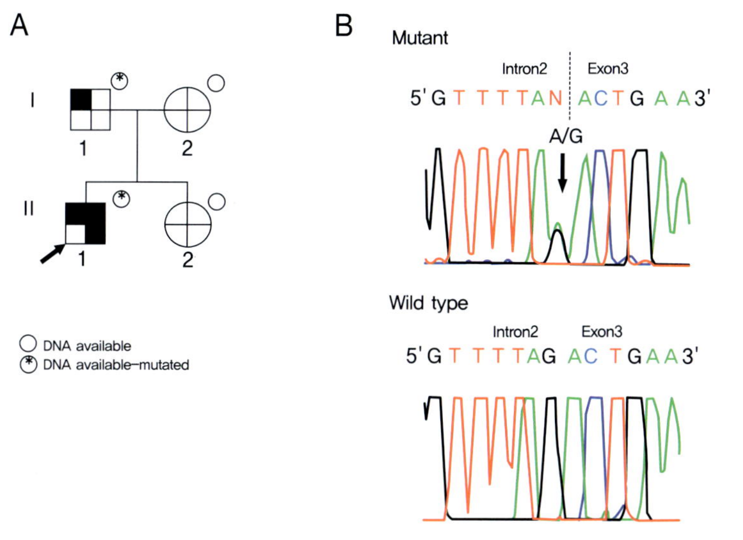

그림 2. 부갑상선기능항진증-턱종양 증후군의 가계도 및 HRPT2 유전자의 돌연변이 검사 결과. (A) 가계도, 검정색으로 표시된 좌측사분역은 부갑상선기능항진증을, 우측하부 사분역은 부갑상선암을, 우측상부의 사분역은 턱종양을 의미함. (B) 돌연변이 검사결과, HRPT2 유전자의 한 쪽 대립유전자에서 인트론 2의 스플라이스 수용부위의 G염기가 A로 치환되어 HRPT2 유전자의 전사과정에서 전사 이상을 일으킬 것이 시사됨

05 간결핵으로 발생한 고칼슘혈증

병력

【70세, 여자】

- **주 소 :** 내원 8개월 전부터 시작된 전신 쇠약감, 식욕 부진
- **현병력 :** 상기 환자는 9년 전 당뇨병 진단 받고 경구 약제로 조절하던 환자로, 내원 8개월 전부터의 식욕 부진 및 전신 쇠약감, 8개월간 6 kg의 체중 감소를 주소로 내원.
- **과거력 :** 특이 사항 없음
- **가족력 :** 특이 사항 없음

진찰 소견

신장 142 cm, 체중 44 kg이었고, 맥박수 분당 78회, 체온 36.4℃이었다. 전신쇠약, 피로, 식욕 부진 등을 호소하였다. 만성 병색이었으며 결막은 약간 창백하였다. 복부 진찰에서 복부 압통이나 간비종대는 관찰되지 않았다.

검사 소견

(1) 일반검사

말초 혈액 검사에서 백혈구 5590/mm^3 (70% 중성구), 혈색소 9.1 g/dL, 헤마토크리트 25.8%, 혈소판 236,000/mm^3이었다. 혈액요소질소 33.4 mg/dL, 크레아티닌 1.6 mg/dL, 나트륨 132 mEq/L, 칼륨 4.1mEq/L, 염소 100mEq/L. 이산화탄소 25 mmol/L이었고, 칼슘 13.5 mg/dL, 이온화 칼슘 6.67 mg/dL, 인 3.5 mg/dL, 공복 시 혈당 181 mg/dL, 당화혈색소 5.3% 이었으며, AST 23 IU/L, ALT 22 IU/L, 혈청 총단백 6.4 mg/dL, 알부민 3.4 mg/dL, 알칼리 인산분해효소 94 IU/L, 빌리루빈 0.4 mg/dL, 총콜레스테롤 143 mg/dL, 중성지방 102 mg/dL이었다. HBsAg 음성, Anti-HBc 양성, Anti HBs 음성이었고, 혈청 철 81 μg/dL, TIBC 245 μg/dL, 페리틴 154.3 ng/mL이었다. 종양 표지자 검사상 CEA 4.41 ng/mL(0-5), αFP 2.46 IU/mL, hCG 4.3 mIU/mL, 2-MG 10.28 mg/L(0-2.74), LDH 316 IU/L, CA 19-9 2.9 IU/mL이었다.

(2) 내분비 검사

내분비 검사에서 부갑상선호르몬 6.38 pg/mL(10-65), 부갑상선호르몬관련단백 (PTHrp) 정상, 25(OH) D, 12.48 ng/mL(9.0-37.6), 오스테오칼신 41.96 ng/mL(19.6- 41.2), 24시간 소변 칼슘 300.12 mg/일, 24시간 소변 인 314.88 mg/일이었다.

(3) 방사선 검사

복부 전산화 단층 촬영상 간과 비장에 많은 수의 작고 경계가 불분명한 저음영의 병변이 관찰되었다(그림 1). 자기공명 영상 검사에서 다수의 작고 경계가 불분명한 결절들이 간과 비장에서 관찰되었으며, 간세포와 쿠퍼세포는 조영제에 의하여 섭취가 되지 않고, 조영 증강 후 더 뚜렷하고 많은 숫자의 병변들이 관찰되었다(그림 2).

(4) 기타 검사

복강경 검사에서 크기가 비교적 균일하며 작은 다수의 노란색의 소 결절이 양엽 표면에 존재하였다(그림 3).

경과

환자는 수액 및 이뇨제 치료를 하였으나 고칼슘혈증이 교정되지 않아 비스포스포네이트제 주사를 하였고, 시행한 검사에서 인은 정상이고 부갑상선호르몬이 낮고 부갑상선호르몬관련단백도 정상이어서 일차성 부갑상선 기능항진증, 부갑상선 종양을 배제하였다. 복부 전산화 단층 촬영, 자기공명 영상 시행 후 간 결핵이 의심되어 확진을 위해 복강경적 간 조직 생검을 실시하고, 조직검사로 간 결핵을 진단하였다(그림 4). 항 결핵제제로 매일 Isoniazid 300 mg, Rifampin 150 mg, Myambutol 400 mg, Pyrazinamide 1 g, Pyridoxine 50 mg를 투여하였으며, 이후 고칼슘혈증이 교정되어 퇴원 당시 칼슘 9.4 mg/dL, 인 3.9 mg/dL로 정상이었다.

도움말

고칼슘혈증은 다양한 질환에서 발생하지만 가장 흔한 원인은 악성종양과 일차성 부갑상선 기능항진증으로 전체 고칼슘혈증의 90%를 차지한다고 알려져 있다. 암과 관련된 고칼슘혈증은 전체 암 환자의 10-20%에서 발생하며, 고칼슘혈증의 발생 빈도는 암의 종류에 따라 다른데 유방암, 폐암, 두경부암, 신장암 및 다발성 골수종에서 흔하게 발생한다. 암과 관련된 고칼슘혈증과 일차성 부갑상선 기능항진증의 감별진단은 혈청 부갑상선호르몬을 측정함으로써 감별할 수 있다. 즉 암 관련 고칼슘혈증에서는 부갑상선호르몬이 감소되거나 정상이고, PTHrP이 증가되어있으나 일차성 부갑상선 기능항진증은 부갑상선호르몬이 매우 증가되어 있다. 그 외 고칼슘혈증의 원인으로 이뇨제(thiazide 계통) 사용, 개심술, 만성신부전(주로 이차성 부갑상선 기능항진증을 예방하기 위해 투여하는 비타민 D 제제와 인산염 결합제로 투여하는 탄산칼슘에 의함), 갑상선중독증, 리튬치료, 고정화, 만성육아종성질환 등이 있다. 입원환자에서는 악성종양이 고칼슘혈증의 주 원인이며, 반면에 외래환자에서 일차성 부갑상선 기능항진증이 가장 흔한 원인이 된다. 아시아권에서의 고칼슘혈증의 원인 중 악성종양 다음으로 많은 원인은 결핵으로 보고되었다. 고칼슘혈증을 일으키는 육아종성 질환에는 유육아종증(sarcoidosis), 결핵, 진균에 의한 육아종, 베릴리오시스, 임파종 등이 있다. 결핵 환자에서 고칼슘혈증의 발생율은 나라마다 차이가 있다. 활동성 결핵에서 고칼슘혈증이 동반되는 비율은 미국과 인도에서의 조사결과에 의하면 16-28%에 달한다. 육아종성 질환에서 고칼슘혈증이 발생하는 기전은 육아종 세포 및 활성화된 대식세포에 의한 1,25(OH)$_2$D$_3$의 과잉 생산이다. 그러나, 칼슘 대사 장애는 혈청 1,25(OH)$_2$D$_3$ 수치와 항상 연관성을 갖는 것은 아니며, 모든 결핵 환자에서 고칼슘혈증이 나타나는 것은 아니다. 고칼슘혈증의 발생 여부를 결정짓는 것으로 칼슘 섭취의 차이가 첫 번째 원인이 될 수 있다. 또 다른 원인으로는 피부 내에서 7-디하이드로콜레스테롤로부터 합성되는 25(OH)D$_3$의 효용성 차이이다. 고칼슘혈증의 증상은 일반적으로 교정된 총 칼슘 농도가 14 mg/dL를 초과하면 나타나고, 증상은 고칼슘혈증의 발현 속도와 밀접한 관련이 있다. 피로감, 권태감, 변비, 오심, 다뇨가 가장 흔한 초기 증상이며, 기면 상태, 착란, 혼미 때로 혼수와 같은 정신학적, 신경학적 증상이 발생할 수 있다. 결핵에서 동반되는 고칼슘혈증은 대부분 경하고 증상이 없으나, 일부에서 중증의 증상을 동반하는 고칼슘혈증이 활동성 결핵에서 발생한 경우가 보고되고 있다. 결핵에 의한 고칼슘혈증의 치료는 우선 응급치료 후 약물치료를 하는 것이 원칙이다. 고칼슘혈증에 대한 치료는 생리식염수로 수분보충, 이뇨제, 비스포스포네이트, 칼시토닌, 인산염과 같은 약제의 사용이다. FDA에서 파미드로네이트가 승인되면서 이 약물이 고칼슘혈증의 치료에서 주된 근간이 되었다.

참고 문헌

1. 김홍수, 전재윤, 배형미, 김영수, 양동규, 정준표, 홍천수, 강진경, 박인서, 최홍재, 박찬일: 복강경검사 및 간침생검으로 진단된 간결핵 1예. 대한소화기내시경학회지 11:323-327, 1991
2. 김홍태: 고칼슘혈증. 대한내과학회지 55:563-572, 1998

3. 박소영, 강은석, 김소헌, 도미영, 허규연, 차봉수, 임승길, 이현철, 안상훈, 문영명, 박영년. 간결핵으로 발생한 고칼슘혈증 1예. 대한내분비학회지 19:64~68, 2004
4. Abbasi AA, Chempavil JK, Farah S, Muller BF, Arnstein AR: Hypercalcemia in active pulmonary tuberculosis. Ann Intern Med 90:324-328, 1979
5. Need AG, Phillips PJ, Chiu FTS, Prisk HM: Hypercalcemia associated with tuberculosis. Br Med J 280:831 , 1980
6. Fisken RA, Heath DA, Somers S, Bold AM: Hypercalcemia in hospital patients: Clinical and diagnostic aspects. Lancet 1:202-207, 1981
7. Rook G: The role of vitamin D in tuberculosis. Am Rev Resp Des 138:768-770, 1988
8. Shek CC, Natkunam A, Tasng V, Cockram CS, Swaminathan R: Incidence, causes and mechanism of hypercalcemia in a hospital population in Hong Kong. Q J Med New Series 77, 284:1277- 1285, 1990
9. Liam CK, Lim KH, Srinivas P, Poi PJH: Hypercalcemia in patients with newly diagnosed tuberculosis in Malaysia. Int J Tuberc Lung Dis 2:818-823, 1998
10. Sharma OP: Hypercalcemia in granulomatous disorders: a clinical review. Curr Opin Pulm Med 6:442-447, 2000

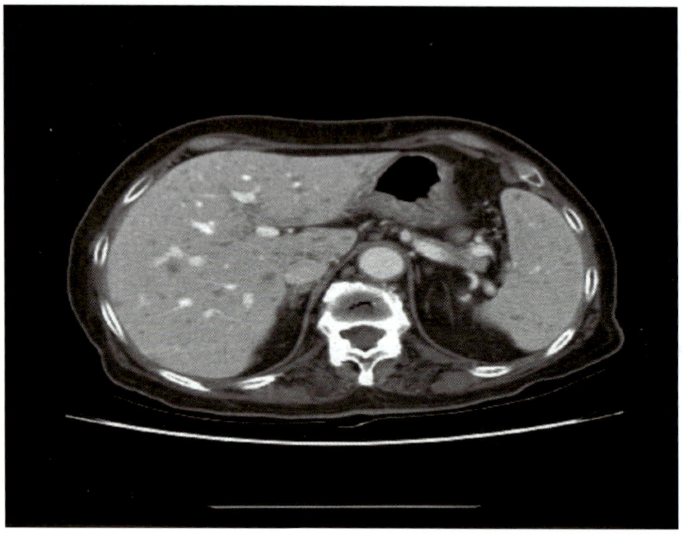

그림 1. 복부 전산화단층촬영 소견

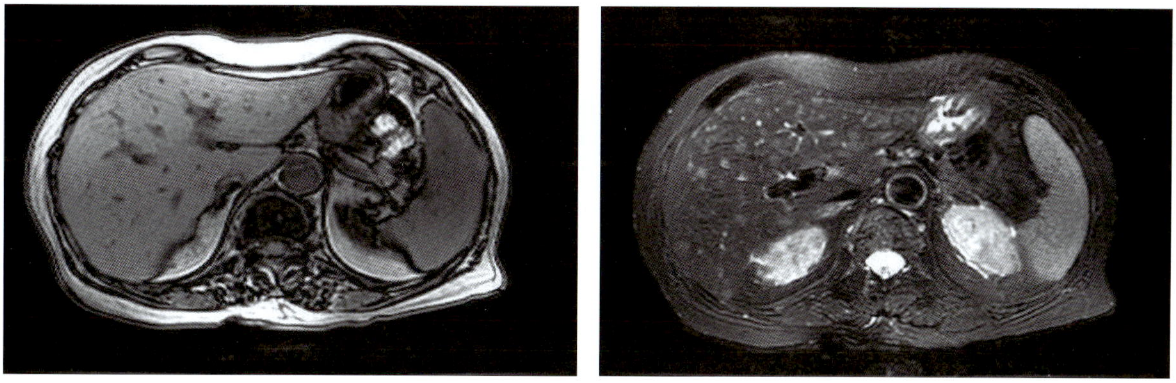

그림 2. 간 자기공명 영상검사

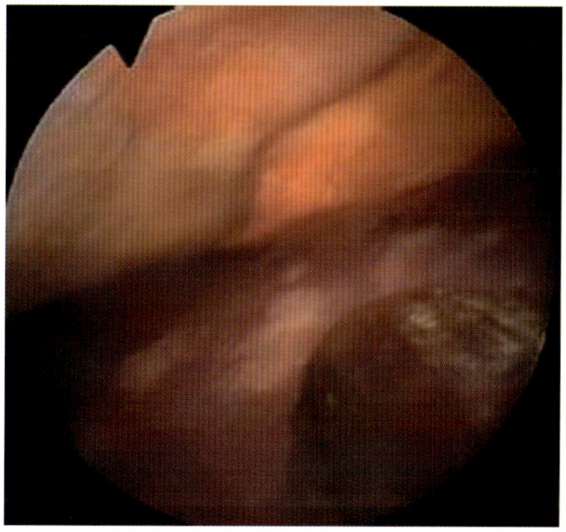

그림 3. 소결절이 관찰되는 복강경 소견

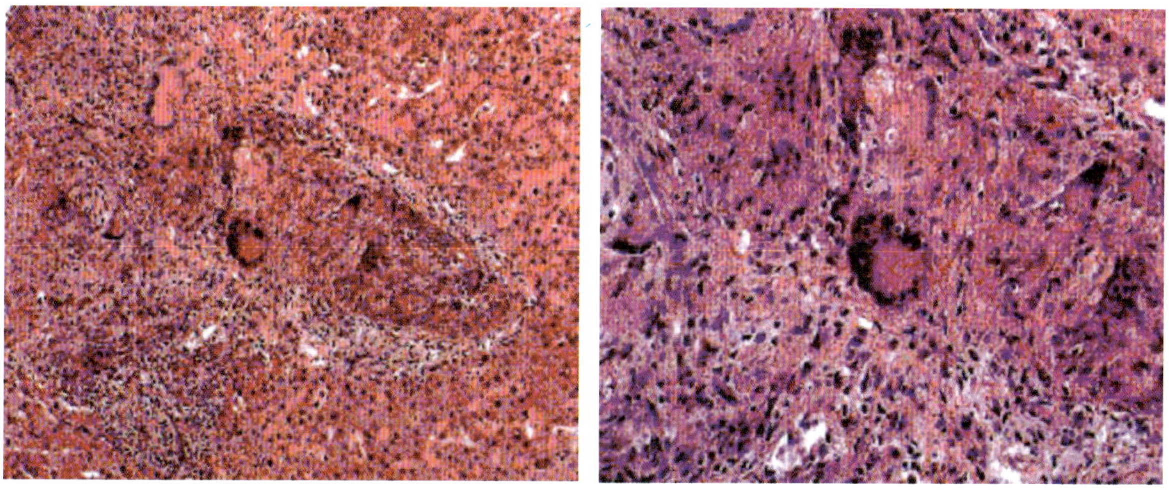

그림 4. 거대세포와 건락괴사가 관찰되는 현미경 소견 (H&E, A; × 100, B; × 200).

06 원발성 부갑상선기능저하증 치료중에 발생한 우유알칼리증후군

병력

【62세 남자】

- **주 소 :** 2주간의 근무력증과 전신 쇠약
- **현병력 :** 내원 9개월 전 원발성 부갑상선 기능저하증을 진단받고 약물 치료하며 추적 관찰하던 환자로 2주 전부터 근무력증과 전신 쇠약이 심해져 내원함.
- **과거력 :** 내원 4년 4개월 전 간헐적인 사지 마비와 간질 증상으로 히단토인을 복용하였고, 내원 9개월 전부터 사지 저림의 증상으로 입원하여 부갑상선 기능 저하증으로 진단받음. 진단 당시의 혈청 칼슘 3.3 mg/dL, 이온화 칼슘 0.66 mmol/L (1.05~1.35 mmol/L), 인 4.1 mg/dL, 총단백 6.3 mg/dL, 알부민 2.9 mg/dL을 나타냈다. 24시간 소변 칼슘 배설량 907 mg/일, 크레아티닌 배설량 1177.2 mg/일 을 나타냈다. 혈청 부갑상선 호르몬은 2회 측정하여 각각 2.80 pg/mL, 1.08 pg/mL (12.0~72.0 pg/mL) 였음. 1,25(OH)$_2$D$_3$ 26.83 pg/mL(19.90~67.00 pg/mL), 25(OH)D$_3$ 36.97 ng/mL(6.90~69.50 ng/mL)는 정상이었으며 심전도 검사상 QT간격은 0.48초로 증가되어 있었다(그림 1). 뇌전산화 단층촬영 검사 및 뇌 자기공명영상촬영 검사에서 양측성으로 기저핵과 시상에서 석회화 음영을 보였다(그림 2). 원발성 부갑상선기능 저하증으로 진단 후 하루 탄산칼슘 3.0 g과 알파칼시디올 1.0 ㎍으로 치료를 시작하였으나 혈청 칼슘 농도의 호전이 없어 탄산칼슘을 24 g까지 증량하였다(표 1). 치료 21일째 사지 저림의 증상은 호전되어 퇴원하였으나 퇴원 시에 혈청 칼슘 6.8 mg/dL, 인 4.7 mg/dL, 총단백 6.9 mg/dL, 알부민 3.7 mg/dL을 나타냈다. 퇴원 후 7개월 동안 하루 탄산칼슘 21.5 g과 알파칼시디올 1 ㎍을 경구 복용하였다.
- **가족력 :** 특이사항 없음.

진찰 소견

신장 160 cm, 체중 44 kg이고 혈압 100/70 mmHg, 맥박수 96 회/분, 호흡수 24 회/분, 체온 36.2 ℃였다. 만성병색을 소견을 보였고 결막에 빈혈 소견은 없었다. 촉지되는 경부 임파절은 없었다. 뇌신경기능은 정상이었고 사지에서 심부 건반사가 모두 항진되어 있었다.

검사 소견

(1) 일반 검사

혈청 칼슘 15.4 mg/dL, 인 2.7 mg/dL, 공복혈당 102 mg/dL, 혈중요소질소 87 mg/dL, 크레아티닌 3.9 mg/dL, 나트륨 131 meq/L, 칼륨 3.5 meq/L, 염소 89 meq/L, 총단백 6.8 g/dL, 알부민 3.5 g/dL, 알칼리 인산분해효소 115 U/L이었다. 소변의 산도는 8.0였고 농뇨, 혈뇨, 단백뇨, 아미노산뇨, 요당 및 요원주 등은 없었다. 24시간 소변 칼슘 배설량 934.5 mg/일, 크레아티닌 배설량 600.6 mg/일, 인배설량 266.7 mg/일, 나트륨 배설량 947.1 mg/일, 요 칼슘/크레아티닌 비 1.55(mg/mg), 크레아티닌 청소율 10.69 ml/분 이었다.

(2) 내분비 검사

혈청 부갑상선 호르몬은 0.92 pg/mL(12.0~72.0 pg/mL)였다.

(3) 기타 검사

동맥혈 가스분석에서 pH 7.504, $PaCO_2$ 41.8 mmHg, PaO_2 62.5 mmHg, HCO_3 32.4 mmol/L로 대사성 알칼리혈증의 소견을 보였다.

경과

하루 탄산 칼슘 21.5 g과 알파칼시디올 1 μg으로 치료 중이었으며 고칼슘혈증과 대사성 알칼리혈증, 그리고 신부전을 나타내어 다량의 탄산 칼슘과 비타민 D 제제 치료에 의해 발생한 우유 알칼리 증후군으로 진단하였다. 치료로 탄산 칼슘과 알파칼시디올의 경구 투여를 중단하였고 매일 3리터의 생리 식염수와 furosemide 60 mg 정맥 주사를 하였으며 치료 5일 후에는 근무력증과 전신 쇠약의 증상이 사라졌다. 수액 요법과 이뇨제 치료를 시작하고 8일 후에 혈청 칼슘 수치가 6.3 mg/dL로 감소하고 인 2.7 mg/dL, 총단백 6.6 mg/dL, 알부민 3.3 mg/dL, 혈청 부갑상선 호르몬 0.33 pg/mL 를 나타냈다. 혈중요소질소 25 mg/dL, 크레아티닌 1.5 mg/dL를 나타내고 24시간 요화학 검사상 요량 2400 mL, 칼슘 배설량 218.4 mg/일, 크레아티닌 배설량 516 mg/일, 인배설량 516 mg/일, 나트륨 배설량 1677.6 mg/일, 요칼슘/크레아티닌 비 0.423(mg/mg), 크레아티닌 청소율 22.39 mL/분을 보였다. 검사 결과가 호전됨에 따라 탄산 칼슘 4.5 g과 알파칼시디올 0.5 μg으로 치료를 다시 시작하여 점차 증량을 하였으며, 탄산칼슘 16.5 g과 알파칼시디올 1 μg으로 유지하여 퇴원하였다. 퇴원 시 혈청 생화학 검사에서 칼슘 9.1 mg/dL, 인 2.2 mg/dL 를 나타냈다. 현재는 특이한 증상이 없으며 외래에서 추적한 혈청 생화학 검사에서 칼슘 7.2 mg/dL, 인 4.2 mg/dL를 나타내고 신기능 역시 정상으로 정기적으로 전해질 및 신기능을 추적 관찰하고 있다.

도움말

원발성 부갑상선기능 저하증은 경부수술의 병력이나 다른 원인질환 없이 부갑상선 호르몬의 생성 혹은 분비의 장애로 혈청내 칼슘의 저하와 인산염의 증가를 초래하여 강축증, 감각이상, 경련 등의 신경기능 항진 증상을 일으키는 질환이다. 때때로 대뇌실증, 추체외로 증상, 파킨슨 증후군, 불수의 운동, 지능저하 등의 신경학적 증상이나 백내장 등의 안과적 질환, 그리고 점막성 캔디다증의 피부 병변을 동반하는 등 다양한 임상증상을 나타낼 수 있다. 간혹 간질로 오진되어 수년간 항간질 치료제를 복용하여 진단 및 치료가 늦어질 수 있으며 페니토인이나 페노바비탈과 같은 항간질 치료제는 칼슘의 장흡수를 감소시키고 불활성 형태의 비타민 D로의 전환을 증가시켜 비타민 D 결핍증을 야기할 수 있기 때문에 저칼슘혈증을 더욱 악화시킬 수 있다. 원발성 부갑상선기능 저하증의 주요한 증상은 저칼슘혈증에 기인하기 때문에 탄산칼슘과 비타민 D 제제의 투여가 가장 일반적이고 효과적인 치료이다. 정상보다 약간 낮은 정도의 혈청 칼슘 농도를 유지하고 고칼슘뇨증과 신결석을 피하는 것이 치료의 목표이다. 고칼슘혈증의 환자에서 다량의 탄산칼슘의 투여를 지속하면 신부전과 대사성 알칼리혈증을 나타내는 우유 알칼리 증후군으로 진행할 수 있다. 우유 알칼리 증후군 외에 다른 동반된 원인이 있는지 확인해야 한다. 우유 알칼리 증후군은 칼슘과 알칼리의 섭취의 병력과 검사상 고칼슘혈증, 알칼리 혈증, 신부전을 나타내는 것이 특징이다. 우유 알칼리 증후군의 치료는 칼슘과 알칼리의 섭취를 중단하는 것이 필수적이고 수액과 이뇨제 치료를 하는 것이 대개는 성공적이다. 원발성 부갑상선기능 저하증의 치료중에 생길 수 있는 고칼슘혈증과 과칼슘뇨을 예방하기 위해서는 정기적인 혈청 생화학 검사와 요화학검사 그리고 고칼슘혈증을 유발할 수 있는 다른 약제나 동반하는 질환에 대해 잘 인지해야 한다.

참고 문헌

1. 윤영남, 임용의, 이수익: 원발성부갑상선기능저하증 2예. 대한 내과학회지 14:37-41, 1971
2. 정재훈, 송영기, 이병두, 김성연, 조보연, 이홍규, 고창순, 민헌기: 부갑상선기능 저하증환자들의 다양한 임상상. 대한내분비학회지 2:195-200, 1987

3. 이양덕, 박성광, 강성귀: 우유알칼리증후군 1예. 대한신장학회지 20:315-318, 2001
4. 박용완, 김성래, 이정민, 김성훈, 한상우, 유순집, 윤건호, 강무일, 차봉연, 이광우, 손호영, 강성구: 원발성부갑상선기능저하증 치료중에 발생한 우유 알칼리증후군 1례. 대한내분비학회지19:439~445, 2004
5. Markowitz ME, Rosen JF, Smith C, DeLuca HF: 1,25-dihydroxyvitamin D3-treated hypoparathyroidism: 35 patients years in 10 children. J Clin Endocrinol Metab 55:727-733, 1982
6. Orowoll ES: The milk-alkali syndrome: current concepts. Ann Intern Med 97:242-248, 1982
7. Chan JC, Young RB, Hartenberg MA, Chinchilli VM: Calcium and phosphate metabolism in children with idiopathic hypoparathyroidism or pseudohypoparathyroidism: effects of 1,25-dihydroxyvitamin D_3. J Pediatr 106:421-426, 1985
8. Beall DP, Scofield RH: Milk-alkali syndrome associated with calcium carbonate consumption. Report of 7 patients with parathyroid hormone levels and an estimate of prevalence among patients hospitalized with hypercalcemia. Medicine 74:89-96, 1995
9. Schroth M, Dotsch J, Dorr HG: Hypercalcemia and idiopathic hypoparathyroidism J Clin Pharm Ther 26:453-455, 2001

표 1. Furosemide 및 보행후 레닌 자극 검사 결과

	HD #1	HD #3	HD #7	HD #11	HD #15	HD 18	HD #20
Serum							
Calcium(mg/dL)	3.3	5.7	5.3	4.6	5.8	6.3	6.8
Ionized Ca++(mmol/L)	0.66	0.44					
Phosphate(mg/dL)	4.1	4.1	3.6	6.1	6	4.6	4.7
Protein(mg/dL)	6.3			6.9	7.3	7.2	6.9
Albumin(mg/dL)	2.9			3.3	4.2	3.7	3.7
IPTH(pg/mL)	2.8	1.08					
24hr urine							
Calcium(mg/day)	907						
Ca/Cr(mg/mg)	0.77						
Ccr(mg/dL)	136.25						
치 료							
Calcium carbonate	3.0 g/day	3.0 g/day	9.0 g/day	12 g/day	18 g/day	24 g/day	24 g/day
Calcitriol	1 μg/day	1 μg/day	1 μg/day	1 μg/day	1 μg/day	1 μg/day	1 μg/day

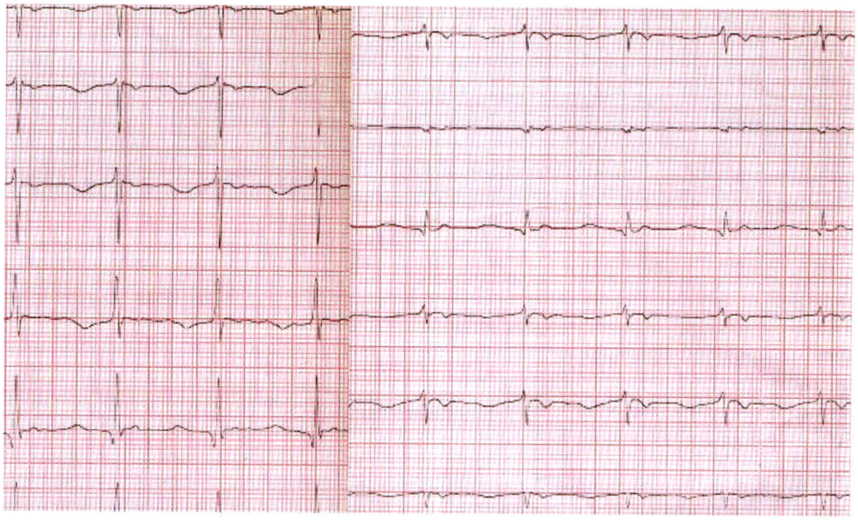

그림 1. QT 간격의 증가를 보이는 심전도 소견

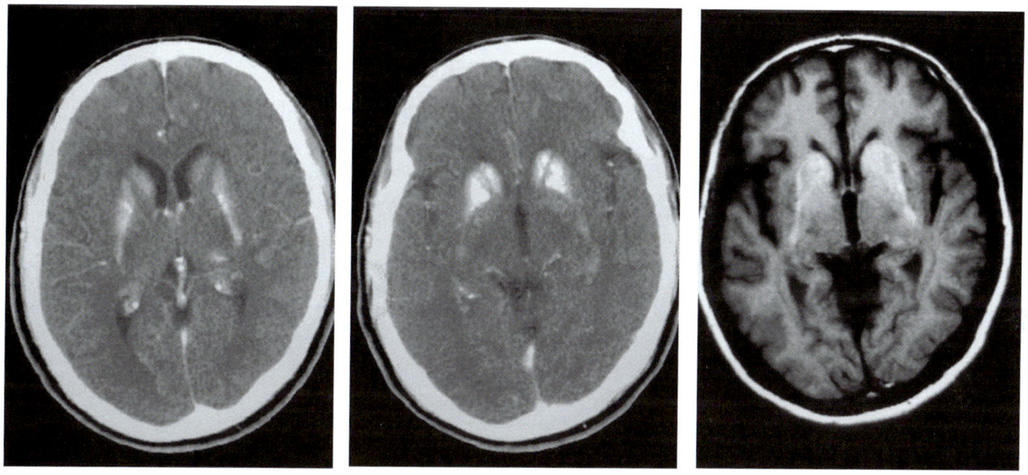

그림 2. 양측에 대칭되는 석회질이 관찰되는 컴퓨터 단층 촬영과 자기공명영상

07 부분적 뇌하수체 공허안을 동반한 위위부갑상선 기능저하증

병력

【54세, 여자】

- **주 소 :** 상복부 복통, 오른쪽 흉벽 통증, 전반적인 약화.
- **현병력 :** 내원 2개월여 전부터 상기 증상으로 치료 받았으나 호전없이 점차 심해져 내원.
- **과거력 :** 출산 경험이 없으며 30여년 전 자연유산 되면서 과다출혈로 자궁적출술을 시행받음
- **가족력 :** 특이소견 없음.

진찰 소견

신장 135 cm, 몸무게 35 kg이었고 의식은 명료하였다. 갑상선 비대는 촉지되지 않았으며 얼굴은 둥글고 가운데의 위축이 관찰되었고 목은 비교적 짧았다(그림 1). 양손의 단지증과 네 번째 주먹결절의 함몰을 관찰할 수 있었다(그림 2A, 2B). 치아는 상, 하부의 대구치와 소구치가 소실되어 있었고, 흉부 청진상 정상 소견 보였으며, 하복부에 자궁적출술을 시행받은 수술자국이 있었으며, 액와모와 음모는 모두 소실되어 있었다(그림 3).

검사 소견

(1) 일반 검사

혈색소 11.0 g/dL, 전해질 검사에서 나트륨 134 meq/L, 칼륨 3.7 meq/L, 염소 102 meq/L 였다. 혈액요소질소 12 mg/dL, 크레아티닌 0.8 mg/dL, 칼슘 8.6 mg/dL, 인 4.0 mg/dL였다. 부갑상선 호르몬 40.72 pg/mL로 정상 소견이었으며, 24시간 소변 화학검사에서 cAMP 3.2 nmol/mg로 정상 소견이었다.

(2) 내분비 검사

뇌하수체 자극 시험 결과, 기저치가 FSH 2.49 mIU/mL, LH 0.24 mIU/mL로 낮아져 있었으며 GnRH 투여 후에는 최고치가 FSH는 20.28 mIU/mL(투여후 90분), LH는 7.21 mIU/mL(투여후 60분)로 반응속도가 조금 늦게 나타났고 ACTH와 cortisol은 기저치가 26.83 pg/mL, 14.19 μg/dL로 정상범위였으나 인슐린투여 후에는 최고치가 ACTH는 57.27 pg/mL(투여후 30분), cortisol은 21.26 μg/dL(투여후 60분)로 반응이 둔화되어 있었다(표 1). 또한 에스트라디올은 10 pg/mL이하로 낮아져 있었다.

(3) 유전학 검사

염색체 결과는 46,XX로 정상이었다.

(4) 방사선 검사

방사선 검사로 단순 흉부 및 복부 사진에 특이 소견 없었으나 7번째와 12번째 흉추에 압박성 골절이 있었으며 뇌 컴퓨터 단층 촬영 검사에서 뇌하수체의 일부분이 없는 것 이외에 특이소견은 없었다(그림 4). 골밀도 검사결과는 T-점수-3.5로 골다공증이 있었다. 지능 검사로 BGT (Bender Gestalt Test), KWIS(Korea Wechsler Intelligence Scale)등을 측정하였으며 그 결과 약 7, 8세의 사회적 연령을 나타내고 있으며 추정 아이큐 50~60정도로 경도의 정신지체 수준에 해당되었다.

경과

입원 후 계속적인 상복부 통증이 있어 위내시경을 시행하여 위 유문 기저부 궤양이 발견되어 양자 펌프 억제제 등의 약물로 치료 하였으며, 골다공증은 칼시트리올과 칼슘 제제를 보충하고, 압박골절에 대해서는 보조기를 착용한 후 외래에서 추적 관찰 중이다.

도움말

위부갑상선기능저하증은 부갑상선 기능저하증의 여러 형태중 하나로 부갑상선 호르몬에 대한 말초조직에서의 반응이 결핍되어 나타나는 흔하지 않은 유전성 질환으로, 특징적인 골발육 및 성장장애를 동반하는 질환이다. 이러한 위부갑상선 기능저하증은 1942년 Albright 등이 기술하였던 경련, 경축 등의 임상증상과 저칼슘혈증, 고인산혈증등의 검사 결과들이 부갑상선 기능저하증의 이상 소견과 유사하지만 부갑상선 호르몬 추출물 투여 시에도 혈중 칼슘 농도 증가 및 요중 인산염 배설 증가를 보이지 않고 단신, 둥근 얼굴, 비만, 단지증 등의 Albright 선천성 골이영양증(Albright's hereditary osteodystrophy)이라고 불리는 특징적인 골발육 및 성장장애를 나타낸다. 위부갑상선 기능저하증 환자에서 혈중 부갑상선 호르몬 농도가 증가되어 있으면서 부갑상선 비대가 동반되어 있는 것으로 보아 발생기전이 말초 조직에서의 부갑상선 호르몬에 대한 저항성으로 여겨지며 이는 부갑상선 호르몬 투여시 소변으로의 cAMP 배설이 저하되어 있는 type I 과 Albright 선천성 골이영양증을 동반하지 않으며 부갑상선 호르몬 투여시 cAMP 배설이 정상을 보이는 type II로 분리된다. 또한 전형적인 Albright 선천성 골이영양증을 동반하면서 부갑상선 호르몬 투여 시, 정상적인 말초조직 반응을 보이는 위위부갑상선기능저하증이 있다. 이전 증례보고에 따르면 위위부갑상선 기능저하증 환자가 과거 저칼슘혈증을 보였다는 보고가 있다. 1942년 Albright가 보고하였던 최초의 환자가 21년이 지난 후에 시행한 재검사에서 저칼슘혈증의 증상이 없어졌다. 이런 점은 위부갑상선 기능저하증이 위위부갑상선 기능저하증로 진행할 수도 있다는 것을 의심하게 한다.본 증례에서 보인 뇌하수체 또는 시상하부의 호르몬 결핍과 위위부갑상선 기능저하증의 연관성의 측면에서 볼때, 위위부갑상선 기능저하증에서 뇌하수체 또는 시상하부의 발육부전이나 자가면역 기전에 의한 뇌하수체 또는 시상하부의 파괴가 동반되었을 가능성을 고려할 수 있으나 아직 이에 대한 논문이나 근거를 확인할 수 없다.

참고문헌

1. 최상전, 정영환, 이홍규, 민헌기. 위부갑상선 기능저하증 1예. 대한내과학회지 26:84-90, 1984
2. 강무일, 박영부, 이영길, 유순집, 손현식, 윤건호, 홍관수, 이광우, 손호영, 강성구, 김범생. 위부갑상선 기능저하증 3예(Type Ⅰa 및 Ⅱ). 대한내분비학회지 6:170-178, 1991
3. 고장현, 이 연, 최정욱, 홍태원, 김미진, 신영구, 정춘희. 부분적 뇌하수체 공허안을 동반한 위위부갑상선 기능저하증 1예. 대한내분비학회지 19:433-438, 2004
4. Schneider AB, Sherwood LM: Pathogenesis and management of hypoparathyroidism and other hypocalcemic disorders. Metabolism 24:871-898, 1975
5. Levine MA, Downs RW Jr, Moses AM, Breslau NA, Marx SJ, Lasker RD, Rizzoli RE, Aurbach GD, Spiegel AM: Resistance to multiple hormones in patients with pseudohypoparathyroidism. Association with deficient activity of guanine nucleotide regulatory protein. Am J Med 74:545- 556, 1983
6. Yim MJ, Jeon JH, Ahn GB, Chung CS, Wie BA: A case report of pseudopseudo-hypoparathyroidism. J Korean Neurol Assoc 5:283-288, 1987
7. Davies SJ, Hughes HE: Imprinting in Albright's hereditary osteodystrophy. J Med Genet 30:101- 103, 1993
8. Jung WY, Kang SJ, Bae HY: A case of benign

intracranial hypertension in pseudopseudohypoparathyroidism. J Korean Neurol Assoc 17:431- 434, 1999

9. Bastepe M, Juppner H: Pseudohypoparathyroidism. New insights into an old disease. Endocrinol Metab Clin North Am 29:569-89, 2000

표1. 복합뇌하수체 검사 결과

	Basal	30분후	60분후	90분후	120분후
Glucose (mg/dL)	91	11	130	61	326
GH (ng/mL)	0.56	11.47	4.81	1.13	2.76
ACTH (pg/mL)	26.83	57.27	38.73	22.64	17.64
Cortisol (μg/dL)	14.19	15.39	21.26	18.59	14.58
FSH (mIU/mL)	2.49	9.38	17.78	20.18	20.46
LH (mIU/mL)	0.24	4.70	7.21	7.18	7.04
TSH (μIU/mL)	1.37	5.84	3.82	2.91	2.60
Prolactin (ng/mL)	5.52	59.37	22.40	15.90	15.48

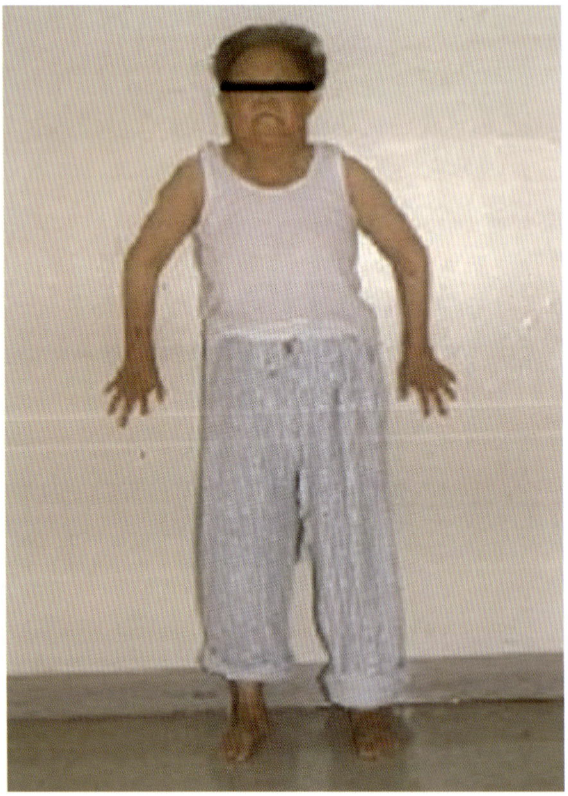

그림 1. 단신 및 둥근 얼굴의 환자 사진

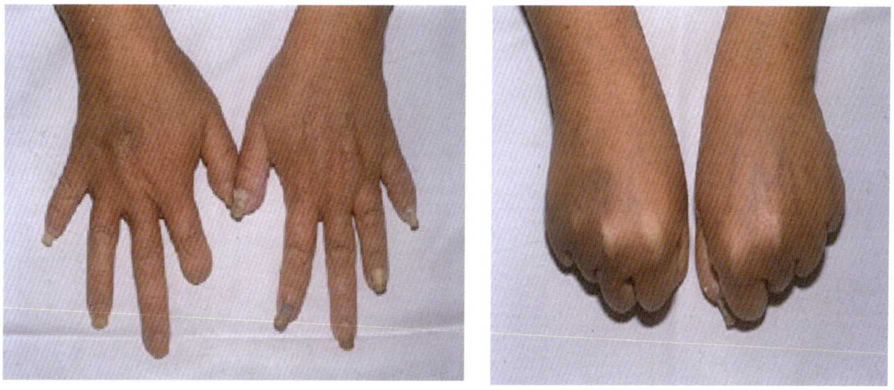

그림 2. 양손의 단지증과 네 번째 주먹결절의 함몰 소견

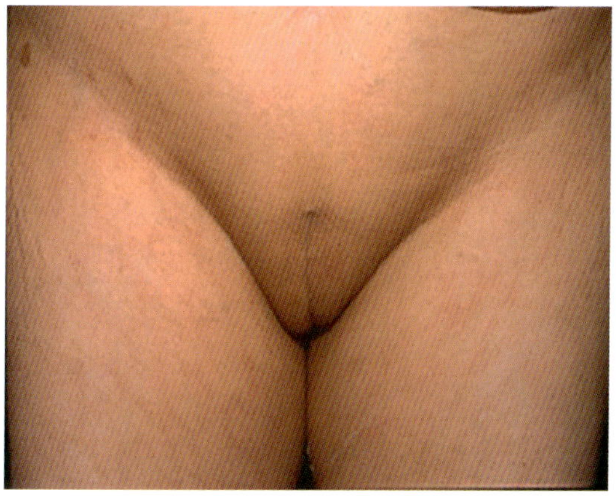

그림 3. 음모의 소실이 관찰됨

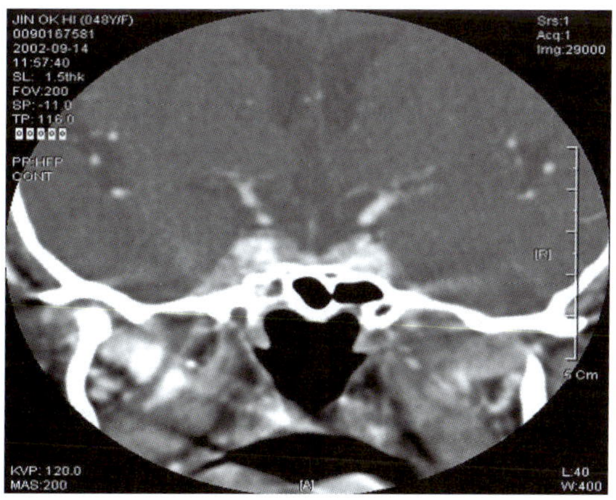

그림 4. 부분적 뇌하수체 공허안을 보이는 컴퓨터 단층촬영 소견

08 임신후 척추 골다공증

병력

【30세 여자】

- **주 소** : 요통
- **현병력** : 1개월 전부터 특별한 외상이 없이 경한 요통이 발생하였고 금일 타인과 등을 가볍게 부딪친 후에 보행을 못할 정도로 요통이 악화되어 내원하였다.
- **과거력** : 13세에 초경이 있었으며, 내원 3개월 전 출산하여 수유 중이었음. 흡연, 음주력과 약물 복용력은 없음
- **가족력** : 없음

진찰 소견

신장 155 cm, 체중은 53 kg로 외형적으로는 건강해 보였으며 제 4 요추와 5 요추 사이, 제 5 요추와 천추 사이에 압통이 있었다.

검사 소견

(1) 일반 검사

혈색소 12 g/dL 였고, 혈액요소질소 16.8 mg/dL, 크레아티닌 0.7 mg/dL, 알부민 4.9 g/dL, 혈청 칼슘 9.5 mg/dL, 혈청 인 5.6 mg/dL, 이온화 칼슘 1.07 mmol/L (정상범위: 1.12~1.3), 혈청 마그네슘은 2.4 mg/dL (정상범위: 1.9~2.57), 알칼리 인산분해효소는 234 U/L (정상범위: 89~273)이었다. 24시간 요중 인배설량은 152 mg/일 (정상범위: 400~1300)으로 감소되어 있었고 24시간 요중 칼슘 배설량은 189 mg/일 (정상범위: 100~300)으로 정상이었다. 신세뇨관 인산염 재흡수율 (TRP)은 97.5%였다.

(2) 내분비 검사

혈청 25(OH) D_3 3.3 ng/mL (정상범위: 14~42), 1,25(OH)2 D_3 11.1 pg/mL (정상범위: 15~60), 부갑상선 호르몬 11.9 pg/mL (정상범위: 9~55) 였다. 1개월 후 검사한 PTHrP는 42.7 pmol/L (정상범위: 13.8~55.3)이었다. 갑상선 기능은 정상이었고 ACTH 18.4 pg/mL, 코티솔 5.3 g/dL, 프롤락틴 12.0 ng/mL 이었다. 골표지자 검사에서 혈청 오스테오칼신 4.1 ng/mL (정상범위: 4~12), 요 데옥시피리디놀린 13.7 nmol/mmol Cr (정상범위: 3.0~7.4), 요 type I collagen crosslinked N-telopeptides 100.48 nmol BCE/mmol Cr (정상범위: 〈35)로 골흡수 표지자가 증가된 소견을 보였다.

(3) 방사선 검사

요추 X선 검사에서 요추에 골소실이 관찰되었고, 출산 후 2개월째의 소견과 비교했을 때 제 2 요추와 제 3 요추의 상단이 오목해지는 변화와 함께 제 2 요추체의 높이가 감소하였다 (그림 1). 이중에너지 X-선흡수계측법으로 측정한 요추 골밀도 T-점수가 -3.8~-3.1이었고 대퇴골 경부는 -2.2였다 (표 1). 자기공명촬영에서 제 1요추에서 제 5요추까지 다발성 압박성 골절이 있었으며 제 4 요추가 가장 심하였다 (그림 2).

경과

초기에 요통의 완화를 위해 칼시토닌 제제를 투여하다

가 이후 외래에서 알랜드로네이트 10 mg을 투약하면서 추적 관찰하였다. 투약 1개월 째 검사한 요 데옥시리디놀린은 5.0 nmol/mmol Cr 로 감소하였고 혈청 오스테오칼신은 4.1 ng/mL이었다. 2 개월 후 요통이 없어졌고 8개월째, 21개월째 시행한 골밀도 검사에서 골밀도의 증가가 관찰되었다 (표 1).

도움말

임신과 연관된 골다공증은 임신 중의 일과성 고관절 골다공증, 임신 후 척추 골다공증, 수유와 연관된 골다공증 등 세 가지 유형으로 구분된다. 임신 중의 일과성 고관절 골다공증은 주로 임신 후반부에 원인불명의 고관절 동통과 파행 및 운동제한을 보이는 질환으로 고관절의 골소실과 더불어 골절이 발생하기도 한다. 단순 X선 촬영이나 전산화 단층 촬영에서 대퇴골두에 골밀도가 감소하고 자기공명 촬영 소견이 대퇴골두의 무혈성괴사나 염증성 골관절염과 유사하여 진단이 늦어지기도 한다. 수유와 연관된 골다공증은 역학 연구에 의하면 6개월 이상 수유를 했을 때 척추, 대퇴골 경부 그리고 전완골 원위부의 골밀도가 유의하게 감소하며 산후 6개월에서 9개월 사이에 수유를 중단하면 산후 12개월경에 완전히 회복되지만 그 이상 지속해서 수유를 하면 기저치 보다는 조금 낮은 수준으로 회복된다고 한다. 임신 후 척추 골다공증은 첫번째 출산 후 3개월 이내에 종축골격에 생기는 골다공증으로, 다음 임신에 재발하지 않는 것으로 되어있다. 대부분 저절로 회복이 되나 종축골격의 골소실이 7년까지 지속된 경우도 있다. 이 환자에서 $1,25(OH)_2\ D_3$ 및 부갑상선호르몬이 감소되고 혈청 인이 증가되어 있었는데 이러한 소견은 장기적인 침상안정을 하는 환자들에서 보고된 바 있다. 또한 $25(OH)\ D_3$도 감소되어 있었는데 알칼리 인산분해효소와 부갑상선호르몬의 농도가 상승되지 않은 점과 과거력에서 비타민 D의 결핍을 유발할 만한 요인이 없음을 고려할 때 골밀도의 저하가 골연화증에 의한 것이라기보다는 일시적인 비타민 D의 결핍이 동반되었을 가능성을 시사한다. Reid 등의 보고에서 부갑상선호르몬관련단백의 증가와 함께 골흡수가 증가되었던 산모가 수유 중단 후 부갑상선호르몬관련단백이 정상이 되면서 골밀도가 회복되어 부갑상선호르몬관련단백을 골다공증 유발 기전의 하나로 받아들여지고 있다. 임신과 연관된 골다공증은 비교적 드물게 보고되고 있지만 임상의가 경험이 없거나 간과하면 골소실 뿐 아니라 골절도 발생할 수 있는 질환으로 발견을 위한 노력이 필요할 것으로 생각된다.

참고 문헌

1. 김기수, 최용수, 윤선용. 임신에 동반된 고관절 일과성 골다공증. 대한 고관절 학회지 7:195-200, 1995
2. 서지영, 김현규, 최철수, 김두만, 임성희, 유재명, 최문기, 유형준, 박성우, 이진영. 임신후 척추 골다공증 1예. 대한내분비학회지 16:265-270, 2001
3. Reid IR, Wattie DJ, Evans MC, Budayr AA: Post-pregnancy osteoporosis associated with hypercalcemia. Clin Endocrinol 37:298-303, 1992
4. Sowers MF, Corton G, Shapiro B, Jannausch ML, Crutchfield M, Smith ML, Randolph JF, Hollis B: Changes in bone density with lactation. JAMA 269:3130-3135, 1993
5. Dunne F, Walters B, Marshall T, Heath DA: Pregnancy associated osteoporosis. Clin Endocrinol 39:487-490, 1993
6. Kohlmer L, Marcus R: Calcium disorders of pregnancy. Endocrinol Metab Clin North Am 24:15-39, 1995
7. Funk JL, Shoback DM, Genant HK: Transient osteoporosis of the hip in pregnancy: natural history of changes in bone mineral density. Clin Endocrinol 43:373-382, 1995
8. Sowers MF, Hollis BW, Shapiro B, Randolph J, Janney CA, Zhang D, Schork MA, Crutchfield M, Stanczyk F, Rssell-Aulet M: Elevated parathyroid hormone-related peptide associated with lactation

and bone density loss. JAMA 276:549-554, 1996

9. Yoon BK, Lee JW, Choi DS, Roh CR, Lee JH: Changes in biochemical bone markers during pregnancy and puerperium. J Korean Med Sci 15:189-93, 2000

표1. 치료후 골밀도 변화

	Time after diagnosis(months)					
	0		8		21	
	BMD(g/cm^2)	T score	BMD(g/cm^2)	T score	BMD(g/cm^2)	T score
L1	0.662	−3.3	0.655	−3.4	0.651	−3.4
L2	0.662	−3.8	0.761	−3.0	0.785	−2.8
L3	0.687	−3.6	0.768	−2.9	0.819	−2.5
L4	0.742	−3.1	0.766	−2.9	0.778	−2.8
L1-4	0.692	−3.5	0.741	−3.1	0.761	−2.9
F	0.703	−1.6	0.708	−1.6	0.737	−1.4

L ; lumbar spine
F ; femur neck

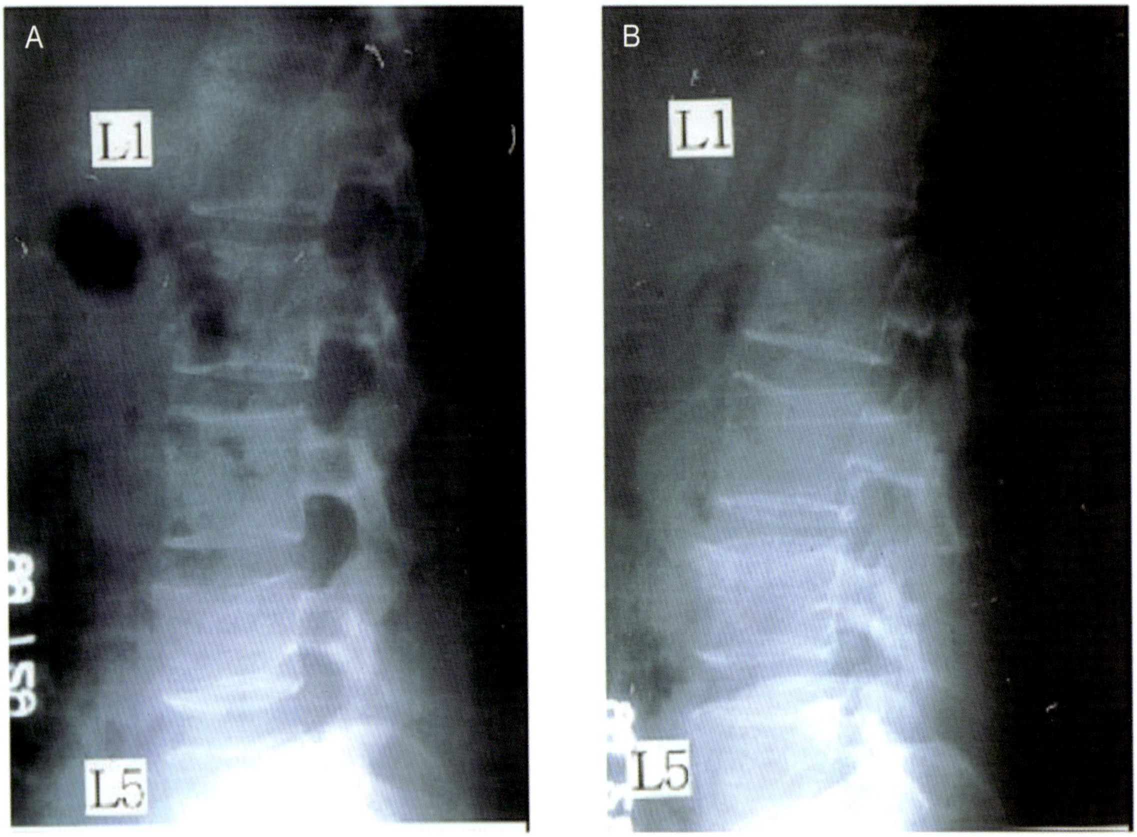

그림 1. 출산 후 2개월 (A)과 3개월(B) 뒤의 요추 X-선 소견.

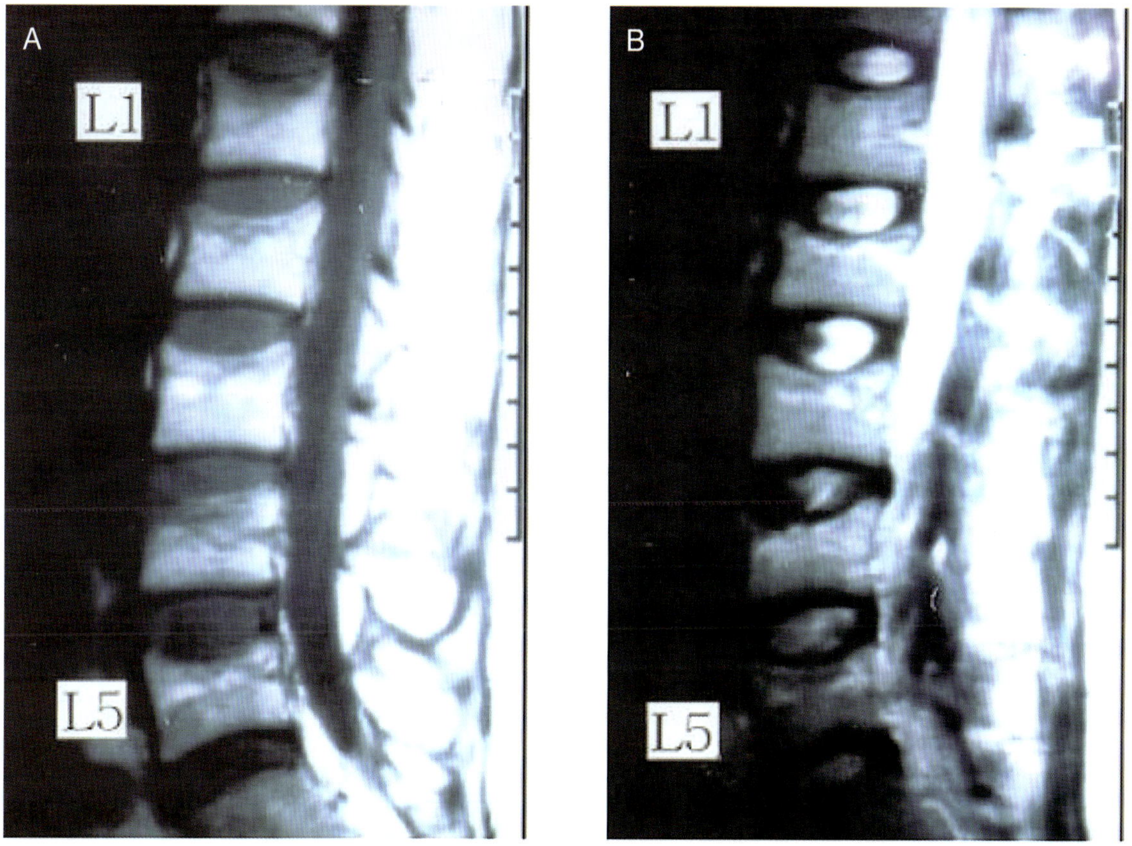

그림 2. 입원 당시 요추 자기공명영상(A), T2(B) 영상 소견

09 산발성 비가족성 저인산혈증성 골연화증

병력

【33세, 남자】

- **주 소** : 5년 전부터 시작된 다발성 골통증과 근력약화
- **현병력** : 내원 5년전 우측 견갑골의 통증 및 운동제한을 느꼈으며, 이후 요통의 발생으로 상체를 구부리기가 어려워졌으며, 좌측 발목부위에 통증으로 보행 및 정상적인 일상생활에 지장을 느낌. 5년간 12 cm의 신장의 감소 및 흉골부위의 돌출이 지속되었고, 양측 슬관절에 통증이 발생하였으며, 내원 1달 전부터 골통증이 더욱 악화되고, 거동이 불가능해져 내원함.
- **과거력** : 특이소견 없음
- **가족력** : 특이소견 없음

진찰 소견

신장은 160 cm, 체중은 57 kg으로 영양 상태는 양호함. 흉부 진찰상 술통형 흉곽(barrel-shape thorax)이었고, 늑골부위에 압통이 있었다. 주위의 도움이 없으면 혼자 일어 설 수가 없었고, 누워서 체위 변동도 힘들어 하였다.

검사 소견

(1) 일반검사

혈청 칼슘은 9.2 mg/dL로 정상이었으나, 인 1.3 mg/dL로 낮게 측정되었다. 알칼리 인산분해효소 424 IU/L(정상 범위 30-110 IU/L)로 증가되어 있었다. 신세뇨관 인산 재흡수율은 63.5%(정상 범위 82-96%)로 떨어져 있었고 24시간 칼슘량은 131 mg/일로 측정되었다.

(2) 내분비 검사

25(OH)D_3 10.0 ng/mL(정상 범위 6.9~69.5 ng/mL), 1,25(OH)$_2$$D_3$ 37.8 pg/mL(정상 범위 15~60 pg/mL), 오스테오칼신 11.4 ng/mL(정상 범위 4.0~12 ng/mL), 부갑상선호르몬 47.6 pg/mL(정상 범위 10~65 pg/mL)로 정상이었다.

(3) 방사선 검사

단순 흉부방사선 사진에서 다발성 늑골골절과 변형이 관찰되었다 (그림 1A). 요추 골밀도 검사에서 T-점수가 -5.78, 대퇴골 경부는 -6.86로 측정되었다. 전신골스캔에서는 양측 상하지골과 늑골의 성장판의 활동성이 증가되었고, 요추의 다발성 압박골절이 의심되는 소견이 관찰되었다(그림 1B).

(4) 병리 조직검사

골소주가 매우 얇아져 있는 골다공증적 변화소견을 보였다(그림 2A). Masson trichrome 염색에서 골소주에 푸르게 염색되고, 매우 두꺼워져 있는 유골이 잘 관찰되는 골연화증소견을 보였다 (그림 2B)

경과

칼시트리올(2 μg/일)을 경구로 투여하였으며 인산염 수치가 계속 낮아 인산염제제(3 g/일)를 추가하였다. 환자는 점차 근육 쇠약과 골통의 호전을 보였다.

도움말

골연화증은 주로 비타민 D나 인산염의 결핍 또는 대사 장애에 의해 새로 형성된 유골의 무기질화 장애가 발생하는 대사성 골질환이다. 임상적으로는 주로 골의 동통과 근육쇠약을 호소하고, 혈액 검사에서 칼슘은 낮은 정상이나 감소, 인산염은 감소되고, 알칼리인산분해효소는 증가되는 것이 특징적이며, 방사선 검사에서는 골밀도의 감소 및 가성골절이 관찰된다. 조직학적으로는 유골양의 증가와 테트라싸이클린에 의한 형광염색 또는 특수염색에 의해 무기질 침착의 장애가 관찰된다.

골연화증의 원인중 인산염 결핍은 다시 섭취부족, 흡수장애와 신세뇨관에서의 재흡수 장애로 구분되고, 이중 신세뇨관 장애를 일으키는 질환으로는 유전적으로 반성유전성 저인산염혈증 구루병과 성인형 비타민 D-저항성 저인산염혈증 골연화증이 있고, 비유전적으로는 종양성 골연화증, 신경섬유종증, 섬유성이형성증, 신세뇨관산증과 산발성 비가족성 저인산염혈증 골연화증이 있다. 본 증례는 인산염의 신세뇨관 재흡수율이 크게 감소되어 있으나 제산제 복용 등의 과거력이 없어, 위장관의 흡수장애보다는 신세뇨관의 재흡수 장애에 의해 발생한 저인산염혈증 골연화증의 경우로 가족력상 골질환이나 신장질환의 병력이 없고, 검사소견상 신세뇨관 산증의 소견도 없었으며, 골연화증의 원인이 될만한 종양을 발견하지 못하여 산발성 비가족성 저인산염혈증 골연화증으로 진단되었다. 이런 산발성 비가족성 저인산염혈증 골연화증 중에는 후에 종양성 골연화증으로 진단되는 경우가 종종 보고되고 있어 지속적인 관찰이 요구된다.

참고 문헌

1. 이현철, 송영득, 안광진, 김미림, 이관우, 임승길, 김경래, 허갑범, 한창동, 지제근: 성인에서 발생한 저인산염혈증 골연화증 1예. 대한내분비학회지 6:75-81, 1991
2. 조구영, 조유숙, 김상옥, 박중열, 송영기, 이기업, 박정식, 김기수: 산발성 비가족성 저인산염혈증 골연화증. 대한내분비학회지 9:25-31, 1994
3. 오승준, 양인명: 종양원성 골연화증. 대한내분비학회지 9:1-4, 1994
4. 이지현, 변영섭, 차봉수, 남문석, 송영득, 임승길, 김경래, 이현철, 허갑범, 김진, 육종인: 저인산염혈증 골연화증을 동반한 성인형 Fanconi 증후군 1예. 대한내분비학회지 11:93-101, 1996
5. 신원식, 임 수, 조영민, 김태용, 문민경, 박도준, 박경수, 김성연, 조보연, 이홍규, 윤여규, 오승근. 저인산염혈증 골연화증 치료중 발생한 삼차성 부갑상선 기능항진증 1례. 대한내분비학회지 16:520-527, 2001
6. 강준구, 김동선, 최찬범, 김태종, 김종표, 이창범, 박용수, 안유헌, 김태화, 배상철, 박찬금: 산발성 비가족성 저인산염혈증 골연화증 1예. 대한내분비학회지 17:610~616, 2002
7. Parafitt AM, Chir B: Hypophosphatemic vitamin D refractory rickets and osteomalacia. Orthop Clin North Am 3:653-80, 1972
8. Ryan EA, Reiss E: Oncogenous osteomalacia. Review of the world literature of 42 cases and report of two new cases. Am J Med 77:501-12, 1984
9. Godsall JW, Baron R, Insogna KL: Vitamin D metabolism and bone histomorphometry in a patient with antacid-induced osteomalacia. Am J Med 77:747-50, 1984
10. Petersen DJ, Boniface AM, Schranck FW, Rupich RC, Whyte MP: X-linked hypophosphatemic rickets: a study(with literature review) of linear growth response to calcitriol and phosphate therapy. J Bone Miner Res 7:583-97, 1992

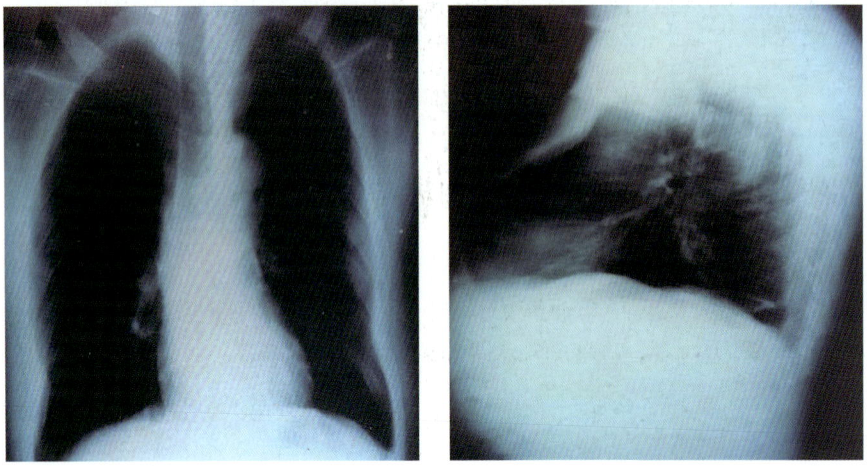

그림 1A. 다발성 늑골 골절과 흉곽의 변형 X-선 소견

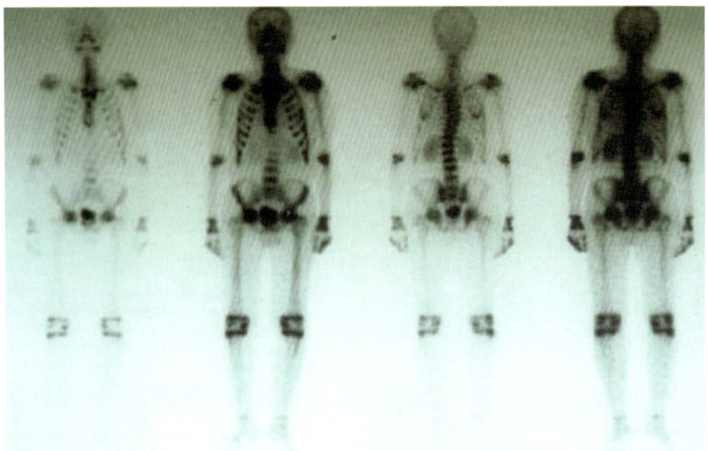

그림 1B. 요추의 다발성 압박골절과 성장판의 증가된 음영을 보이는 골스캔 소견

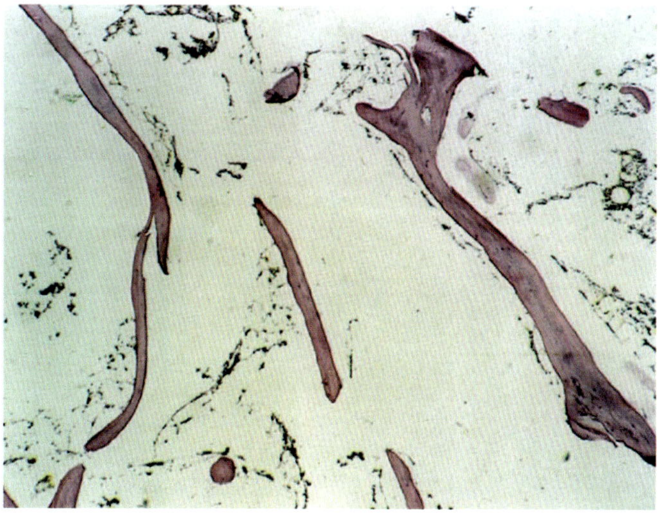

그림 2A. 장골 골조직 검사소견: 골량이 감소된 골다공증 소견 (H&E ×40)

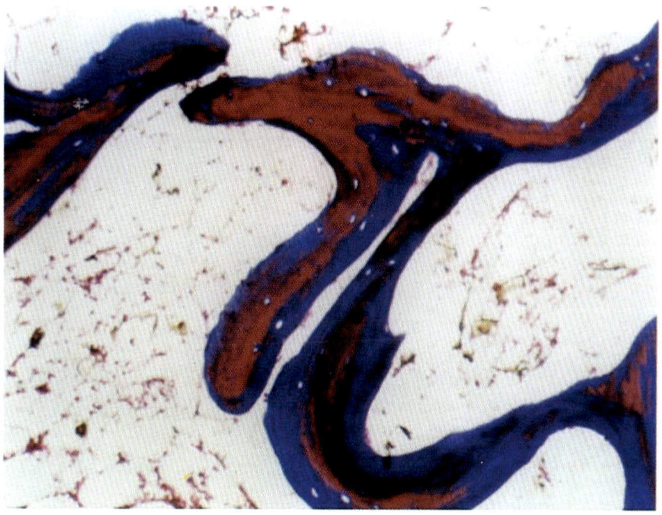

그림 2B. 골조직 검사의 고배율 소견에서 두꺼워진 유골이 관찰됨 (Masson trichrome ×200)

10 악성 종양의 다발성 골격전이로 오인되었던 종양성 골연화증

병력

【68세 여자】

- **주 소** : 전신 골격계의 통증
- **현병력** : 2개월전부터 왼쪽 대퇴부와 양쪽 어깨의 통증이 심해졌고, 그 후 전신 골격계 통증이 지속되어 신경과에 내원.
- **과거력** : 4년 전 요추 추간판 탈출증으로 수술 당시 골다공증을 진단 받고 칼슘과 비타민 D_3제제 복용중. 3년 전부터는 양측 대퇴부 통증으로 개인의원에서 진통제를 복용하였으며, 1년 전 미끄러지면서 양측 대퇴부 경부 골절로 수술받음. 1년 6개월전 당뇨병 진단, 10년전 고혈압 진단 받고 약물치료중.
- **가족력** : 특이 소견 없음

진찰 소견

전신적인 피곤감 및 근골격계의 위약감과 통증을 호소하였다. 특히 양 어깨와 왼쪽 팔꿈치, 양쪽 대퇴의 안측에 통증을 호소하였고, 전신의 뼈가 부서지는 것 같다고 표현하였다. 통증은 활동 시 악화되고 휴식 시에는 조금 완화되는 양상을 보였다.

양쪽 어깨와 팔, 척추, 골반 및 다리 등의 골격계를 촉진할 때 심한 압통을 호소하였고, 오른쪽 대퇴부위에 작은 종괴가 만져졌다. 신경학적 검사에서 감각신경과 운동신경은 모두 정상소견을 보였다.

검사 소견

(1) 일반 검사

말초 혈액 검사에서 백혈구 9,300/mm^3, 혈색소 11.5 g/dL, 헤마토크릿 33.8%, 혈소판 271,000/mm^3 생화학검사에서 알칼리 인산분해효소 316 IU/L, 혈당 235 mg/dL, 총단백 8.0 mg/dL, 알부민 4.6 mg/dL, 혈액요소질소 18 mg/dL, 크레아티닌 1.2 mg/dL, 총 콜레스테롤 223 mg/dL, 나트륨 138 mEq/L, 칼륨 4.5 mEq/L, 칼슘 8.2 mg/dL, 인 2.6 mg/dL, 마그네슘 2.2 mg/dL,이온화 칼슘 1.07 mmol/L 이었다. 혈청 인의 농도에 대한 경과 관찰에서 0.9~1.7 mg/dL까지 감소되는 소견을 관찰하였다. 24시간 요검사에서 칼슘 69 mg/일, 인 347 mg/일, 크레아티닌 620 mg/일였으며 신세뇨관 인산염 재흡수율(TRP)은 70.6% 였다.

(2) 내분비 검사

부갑상선 호르몬 17.3 pg/mL, 25(OH)D_3 27.8 ng/mL, 1,25(OH)$_2$ vitaminD 24.2 pg/mL, 혈청 오스테오칼신 3.4 ng/mL, 요 데옥시피리디놀린 13.49 nm/n/mM, T_3 154 ng/dL, free T_4 1.14 ng/mL, TSH 3.8 μU/mL 였다.

(3) 방사선 검사

왼쪽 어깨의 단순방사선 검사 (그림 1)에서 왼쪽 견갑골에 가성골절의 소견이 관찰 되었으며, 전반적으로 심한 골다공증의 소견을 보였다. 전신 골스캔 (그림2)의 소견은 전신 골격전이에 다발성으로 섭취가 증가된 악성종양의 전이 소견을 보였다. 오른쪽 대퇴부위의 자기공명영상 촬영에서 대퇴부위 후방으로 낭성변화를 보이는 4×3.2×2.8cm의 둥근 종괴가 발견되었다 (그림 3). 이중에너지X-선흡수계측에 의한 골밀도 측정 결과 요추골의 평균 T 점수가 -3.2 였다.

(4) 병리조직 검사

테트라싸이클린 이중표지 후 장골생검 (그림 4)을 시행한 결과 유골이 넓어져 있는 전형적인 골연화증 소견을 보였다. 우측 대퇴부의 종괴 절제술을 시행하였다. 종양의 크기는 3×3×1.5 cm이고, 병리소견 (그림 5)은 중간엽성 종양이었고 면역조직화학검사상 FGF -23염색에 양성소견을 보였다.

경과

수술 8일 후 혈청 인은 3.3 mg/dL, TRP는 90.49 % 로 증가 하였으며, 환자는 1개월후 통증은 많이 호전되었다. 수술 전후의 FGF-23 단백 농도는 FGF-23 ELIISA Kit (Kainos Lab. INC. Tokyo, Japan)를 사용하여 측정한 결과 수술전 603.8 pg/mL에서 수술후 6.4 pg/mL (참고치: 60대 성인의 평균 :17.94 ±5.34 pg/mL)로 저하됨을 확인하였다. 환자는 현재 증상이 호전된 상태로 보행 시 불편감이 감소되었으며 특별한 문제없이 외래 추적중이다.

도움말

종양성 골연화증는 저인산혈증과 소변으로의 인산배설 증가 및 부적절하게 상승된 비타민 $1,25(OH)_2D_3$ 농도, 골격의 부적절한 무기질화를 특징으로 하는 드문 부종양성 질환이다. 최근 중간엽성 종양등이 FGF-23, FRP4, MEPE등 신세뇨관에서 인산염의 재흡수를 방해하는 단백질을 분비하여 골연화증이 발생된다고 보고되고 있다. 그러나 종양의 수술적 제거만이 완치 방법이므로 종양를 찾는 것이 임상에서 가장 중요한 관건이지만 종양성골연화증을 일으키는 종양은 크기가 작고, 주로 양성 중간엽 유래의 서서히 자라는 종양이 주종을 이루기 때문에, 발견은 매우 어려워 확진 및 완치의 기회가 많지 않은 실정이다. 이 환자에서는 수년간 지속된 원인 미상의 전신골격의 통증 및 골절의 원인으로 FGF-23염색에 양성을 보인 중간엽성 종양에서 기인한 종양성 골연화증을 진단할 수 있었으며 phosphatonin의 후보 단백중의 하나인 FGF-23농도의 수술 전 후 변화를 확인하였다.

참고 문헌

1. 오승준, 양인명: 종양원성 골연화증. 대한내분비학회지 9:1-4, 1994
2. 오기원, 강무일, 이원영, 이태규, 장재혁, 서정필, 차봉연, 이광우, 손호영, 강성구, 박정미, 이교영, 이승구, 우영균: 연골혼합성 섬유종(Chondromyxoid Fibroma)에서 발생한 종양성 골연화증 1예. 대한내분비학회지 14: 764-770, 1999
3. 최병주, 남재현, 홍순원, 김미경, 신규호, 육종인, 박기현, 송영득, 김경래, 이현철, 허갑법: MRI로 진단된 대퇴골 근위부에 발생한 골육종에 의한 종양원성 골연화증 1예. 대한내분비학회지 14: 401-409, 1999
4. 정재윤, 김준혁, 이상훈, 김한수 :골연화증과 저인산혈증을 유발한 인산뇨성 간엽성 종양. 대한 골관절 종양학회지 10:124-129, 2004
5. 전숙, 문수영, 오승준, 우정택, 김성운, 김진우, 김영설 : 2005년 추계학연산 심포지엄 증례토의 - 악성종양의 다발성 골격전이로 오인되었던 종양성 골연화증.. 대한내분비학회지 20:6, 2005
6. Larsson T, Zahradnik R, Lavigne J, Ljunggren O, Juppner H, Jonsson KB. Immunohistochemical detection of FGF-23 protein in tumors that cause oncogenic osteomalacia. Eur J Endocrinol. 148:269-276, 2003

7. Jonsson KB, Zahradnik R, Larsson T, White KE, Sugimoto T, Imanishi Y, Yamamoto T, Hampson G, Koshiyama H, Ljunggren O, Oba K, Yang IM, Miyauchi A, Econs MJ, Lavigne J, Juppner H: Fibroblast growth factor 23 in oncogenic osteomalacia and X-linked hypophosphatemia. N Engl J Med. 348:1656-1663, 2003

8. Takeuchi Y, Suzuki H, Ogura S, Imai R, Yamazaki Y, Yamashita T, Miyamoto Y, Okazaki H, Nakamura K, Nakahara K, Fukumoto S, Fujita T: Venous sampling for fibroblast growth factor-23 confirms preoperative diagnosis of tumor-induced osteomalacia. J Clin Endocrinol Metab. 89:3979-3982, 2004

9. Jan de Beur SM: Tumor-induced osteomalacia. JAMA 294 :1260-1267, 2005

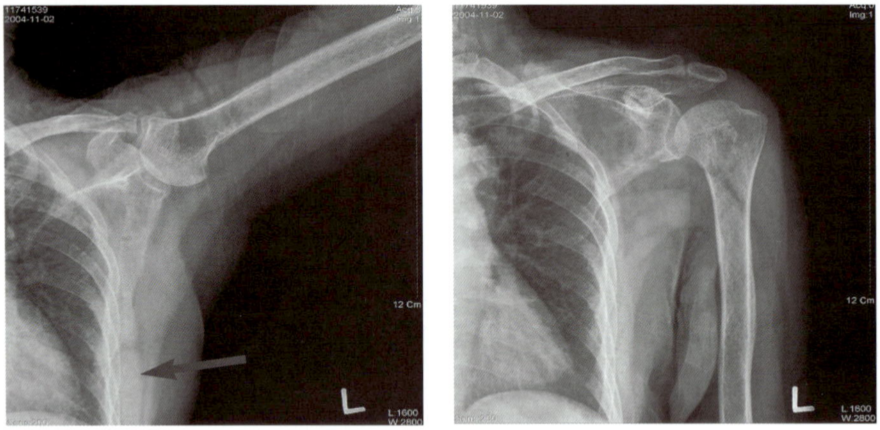

그림 1. 왼쪽어깨의 방사선 소견. 왼쪽 견갑골에 가성골절이 관찰됨

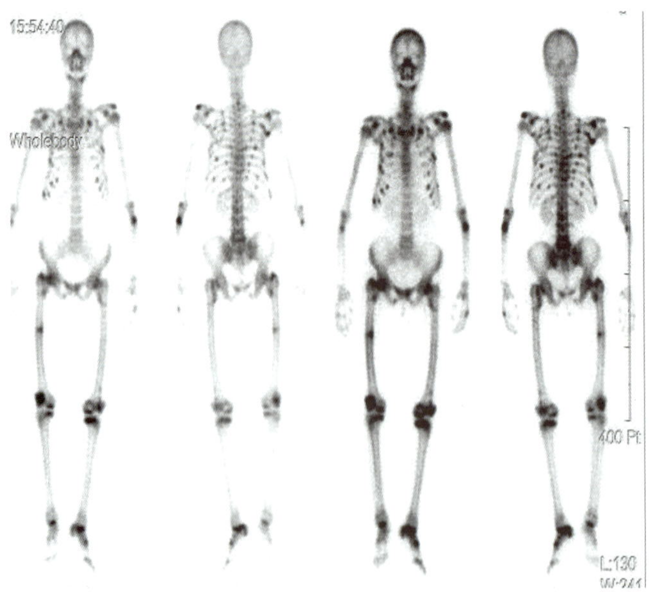

그림 2. ^{99m}Tc MDP 골스캔에서 다발성의 섭취증가가 관찰됨

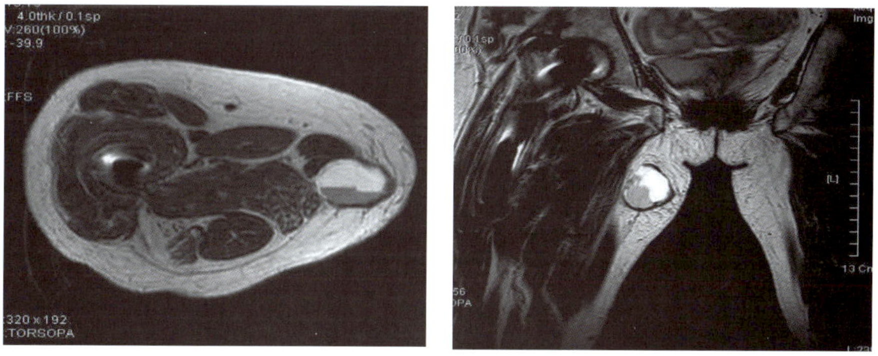

그림 3. 대퇴부위의 자기공명영상촬영에서 오른쪽 대퇴부에 낭성 종괴가 관찰됨.

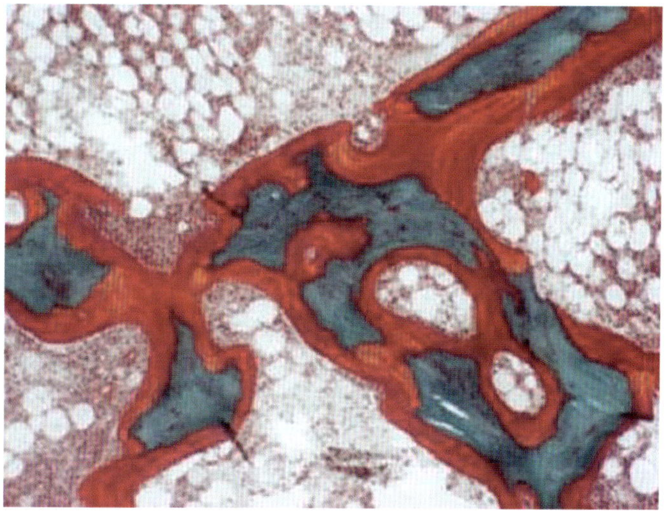

그림 4. 골생검상 유골의 두께가 증가소견을 보임. 붉은색 - 유골, 초록색 - 석회화 된 뼈(Trichrome stain, ×배율)

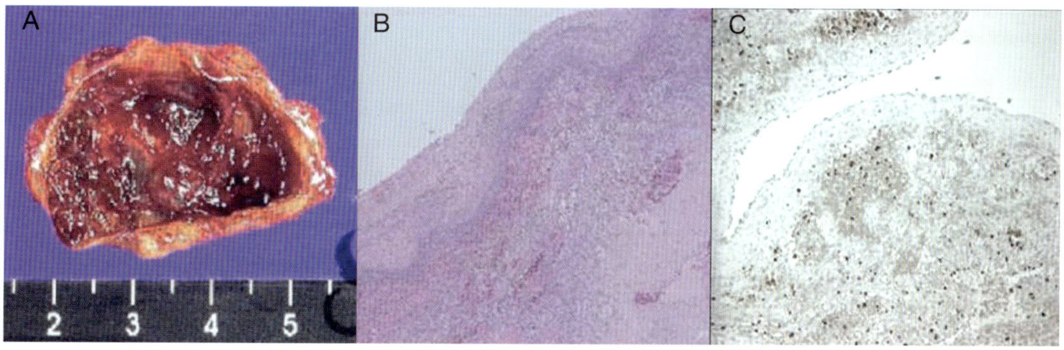

그림 5. 종괴의 절제후 육안적, 현미경적 소견. (A) 낭성변성을 가진 연부조직 종괴의 육안적 소견. (B) H-E염색상 방추세포(spindle cell)의 침착을 보이는 중간엽성 종양의 소견(H&E,×100). (C) 면역조직화학검사상 FGF-23의 발현이 관찰됨(FGF assay, ×100).

11 유년기 이후 진단된 골형성부전증

병력

【15세 남자】

- **주 소 :** 반복되는 골절과 사춘기 지연
- **현병력 :** 내원 2주전 넘어지면서 좌측 척골, 우측 대퇴골, 좌측 경골에 골절이 발생하여 타 병원에서 외부 고정 장치 시행 후 전원 되었다.
- **과거력 :** 생 후 9개월에 우측다리에 가벼운 충격으로 처음 골절이 발생한 이후 3세 때는 계단에서, 8세에는 자전거 타던 중 넘어지면서 골절이 발생하였다. 이후에도 4회 골절을 경험함.
- **가족력 :** 아버지가 청색공막 소견을 갖고 있으며 20세 경에 자동차 사고로 인한 다리골절외에는 골절에 대한 과거력은 없었다. 17세 누나도 청색 공막 소견을 보였으나 골절의 과거력은 없었다.

진찰 소견

체중은 56 kg, 신장은 154 cm였으며 상지와 하지의 비는 0.71이였다. 혈압은 110/70 mmHg, 맥박 110 회/분, 체온 37.2℃였다. 공막은 청색 소견을 보였으며 (그림 1), 치아는 정상색조 소견을 보였다. 안면, 액와, 음부에는 체모가 관찰되지 않았으며 음경의 길이는 2 cm 였고 음낭의 직경은 1 cm로 사춘기 이전 소견을 보였다. 수관절의 변형은 없었으나 과도신전이 관찰되었다.

검사 소견

(1) 일반검사

말초혈액 검사에서 혈색소 12.1 g/dL, 헤마토크리트 36.2%, 백혈구수 12,000/μL(중성구 65.8%, 림프구 22.9%, 호중구 2.0%), 혈소판 228,000/mm^3, 적혈구 침강속도 22 mm/hr 이었으며 알칼리 인산분해효소는 492 IU/L(102~333IU/L)로 증가되었다. 혈청 칼슘은 9.2 mg/dL, 인 5.8 mg/dL 였으며 2회 측정한 24시간 소변 칼슘 배설량은 210, 217 mg/일이었다.

(2) 내분비 검사

TSH 2.09 μu/ml(정상범위: 0.17~4.05 μu/ml), free T_4 1.99 ng/dL(정상범위: 0.89~1.80 ng/dL), T_3 166.6 ng/dL(정상범위: 60.0~190.0 ng/dL)의 소견을 보였다. 부갑상선호르몬 25.20 pg/mL(정상범위: 9.0~55.0 pg/mL), 25(OH)D_3 13.1 ng/mL(정상범위: 9.9~41.5 ng/mL)로 정상 소견을 보였으나 1,25(OH)$_2$$D_3$는 7.20 pg/mL(정상범위: 15~60 pg/mL)으로 감소된 소견을 보였다. 오스테오칼신은 1.80 ng/mL(정상범위:3.4~9.1 ng/mL)로 감소되었으며, 소변 데옥시피리디놀린은 36.8 nmol/mmoL Cr(정상범위: 2.3~5.4 nmol/mmoL Cr)로 증가된 소견을 보였다.

사춘기가 지연된 것에 대하여 복합뇌하수체 자극검사를 시행하였다(표 1). 황체호르몬과 난포자극호르몬의 기저치는 다소 낮았으나 정상적으로 반응하였다. 성장호르몬의 반응은 감소되어 있었으나 다른 뇌하수체 호르몬은 정상적인 반응을 보였다. IGF-I은 250.0 ng/mL(정상범위:

292.0~768.0 ng/mL)으로 감소된 소견을 보였다. 도파민 500 mg 투여 후 성장호르몬 자극검사 상 60분에 10.47 ng/mL로 정상소견을 보였다.

(3) 방사선 검사

일반 X-선 검사에서 전반적으로 골감소의 소견을 보였다. 골피질의 두께는 약간 감소되었으며 장골의 직경이 가는 소견을 보였다(그림 2). 골밀도 검사상 척추부와 대퇴부에서의 골량은 0.506, 0.393 g/cm^{2}으로 감소되어 있었다.

(4) 병리조직 검사

골표지화를 위하여 2일간 테트라사이클린 250 mg을 6시간마다 투여하고 10일간 휴약한 뒤 2일간 같은 방식으로 테트라사이클린을 투여하고 5일 뒤에 장골에서 조직검사를 시행하였다. 조직검사상 피질골과 소주골의 연결이 소실되어 있으며 소주골 표면에는 국소적으로 활동적인 파골세포가 관찰되었다(그림 3). 편광현미경소견 상 피질골의 하버스 계통(harversian system)이 잘 발달되지 않았으며, 소주골에서도 골층판 형성이 발달되지 않은 소견을 보였다. 형광현미경상 mineral apposition rate는 피질골에서 1.0 μm/일(정상:1.0 μm/일), 소주골에서 0.79 μm/일 (정상 : 0.7 μm/일)로 정상소견을 보였다.

경과

환자는 조직검사가 끝난 뒤 활성형 비타민 D와 알렌드로네이트 10 mg을 투여하였다. 골조직 검사결과를 확인한 뒤 활성형 비타민 D는 중단하였다. 사춘기지연에 대하여는 테스토스테론 50 mg을 4주마다 3회 주사하였다. 다시 측정한 24시간 소변 칼슘은 1일 143 mg으로 감소하였으며. 여드름이 생기면서 외부생식기는 tanner stage II 로 변화되어 남성호르몬 주사를 중단 후 관찰 중이다.

도움말

골형성부전증은 콜라겐 형성의 이상으로 생기는 질환으로 여러 유전양식을 통하여 유전되며 출생 시 발견되는 골격이상, 다발성 골절, 청색공막, 골다공증을 주소로 발견 된다. 유전양상과 임상 상에 따라 4가지 형으로 구분한다. 제1형은 가장 흔하며 경미한 임상양상을 보이며 상염색체 우성으로 유전된다. 17번 염색체에 있는 제1형 콜라겐 α1 또는 α2의 돌연변이로 인해 제1형 교원질의 양이 감소되어 청색공막과 연약한 뼈를 주소로 나타난다. 상대적으로 골절횟수가 적으며 경도의 척추측만, 청색공막이 관찰되고, 성인이 된 후 청력소실을 나타낸다. 신생아시기에는 골절이 드물게 발생하나, 이후 유아기에서 사춘기까지 골절의 빈도가 증가하고 사춘기이후에는 골절의 빈도가 감소된다. 여성에서는 폐경 이후, 남성에서는 60대 이후에 다시 골절이 증가한다. 제2형은 치명적이며 자궁 내 다발성 골절, 심한 골격이상을 보이며 상염색체 우성으로 유전되나 일부는 열성으로 유전되며 대부분 주산기에 사망한다. 제3형은 신생아기 후에 생존한 환자 중 가장 심한 형태로 골격이상, 골절을 동반하며 치조형성부전, 청력소실이 흔하며 상염색체 우성유전을 한다. 4형은 하지의 심한 만곡을 보이며 공막은 청색이나 나이에 따라 옅어지며 상염색체 우성으로 유전된다. 출생 시점 골형성부전증의 유병률은 21.8/100,000 명이며, 전체 유병률은 10.6/100,000명으로 각 인종 간의 빈도는 비슷한 것으로 추정된다. 국내에서는 임상적으로 쉽게 진단 할 수 있는 2형과 3형은 이전에 수회 보고되었다. 이 외에 관찰되는 임상소견으로는 쉽게 멍이 들며 얇은 피부와 관절의 과신전이 보고 된다. 일부 환자에서는 승모판 대동맥판막부전, 신진대사율 항진, 발한을 동반한 이상고열증, 백혈구의 산소소모증가와 갑상선기능 증가가 보고되기도 한다. 유전자 검사나 생화학적 검사가 분류에 도움을 줄 수는 있으나 가족 내에서도 표현 양상이 달라지므로 4 가지 형으로 구분하기 어려운 경우도 있으며 골조직검사는 골형성부전증 진단에 꼭 필요한 검사는 아니다. 현재까지 골형성부전증의 치료에 칼시토닌, 성장호르몬 등이 사용되었으나 이의 결과는 그다지 효과적이지 못하였다. 교원질 이상을 교정할 수 있는 치료는 아직 없으나 파미드로네이트를 이용한 전향적 연구에서 골절의 감소와 골량의 증가를 보고하였다. 알렌드로네이트 을 이용한 대규모 다기관 연구도 진행되고 있다. 그러나 이런 치료가 골절의 횟수를 감소시키고 골량을 증가시키지만 근본적인 결함을 교정시키지는 못한다.

참고문헌

1. 이창익, 김영애, 김정주, 신동학: 선천성 골형성 부전증 1례. 소아과 27:93-97, 1984
2. 박형배, 홍은경, 이중달, 원금순, 주갑순: 선천성 골형성 부전증 1예. 대한산부인과학회지 28:863-867, 1985
3. 강치중, 하상호, 이상홍, 박근호: 3대에 결쳐서 발생한 골형성부전증. 대한정형외과학회지 24:1497- 1502, 1989
4. 홍성빈, 고석면, 박용구, 박영주, 오윤주, 김영완, 김성기, 남문석, 김용성. 골형성부전증 성인에서 시행한 골조직검사 1예. 대한내분비학회지 17:117~123, 2002
5. Sillence D: Ostegenesis imperfecta: an expanding panorama of variants. Clin Orthop 159:11-25, 1981
6. Byers PH, Wallis GA, Willing MC: Osteogenesis imperfecta: translation of mutation to phenotype. Med Genet 28:433-442, 1991
7. Willing MC, Pruchno CJ, Atkinson M, Byers PH: Osteogenesis imperfecta Type I is commonly due to a COLIAI null allele of type I collagen. Am J Hum Genet 51:508-515, 1992
8. Glorieux FH, Bixhop NJ, Plotkin H, Chabot G, Lanoue G, Travers R: Cyclic administration of pamidronate in children with severe osteogenesis imperfecta. N Engl J Med 339:947-952, 1998
9. Oreffo ROC, Trifitt JT: Future potentials for using osteogenic stem cells and biomaterials in orthopedics. Bone 25:5S-9S, 1999
10. Rauch F, Travers R, Parfitt AM, Glorieus FH: Static and dynamic bone histomorphometry in children with osteogenesis imperfecta. Bone 26:581-589, 2000

표1. 복합 뇌하수체 자극 검사 결과

Time(min)	basal	30	60	120
Glucose(mg/dL)	76	36	48	67
GH(ng/mL)	0.15	0.10	2.12	6.47
Cortisol(μg/dL)	18.40	7.59	8.23	23.30
TSH(μU/mL)	3.66	6.75	7.04.	3.47
FSH(mIU/mL)	2.14	7.72	8.74	9.21
LH(mIU/mL)	1.0	10.20	7.26	6.50
Prolactin(ng/mL)	16.6	24.8	28.6	32.1

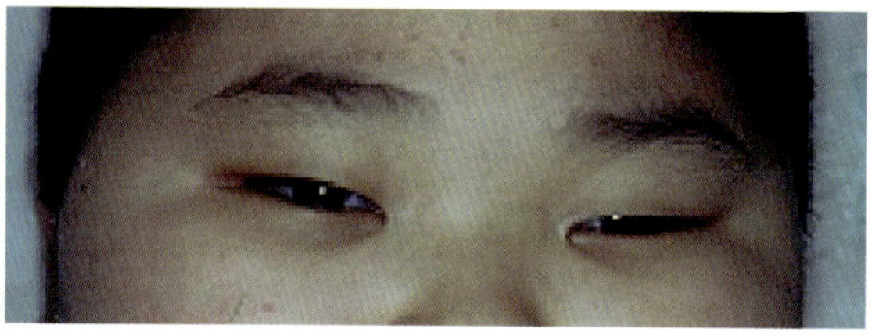

그림 1. 환자의 푸른공막 소견 사진

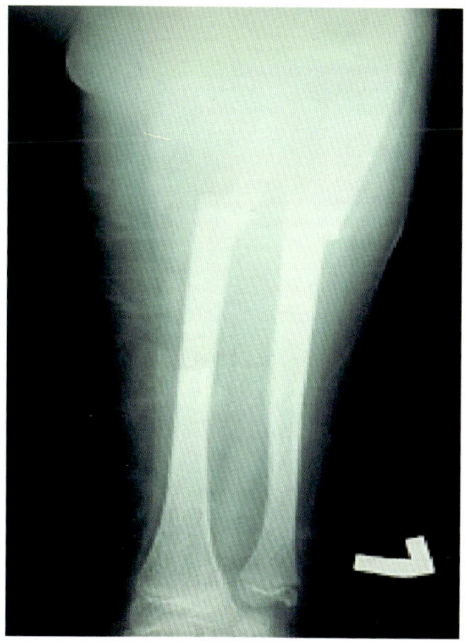

그림 2. 경골과 비골에서 관찰되는 골감소증과 골절소견

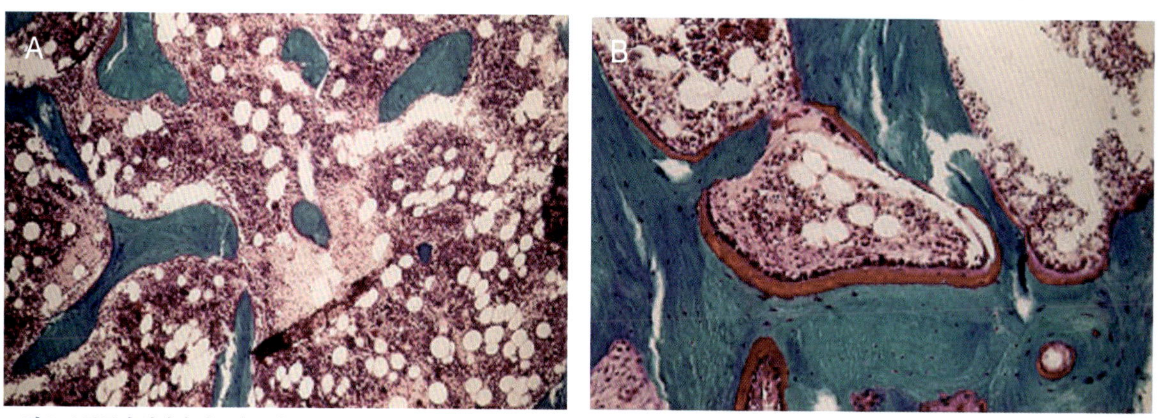

그림 3. 소주골의 연결이 감소된 소견(A)과 잘 발달된 유골(B)이 관찰됨(H&E×100)

Chapter 07

기타(흥미로운 내분비 질환)

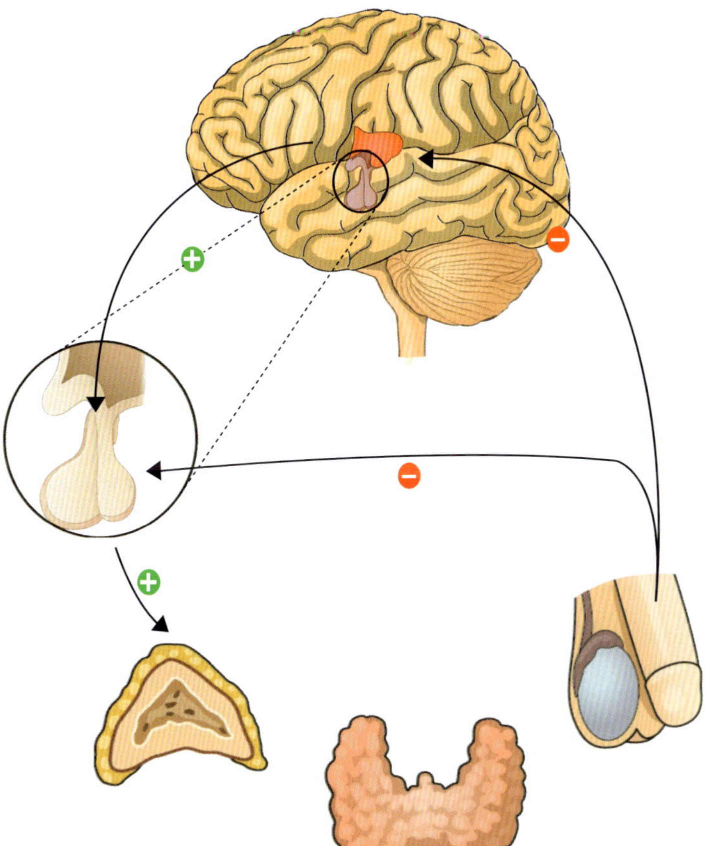

01 흉선 신경내분비암에 의한 이소성 ACTH증후군

병력

22세 남자가 체중 증가와 하지 부종으로 내원하였다. 약 15개월 전부터 18kg의 체중 증가가 있었으며, 종합병원에서 쿠싱증후군을 의심하여 호르몬 검사 및 뇌 자기공명촬영을 시행하였으나 정상이었다. 이후 기침으로 가슴 전산화단층촬영과 기관지 내시경검사를 시행하였으나 정상이었다. 2년 전에 고혈압과 당뇨병으로 진단받았고, 1개월 전에는 골다공증으로 진단받았다. 체중 증가와 하지 부종 외에 심한 피로감, 요통, 멍이 잘 드는 증상이 있었다.

진찰 소견

혈압 150/100mmHg, 맥박수 100/분이었다. 얼굴은 붉고 여드름이 있었으며 갑상선 비대의 소견은 없었다. 중심성 비만과 복부에 자주색 선조가 있었다(그림 1). 하지에 함요 부종이 있었으며 피부 색소 과다침착은 없었다.

검사 소견

(1) 일반 검사

말초 혈액검사에서 백혈구 13500/μL,혈색소 13.5g/dL, 혈소판 301×10^3/μL이었다. 혈청 나트륨 145mmol/L, 칼륨 3.0mmol/L, 혈당은 159mg/dL 이었다.

(2) 내분비 검사

외부 병원에서 실시한 기저 호르몬 값은 ACTH 160 pg/mL, 코르티솔 35.3μg/dL, 24시간 소변 유리 코르티솔 540μg/24시간이었다. 입원 후에 측정한 24시간 소변 코르티솔 2218.6μg, 덱사메타손 억제 검사에서 혈청 코르티솔 35.3μg/dL, ACTH 160pg/mL, 저용량 및 고용량 덱사메타손 억제 검사결과 ACTH는 각각 420pg/mL, 280pg/mL이었고, 코르티솔은 30.5μg/dL, 30.4μg/dL, 24시간 소변 유리 코르티솔은 933μg, 126μg이었다. CRH를 사용한 IPSS검사에서 뇌하수체와 말초혈액간에 차이는 없었다. 소변에서 측정한 deoxy-pyridinoline은 13nM/mM Cr로 증가되어 있었다.

(3) 방사선 검사

터어키안 자기공명촬영을 시행하였는데, 뇌하수체 경(stalk)이 약간 왼쪽으로 치우쳐 있었으나 특별히 뇌하수체 내 종괴나 이상소견은 발견되지 않았다. 생화학적 검사결과에서도 이소성 ACTH 분비 종양의 존재가 강력히 의심되었으며 외부 병원 흉부 전산화단층촬영에서 전종격동에 약 2cm크기의 조영 증강이 잘되는 종괴가 발견되었기 때문에, 그것의 성질을 좀 더 정확하게 규명하고자 본원에서 다시 실시한 흉부 전산화단층촬영상 크기가 1.6cm이었으며 주위 지방조직의 소실과 함께 인접한 대동맥을 약간 밀고 있는 양상이었다(그림 2). 양측 부신은 미만성으로 약간 두꺼워 보였다.

(4) 병리조직 검사

흉선에는 짙은 회갈색을 띄며 단단하고 경계가 불분명한 22.2 cm의 종괴가 있었다. 종양은 심막까지 침범하고 있어 광범위 흉선 절제술과 심막 부분절제술을 시행하였다. 종괴의 내부에 섬유성 격막을 확인할 수 있었고, 조직학적으로 종양 세포들은 작은 덩어리를 형성하고 얇은 섬유성 기질에 둘러싸여 있는 분화도가 좋은 부분과 세포밀도가 높고 중등도 이상의 분화를 가진 구역이 혼재하였다. 구성하고 있는 세포는 비교적 균일한 크기의 둥근핵을 가지고 있었고 호산성의 세포질을 보였다. 고배율상 유사분열을 관찰할 수 있었으며(5~10/10 HPF) 종괴의 일부에서 괴사를 보였다. 면역조직화학염색에서 chromogranin과 neuron specific enolase에 양성인 신경내분비암으로 진단할 수 있었다. ACTH면역조직염색에서도 강양성으로 염색되어 이소성 ACTH증후군을 증명할 수 있었다(그림 3).

경과

흉선 적출술 후 5일째에 측정한 혈청 전해질은 나트륨 140mmol/L, 칼륨 4.6mmol/L로 저칼륨혈증 소견이 교정되었다. 혈청 ACTH와 코르티솔은 수술 전 384.9pg/mL, 48μg/dL에 비해 각각 19.3pg/mL, 2.9μg/dL로 감소되었다. 환자는 하루 프레드니손 7.5mg을 처방받아 퇴원하였으며, 조직 검사상 심막 전이와 임파선에 종양 색전이 있어 퇴원 후 연고지 병원에서 방사선 치료를 받았다. 경과를 추적 관찰 중인데 수술 후 16개월인 현재 ACTH 39.4pg/mL, 코르티솔 14.8μg/dL이며 방사선 검사에서 재발의 증거는 없는 상태이다.

도움말

ACTH 의존성 쿠싱증후군의 약 10~15%가 뇌하수체 병변이 아닌 이소성으로 ACTH를 분비하는 종양에 의하여 발생한다. 이러한 이소성 병변은 주로 전장(foregut) 기원의 기관에 위치하는데, 약 반 수에서는 폐의 미소세포암을 가지고 있으며 이 외에 기관지, 흉선, 췌장 소도의 종양이 동반되어 있다. 1972년 Rosai 등은 처음으로 상피세포 기원의 흉선종과는 다른 흉선 내의 신경외배엽 세포에서 발생한 카르시노이드 종양을 기술하였고, 최근에는 흉선 카르시노이드를 다양한 분화도를 가진 신경내분비암으로 분류해야 한다는 주장이 많다. 국내에서는 흉선 카르시노이드로 진단된 경우가 내과와 흉부외과, 진단 병리과에서 9예가 보고되었으며 이중 내분비적 증상을 나타낸 것은 3예에 불과하다(표 1).

흉선의 신경내분비암은 증상이 없거나 팽창하는 종괴 자체에 의한 기침, 전흉부 압박감, 상정맥증후군을 나타낼 수 있다. 약 50% 정도에서 내분비적 이상이 나타날 수 있는데, MEN 1증후군이 종종 연관되어 있으며 38% 정도에서 이소성 ACTH분비가 증가되어 있다. 이외에도 다발성 관절염, 근위부 근병증, 말초 신경병, 부갑상선 기능항진증, MEN-II, SIADH 등이 동반될 수 있는 것으로 되어 있다. 국내에서 보고된 흉선 신경내분비암 환자들의 임상상은 증상이 없거나 종괴 자체에 의한 흉부 압박감, 기침, 증대된 임파선의 촉지 등이 주종을 이루었고 ACTH증가가 있었던 경우에는 체중 증가, 쇠약감, 고혈압 등의 쿠싱증후군의 증상이 나타났다(표 1). 이소성 ACTH 증후군의 임상 양상에는 2가지 주요 유형이 있다. 첫번째는 폐 미소세포암 환자에서 흔히 나타나는 것으로 급격한 임상적, 생화학적 이상이 나타나며 체중 감소, 식욕 감퇴가 동반되고 전형적인 쿠싱증후군의 특징인 복부 비만 등이 보이지 않는다. 두번째는 기관지나 흉선 등에 잠복 종양이 있는 경우로서 중심성 비만, 월상안, 자색선조, 고혈압과 같은 쿠싱병과 아주 비슷한 증상과 징후를 가진다.

참고 문헌

1. 이교영, 양기화, 김원일, 김선무, 이종무: 흉선 유암종 1예 17:447-451, 1983
2. 오광제, 윤여운, 안철민, 손희영, 김성규, 김기호: 흉선 Carcinoid 1예. 결핵 및 호흡기질환 33: 116-120, 1986
3. 정윤석, 정재희, 안광진, 이은직, 임승길, 이현철, 허갑범: 이소성 ACTH분비 흉선 종양 1예. 대한내분비학회지 7:169-170, 1992
4. 김수현, 이정철, 한승세: 흉선에 생긴 carcinoid tumor. 대한흉부외과학회지 25:1236-1239, 1992
5. 김원, 이용철, 이양근: 흉선 유암종 1예. 대한내과학회지 47:421-425, 1994

6. 김성민, 김정미, 김연수, 김병철, 손장원, 이정희, 김완섭, 박문향, 최요원: 흉선 유암종 1예. 결핵 및 호흡기질환 44:425-429, 1997
7. 박규용, 한성우, 김철홍, 이문희, 우인숙, 박용이, 박혜림, 손진희, 김종재, 김철우: 흉선에 발생한 신경내분비암 1예. 대한내과학회지 54:146-151, 1998
8. 원종철, 홍성관, 이현주, 김상욱, 정윤이, 문대혁, 김동관, 공경업, 이재성, 김기수: PET로 원발병소를 확인하였던 흉선 유암종에 의한 이소성 ACTH증후군 1예. 대한내분비학회지 14:771-778, 1999
9. 박유정, 이문규, 함종렬, 도정호, 허상택, 김주성, 민용기, 이명식, 김광원, 한정호: 서로 다른 임상상으로 발현한 흉선 신경내분비암에 의한 이소성 ACTH증후군 2예. 대한내분비학회지 16:1-8, 2001
10. Ichiro F, Akira M, Yoshitaka F, Yosuke Y, Tomoki Y, Takayuki M, Tadaaki E: Thymic neuroendocrine tumor(thymic carcinoid): A clinicopathologic study in 15 patients. Ann Thorac Surg 67:208-11, 1999
11. Cesar A, Moran Saul S: Thymic neuroendocrine carcinomas with combined features ranging from well-differentiated(carcinoid) to small cell carcinoma. Am J Clin Pathol 113:345-350, 2000

표1. 국내에서 보고된 신경내분비암의 특징

Year	age	sex	Chief complaint	Cushing Syndrom	Cortisol /ACTH	Size	Tx.
1983	54	M	No symptom	-		12×6.5×7	Op.
1986	36	M	Chest discomport, dyspnea	-		10×9×6	Op.+RT.
1992	36	M	Chest pain	-		10×15×5	Op.
1992	29	M	Weight gain	+	41.7/904	65×4	Op.+RT
1994	41	F	Chest discomport	-		15×15×9	Op.
1997	68	F	Chest discomport, palpable LN	-		6×5×2	Op.+RT
1997	32	M	Weight gain	+	31.8/370*	6×5×3	Op.+RT+Chem+Keto.
1998	47	F	Palpable LN	-		6×5	Chem
1999	40	F	General edema	+	60/314	3×21.5	Op.+Chem+RT+Keto.
1999	22	M	Weight gain, edema	+	35.3/160	2×2.2	Op.+RT
2000	52	M	Weight loss	+	43.3/1127	4.5×1	Op.+RT+Chem.

Op., operation; RT, radiotherapy; Chem., chemotherapy; Keto., ketoconazole Cortisol : g/dl ; ACTH : pg/mL,
*Values after operation and chemotherapy. Excluded in average value.

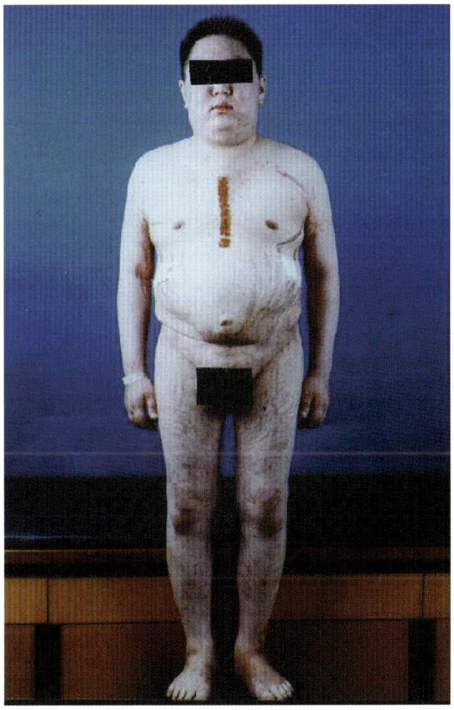

그림 1. 복부 선조와 상체 비만을 보이는 환자의 정면사진

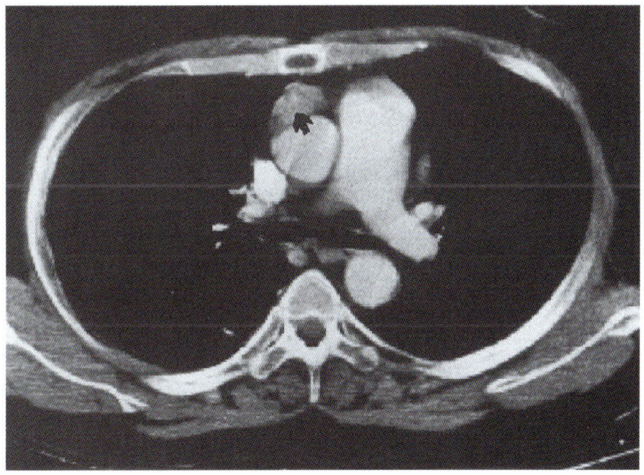

그림 2. 우측 종격동에 16mm 크기의 종괴를 보이는 흉부전산화촬영 사진.

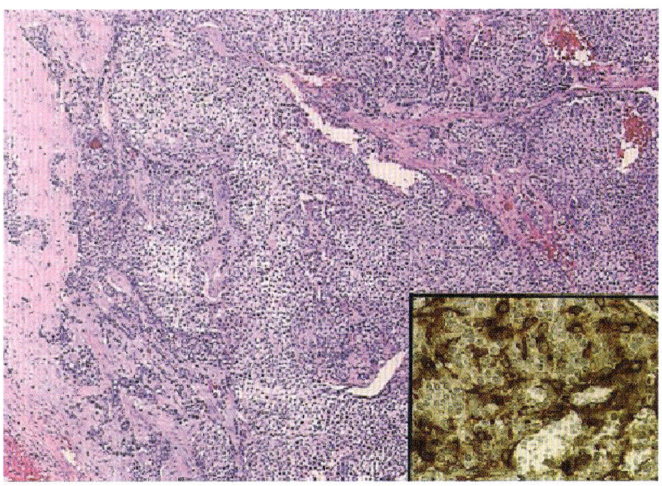

그림 3. 작은 덩어리를 형성하고 있는 종양세포가 얇은 섬유성 기질로 둘러싸여 있는 신경내분비암(H&E 염색, ×40)우측 하단 사진 : 세포질이 ACTH에 대한 면역조직염색에서 강양성을 보이는 조직 사진.

02 수양성 설사로 발현된 다발성 내분비 선종증

병력

환자는 3개월 전부터 배변 횟수가 하루 5회 이상이며 대변량이 2000ml 이상의 수양성 설사의 증상이 나타났다. 증상은 금식시에도 지속되었으나 복통과 후중감(tenesmus)은 없었고 발열도 동반되지 않았다. 환자는 10년 전부터 반복적으로 재발하는 위궤양을 앓아 왔으며, 4년전 위궤양으로 입원 치료 중 우연히 발견된 우측 부갑상선의 종괴와 고칼슘혈증으로 우측 부갑상선 절제술을 시행받았다. 그러나 위궤양은 반복되었으며 지속적인 약물 치료에도 불구하고 증상은 호전되지 않았다. 환자의 아버지가 위궤양으로 수술받은 과거력이 있으며, 환자의 형도 반복적인 위궤양과 신결석으로 치료받고 있었다.

진찰 소견

혈압은 110/70mmHg, 호흡수 분당 20회, 맥박수 분당 72회, 체온은 36℃였다. 경부 촉진상 갑상선 등에서 종괴가 촉지되지 않았으며 압통은 없었다. 복부 청진시 장음이 약간 증가된 것 외에 특이 소견은 없었다. 환자의 키는 160cm였으며 몸무게는 평소 60kg이었으나 3개월간 수양성 설사로 54kg까지 감소되어 있었다.

검사 소견

(1) 일반 검사

입원 당시 혈청 전해질 검사에서 나트륨 142mEq/L (135~145), 칼륨 2.2mEq/L (3.5~4.5) 이었다. 혈청 칼슘은 12.2mg/dL(8.5~10.5)였고, 이온화 칼슘은 1.76mmol/L (1.05~1.30), 혈청 인은 1.6mg/dL(2.7~4.5)이었다. 간기능과 콩팥기능, 공복시 혈당은 정상이었다.

(2) 내분비 검사

혈청 부갑상선호르몬 (intact PTH)은 99.9pg/dL(참고치; 10~65)이었다. 아침 공복시 측정한 췌장호르몬 검사에서 글루카곤 73.27pg/mL(25~250), 가스트린 201.0pg/mL(참고치; 0~90), 인슐린은 11.7μIU/mL(참고치; 5~20), 혈관활성 장 폴리펩티드 호르몬 580pg/mL(참고치; 0~23), pancreatic polypeptide 190000pg/mL(참고치; 0~50.4)이었다. 환자의 기저 뇌하수체 호르몬 검사 소견은 ACTH 20.6pg/mL(참고치; 0~60), LH 3.0mIU/mL(참고치; 1.4~11.0), FSH 1.9mIU/mL(참고치; 1.6~17.8), hGH 0.44ng/mL(참고치; 0~5) 등으로 정상 소견을 보였으며 다른 뇌하수체 호르몬 검사도 정상 범위였다.

(3) 방사선 검사

경부초음파검사에서 우엽 하부에 1.2×0.9×0.5cm의 저에코의 종괴가 관찰되었으며, ^{99}mTc-sestamibi 스캔에서 갑상선의 우하엽에서 섭취의 증가 소견이 보였다(그림 1). 골주사에서 두개골과 여러 장골 및 관절 주위에 미만성으로 섭취가 증가되어 있었다. 복부전산화단층촬영에서 췌장 미부에 중앙부 괴사를 보이는 직경 6cm 크기의 종괴가 관찰되었고 간실질 내에서 직경 1~3cm인 10개의 다발성 종괴가 관찰되었다(그림 2). ^{111}In- octreoscan에서 췌장의 미부와 간에 다발성으로 octreotide의 섭취 증가가 관찰되었다(그림 3). Sella conedown X선 검사와 두개골 전산화단층촬영 소견은 정상이었다.

(4) 기타 검사:

위내시경 소견에서는 십이지장 궤양의 반흔과 만성 위염의 소견을 보였으며, 대장 내시경 소견에서는 특이 소견이 관찰되지 않았다.

(5) 병리조직 검사

환자는 입원 후 고칼슘혈증을 조절하기 위해 우엽 갑상선 절제술 및 좌상엽 부갑상선 절제술을 시행 받았다. 조직검사상 부갑상선 과증식증의 소견이 보였다(그림 4). 저칼륨혈증과 수양성 설사를 조절하기 위해 octreotide를 하루 1000㎍까지 증량 시켰으나 증상이 지속되어 췌장 미부 절제술과 전이성 간 종괴에 대한 조직검사를 동시에 시행하였으며, 간과 췌장에 대한 면역조직화학적 염색상에서 synaptophysin, pancreatic polypeptide, vasoactive intestinal polypeptide에 양성 반응을 보였고(그림 5), gastrin, insulin, glucagon 등에는 음성 반응을 보였다.

(6) 가족에 대한 선별 검사

환자의 가족에 대한 선별 검사를 시행하였다. 환자의 아버지는 이미 사망한 상태였고, 환자의 모든 형제 3명과 자녀 2명을 대상으로 혈중 칼슘, 혈청 인, 혈청 프로락틴, 혈청 부갑상선 및 부갑상선을 실시하였다. 이중 위궤양과 신결석의 과거력이 있는 1명의 형제에서 혈청 칼슘 12.0mg/dL (8.5~10.5), 이온화 칼슘 1.55mmol/L (1.05~1.30), 혈청 부갑상선 호르몬(intact PTH)이 27.8pg/dL(10~65) 소견이 보여 정밀 검사를 시행하였다. 경부 초음파 검사에서 좌엽 하부에 최대 장경 3.0cm의 저에코의 종괴가 관찰되었고 99mTc-sestamibi 스캔에서 갑상선의 좌하엽에서 MIBI 섭취의 증가 소견이 보였다. 부갑상선 아전절제술을 시행하였고 조직검사에서 부갑상선과증식증 소견이 보였다.

경과

갑상선과 부갑상선 수술 후 환자의 고칼슘혈증은 조절되었다. 췌장 미부 절제술 후 배변의 횟수와 양이 줄고 저칼륨혈증이 호전되는 양상을 보였으나 완전히 정상화되지는 않았다. 이후 간 전이 췌장소도 종양을 치료하기 위해 간동맥 색전술을 시행하였으나 혈관 조영상 양측 간내 조영이 증강되는 뚜렷한 종괴의 소견은 관찰되지 않았고 lipiodol을 투여했으나 lipiodol이 섭취되는 종괴도 보이지 않아 치료에 실패하였다. 수양성 설사는 octreotide의 치료에도 불구하고 점차 양과 횟수가 증가하는 소견 보이고 추적 관찰한 복부 전산화 단층촬영에서 간내 전이성 다발성 종괴가 증가하는 양상을 보여 간 종괴에 초음파 고주파(radio-frequency ablation) 치료를 시행하였다. 초음파 고주파 치료는 간 실질내 비교적 직경이 큰 4개의 종괴에 반복적으로 시행하였다. 이후 환자의 임상 양상과 저칼륨혈증 등은 호전을 보여 퇴원하여 외래 치료를 받았다. 그러나 octreotide 용량을 하루 1500ug까지 증량시켜 치료함에도 불구하고 수양성 설사가 다시 진행되었고 추적 관찰한 복부전산화단층촬영에서 간내 전이 종괴의 개수가 증가하는 소견이 보였다. 환자에게 간이식에 대해 설명하였으나 공여자가 확실치 않아 입원하여 interferon 치료를 시작하였다. 하지만 수양성 설사가 지속되어 doxorubicin 등의 항암치료 후 일시적인 호전을 보였으나 백혈구 감소증, 패혈증이 진행하여 진단 10개월 후 사망하였다.

도움말

다발성 내분비 선종은 한 환자에게 다양한 내분비 종양들이 발생하여 복잡한 임상양상을 보이는 드문 질환이다. 임상 양상에 따라 1형과 2형으로 구분하며 제1형은 부갑상선, 뇌하수체 및 췌도세포를 침범하는 종양을 특징으로 하는 증후군이다. 산발적 혹은 상염색체 우성 양식으로 가족적으로 발생하기도 하며 일생 중 어느 시기에서건 구성 질환이 발생할 수 있으므로 장기적인 추적 관찰이 필요하다.

부갑상선기능항진증이 가장 흔하며 대부분 최초로 발견되는 임상 징후로, 병리조직학적으로 부갑상선과증식증이 가장 흔하며 혈청 칼슘 농도가 12mg/dL, 신결석, 골 소실 등의 양상을 보이면 수술적인 치료를 고려한다.

췌장소도종양의 경우 여러 호르몬을 다양하게 분비하는데 pancreatic polypeptide가 가장 흔하며 가스트린과 인슐린이 다음으로 많은 것으로 알려져 있다. 혈관활성 장 폴리펩티드 호르몬을 분비하는 경우는 매우 드문 것으로 되어 있다. 혈관활성 장 폴리펩티드 분비종의 주된 임상 양상은 다량의 분비성 설사로 대변의 수분은 혈장과 등장액이고 금식 시에도 설사는 멈추지 않는다. 진단은 수양성 설사와 저칼륨혈증 및 저클로라이드혈증과 함께 혈청 VIP호르몬 증가와 면역조직화학적인 염색을 통해 확진하며 초음파, 전산화단층촬영, 자기공명영상 뿐 아니라 최근 ^{111}In-octreoscan으로 전이 여부와 병소 위치를 파악할 수 있다.

참고 문헌

1. 김민규, 홍상범, 홍승모 등: 이차성 무월경과 골다공증으로 발현된 제1형 다발성 내분비선종증 1예. 대한 내분비학회지 13:684-689, 1998
2. 최원혁, 박유정, 홍일철, 이한철, 박세훈, 최성철, 이효락, 정인경, 정재훈, 민용기, 이명식, 이문규, 김광원, 김원석: 수양성 설사로 발현된 다발성 내분비 선종증 1예. 대한내분비학회지 16:231-237, 2001
3. Erdheim J: Zur normalen und pathologicxchen histology der glandula thyroidea und Hypophysis. Beitr Pathol Anat 33:158-161, 1903
4. Underdahl LO, Woolner LB: Multiple endocrine adenomas. Report of eight cases in which parathyroids, pituitary and pancreatic islets were involved. J Clin Endocrinol 13:20-47, 1953
5. Wermer P: Genetic aspects of adenomatosis of endocrine glands. Am J Med 16:363-71, 1954
6. Verner JV, Morrison AB: Islet cell tumor and a syndrome of refractory watery diarrhea and hypokalemia. Am J Med 25:374-380, 1958
7. Lundqvist G, Krause L: A pancreatic polypeptide producing tumor associated with WDHA syndrome. New Engl J Med 292:941, 1978
8. Gelston AL, Delisle MB, Patel YC: Multiple endocrine adenomatosis type 1 occurrence in an octogenarian with high levels of circulating pancreatic polypeptide. JAMA 247:665-666, 1982
9. Kvols LK, Reubi JC: Metastatic carcinoid tumors and the malignant carcinoid syndrome. Acta Oncol 32:197-201, 1993

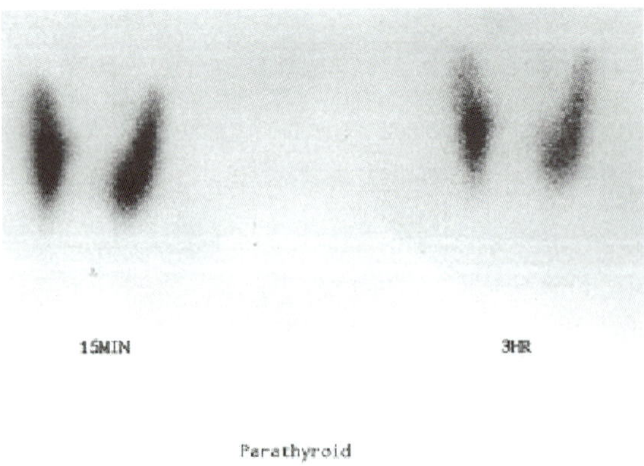

그림 1. 갑상선 우하엽 부위에 증가된 음영을 보이는 ^{99m}Tc-sestamibi 부갑상선 스캔 결과

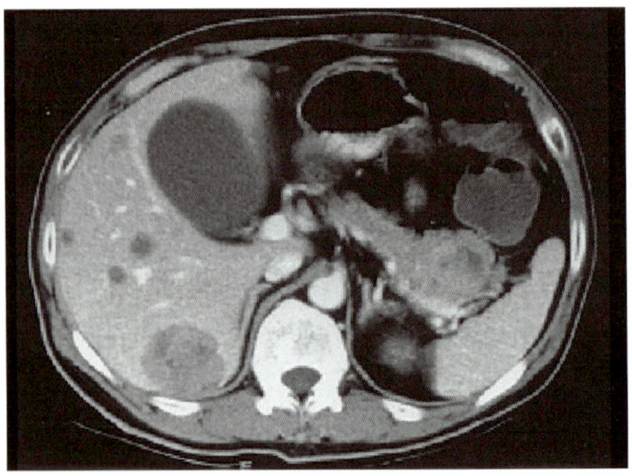

그림 2. 췌장 꼬리 부위에 6×4cm 크기의 종양과 함께 간에 다발성 전이성 병변을 보인 복부 전산화단층 촬영 결과.

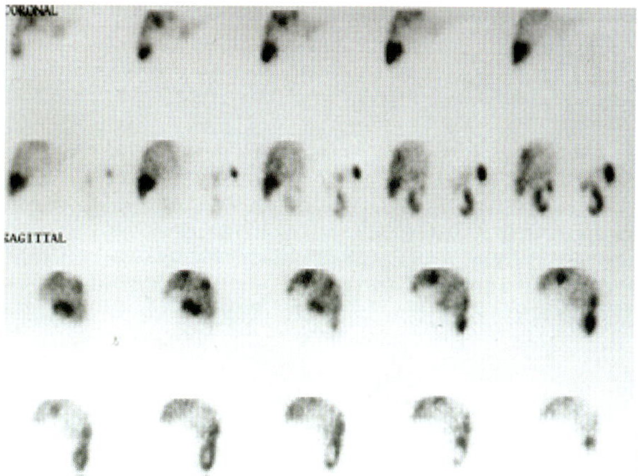

그림 3. 췌장과 간에 증가된 음양을 보이는 ^{111}In-octreoscan 결과

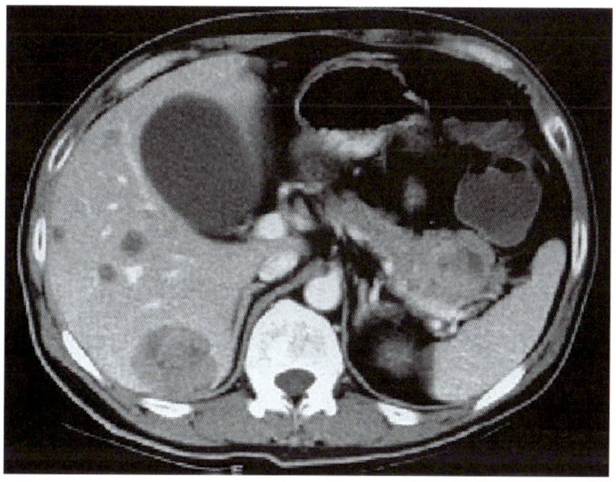

그림 4. 과증식을 보이는 주세포(chief cells)로 이루어진 부갑상선의 과증식을 보인 현미경 소견(H&E, ×100).

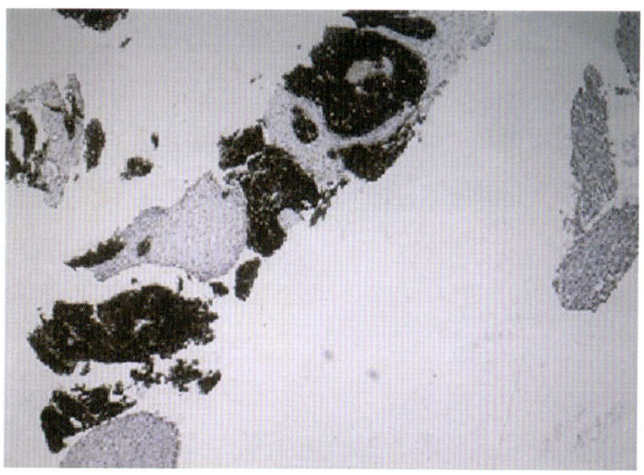

그림 5. VIP 호르몬에 대한 면역조직함 염색에서 양성을 나타낸 췌장 종양세포를 보여주는 현미경 소견.

03 의인성 쿠싱 증후군에 동반된 스테로이드 근병증

병력

55세 여자로 3개월전부터 시작되고, 2주전부터 심해진 양측하지의 근육약화와 동반된 요통을 주소로 신경외과에 입원하여 척추협착증(spinal stenosis)에 대한 수술 예정으로 검사 중 수술 적응증이 되지않고, 월상안, 들소형 비대, 조모증(hirsutism), 주사 맞는 부위가 쉽게 멍이 드는 소견이 관찰되어 쿠싱증후군 의증으로 내분비대사 내과로 전과되었다. 3년전에 자궁근종으로 수술받은 과거력 외에 특이 소견이 없었고, 최근 중심성 비만증, 체중증가와 계단 및 오르막길을 오르기 힘듬을 느꼈다고 하였다. 3개월 전부터 피부 발진 및 가려움증으로 개인약국에서 스테로이드를 복용하였음을 확인하였다.

진찰 소견

내원시 맥박, 호흡 및 체온은 정상이었으나 혈압은 다소 높았으며, 헬리오트로우프 발진(heliotrope rash)나 Gottron 징후는 발견되지 않았다. 신경학적 검사에서 하지 근위부에서 근력약화 및 근위축 소견이 보였고, 감각이상은 관찰되지 않았다.

검사 소견

(1) 일반 검사

전과 당시 혈액검사상 헤모글로빈 13.4g/dL, 백혈구 6,800/mm^3, 혈소판 248,000/mm^{3}으로 정상 소견이었고, 혈중 전해질 농도와 BUN/Cr도 정상이었다. 공복혈당 78mg/dL, 식후 2시간 혈당 78mg/dL로 당뇨병은 없었고, 중성지방은 257mg/dL로 증가되어 있었으나, 콜레스테롤과 고밀도지단백질 콜레스테롤은 정상이었으며, ALT/AST는 53/42 IU/L, 미오글로빈(myoglobin)과 LDH는 각각 11.2ng/mL(참고치; <0.1), 1114 IU/L(참고치; 211~423)로 증가되어 있었고, CPK는 29 IU/L로 측정되었다.

(2) 내분비 검사

갑상선기능 검사는 정상이었다. 저용량 부신피질자극호르몬 자극 검사(cosyntropin 1μg IV후 0, 30, 60분에 혈청 cortisol 농도 측정)를 시행하였고, 그 수치는 각각 0.1g/dL 이하, 3.2g/dL, 4.0g/dL로 측정되었다.

(3) 방사선 검사

정량적 전산화 단층촬영(QCT)에서 골다공증 소견이 관찰되었다.

(4) 기타 검사

하지 근위부에서 시행한 근전도 검사에서, 휴지기시에 삽입활동성의 증가와 활동기에서 운동단위 활동전위(motor unit action potential)의 감소소견을 보였고, 신경유발검사상 운동 및 감각신경 유도속도(motor & sensory nerve conduction velocity)와 복합신경활동전위가 정상소견을 보였다.

(5) 병리조직 검사

좌측 대둔근(Gluteus maximus)에서 시행한 근조직 검사 결과 근육다발(muscle fascicles)에서 근육섬유의 크기의 다양한 변이소견이 관찰되었다. 다각의 모양을 잘 유지하고 있는 근섬유 사이로 현저히 위축된 많은 섬유들이 서로 얽혀있었고, 염증이나 근육섬유의 괴사소견은 보이지 않았으며, 소수의 지방세포도 관찰되었다. 근섬유 구분을 위해 pH 9.4에서 시행한 ATPase 염색에서 제 2형 (type 2) 근섬유의 선택적인 위축소견이 현저하게 나타났고, NADH-TR 염색에서는 근질의 응집(sarcoplasmic condensation)에 의해 섬유의 종류를 명확히 묘사할 수 없었다(그림 1).

경과

이상의 과거력, 임상증상 및 검사결과를 종합해 볼 때 다른 내분비성 근병증이나 염증성 근병증을 배제할 수 있었고, 의인성 쿠싱증후군에 의해 발생된 스테로이드 근병증으로 추정하였다. 환자는 스테로이드의 사용중단과 근육 강화를 위한 등장성 운동 등의 물리치료를 통해 점차 증상이 호전되어 퇴원하였고, 현재 외래에서 경과 관찰중이다.

도움말

다양한 내분비계 질환(부신, 갑상선, 부갑상선, 뇌하수체 질환 등)들은 골격근 질환을 일으킨다. 이중 스테로이드 근병증(steroid myopathy)은 쿠싱병, 의인성 쿠싱증후군, 이소성 부신피질자극호르몬증후군(ectopic ACTH syndrome)에서 관찰되고, 쿠싱병의 약 50~80%에서는 중한 스테로이드 근병증이 보고되고 있다. 서서히 진행되고 주로 하지 근위부로부터의 근력약화 및 근육감소를 특징으로 하는 이 질환은 점차 근육통으로 진행되는데 뇌신경이 지배하는 근육과 괄약근은 일반적으로 침범하지 않는다. 2세에서 84세까지 보고되고 있으나 주로 20~50대 사이에서 발생하고, 여성에서 2배정도 호발하며, 스테로이드 과대에 따른 증상들(월상안(moon face), 들소형 비대(buffalo hump), 피부 얇아짐(fragile skin), 골다공증, 백내장)이 동반되기도 한다. 스테로이드 근병증의 진단은 이 질환만의 특이한 검사 또는 조직소견이 없어서 병력청취 및 임상증상이 가장 중요하다. 그러나 다른 근육질환과 달리 혈중 근육효소 수치가 거의 정상이고, 24시간 소변검사에서 크레아티닌의 배출이 증가되며, 근조직 검사에서 제 2형 근섬유의 선택적 위축을 보인다. 하지만 이런 조직소견은 만성 근질환(예를 들면, 알코올성 근염), 중증 근무력증, 교원성 질환, 진행성 근이양증에서도 관찰될 수 있으므로 조직소견만으로는 진단이 어렵고, 근병증을 일으키는 다른 질환들을 배제해야만 진단할 수 있다.

참고 문헌

1. 심충섭, 김형철, 김승현, 김주한, 김명호, 안유헌: 의인성 쿠싱 증후군에서 수반된 스테로이드 근병증 1례. 대한 신경과 학회지 11:467-470, 1993
2. 강준구, 안유헌, 박준성, 이창범, 박용수, 김동선, 최웅환, 김태화, 함준수, 박용욱, 홍은경: 의인성 쿠싱 증후근에 동반된 스테로이드 근병증 1예. 대한내분비학회지 17:275~279, 2002
3. Mandel S: Steroid myopathy: Insidious cause of muscle weakness. Postgrad Med 72:207-210, 213-215, 1982
4. Ruff RL, Weissmann J: Endocrine myopathies. Neurol Clin 6:575-592, 1988
5. Swash M, Schwartz MS: Adrenal disorders and Steroid Myopathy: Neuromuscular disease 2nd ed. 18:363-364, 1988
6. Anagnos A, Ruff RL, Kaminski HJ: Endocrine neuromyopathies. Neurol Clin 15:673-96, 1997
7. TT Batchelor, LP Taylor, HT Thaler, JB Posner, LM DeAngelis: Steroid myopathy in cancer patients. Neurology 48:1234-1238, 1997
8. Nasser Awadh Behbehani, Faisal Al-Mane, Yulia D'yachkova, Peter Par, J. Mark Fitz Gerald: Myopathy Following Mechanical Ventilation for Acute Severe Asthma: The Role of Muscle Relaxants and

Corticosteroids. Chest 115:1627- 1631, 1999

9. Holli AH, Rahman Pourmand: Endocrine Myopathies. Neurol Clin 18:204-214, 2000

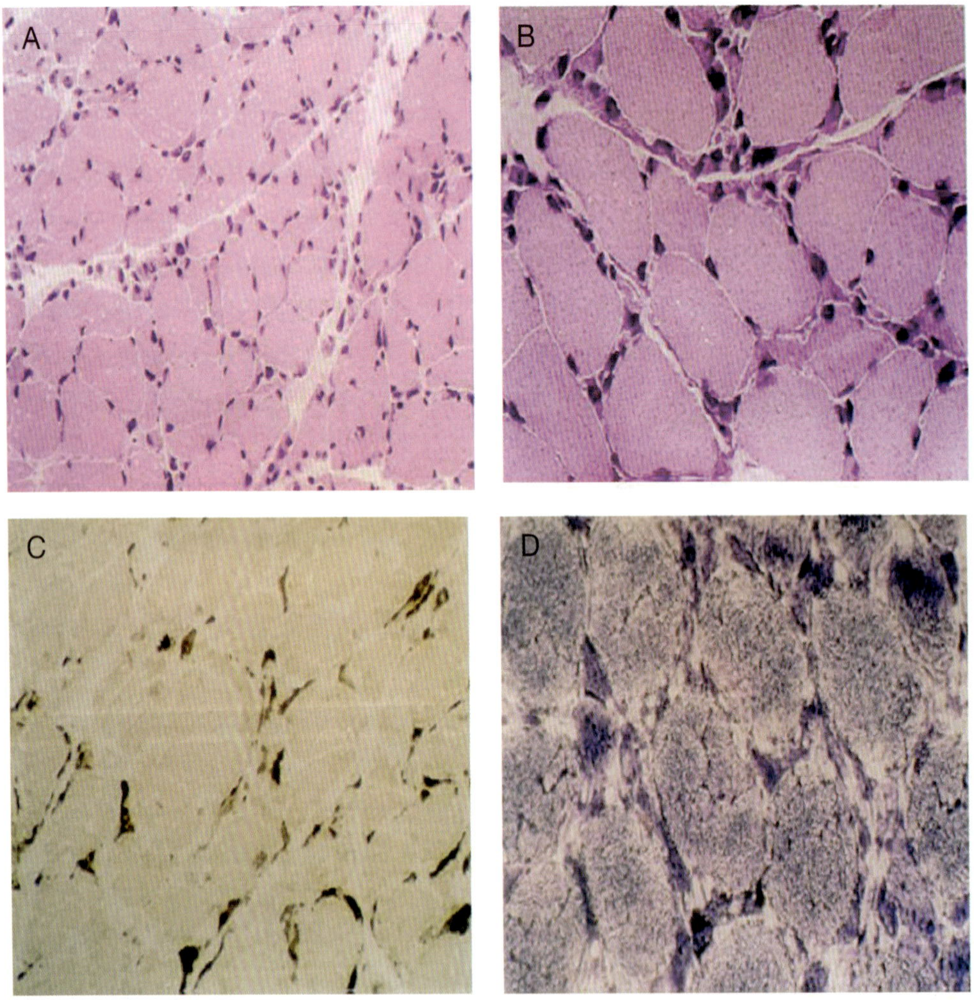

그림 1. (A) 심한 위축성 변화를 보이는 근섬유들이 큰 다각형의 근육세포들과 서로 섞여있는 소견 (H&E, 100) (B) 근육세포 질세망이 거의 보이지 않으며 응축되어 있고 진하게 염색된 위축성 섬유(H&E, 400). (C) pH 9.4 상태에서 ATPase 염색을 시행한 결과에서 진하게 염색된 위축성 근섬유를 보인 소견은 제2형 섬유의 위축을 의미(ATPase 200). (D) NADH-TR 염색에서 근질의 응집(sarcoplasmic condensation)으로 인해 근섬유의 종류가 구분이 불가능함을 보인 현미경 사진(NADH-TR 400)

memo

04 결핵성 뇌수막염에 동반된 뇌성 염분소실증후군 (Cerebral Salt Wasting Syndrome)

병력

평소 건강하게 지내오던 17세 남자가 내원 1주일 전부터 시작된 두통과 발열을 주소로 내원하였다. 5일전부터 복시가 나타났고 3일 전부터 보행 장애가 동반되어 신경과 외래를 통해 입원하였다. 40년 전 모친이 폐결핵으로 6개월간 투약 후 완치된 가족력이 있었다.

진찰 소견

입원 당시 키 165cm, 체중 51kg, 혈압 110/70mmHg, 맥박 80회/분, 호흡수 20회/분, 체온 37℃였다. 신경학적 검사에서 의식은 명료하였으며 좌측동공의 대광반사가 우측에 비하여 약간 감소되어 있었다.

검사 소견

(1) 일반 검사

입원 당시의 혈액검사에서 백혈구수 3,700/mm^3, 혈색소 11.7g/dL, 헤마토크리트 33.7%, 혈소판수 215,000/mm^{3}이었다. 뇌척수액검사에서 색상은 무색, 압력 384mmH$_2$0, 단백질 224mg/dL, 포도당 28mg/dL, 적혈구수 40/mm3, 백혈구수 340/mm^3(림프구 65%, 호중구 30%, 대식세포 5%)로 결핵성 뇌막염에 합당한 소견을 보였으나 항산성염색에서 결핵균은 확인되지 않았다.

(2) 내분비 검사

환자는 입원 2일째 의식 저하와 좌측 동공의 산대가 발생, 3일째 중환자실로 이실하였고, 다뇨가 지속되어 시행한 혈액 및 소변 검사결과에서 혈청 나트륨 131mEq/L, 혈청 삼투압 284mOsm/kg, 소변 나트륨 144mEq/L, 소변 삼투압 354mOsm/kg, 요비중 1.015의 소견을 보였다. 입원 11일째에 시행된 호르몬 검사결과 renin 4.9ng/mL/hr(참고치: 0.84~1.36), aldosterone 70.2pg/mL(참고치: 50~194), ANP 9.7pg/mL(참고치: 〈43), ADH 0.43pg/mL(참고치: 0~4.7)였다. 입원 당시부터 고용량의 dexamethasone을 투여 중이어서 부신기능검사는 시행하지 않았으며, 갑상선기능검사는 정상이었다.

(3) 방사선 검사

흉부 X-선 검사에서 우측 폐 상엽에 경계가 불명확한 침윤이 관찰되어 활동성 폐결핵이 의심되었다. 뇌자기공명영상 검사에서 사구조 (quadrigeminal cistern)에 미만형의 경계가 불명확한 결절성 조영증강(그림 1)과 양측 대뇌와 소뇌의 뇌척수액 공간을 따라서 발생한 다발성의 작은 결절성 조영증강 등 결핵성 뇌막염에 부합되는 소견이 관찰되었다.

경과

입원 2일째 환자 의식이 기면 상태로 저하되면서 좌측동공의 산대가 발생하였다. 결핵성뇌막염에 의한 뇌간 압박 소견으로 판단되어 입원 3일째 중환자실로 이실하여 항결핵약물 치료를 시작하였다. 이후 수액 투여량과 관계없이 1일 4500~9700mL의 다뇨가 지속되었고 수축기 혈압은 90~120mmHg, 중심정맥압은 2.5~6cmH$_2$O로 낮게 유지되었다. 위의 검사결과에서 언급한대로 경미한 저나트륨혈증과 혈청 삼투압 감소를 보였다. 상기의 소견을 종합하여 처음에는 결핵성 뇌수막염에 동반된 저나트륨혈증의 원인으로 부적절항이뇨호르몬분비증후군(SIADH)을 의심하였으나 과도한 요중 염분소실, 다뇨, 저혈량증 등의 소견을 고려하여 SIADH 보다는 뇌성 염분소실증후군(CSWS)의 가능성이 더 높은 것으로 판단하였다. 생리식염수를 정주하면서 입원 15일째부터 1일 0.1 mg의 fludrocortisone을 투여하기 시작하였고 1일 0.15mg까지 증량하였다. Fludrocortisone을 투여하면서 소변량과 요중 염분소실은 점차 감소되었고 저나트륨혈증은 호전되었다(그림 2, 3). 입원 46일째 fludrocortisone의 투여를 중단하였으며 이후 저나트륨혈증, 다뇨, 혈압저하 등은 재발되지 않았다. 신경학적으로는 입원 9일째 동공산대가 호전되었으나 의식은 여전히 기면 또는 혼수상태가 지속되면서 하지마비가 동반되었다가 입원 15일부터는 의식이 각성상태로 회복되었으며 입원 17일부터는 의사소통이 가능해졌다. 이후 하지마비는 점차적으로 호전되는 양상을 보였다. 입원 31일째 다시 시행한 뇌척수액검사에서는 백혈구수 70/mm^3, 단백질 232mg/dL, 포도당 37mg/dL로 이전의 검사에 비해 호전을 보였다. 입원 시 의뢰하였던 뇌척수액 배양검사에서는 8주 후에 결핵균이 동정되었다.

도움말

중추신경계 질환을 가진 환자가 저나트륨혈증의 소견을 보일 때 저나트륨혈증을 유발할 수 있는 다른 원인이 배제된 상태라면 SIADH의 가능성을 고려하게 된다. SIADH에서는 수분의 저류에 의해 저나트륨혈증이 발생하게 되므로 SIADH로 진단한 후에는 수분의 섭취를 제한하게 되고 그에 따라 혈청 나트륨농도는 상승하게 된다. 그러나 중추신경계 질환이 있으면서 저나트륨혈증을 보이는 환자의 일부는 혈액 및 소변 검사에서는 SIADH에 부합되는 소견을 보이나 소변을 통한 염분과 수분의 소실로 탈수에 이르게 되어 수분제한을 시도할 경우 저혈량증성 쇽이 유발될 위험성을 가지게 되는데 이러한 질환을 CSWS이라고 한다. CSWS에서의 호르몬변화를 보면, natriuretic peptide의 혈중 농도 상승에 따라 이차적으로 renin과 aldosterone의 분비가 저하되고 여기에 항이뇨호르몬의 분비 저하도 동반된다. 그 결과 신장을 통한 나트륨과 수분의 배설이 증가하게 되고 이로 인하여 체내의 수액 및 염분의 균형이 파괴되어 저나트륨혈증이 나타나며, 심한 경우에는 저혈량증성 쇽이 유발되는 것이 CSWS 환자의 일반적인 소견이다. 염류코르티코이드가 CSWS의 치료에 효과적인 것은 CSWS의 발생에 알도스테론의 저하가 연관되어 있는 점과 부합되며 신장을 통한 염분소실을 막는 것이 수분손실을 막는 효과를 겸하게 되기 때문으로 생각된다.

참고 문헌

1. 노승혁, 최지용, 남택만, 김현규, 이성진, 정인경, 홍은경, 최철수, 김두만, 임성희, 유재명, 최문기, 유형준, 박성우, 김형철: 결핵성 뇌수막염에 동반된 뇌성 염분소실증후군(Cerebral Salt Wasting Syndrome) 1예. 대한내분비학회지 17:698-704, 2002
2. Nelson PB, Seif SM, Maroon JC, Robinson AG: Hyponatremia in intracranial disease: perhaps not the syndrome of inappropriate secretion of antidiuretic hormone(SIADH). Neurosurg 55:938- 941, 1981
3. Diringer M, Ladenson PW, Borel C, Hart GK, Kirsch JR, Hanley DF: Sodium and water regulation in a patient with cerebral salt wasting. Arch Neurol 46:928-930, 1989
4. Espiner EA, Richards AM, Yandle TG, Nicholls MG: Natriuretic hormones. Endocrinol Metab Clin North Am 24:481-509, 1995
5. Atkin SL, Coady AM, White MC, Mathew B: Hyponatraemia secondary to cerebral salt wasting syndrome following routine pituitary surgery. Eur J Endocrinol 135:245-247, 1996
6. Oruckaptan HH, Ozisik P, Akalan N: Prolonged cerebral salt wasting syndrome associated with the

intraventricular dissemination of brain tumors. Report of two cases and review of the literature. Pediatr Neurosurg 33:16-20, 2000

7. Berkenbosch JW, Lentz CW, Jimenez DF, Tobias JD: Cerebral salt wasting syndrome following brain injury in three pediatric patients: suggestions for rapid diagnosis and therapy. Pediatr Neurosurg 36:75-79, 2002
8. Bussmann C, Bast T, Rating D: Hyponatraemia in children with acute CNS disease: SIADH or cerebral salt wasting? Childs Nerv Syst 17:58- 62, 2001
9. Betjes MG: Hyponatremia in acute brain disease: the cerebral salt wasting syndrome. Eur J Intern Med 13:9-14, 2002

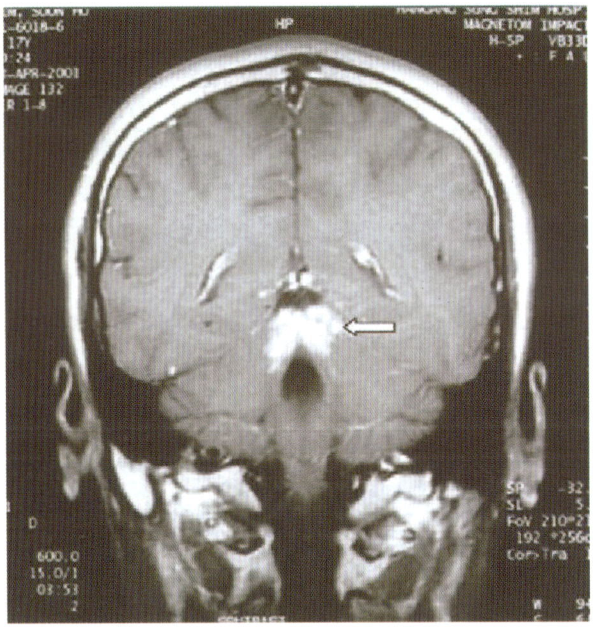

그림 1. 사구조(quadrigeminal cistern)에 미만형의 경계가 불명확한 결절성 조영증강을 보이고 있는 뇌 자기공명영상 사진(화살표)

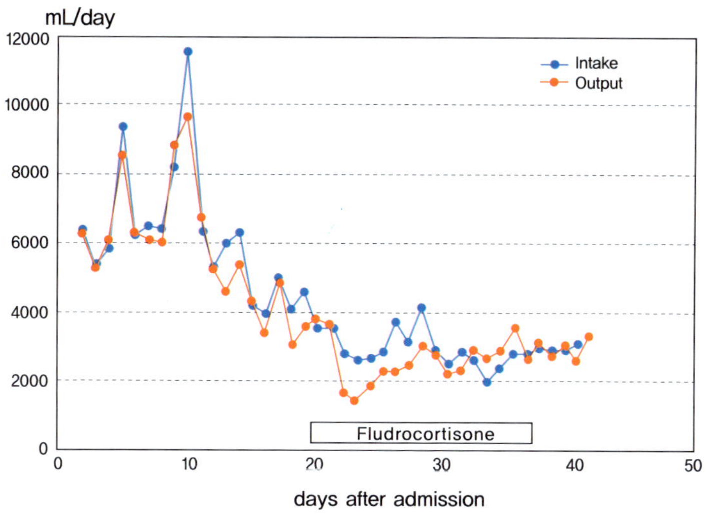

그림 2. 입원 기간 동안의 소변양의 변화와 섭취한 수액양의 변화 양상

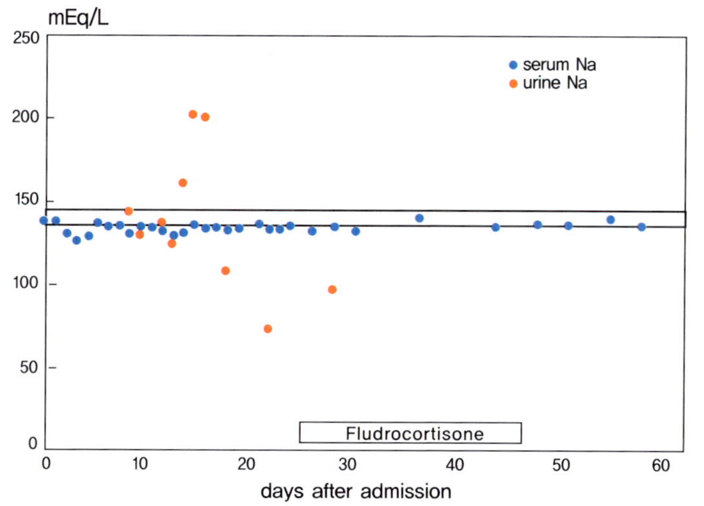

그림 3. 혈청 나트륨 및 소변 나트륨의 변화(네모는 정상 참고치 : 135~145mEq/L)

05 하추체정맥동 채혈검사 후 발생한 Raymond-Cestan 증후군

병력

26세 여자 환자는 내원 2개월 전에 출산하였고 1개월 전부터 시작된 월상안이 점차 악화되어 내원하였다. 내원 4년 전 하추체정맥동 채혈검사 등을 통하여 쿠싱병으로 진단 받고 경접형동접근법에 의한 종양제거술을 시행하였으며 최근까지 외래 추적관찰 중이었다.

진찰 소견

환자는 만성병색을 띠고 있었으며, 혈압은 200/120 mmHg, 맥박은 98회/분, 호흡수 20회/분, 체온은 36.5℃였다. 의식은 명료하였으며, 빈혈이나 황달은 보이지 않았다. 흉부청진 상 특이소견은 없었고, 복부진찰 상 중심성 비만과 복부 선조가 관찰되었다. 하지의 함몰부종은 없었고, 기타 신경학적 이상 소견은 관찰되지 않았다.

검사 소견

(1) 일반 검사

내원 시 시행한 말초혈액 검사 상 혈색소 12.9g/dL, 헤마토크리트 38.3%, 백혈구 10,300/ mm^3, 혈소판 286,000/mm^3였고, 혈청 생화학 검사 상 BUN/Cr 8.5/0.4mg/dL, AST/ALT 11/20IU/L, alkaline phosphatase 20IU/L, total protein/albumin 6.1/3.4g/dL였다. 혈청 전해질 검사 상 Na/K/Cl 141/ 2.8/103mEq/L였고, Ca/P 9.0/3.2mg/dL였다. 소변검사 상에서는 단백뇨 (2+)와 당뇨 (4+)가 관찰되었다.

(2) 내분비 검사

내원 다음날 시행한 호르몬 검사 상 오전 8시 혈장 ACTH 174.1pg/mL, 코티솔 49.8㎍/dL, 24시간 요중 유리 코티솔은 1520㎍/day이었다. Sellar MRI에서는 좌측 뇌하수체에 종물이 의심되는 부위가 있었으나 과거에 수술한 병력이 있어 명확하지 않았다. 고농도 덱사메타손 억제검사를 시행하였고 억제 후 혈장 ACTH 505.1pg/mL, 뇨중 유리 코티솔은 1742㎍/day로 억제되지 않았다.

경과

뇌하수체 선종의 여부와 위치 확인 등 정확한 진단을 위하여 CRH 투여 후에 하추체정맥동채혈검사를 시행하였다. 카테터 삽관 시 좌측 내경정맥이 좁아져 있어 진입하는 데 어려움이 있었으며, 좌측 카테터를 하추체정맥동에 위치시킨 후부터 경미한 두통을 호소하였다. 시술을 그대로 진행하여 우측 카테터를 위치시킨 후 양측 하추체정맥동과 말초정맥에서 동시에 채혈하였고, 두통 외에는 다른 증상 없이 시술을 완료하였다. 그러나, 검사 종료 직후부터 복시를 호소하였고 2시간 후부터는 구음장애와 우측부전마비를 호소하였다. 신경학적 검사 상에서 좌안의 외전신경마비(그림 1)와 우측 상 · 하지 근력(IV/V) 및 감각의 감소를 보였다. 당일에 뇌 자기공명영상검사(그림 2)를 시행하였고 T2 영상에서 좌측 뇌교 부위에 고신호강도를 보여 급성 뇌경색을 확진하였다. 헤파린을 이용한 항응고요법을 시행하였으며 수 일에 걸쳐 점차 증상의 호전을 보여 추적관찰하였다. 1개월 후에 좌안의 외전신경마비와 우측부전마비가 후유증 없이 완전히 회복되어 경접형동접근법에 의한 종양제거술을 시행하였다.

도움말

Raymond-Cestan 증후군은 1903년에 F. Raymond와 R. Cestan에 의해 처음 기술되었으며, 외전신경마비와 반대측 부전마비를 보이는 임상적인 증후군이다. 하추체정맥동채혈검사 후에 발생한 Raymond-Cestan 증후군을 처음 보고한 Seyer 등의 설명에 따르면 이 증후군은 복시와 단독외전신경마비가 관찰되나 동안신경 및 삼차신경마비가 동반되지 않고 동측동향마비(ipsilateral conjugate gaze palsy)도 저명하지 않기 때문에 병변이 직접 외전신경핵(Abducens nucleus)을 침범하지는 않은 것으로 여겨진다고 하였다. 편측부전마비도 피질척수로(Corticospinal tract) 근처의 뇌간(brain stem) 병변으로 인해 야기될 수 있으나, 대개 증상이 점차 호전되는 경향을 보이는 점으로 보아 피질척수로가 경색에 의해 완전히 침범되지는 않고 병변이 피질척수로를 부분적으로 포함한 외전신경섬유속(Abducens nerve fascicle)을 침범함으로서 증후군이 발생하는 것으로 설명하였다. 또한 흔히 양측 하추체정맥동은 뇌저정맥총(basilar venous plexus)을 통하여 서로 연결되어 있으며 하부 뇌교 (lower pons)로부터의 정맥혈을 배류하는 것으로 알려져 있어 뇌저정맥총의 혈전이 증후군의 가장 가능한 원인일 것으로 제시하였다. 이와 더불어 혈관이 좁아짐으로 인한 일시적인 두개내 정맥고혈압도 기여할 것으로 보고된 바도 있다. 그러나, 혈관이 좁아져 있는 모든 환자에서 이러한 합병증이 동반되는 것은 아니며, 실제로 Miller 등은 혈관이 좁아져 있어 카테터를 위치시키는 동안에 심한 두통을 호소하였으나 신경학적 합병증이 동반되지는 않은 경우도 보고하였다. 따라서, 여러 유발인자가 복합적으로 작용함으로서 이러한 합병증이 발생하는 것으로 생각된다.

쿠싱병을 가진 환자의 평가에 있어서 하추체정맥동 채혈검사는 수술 전 ACTH 분비 미세선종의 존재유무와 편측성을 밝히는데 중요한 단서를 제공해 줄 수 있기 때문에, Findling과 Oldfield는 ACTH 의존성 쿠싱증후군을 가진 모든 환자에서 정확한 감별진단을 위해서 하추체정맥동 채혈검사를 시행해야 한다고 보고하였다. 그러나, Seyer 등은 이러한 심각한 신경학적 합병증의 관점에서 쿠싱병이 의심되는 환자에서 하추체정맥동 채혈검사는 MRI상 선종이 보이지 않거나 쿠싱증후군의 뇌하수체 의존성이 명확하지 않은 경우에만 시행해야 한다고 제안하고 있어 하추체정맥동 채혈검사의 안전성에 관하여는 아직 논란의 여지가 있다.

참고 문헌

1. 조동혁: 하추체정맥동 채혈검사 후 발생한 Raymond-Cestan 증후군 1예. 대한내분비학회지 18:73-78, 2003
2. Findling JW, Kehoe ME, Shaker JL, Raff H: Routine inferior petrosal sinus sampling in the differential diagnosis of adrenocorticotropin (ACTH)-dependent Cushing's syndrome: early recognition of the occult ectopic ACTH syndrome. J Clin Endocrinol Metab 73:408-413, 1991
3. Oldfield EH, Doppman JL, Nieman LK, Chrousos GP, Miller DL, Katz DA, Cutler GB Jr, Loriaux DL: Petrosal sinus sampling with and without corticotropin-releasing hormone for the differential diagnosis of Cushing's syndrome. N Engl J Med 325:897-905, 1991
4. Miller DL, Doppman JL: Petrosal sinus sampling: technique and rationale. Radiology 178:37-47, 1991
5. Seyer H, Honegger J, Schott W, Kuchle M, Huk WJ, Fahlbusch R, Frisch H: Raymond's syndrome following petrosal sinus sampling. Acta Neurochir 131:157-159, 1994
6. Lefournier V, Gatta B, Martinie M, Vasdev A, Tabarin A, Bessou P, Berge J, Bachelot I, Chabre O: One transient neurological complication(sixth nerve palsy) in 166 consecutive inferior petrosal sinus samplings for the etiological diagnosis of Cushing's syndrome. J Clin Endocrinol Metab 84:3401-3402, 1999
7. Silverman IE, Liu GT, Volpe NJ, Galetta SL: The crossed paralyses. The original brain-stem syndromes of Millard-Gubler, Foville, Weber, and Raymond-Cestan. Arch Neurol 52:635-638, 1995

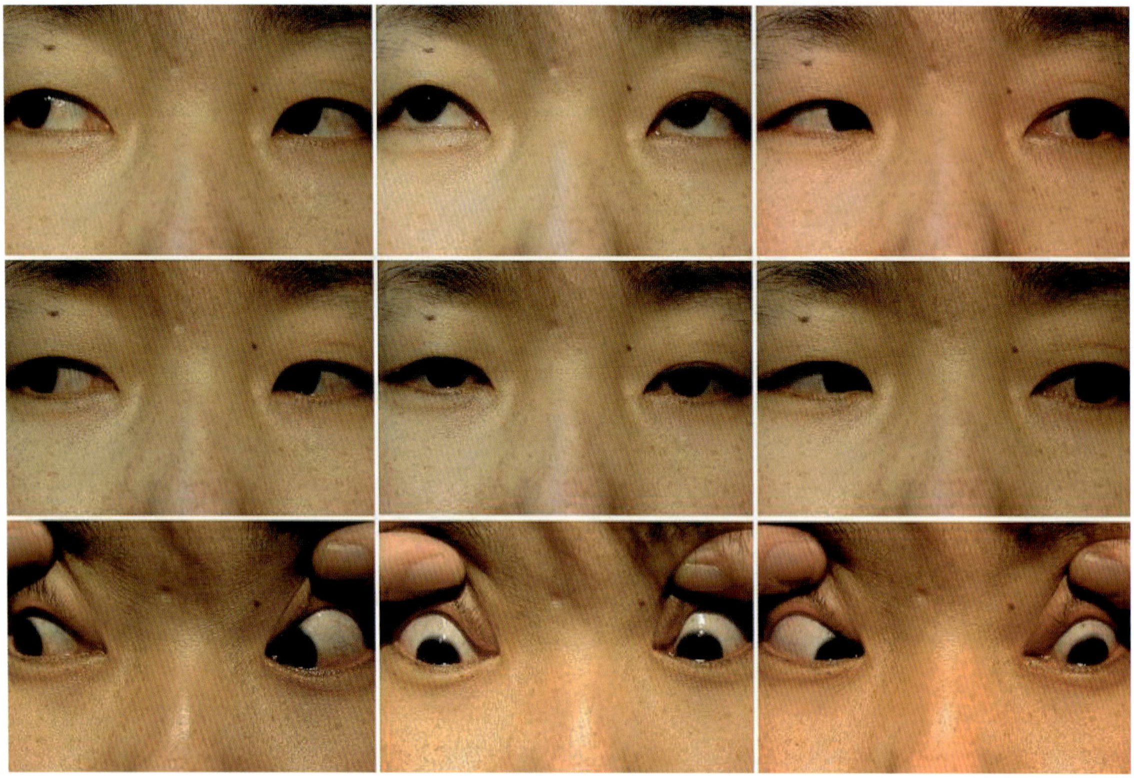

그림 1. 하추체정맥동 채혈 후에 발생한 뇌간의 허혈로 인해 좌안의 외전신경마비를 보이는 사진(상 : 위쪽 응시 사진, 중 : 중립 위치, 하 : 아래쪽 응시 사진

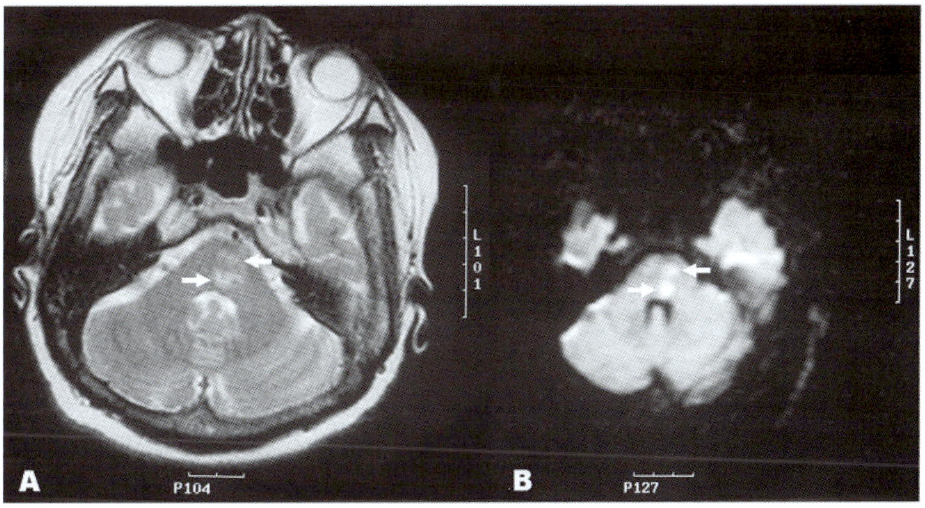

그림 2. 뇌 자기공명영상(T2)에서 좌측 교뇌(pons) 부위 두 군데에서 고신호강도를 보인 사진(A), 확산영상에서 밝은 영상신호를 보인 사진(B)

06 저나트륨혈증과 동반된 횡문근융해증

병력

56세 여자 환자는 내원 3일전부터 오심과 구토증세가 있었고 내원 전일 전신쇠약감, 오심, 구토 증세가 심해졌으며 내원당일에는 의식상태가 저하되어 응급실로 이송되었다. 환자는 2년 전에도 같은 증상으로 병원을 방문하여 검사를 받았으나 특이 소견은 없었다. 환자는 허리 통증으로 비스테로이드성 진통제를 간헐적으로 사용하였으나 내원 전 2~3주간은 복용하지 않았으며 내원 전일 소화제를 복용한 것 외에 다른 약물의 복용력은 없었다.

진찰 소견

내원 시 의식 상태는 기면상태(drowsy)였으며 급성 병색을 보였다. 생체징후는 정상이었다. 혀와 입술은 건조하였으며 호흡음은 불규칙하였고 심음은 정상이었다. 복부 진찰에서도 특이소견을 보이지 않았다. 신경학적 검사에서 양쪽 동공은 6mm/6mm였고 동공반사는 정상이었으며 국소적인 신경학적 결함은 관찰되지 않았다.

검사 소견

(1) 일반 검사

말초 혈액 검사에서 백혈구 13900/mm^3, 혈색소 13.1g/dL, 헤마토크릿 39.1%, 혈소판 수 351,000/ mm^3이었고, 일반 혈액화학적 검사는 Ca 2.1mmol/L, P 1.3mmol/L, BUN 4.3mmol/L, Creatinine 79.8μmol/L, 포도당 10.2mmol/L, 요산 192 μmol/L, 마그네슘 0.8mmol/L, albumin 44g/L, 총 빌리루빈 27.2mmol/L, AST/ALT 22/17 IU/L, 근효소(creatine phosphokinase) 571 IU/L, 젖산탈수소효소(lactate dehydrogenase) 486IU/L였다. 전해질 검사에서 Na 119 mmol/L, K 2.8 mmol/L, Cl 75mmol/L, 동맥혈 검사는 pH 7.53, pCO_2 26.9 mmHg, pO_2 94.5 mmHg, HCO_3 22mmol/L였다. 혈장 삼투압은 248mmol/kg H_2O, 소변 삼투압은 450 mmol/kg H_2O였으며, 소변 전해질 Na 90 mmol/L, K 31 mmol/L, Cl 91mmol/L였다.

(2) 내분비 검사

갑상선 기능 검사는 정상이었고, 오전 ACTH 1.4pmol/L (0~13pmol/L), 오전 코르티솔 364 nmol/L(196~690nmol/L), 오후 ACTH 2.34 pmol/L(0~13pmol/L), 오후 코르티솔 314.7 nmol/L53~330nmol/L)이었다.

(3) 방사선 검사

흉부 및 복부방사선 촬영에서 특이 소견은 없었고, 입원 후 시행한 뇌전산화촬영과 자기공명영상에서도 특이소견이 관찰되지 않았으며, 뇌파검사에서도 이상소견이 없었다. 상부 위내시경은 중등도의 만성위염 외에 궤양 등은 보이지 않았다. 복부 초음파에서 특이소견 없었다.

경과

내원 직후 3% 고장식염수를 정주하였으며 제 2 병일 째부터 의식이 명료해지기 시작하여 고장식염수는 중단하고 등장성 식염수로 정주하였다. 의식이 명료해지면서 점차 양쪽 대퇴부의 통증을 호소하였다. 당시 생화학 검사 결과는 Na 127mmol/L, K 3.9mmol/L, Cl 98 mmol/L, 근효소 31888 IU/L(30~135 IU/L), 젖산탈수소효소 3577 IU/L(313~618 IU/L)였고, 혈장 미오글로빈 및 소변 미오글로빈은 각각 3000㎍/L 이상 측정되었고(혈장 12~76㎍/L, 소변 0~7㎍/ L), 혈장 삼투압 287mmol/kg H_2O 소변 삼투압 660 mmol/kg H_2O이었다. 횡문근융해증 의심하에 골주사 (bone scintigraphy)를 시행하였고 양쪽 대퇴부에 사선 모양의 섭취를 보였다(그림 1). 등장성 식염수를 1일 2000~2500cc로 공급하였으며, 소변의 알칼리화를 위해 중탄산염을 투여하였다. 제 3병일 째 의식은 명료해졌고 대퇴부의 통증도 경감되었으며, Na 139 mmol/L, K 3.8 mmol/L, Cl 107 mmol/L였으며, 근효소와 젖산탈수소효소도 각각 16000 IU/L, 1838 IU/L 로 감소되는 양상을 보였다(표 1). 이후 환자는 횡문근융해증에서 빠르게 회복되어 제 11병일 째 퇴원하였고 외래 추적 관찰 중이다.

도움말

저장성 저나트륨혈증의 상태는 세 가지로 나누어 볼 수 있다. 우선 이뇨제의 사용, 염류코르티코이드 부족, 구토, 설사 등으로 체내 나트륨과 수분이 부족한 상태, 둘째로 항이뇨호르몬의 부적절한 분비로 체내 수분이 증가한 상태, 셋째로 신증후군, 간경화, 심부전, 신부전등과 같이 체내 나트륨과 수분이 증가한 상태로 구분된다. 이 증례에서는 오심에 의하여 항이뇨호르몬이 부적절하게 분비된 것으로 생각된다. Klonoff와 Jurow는 소변에서 약물 검사를 하기위해 3L의 물을 마신 뒤 다음증이 유발된 환자에서 오심 및 구토에 의해 항이뇨호르몬 수치가 증가하는 것을 발견하였고, Rowe도 실험을 통해 apomorphine에 의해서 유도된 오심이 항이뇨호르몬의 분비를 자극함을 보여 주었다.

횡문근융해증은 근육세포막의 손상으로 근육세포의 성분이 혈장내로 유리되는 임상적인 증후군으로 합병증으로 급성 신부전과 구획증후군이 생길 수 있다. 주로 근육 손상 부위에 근육통과 종창이 나타나면서, 근효소 수치가 정상보다 5배 이상 증가되고, 혈장 내 미오글로빈의 증가와 미오글로빈뇨가 있으면 진단된다. 횡문근융해증은 외상, 술, 근육압박, 경련, 약물남용, 과격한 운동, 일사병, 패혈증 등 다양한 원인에 의해서 생기며, 대사질환으로는 저칼륨혈증이 흔하고, 저인산혈증, 고혈당증, 고나트륨혈증에 의해서 유발될 수 있다. 하지만 저나트륨혈증이 횡문근융해증을 유발하는 기전은 현재 명확히 밝혀진 것은 없다.

참고 문헌

1. 전대원, 김성훈, 김경현, 장우영, 나경선, 김호중: 정신분열증 환자의 저나트륨혈증에 의한 rhabdomyolysis 1예. 대한내과학회지 59:335-338, 2000
2. 이경욱, 홍성빈, 한승백, 정봉주, 박휘라, 김은실, 현동효, 남문석, 김용성: 저나트륨혈증과 동반된 횡문근융해증 1예. 대한내분비학회지 18:306-310, 2003
3. Tomiyama J, Kametani H, Kumagai Y, Adachi Y, Tohri K: Water intoxication and rhabdomyolysis. Jpn J Med 29:52-55, 1990
4. Berl T, Anderson R, McDonald K, Schrier R: Diagnostic and therapeutic approach to the hyponatremic patient. Kidney Int 10:117-132, 1976
5. Baylis PH: Osmoregulation and control of vasopressin secretion in healthy humans. Am J Physiol 253:671-678, 1987
6. Cosloovsky R, Bruck R, Estrov Z: Hypo-osmolal syndrome due to prolonged nausea. Arch Intern Med 144:191-192, 1984
7. Klonoff DC, Jurow AH: Acute water intoxication as a complication of urine drug testing in the workplace. JAMA 265:84-85, 1991
8. Rowe JW, Shelton RL, Helderman JH, Vestal RE, Robertson GL: Influence of the emetic reflex on vasopressin release in man. Kidney Int 16: 729-739, 1979
9. Poels PJE, Gabreels FJM: Rhabdomyolysis: a review

of the literature. Clin Neurol and Neurosurg 95:175-192, 1993

10. Gabow PA, Kaehney WD, Kelleher SP: The spectrum of rhabdomyolysis. Medicine 61:141- 152, 198

표1. 입원 기간 동안의 검사 결과

	HD #1	HD #2	HD #3	HD #4	HD #6	HD #9	HD #11
Na+(mmol/L)	119	127	139	139	145	143	147
K+(mmol/L)	2.8	3.9	3.8	3.9	3.9	4.4	3.9
CPK(IU/L)	571	31888	16000	16000	8000		102
LDH(IU/L)	486	3577	1838	1634	794		
Sosm(mmol/kg)	248	287	295	291	294	303	303
Uosm(mmol/kg)	450	660	205	428	578	334	509

CPK, creatine phosphokinase; LDH, lactate dehydrogenase; Sosm, serum osmolality; Uosm, urine osmolality

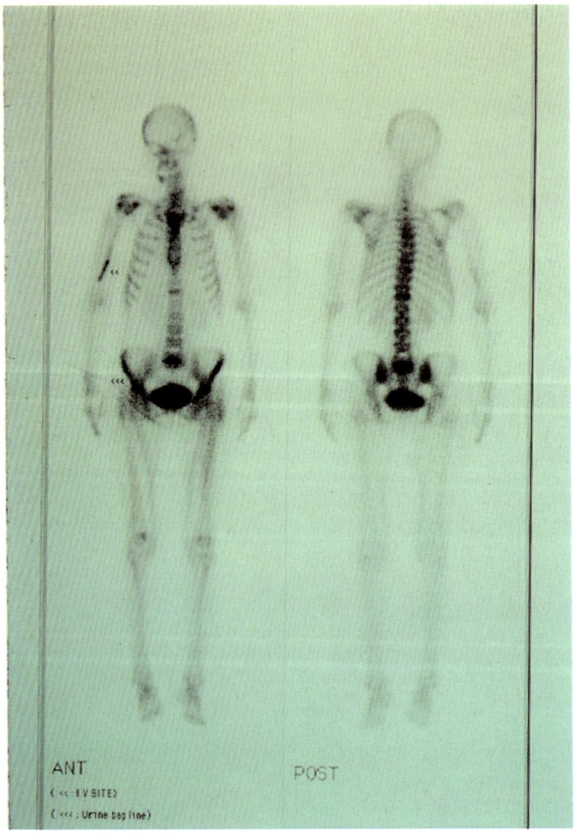

그림 1. 골주사에서 양쪽 대퇴부에 사선모양의 섭취 증가를 보였다.

memo

07 갑상선 기능항진증과 성장 호르몬 과분비를 동반한 비전형적인 McCune-Albright증후군

병력

32세 여자 환자는 25일 전부터 시작된 배꼽 주위의 통증, 잦은 배변이 있어 타 병원에서 대증적인 치료 받았으나 증상의 호전 없어 내원하였다. 유두의 돌출은 만 9세에 있었고 초경은 만 12세에 있었으며 얼굴의 변형은 25세부터 시작되었다. 10세 때 좌측 대퇴부 골절로 개인병원에 입원한 적이 있었고, 23세 때에 좌측 대퇴부 골절로 본원에 입원하여 섬유성 골이형성증으로 진단 받고 대증적인 치료를 받은 후 퇴원하였다. 31세 때에 심계항진과 전경부의 종대를 주소로 본원 내과에 입원하여 갑상선기능항진증을 진단받았다. 당시 갑상선초음파에서 양쪽 엽에 다결절성 갑상선종을 보였고, 갑상선 스캔에서는 우엽의 열결절을 보였다. 당시 시행한 자가항체검사는 모두 음성이었다. 이후 외래에서 통원치료를 받다 연고지 관계로 타병원에서 1개월 전까지 간헐적으로 propylthiouracil을 복용해왔다.

진찰 소견

입원 당시 신장 154cm, 체중 41kg, 혈압 130/80mmHg, 맥박 89회/분, 호흡 16회/분, 체온 36.7℃였다. 의식은 명료하였으며, 코와 우측 상악부의 변형으로 코는 다소 좌측으로 편향되어 있었고, 상악부는 돌출되어 있었다. 다리에는 심한 변형이 와 있어 양측 외전운동장애를 보였다. 피부는 따뜻하고 축축하였으며 피부의 색소 침착은 없었다. 안구는 돌출되지 않았으며 손과 발은 커져 있지 않았다. 음모는 정상적으로 발달되어 있었다. 갑상선은 좌우엽에 다발성 결절들이 견고하게 촉지되었다.

검사 소견

(1) 일반 검사

혈액검사에서 혈색소 11.9g/dL, 헤마토크릿 36.0%, 백혈구수 3200/μL, 혈청 생화학 검사에서 나트륨 140mEq/L, 칼륨 4.1mEq/L였고, 총단백 6.8g/dL, 알부민 4.0g/dL, AST/ALT 50/16 IU/L였다. Alkaline phosphatase는 584IU/L로 뚜렷한 증가 양상을 보였다. 칼슘 9.2mg/dL, 인 2.8mg/dL로 정상이었다.

(2) 내분비 검사

호르몬 검사에서 기저 성장호르몬 34.1ng/mL (0.66~3.68), prolactin 25.7ng/mL(3.6~18.9), 인슐린양성장인자-I(IGF-I) 470ng/mL(62~384)로 증가된 소견을 보였으며, cortisol 4.4μg/dL(5~25), ACTH 28.0pg/mL(10~60)으로 정상 소견을 보였다. TSH는 0.004μU/mL(0.49~4.6), free T4는 2.76ng/dL(0.71~1.85)로 갑상선기능항진증의 소견을 보였으나 자가항체는 모두 음성이었다. 포도당경구투여 검사에서 성장호르몬은 억제되지 않고 증가되었으며 (표 1), bromocriptine 투여 후 성장호르몬의 분비는 감소되는 경향을 보였다(표 2).

(3) 방사선 검사

단순 방사선 검사에서는 우측 늑골, 대퇴부, 골반골, 상완골, 상악골 등에서 골의 팽창과 얇아진 골피질을 볼 수 있었으며 골경화성 변화와 심한 다발성 낭성등의 섬유성 골이형성증의 소견을 보였다(그림 1). 전신 골주사 검사에서 안면골과 양쪽 늑골, 천골, 양쪽 경골에서 다양한 섭취의 증가(열소)를 보여주며(그림 2), 터어키안 자기공명영상에서는 터어키안이 전반적으로 두꺼워지고 이 두꺼워진 골병변이 비균질적인 조영증강을 나타내었다. 소뇌 뒤의 커다란 낭성 변화가 비특이적으로 보였으나 뇌하수체의 종괴 등의 이상소견은 보이지 않았다(그림 3). 갑상선 초음파상에서는 갑상선의 양엽에서 실질을 거의 다 차지하는 다수의 국소적 괴사를 동반한 풍부한 혈류량을 지니는 종괴의 소견을 보여 주었으며, 갑상선 스캔에서는 우엽의 종괴에서 섭취 증가를 보였다(그림 4).

(4) 병리조직 검사

갑상선에서의 미세침 흡인 세포검사에서는 낭성 변화를 동반한 여포성 증식성 병변에 합당한 소견을 보여 주었다(그림 5).

경과

환자에게 내과적 치료로 소마토스타틴 유사체의 치료를 권유하였으나 경제적 사정으로 인하여 현재 bromocriptine을 복용하며 경과 관찰 중이다.

도움말

McCune-Albright증후군은 다발성 섬유성 골병변, 피부의 담갈색 색소 침착과 함께 성적 조숙, 갑상선기능항진증, 말단비대증, 고프로락틴혈증, 내인성 부신피질호르몬 과다증, 부갑상선 기능항진증, 등의 내분비 계통 이상을 동반한 증후군이다. 전형적인 경우와 달리 피부의 담갈색 색소 침착이나 성조숙증 없이 다발성 섬유성 골병변과 2개 이상의 내분비 계통의 이상만을 동반한 경우는 비전형적인 McCune-Albright 증후군으로 정의하였다. McCune-Albright 증후군의 원인으로는 여러 가설들이 많았으나 최근 분자생물학적 연구들이 Gsα 단백질 유전자 돌연변이가 병인임을 보고하고 있다.

임상양상은 골병변이 다른 임상상보다 먼저 발생하는데, 대부분 소아기에 시작하고 증상은 경미하거나 없다가 점차 시간이 흐름에 따라 기형이나 파행, 동통 및 골절을 일으킨다. 호발 부위는 대퇴골, 늑골, 골반골, 두개골 등이며, 단발성 또는 다발성으로 나타날 수 있다. 다발성의 경우는 대개 편측성으로 몸의 한쪽에서 발생한다. 단순방사선 촬영에서는 골화가 증가된 팽창성 병변 내지는 낭성 병변을 보여주며, 골주사 검사에서는 단독 또는 다발성으로 아주 심한 방사능의 섭취가 관찰되는 데 약 93%의 병소 부위에서 ^{99m}Tc-MDP의 섭취가 관찰된다. 자기공명영상에서의 골병변은 T1 강조영상에서 중등도 신호강도를 보이고 T2 강조영상에서는 비균질적인 고등도 신호강도를 보이며 조영증강 후에는 중등도에서 고등도의 조영증강을 보인다

뇌하수체 선종은 관찰되지 않았지만 성장호르몬 과분비가 증명된 환자에서 작용 시간이 긴 소마토스타틴 유사체를 피하 투여 후 약 2시간이 지났을 때 성장 호르몬이 거의 검출되지 않았던 경우가 보고된 바 있어 McCune-Albright 증후군으로 인한 성장호르몬 과분비에 작용 시간이 긴 소마토스타틴 유사체 투여를 시도해 볼 수 있겠다.

참고 문헌

1. 정필호, 황정규, 김윤이, 황지주, 박찬문, 임창훈, 정호연, 한기옥, 장학철, 윤현구, 민헌기, 홍성란, 강영순, 문인걸, 한인권: G단백질 변이를 동반한 McCune-Albright 증후군 1예. 대한내분비학회지 14:779-785, 1999
2. 유문빈, 강기훈, 이병수, 채은하, 김명찬, 정재일, 박순희, 이효진, 정석태: 갑상선 기능항진증과 성장 호르몬 과분비를 동반한 비전형적인 McCune-Albright 증후군의 1예. 대한내분비학회지 18:426~432, 2003
3. Lee PA, Van Dop C, Migeon CJ: McCune- Albright syndrome: long term follow up. JAMA 256(21):2980-2984, 1986
4. Abs R, Beckers A, Van de Vyver FL, De Schepper A, Stevenaert A, Hennen G: Acromegaly, multinodular goiter and silent polyostotic fibrous dysplasia. A variant of the McCune-Albright syndrome. J

Endocrinol Invest 13:671-675, 1990

5. Cremonini N, Graziano E, Chiarini V, Sforza A, Zampa GA: Atypical McCune-Albright syndrome associated with Growth Hormone- Prolactin pituitary adenoma: natural History, long-term follow-up, and SMS201-995-bromocriptine combined treatment results. J Clin Endocrino Metab 75:1166-1169, 1992
6. Feuillan PP, Jones J, Ross JL: Growth Hormone Hypersecretion in a girl with McCune-Albright syndrome: Comparison with controls and response to a dose of long-acting somatostatin analog. J Clin Endocrinol Metab 80:1357-1360, 1995
7. Brogan.P, Khadilkar VV., Stanhope R: Occult T3 toxicosis in McCune-Albright syndrome. Horm Res 50:105-106, 1998
8. Isotani H, Sanda K, Kameoka K, Takamatsu J: McCune-Albright syndrome associated with nonautoimmune type of hyperthyroidism with development of thyrotoxic crisis. Horm Res 53: 256-259, 2000
9. Song HD, Chen FL, Shi WJ, Wang S, Zhang Q, Hu RM, Chen JL: A novel, complex heterozygous mutation within Gsα gene in patient with McCune-Albright syndrome. Endocrine 18:121-128, 2002
10. Toth M, Toke J, Kiss E, Bernad I, Miheller P, Szucs N, Racz K: Acromegly associated with McCune-Albright syndrome. Orv Hetil 143:1070- 1073, 2002

표1. 100g 포도당을 이용한 성장호르몬 억제검사결과

시간(분)	0	60	120
포도당(mg/dL)	95	206	112
성장호르몬(ng/mL)	16.5	19.7	32.3

표2. Bromocriptine 억제검사

시간(분)	0	60	120	180	240
성장호르몬(ng/mL)	13.5	37.8	37.2	25.9	8.7

Bromocriptine 2.5mg을 0분에 경구 투여

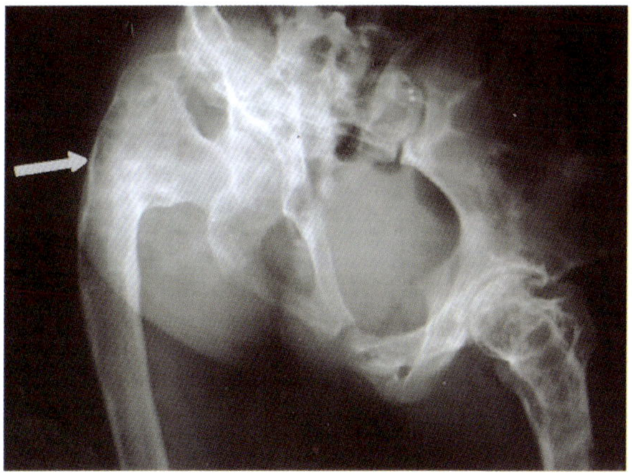

그림 1. 대퇴골의 Shepherd crook변형(→)과 함께 골경화성 변화와 심한 다발성 낭성등의 섬유성 골이형성증의 소견을 보였다.

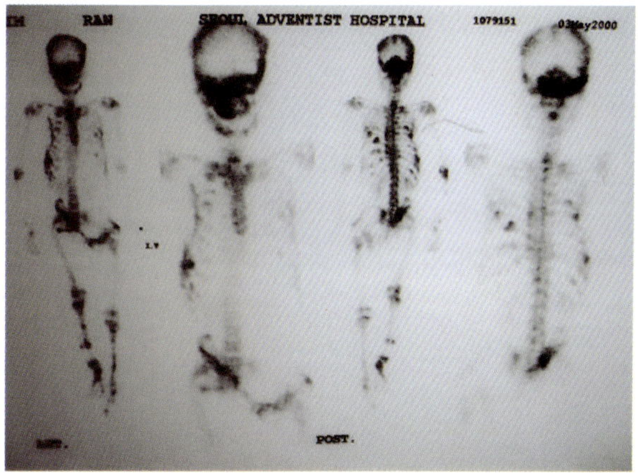

그림 2. 전신 골 스캔에서 안면골과 양쪽 늑골, 천골, 양쪽 경골에서 다양한 정도의 섭취 증가(열소)가 보이고 골반과 척추의 변형도 관찰된다.

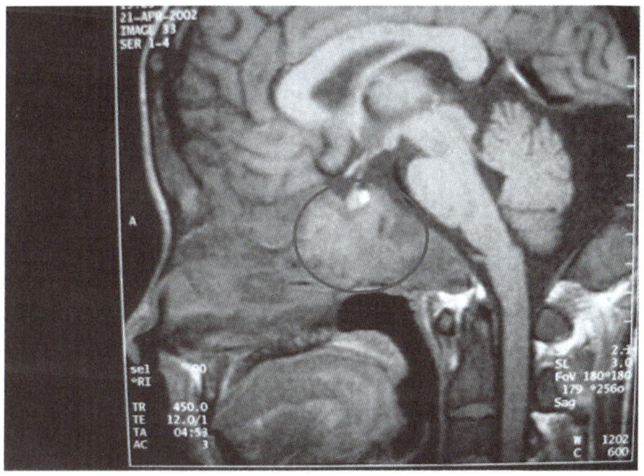

그림 3. 터키안 자기공명 영상(T1)에서 터어키안이 전반적으로 두꺼워지고 이 두꺼워진 골병변이 비균질적인 조영증강을 나타내었다. 소뇌 뒤의 커다란 낭성 변화가 비특이적으로 보였으나 뇌하수체의 이상은 보이지 않았다.

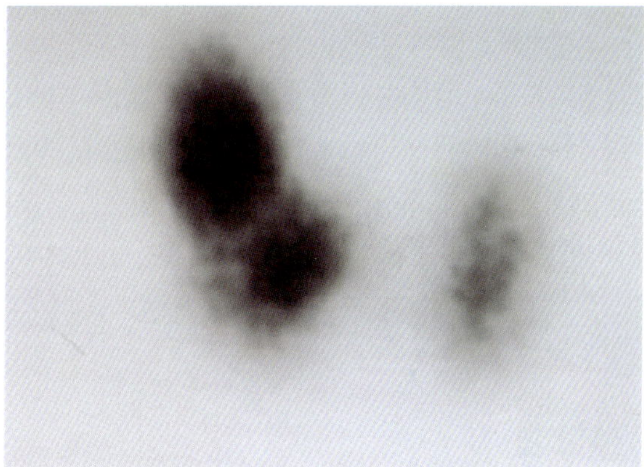

그림 4. 갑상선 스캔에서 우엽의 동위원소 섭취가 증가된 양상을 보였다.

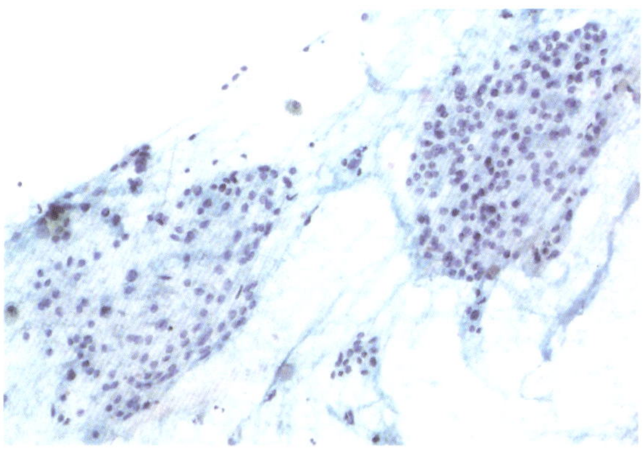

그림 5. 세포진검사 결과는 크기와 모양이 다양한 여포세포가 중등도로 증가되어 있었고, hemosiderin을 함유한 포식세포도 보였다 (Papanicolaou stain, ×100).

08 기관지 유암종에 의한 이소성 ACTH 증후군

병력

전신쇠약감과 체중증가를 주소로 내원한 60세 여자 환자로, 1990년 고혈압을 진단받았으나 치료를 하지않고 지내다가 1995년 우연히 실시한 흉부전산화단층촬영에서 2cm 가량의 경계가 분명한 종괴가 있어 경피적 세침흡인생검으로 유암종을 진단받았다. 이후 병원에 오지 않고 지내다가 2002년 9월부터 전신쇠약감과 다뇨, 다갈증이 있어 타병원 방문하여 당뇨병 및 울혈성심부전을 진단받았으나 경구혈당강하제로 혈당이 조절되지 않으면서 지속적인 전신부종, 체중증가와 저칼륨혈증을 보여 본원으로 전원되었다.

진찰 소견

내원 당시 혈압 150/90mmHg, 맥박 분당 90회, 체온 36.6℃였으며, 의식은 명료하였다. 만성 병색과 전신 부종을 보였으나 흉부 청진에서 특이사항 없었으며, 복부에서 종괴는 촉지되지 않았다. 환자는 피부색이 다소 검게 보였으며 복부에 갈색선조가 있었다.

검사 소견

(1) 일반 검사

혈청생화학검사에서 총단백 6mg/dL, 알부민 3.2mg/dL, AST/ALT 25/40 IU/L, 총빌리루빈 1.25mg/dL, 직접빌리루빈 0.39mg/dL, alkaline phosphatase 324 IU/L, LDH 954 IU/L, 칼슘 8.2mg/dL, 인 2.9mg/dL, 콜레스테롤 194mg/dL, BUN 15.5mg/dL, 크레아티닌 0.8mg/dL였고, 혈청전해질은 나트륨 150.7mmol/L, 칼륨 2.64mmol/L, 클로라이드 108.8mmol/L였다.

(2) 내분비 검사

호르몬 검사에서 혈중 ACTH와 코르티솔이 오전 8시에 318pg/mL와 50 μg/dL 이상, 오후 4시에 각각 100pg/mL와 50 μg/dL이상으로 증가되었고 일중 변동이 소실되었다. 24시간 소변 유리 코르티솔은 525μg/day였고 소변의 Hydroxyindoleacetic acid는 5.18mg/day, 17-ketosteroid는 18.51mg/day, 17-hydroxycorticosteroid는 16.47mg/day, 혈청 serotonin은 31.0 pg/mL으로 측정되었다. 저용량 및 고용량 덱사메타손 검사에서 모두 억제되지 않았다(표 1).

(3) 방사선 검사

단순 흉부촬영상 오른쪽에 소량의 흉수와 심비대 소견 관찰되었다(그림 1). 흉부 단층 촬영소견에서 폐우중엽에 약 2cm 가량의 고립성 폐결절이 보였고 복부 단층촬영소견에서 양측 부신에 특이 소견 관찰되지 않았다(그림 2). 뇌하수체 MRI 검사상 특이 소견 보이지 않았다.

(4) 병리조직 검사

육안 소견에서 2cm 가량의 흰색의 부드러운 연조직이었으며 현미경 소견에서 세포분열징후와 괴사가 없는 유암종에 합당한 소견이었다(그림 3A, B). 면역 화학염색상 ACTH에 양성 반응을 보였고 synaptophysin, chromogranin, CD56에도 양성 반응을 보였고 ki 67 proliferation index는 1% 이하였다(그림 3C).

경과

환자는 흉부외과에서 흉강경을 이용한 조직절제술을 시행하였다. 술중 조직 검사상 악성 소견이 관찰되지 않아 흉곽 절제술은 시행하지 않았다. 수술 후 환자는 혈압 및 혈당 조절은 수술 전보다 더 낮은 용량에서 조정되었으며 저칼륨혈증도 특별한 치료없이 교정되었다. 수술후 2주째 시행한 검사에서 ACTH 4.94pg/mL, 코르티솔 16.1 μg/dL으로 감소되었으며 환자는 이후 외래 경과 관찰 중에 있다.

도움말

쿠싱증후군을 일으키는 원인은 크게 세 가지로 뇌하수체 쿠싱병, 원발성 부신질환, 이소성 ACTH 증후군이 있다. 이소성 ACTH 증후군은 폐의 소세포암과 같은 악성 종양과 관련이 있는 것과 기관지 유암종 처럼 비교적 증식 속도가 느린 것이 있다. 빈도에 따라 폐의 소세포암이 약 50%를 차지하며 기관지 유암종, 췌장 소도암, 흉선 유암종, 갑상선 수질암, 갈색세포종 순이다. 1963년 Liddle 등이 뇌하수체 이외의 조직에서 발생한 종양에서 ACTH 활성을 가진 물질이 유리되어 쿠싱 증후군을 일으키는 것을 이소성 ACTH 증후군으로 명명한 이래 폐, 흉선, 췌장과 위장관 등의 종양에 의해 상기 증후군이 발현되는 것이 보고되어 왔고, 1960년 Cohen 등에 의해 최초로 쿠싱증후군과 공존된 기관지 유암종 증례가 보고된 이래 유사한 보고가 있어 왔다.

기관지 유암종은 이소성 ACTH 증후군의 약 10%를 차지하며, 천천히 자라 뇌하수체 의존성 쿠싱병과 임상 증상의 구별이 용이하지 않는 경우가 많다. 또한 증상이 나타나는 시기에 원발 부위가 뚜렷하지 않은 경우가 많아 진단과 치료에 어려움을 보이는 경우가 많다. 일단 50% 이상이 흉부에 위치하므로 단순 흉부 방사선 촬영, 흉부 전산화 단층 촬영을 시행해야 하며 뇌하수체, 부신, 췌장, 갑상선 등에 대한 방사선학적 검사를 시행해야 한다.

이소성 ACTH 증후군의 생화학적 특징은 저칼륨혈증, 대사성 알칼리증, 내당능 장애 또는 당뇨병을 보일 수 있다. 호르몬 검사 소견은 증가된 코티솔 및 ACTH 농도를 기초로 하여 24시간 소변내 유리 코티솔 검사 및 시상하부-뇌하수체-부신축에 대한 검사로 확진한다. 이소성 ACTH 증후군의 치료는 원발 종양의 광범위 절제가 가장 좋으나 재발 및 전이로 인하여 절제가 용이하지 않을 때는 방사선 치료와 항암 화학요법을 사용할 수 있다.

참고 문헌

1. 박인애, 안긍환, 박성희, 이상국, 함의근, 김주현, 민헌기: 이소성 ACTH 생성으로 쿠싱 증후군을 일으킨 폐 말초성 유암종. 대한병리학회지 18: 281-285, 1984
2. 김숙경, 박형규, 김선욱, 박건상, 신찬수, 김성연, 조보연, 이홍규, 고창순: 기관지 유암종에 의한 이소성 ACTH 증후군 1예. 대한내과학회지 52: S161-167, 1997
3. 최영진, 주상현, 신선혜, 공옥녀, 안준협, 김영대, 손석만, 김인주, 김용기: 기관지 유암종에 의한 이소성 ACTH 증후군 1예. 대한내분비학회지 19:76-81, 2004
4. Brown WH: A case of pluriglandular syndrome. Lancet 2:1022, 1928
5. Cohen RB, Toll GD, Castleman B: Bronchial adenomas in Cushing's syndrome: Their relation to thymomas and oat call carcinomas associated with hyperadrenocorticism. Cancer 13:812, 1960
6. Ratcliffe JG, Scott AP, Bennett HPJ, Lowry PJ, McMartin C, Strong JA, Walbaum PR: Production of a corticotropin like intermediate lobe peptide and of corticotrpin by a carcinoid tumor. Clin Endo 2:51-55, 1968
7. Liddle GW, Nicholson WE, Island DP, Orth DN, Abe K, Lowder SC: Clinical and laboratory studies of ectopic humoral syndrome. Recent Prog Horm Res 25:283-314, 1969
8. Howlett TA, Drury PL, Perry L, Besser GM: Diagnosis and management of ACTH-dependent Cushing syndrome: Comparison of the features in ectopic and pituitary ACTH production. Clin Endocrinol (Oxf) 24:699-713, 1986

9. Carpenter PC: Diagnosis evaluation of Cushing's syndrome. Endocrinol Metab Clin north Am 17:455-472, 1988

표1. 덱사메타손 억제 검사 결과

투약 전	저용량	고용량	
혈청 코르티솔l(μg/dL)	〉50	〉50	〉50
24시간 소변 유리 코르티솔(μg/day)	525	625	974

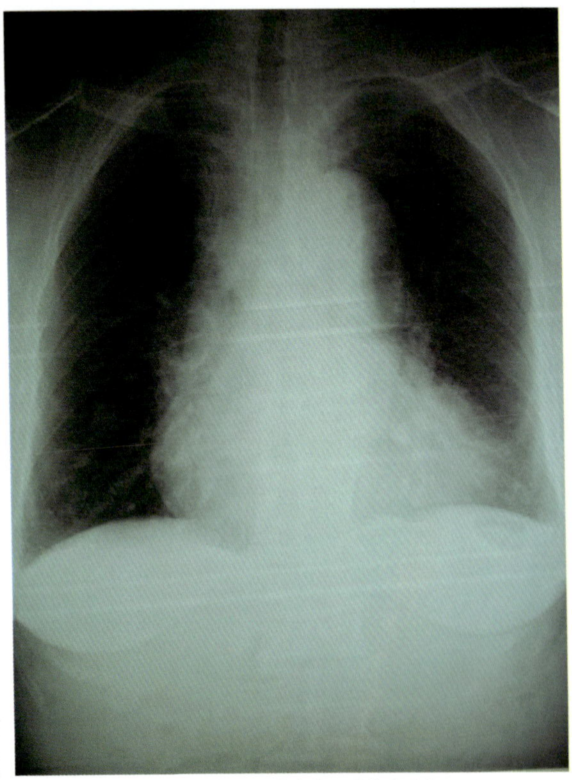

그림 1. 흉부 X선 사진에서 우측 하엽에 고립성 폐결절

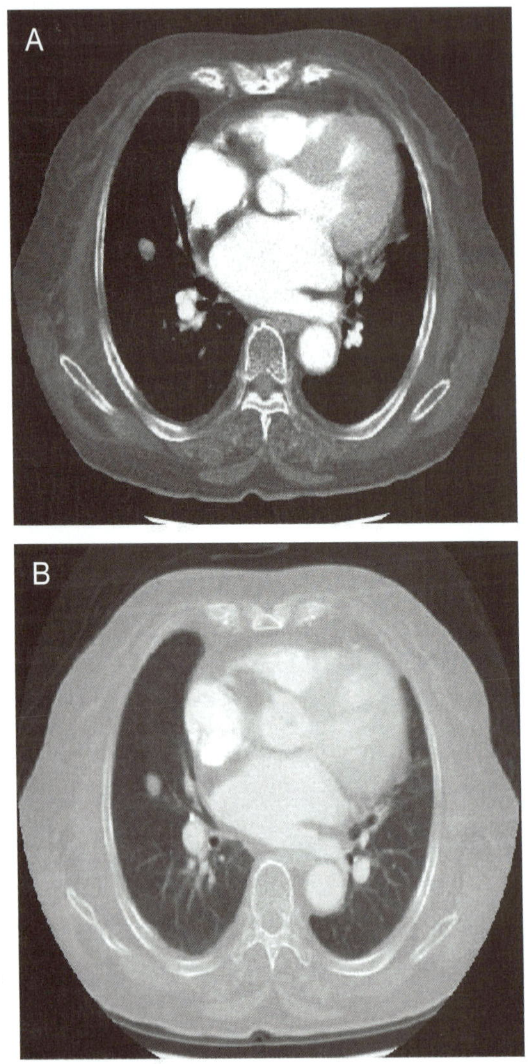

그림 2. 흉부 전산화단층촬영에서 폐우중엽에 약 2cm가량의 고립성 폐결절(A : Mediastinal setting, B : Lung setting)

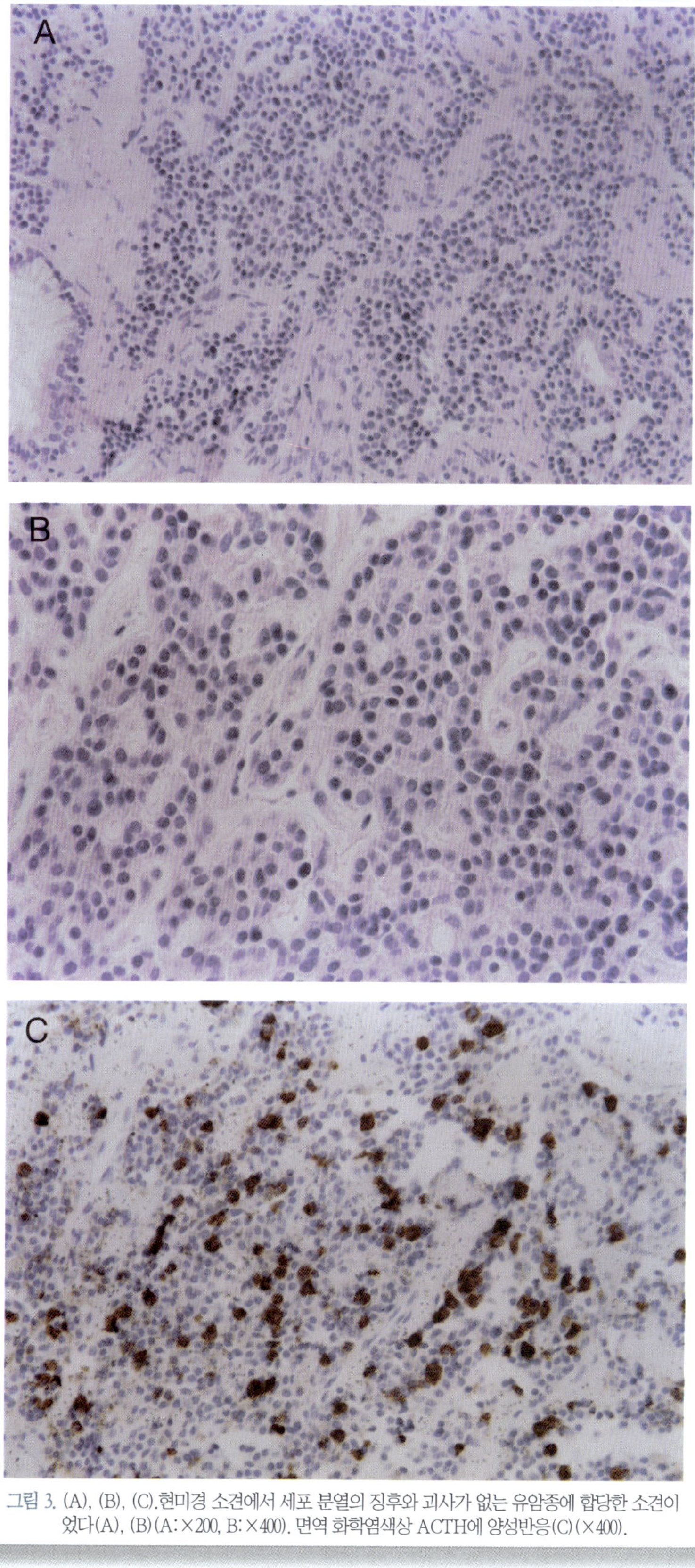

그림 3. (A), (B), (C).현미경 소견에서 세포 분열의 징후와 괴사가 없는 유암종에 합당한 소견이었다(A), (B)(A:×200, B:×400). 면역 화학염색상 ACTH에 양성반응(C)(×400).

09 VIPoma와 동반된 다발성 내분비 선종증

병력

70세 남자 환자는 내원 5개월 전 오심, 구토와 하루 5회 이상의 수양성 설사가 발생하여 인근 병원에 입원하였다. 입원시 amylase 183U/L lipase 1875U/L로 급성 췌장염 진단 하에 치료를 받았으며 이후 오심, 구토는 소실되었으나 수양성 설사는 지속되었다. 퇴원 1개월 후 수양성 설사와 급성으로 진행하는 하지마비가 발생하여 재차 입원하였다. 당시 시행한 검사에서 혈청 나트륨 155mEq/L, 칼륨 1.5mEq/L, 칼슘 14mg/dL, 인 1.3mg/dL, 부갑상선 호르몬 (intact PTH) 155.5 pg/mL로 증가되어 있었다. 골밀도 검사에서 요추 및 대퇴골 T-score가 각각 -2.4, -2.5로 골밀도가 감소되어 있었다. ^{201}Tl-^{99m}Tc subtraction 스캔 검사에서 우하측 부갑상선이 비정상적으로 종대된 소견을 보였으며 (그림 1), 수술후 조직 검사에서 부갑상선종이 진단되었다. 부갑상선 절제술 후 시행한 검사에서 혈청 나트륨 148mEq/L, 칼륨 2.6mEq/L, 칼슘 11.7mg/dL, 인 3.1mg/dL 였고, 하루 2000cc 이상의 수양성 설사와 양측 하지마비가 지속되어 본원으로 전원되었다. 환자는 1년 전 위궤양으로 인한 토혈로 치료받은 적이 있다.

진찰 소견

급성 병색이었으나 의식은 명료하였고 생체징후는 정상이었다. 전경부 아래 부분에 수술한 흔적이 보였으나 촉진에서 특이 소견은 없었다. 복부 청진에서 장음이 약간 증가되어있는 것 외의 특이 소견은 없었다. 신경학적 검사에서 하지의 운동이 감소되어 있었으나 감각은 정상이었다.

검사 소견

(1) 일반 검사

내원 당시 말초 혈액 검사에서 혈색소 7.3g/dL, 헤마토크리트 21.0%로 빈혈 소견을 보였고 대변 잠혈 반응은 음성이었다. 혈청 전해질 검사에서 나트륨 136mEq/L, 칼륨 1.3mEq/L, 칼슘 11.1mg/dL, 인 1.2 mg/dL였으며, PTH 2.94pg/mL이었다. 간기능 검사는 정상이었으며, 공복 혈당 90mg/dL, 혈액 요소 질소 22mg/dL, 크레아티닌 1.1mg/dL이었다.

(2) 내분비 검사

호르몬 검사에서 가스트린 89.03pg/mL, 인슐린 11.7μIU/mL, 5-HIAA 4.25mg/일로 정상이었으나, VIP 호르몬은 250pg/mL로 증가되어 있었다.

(3) 방사선 검사

복부초음파촬영 및 전산화단층촬영에서 췌장 미부에 2.5cm 크기의 종괴가 관찰되었으나(그림 2), 뇌하수체 전산화 단층촬영상에서는 종괴는 관찰되지 않았다.

경과

환자는 입원 후 저칼륨혈증을 교정하고 2일째부터 하지마비와 전신쇠약은 호전을 보였으며 혈청 칼륨은 2.5mEq/L로 상승되었다. VIPoma에 대한 궁극적인 치료를 위하여 수술을 고려하였으나 환자는 수술을 거부하고 퇴원하였다. 퇴원 후 수양성 설사가 계속되었으며 퇴원 1주만에 전신쇠약이 악화되어 재입원하였고, 칼슘 14.6mg/dL, 인 0.7mg/dL이었으며, 입원 2일째 의식저하가 동반되었다. Pamidronate 정주 및 다량의 수액과 이뇨제 치료 후 4일째 혈청 칼슘치는 11.3mg/dL로 조절되었다. 이후 환자는 점차 안정되었으며 somatostatin(Sandostatin)제제를 8일간 투여 후 췌장 미부 절제술을 시행하였다. 절제된 췌장 미부에는 직경 3cm 크기의 갈색 종괴가 관찰되었으며(그림 3), 면역조직화학적 염색상 VIP에 양성 반응을 보였다(그림 4). 수술 후 환자의 설사 및 전해질 이상이 호전되었으며, MEN I에 대한 점돌연변이의 유무를 알아보기 위해 환자와 증상이 없었던 아들 1명의 말초혈액 내 백혈구를 추출하여 DNA 염기서열 분석을 시행하였으며, 그 결과 환자와 아들 모두에서 MEN I 유전자 exon 9의 codon 383에서 GAC가 CAT(Asp→His)로 전이된 점돌연변이를 확인하였다(그림 5).

도움말

MEN I은 부갑상선, 뇌하수체 및 췌도 세포를 침범하는 종양을 특징으로 하는 증후군으로 모든 연령에서 발생할 수 있으나 주로 40대 이후에 발생한다. MEN I 중 부갑상선 기능항진증이 가장 흔하고 최초로 발견되는 임상 증상으로 알려져 있다. 반면 부갑상선 기능항진증 환자에서 MEN I의 발생률은 1~18%로 다양하게 보고되어 있다.

MEN I에 동반된 부갑상선 기능항진증은 무증상이 대부분이나 드물게 소화성 궤양이나 신석증, 골소실 등을 일으키기도 한다. 병리조직학적으로 부갑상선 과증식증이 흔히 발견되는 소견이며, 수술 후 칼슘은 정상으로 회복된다.

MEN I에 동반된 췌장소도종양의 경우 가스트린과 인슐린을 분비하는 경우가 가장 흔하며, 그 다음으로 pancreatic polypeptide를 분비하는 경우가 많으나 VIP 호르몬을 분비하는 경우는 매우 드물다. VIPoma의 주증상은 다량의 분비성 설사로 대변의 수분은 혈장과 등장액이고 금식 시에도 설사는 멈추지 않는다. 특징적인 검사실 소견은 저칼륨혈증, 대사성 산증 및 고칼슘혈증이 있다. 고칼슘혈증의 기전은 명확하지 않으나, 골흡수의 증가로 인한 칼슘의 negative balance와 관련이 있을 것으로 생각되며, 골세포 배양 실험에서 VIP가 골흡수를 자극한다는 보고가 있다.

참고 문헌

1. 김홍규, 김철희, 박중열, 송영기, 이기업, 김기수. 한국인에서 제1형 다발성 내분비 선종의 임상 양상. 대한내분비학회지 11:163-174, 1996
2. 김민규, 홍상범, 홍승모, 한덕종, 홍석준, 김상욱, 송영기, 이기업, 김기수: 이차성 무월경과 골다공증으로 발현된 제1형 다발성 내분비 선종증 1예. 대한내분비학회지 13:684-689, 1998
3. 최원혁, 박유정, 홍인철, 이한철, 박세훈, 최성철, 이호락, 정인경, 정재훈, 민용기, 이명식, 이문규, 김광원, 김원석: 수양성 설사로 발현된 다발성 내분비 선종증 1예. 대한내분비학회지 16:231-237, 2001
4. 이시원, 최영식, 박요한, 오경승, 신중우, 김일진, Shinya Uchino: VIPoma와 동반된 다발성 내분비 선종증 1예. 대한내분비학회지 20:64-70, 2005
5. Ballard HS, Frame B, Hartstock C: Familial multiple endocrine adenoma-peptic ulcer complex. Medicine 43:481-515, 1964
6. Eberle F, Grun R: Multiple endocrine neoplasia type l(MEN-1). Ergbeg inn Med Kinderheilkd 46:76-149, 1981
7. Gelston AL, Delishe MB, Patel YC: Multiple endocrine adenomatosis type 1 occurrence in an octogenarian with high levels of circulating pancreatic polypeptide. JAMA 247:665-666, 1982
8. Hohmann EL, Levine L, Tashjian AH: Vasoactive intestinal peptide stimulates bone resorption via a cyclic adenosine 3'-, 5'-morphosphate-dependent mechanism. Endocrinology 112:1233-1239, 1983
9. Benson L, Ljunghall S, Akerstrom G, Oberg K: Hyperparathyroidism presenting as the first lesion in multiple endocrine neoplasia type 1. Am J Med

82:731-737, 1987

10. Brandi ML, Marx SJ, Aubach GD, et al: Familial multiple endocrine neoplasia type 1: A new look at pathophysiology. Endocr Rev 8:391-412, 1987

11. Marx SJ: Multiple endocrine neoplasia type 1. in Vogelstein B, Kinzler KW(eds): Genetic Basis of Human Cancer. pp489-506, New York, McGraw Hill, 1998

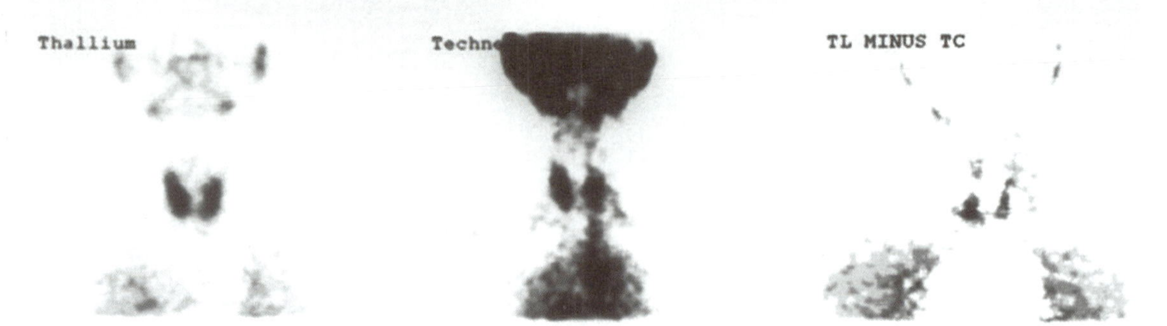

그림 1. ^{201}Tl-^{99m}Tc subtraction 스캔에서 우측 하단 부갑상선의 증가된 영상을 보였다.

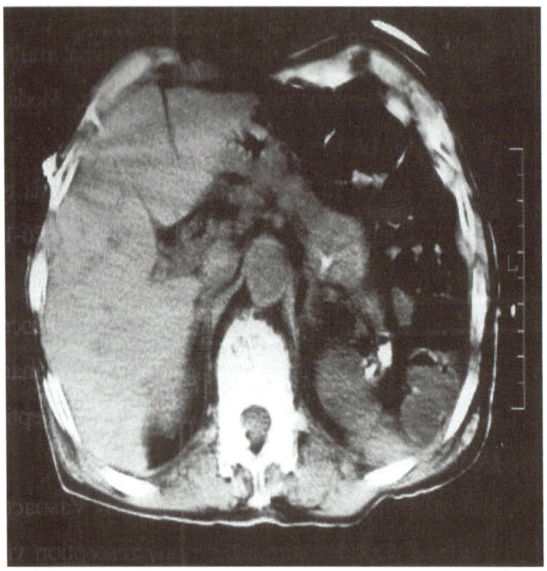

그림 2. 복부 전산화단층촬영에서 췌장 미부에 2.5cm 크기의 종괴가 관찰되었다.

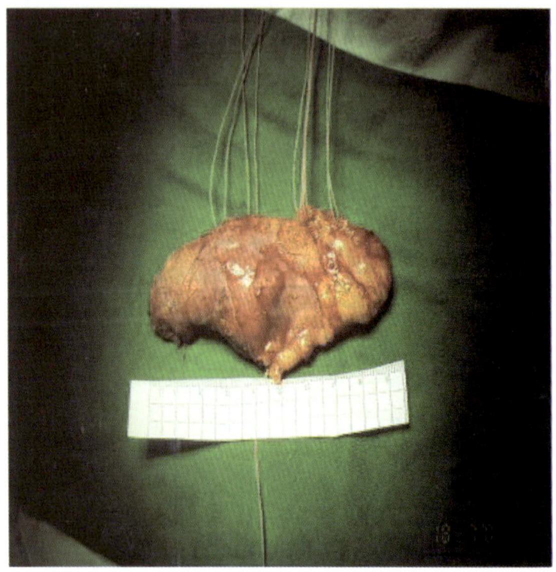

그림 3. 췌장 미부에 직경 3cm 크기의 갈색 종괴가 관찰되었으며 엷은 섬유막으로 둘러싸여 있었다.

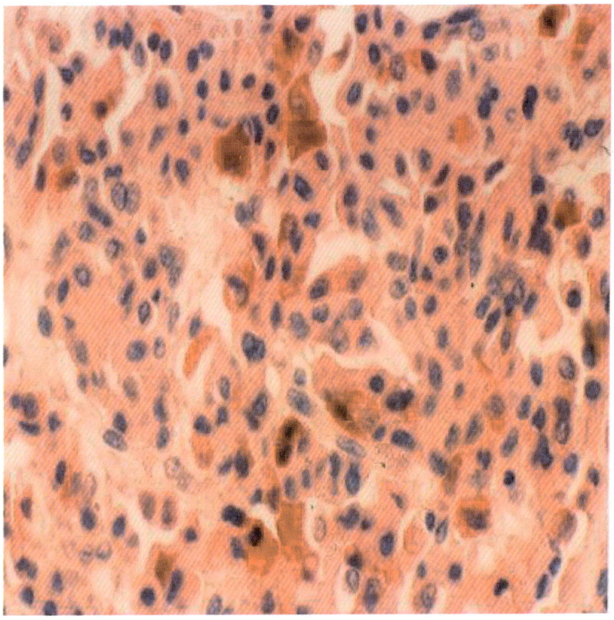

그림 4. VIP에대한 면역조직화학적 염색에서 일부 세포가 적갈색으로 염색되어 양성 반응을 보였다(×200)

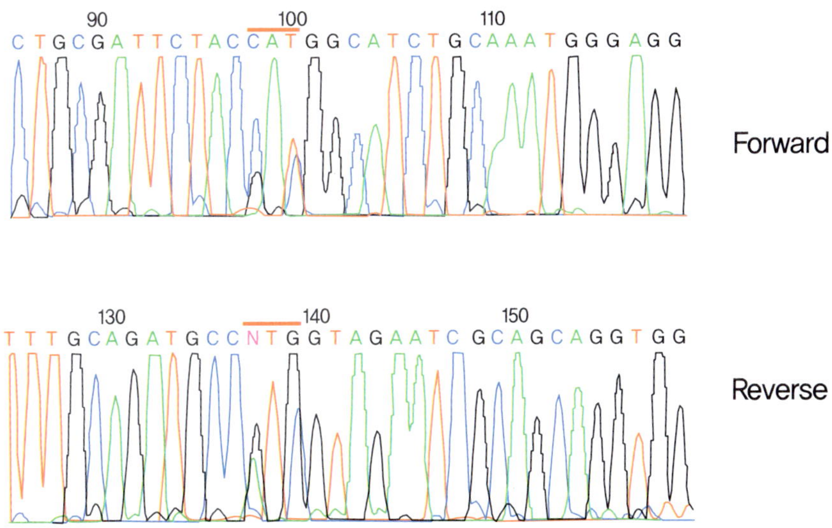

그림 5. DNA 염기서열 분석에서 MEN I 유전자 exon 9의 codon 383에서 GAC가 CAT(Asp→His)로 전이된 점돌연변이를 확인하였다.

10 저칼륨혈증을 동반한 고혈압으로 발현한 원발성 레닌증

병력

특별한 병력이 없는 22세 여자 환자로 내원 2개월 전 우연히 측정한 혈압이 180/130mmHg로 높아 이차성 고혈압이 의심되어 본원에 의뢰되었다.

소견

내원 당시 혈압이 170/110mmHg이었으며, 맥박수 64회, 호흡수 20회, 체온 36.4?이었으며 신체 검사에서 특이 소견 없었다.

검사 소견

(1) 일반 검사

혈청 전해질 검사에서 칼륨이 3.2 mEq/L로 낮게 측정되었다.

(2) 내분비 검사

혈장 알도스테론은 600(50~194)pg/mL로 증가되어있었으며, 혈장 레닌 활성도는 17.6(1.0~2.5)ng/mL/hr로 증가되어있었다. 24시간 요중 vanillylmandelic acid, metanephrine, epinephrine, norepinephrine, cortisol은 정상 범위로 측정되었다.

(3) 방사선 검사

복부 전산화단층촬영 검사시 조영증강 전 영상에서 우측신장의 하극부(lower pole)에 약 2cm 크기의 불균질한 음영을 보이는 원형의 종괴가 발견되었으며, 종괴의 대부분은 신실질에 비해 약간 높은 음영을 보이는 양상이었다(그림 1A). 조영증강 후 영상에서는 약한 조영증강을 보였으며 앞부분에 조영증강되지 않는 부분이 관찰되었다(그림 1B). 복부 자기공명영상검사시 시상 T2 강조영상에서 종괴는 약간 저신호강도를 나타냈고 내부에 약간의 고신호강도를 보이는 부분이 관찰되었으며, T1 강조영상에서는 신실질과 동일한 신호강도를 나타내었다. 이 종괴는 조영증강한 T1 강조영상에서는 저신호강도을 나타내어 저혈관성이라는 것이 관찰되었다(그림 2). 신장 초음파에서 우측 신장의 하극부의 같은 종괴가 1.3cm 크기의 고에코성 종괴로 발견되었으며 도플러 검사상 역시 신혈관 협착의 소견은 관찰되지 않았다. 전산화단층촬영 및 자기공명영상I 검사에서도 신동맥 협착의 소견은 발견되지 않았다.

(4) 기타 검사

안저검사시 Grade 1의 고혈압성 망막변화가 관찰되었다. Juxtaglomerular cell tumor 의심하여 시행한 선택적 신정맥 채혈 결과 우신정맥에서 측정한 혈장레닌 활성도는 35.5ng/ml/hr, 좌신정맥에서는 13.4ng/ml/hr, 신장 하방에 위치한 하대정맥에서는 11.4ng/ml/hr로 측정되었다. 우신정맥의 측정치가 좌신정맥에 비해 2.6배 높았으므로 레닌 분비의 원인이 우측 신장에 있는 것으로 판단할 수 있었다.

(5) 병리조직 검사

저배율에서 유두상의 증식을 보이는 상피양세포로 둘러싸인 소견이 관찰되었다. 중앙에 핵이 위치하는 중간 크기의 원형의 세포로 구성되어 있으며 세포질은 옅고 창백하였다. 혈관이 풍부하고 곳곳에서 염증세포의 침윤이 관찰되었다(그림 3). PAS 염색에서 세포질 내에 짙은 분홍색 과립이 관찰되었다(그림 4). 면역형광염색검사시 CD34에 양성, vimentin과 cytokeratin에는 국소적 양성, CD10과 smooth muscle actin에는 음성반응을 보였다. 또한 세포질 내 PAS 양성 과립들이 관찰되었다. Renin에 대한 면역형광염색은 검사실 사정상 불가능하여 시행하지 못하였다.

경과

환자는 1일 enalapril 10mg씩을 투여 받았으며 이후 혈청 전해질 검사에서 혈청 칼륨은 3.9mEq/L로 정상화되었고, 혈압은 수축기 140~150mmHg, 이완기 80~90mmHg으로 유지되었다. Juxtaglomerular cell tumor로 진단한 후 복강경 수술로 부분적 우신 절제술을 시행하였으나 절제면에서 반복적으로 잔여 종양 조직이 발견되어 개복술로 우신 전절제술을 시행하였다. 수술 후 환자는 혈압강하제를 쓰지 않은 상태에서 혈압과 혈청 칼륨치가 정상범위로 유지되었다.

도움말

원발성 레닌증(Primary reninism)은 고혈압의 드문 원인으로, 종양에 의해 원발성으로 레닌이 분비되고 레닌에 의해 고혈압이 발생하는 질환으로 Conn에 의해 처음 제안되었다. 현재까지 여러 문헌에서 renal 혹은 extrarenal, benign 혹은 malignant 등 여러 가지 renin을 분비하는 종양을 보고하고 있다. Juxtaglomerular cell tumor은 primary reninism의 원인 중 benign renal tumor에 속하는 것으로, 고혈압, 저칼륨혈증, 높은 혈장레닌 활성도, 높은 혈장 알도스테론 농도, 신종괴가 특징적으로 발견되며 조직학적으로 레닌에 대한 면역염색결과로 확진이 가능한 질환이다. 여러 고혈압의 원인 중 juxtaglomerular cell tumor는 보존적인 수술적 치료로 완치가 가능한 질환으로 고혈압의 장기간 치료에 필요한 비용과 고혈압으로 인한 합병증의 심각성과 빈도를 고려해 볼 때 정확한 진단과 치료가 중요하다. 또한 이차성 고혈압의 중요한 원인인 원발성 알도스테론증, 신혈관성 고혈압과 감별이 필요한 질환이다. 그리고, 원발성 레닌증은 레닌의 원발적 증가로 고혈압이 발생하는 매우 드문 임상상으로, 레닌의 생리적 역할에 대한 연구에 중요한 모델로 의미를 지닌다.

참고 문헌

1. 최형진, 홍의실, 조영민, 박도준, 신찬수, 박경수, 김성연, 조보연, 이홍규: 저칼륨혈증을 동반한 고혈압으로 발현한 원발성 레닌증 1예. 대한내분비학회지 20:168~173, 2005
2. Robertson PW, Klidjian A, Harding LK, Walters H, Lee MR, Robb-Smith AH: Hypertension due to a renin-secreting renal tumor. Am J Med 43:963-976, 1967
3. Kihara I, Kitamura S, Hoshino T, Seida H, Watanabe T: A hitherto unreported vascular tumor of the kidney: a proposal of juxtaglomerular cell tumor. Acta Pathol Jpn 18:197-206, 1968
4. Corvol P, Pinet F, Plouin PF, Bruneval P, Menard J: Renin-secreting tumors. Lab Invest 37: 357-368, 1977
5. White PC: Mechanisms of Disease: Disorders of Aldosterone Biosynthesis and Action. N Engl J Med 331: 250-258, 1994
6. Haag M, Selbach J, Keberle E: Juxtaglomerular cell tumor(reninoma) as the etiology of severe juvenile hypertension. Blood Press 6:147-153, 1997
7. Kim Chul H, Park Yong W, Ordonez Nelson G, Ayala Alberto G, Burroughs Judy F, Ro Jae Y: Juxtaglomerular Cell Tumor of the Kidney: Case Report with Immunohistochemical and Electron Microscopic Investigations and Review of the Literature. Inter J Surgical Pathology 7:115-123, 1999
8. Martin SA; Mynderse LA, Lager DJ. Cheville JC : Juxtaglomerular cell tumor: a clinicopathologic study of four cases and review of the literature. Am J Clin

Pathol 116:854-863, 2001

9. David G Bostwick: Urologic Surgical pathology. 1st ed. pp113-115, St. Louis, Missouri Mosby-year Book

10. Ki Ouk Min, Hi Jeong Kwon, Seok Joo Ahn, Sang Ah Chang, Yoon Sik Chang, Byung Kee Bang, Jin Kim, Moon Hyang Park, Eun Sun Jung, Young Jin Choi, Eun Joo Seo, Byung Kee Kim: Juxtaglomerular cell tumor of the Kidney: A Case Report. J Korean Med Sci 16:233-236, 2001

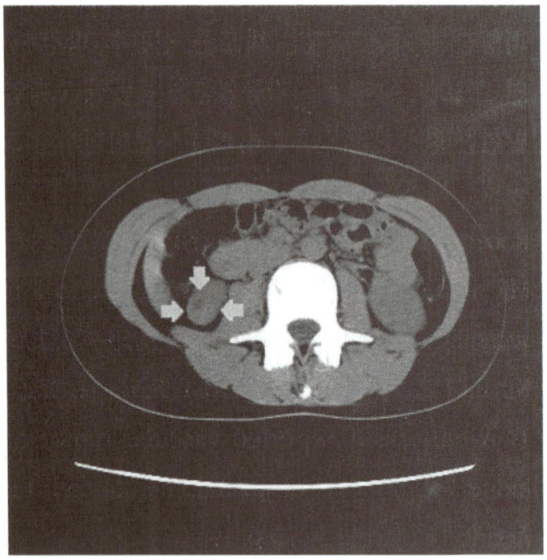

그림 1A. 우측 신장의 하단에 비균질적인 영상을 보이는 둥근 종괴.

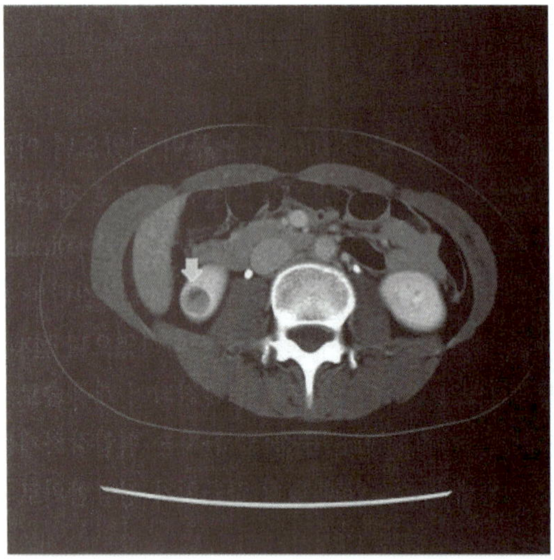

그림 1B. 조영 증강 후에 종괴의 주변부는 약간 증강되는 양상을 보였으나 일부는 조영되지 않은 부분(화살표)도 있음

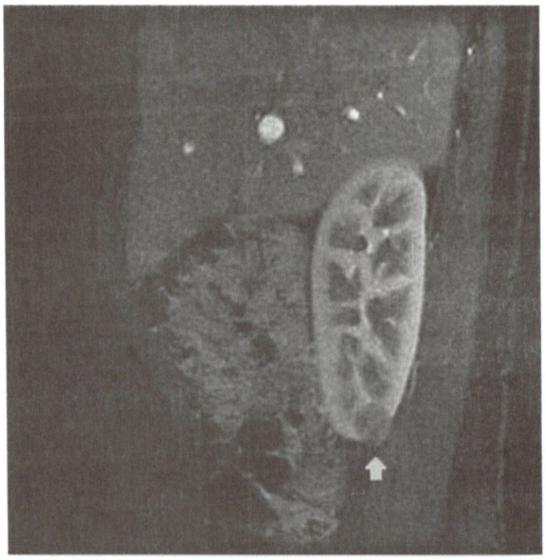

그림 2. 조영증강 후의 T1 시상영상에서 우측 신장의 하단에 종괴는 저신호강도를 보여 저혈관성 종괴일 가능성이 높았다.

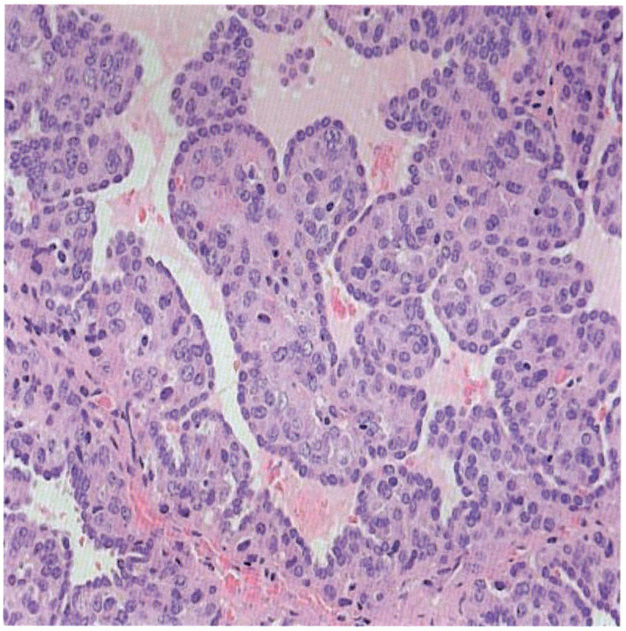

그림 3. 저배율에서 종괴는 유두상의 증식을 보이는 상피양세포로 둘러 쌓여 있었다. 핵이 중앙에 위치하는 중간 정도 크기의 원형의 세포로 구성되어 있으며 옅고 창백한 세포질로 구성되어 있었다. 혈관이 풍부하였고 곳곳에서 염증세포의 침윤이 관찰되었다(H&E ×200).

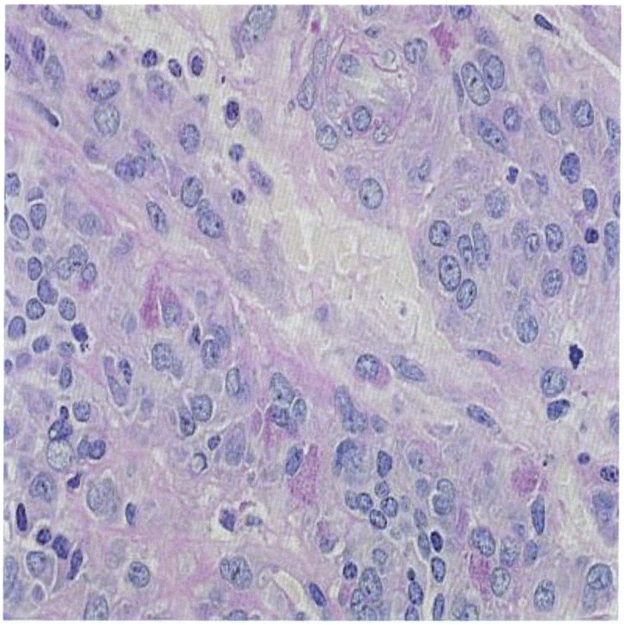

그림 4. PAS 염색에서 세포질 내에 PAS-양성인 연분홍색의 과립이 보임 (PAS ×400).

11 VHL 유전자 변이(R167W)에 의해 쌍둥이 형제에서 발현된 von Hippel-Lindau 병

병력

28세 남자환자는 내원 1달 전부터 간헐적으로 지속되는 찌르는 양상의 두통과 전신쇠약으로 내원하였다. 15년 전 만성 B형 간염을 진단받았으며, 10년 전 양측성 갈색세포종을 진단 받았으나 특별한 치료는 받지 않았다. 일란성 쌍둥이인 형이 10년전 양측성 갈색세포종 진단 후 약물 치료를 받던 중 2004년 지주막하 출혈로 사망하였다. 어머니는 고혈압 및 당뇨병이 있으며, 아버지는 고혈압으로 치료 중이다.

진찰 소견

환자는 급성병색을 띠고 있었고 의식은 명료하였으며, 혈압은 145/99mmHg, 맥박수는 105회/분이었다. 경부에서 촉지되는 종괴는 없었다. 의식수준은 명료하였고, 대광 반사 및 각막 반사는 보존되어 있었고, 유두부종 및 경부강직은 보이지 않았다.

검사 소견

(1) 일반 검사

말초혈액검사에서 헤모글로빈 15.7g/dL, 헤마토크리트 45.6%로 증가되어 있었으며, 생화학검사에서 BUN 9.4mg/dL, creatinine 0.9mg/dL, 혈청 전해질 검사에서 Na 143mEq/L, K 3.7mEq/L, 총 칼슘 9.3mg/dL, 인 3.5mg/ dL으로 정상이었으며, bilirubin 0.7mg/dL, AST 93 U/L, ALT 227 U/L로 증가되어 있었다.

(2) 내분비 검사

24시간 요중 VMA는 10.6mg (참고치:〈8), metanephrine 66.0mg(참고치:〈1.3), norepinephrine 508.2μg(참고치: 15~80)로 증가되어 있었고, epinephrine 6.4μg/day(참고치:〈20)로 정상이었다.

(3) 방사선 검사

복부 전산화단층촬영에서 각각 3.7 cm와 3.8cm 크기의 조영증가된 고형 종괴가 양쪽 부신에서 발견되었고, 오른쪽 부신 종괴에서는 다발성 석회화 소견이 관찰되었다. 그 외 신장이나 췌장부위에 종양은 관찰되지 않았다(그림 2). 뇌 자기공명촬영에서 오른쪽 소뇌에 1.5cm의 종괴가 T2 강조영상에서 비동질성의 저신호, T1 영상에서 중간신호로 관찰되어 혈관종에 합당한 소견을 보였다(그림 3). 123I MIBG 전신스캔에서 양측 부신에 국소적인 섭취 증가가 있었고 원격 전이의 증거는 없었다(그림 4). 안저검사 및 안구초음파에서 망막의 혈관종 소견은 보이지 않았다.

(4) 유전학 검사

말초혈액 샘플을 채취하여 림프구를 수확한 후 원심분리를 이용해 DNA를 정제하였다. VHL유전자로 primer를 합성하여 genomic DNA와 함께 PCR 후 SSCP(single-strand conformation polymorphism)으로 비정상 소견을 보이는 band의 염기서열을 분석하였다. 그 결과 VHL 유전자 exon 3번의 codon 167번 부위에 CGG가 TGG로 치환되어 Arginine이 Tryptophane으로 바뀐 과오 돌연변이가 발견되었다(그림 1). 가족에 대한 유전자검사에서 어머니의

VHL 유전자에 환자와 동일한 배선 돌연변이가 발견되었고, 형은 정상 염기서열을 나타내었다(그림 5).

경과

환자는 갈색세포종과 소뇌 혈관종이 동시에 발견되었고, VHL 유전자에서 배선 돌연변이가 발견되어 VHL 병으로 진단하였다. 수술전 전처치로 phenoxybenzamine 10mg tid로 시작하였으나 어지러움증과 구역, 구토가 심하여 doxazosin(Cardura XL) 4mg를 투여하였다. 혈압이 안정적으로 유지되고 발작적 두통이 없어서 외과로 전과되어 전신마취하에 복강경을 통한 양측 부신절제술을 시행하였다. 수술 후 시행한 급속 부신피질자극호르몬 자극검사에서 혈청 코티졸이 최고 11.9 μg/dL로서 수술에 의한 부신기능 저하증으로 진단하고 hydrocortisone 20mg을 경구 투여하고 있다. 현재 약물치료 없이 정상혈압을 유지하며 외래 추적관찰 중이며, 향후 소뇌혈관종에 대한 신경외과적 치료를 계획하고 있다.

도움말

Von Hippel-Lindau(VHL) 병은 여러 장기에 과혈관종을 일으키는 상염색체 우성 질환으로 중추신경계에 혈관종 및 복강 내 장기에 종양을 일으킬 수 있다. 중추신경계 병변은 망막, 소뇌, 간뇌, 척수 등에 나타나는 혈관종이며 복강내 병변은 신세포암, 갈색세포종, 췌장 낭종, 부고환 낭성선종 등을 포함한다. VHL 병의 분류는 갈색세포종이 없는 경우를 제1형, 갈색세포종이 있고 신세포암이 동반되어 있지 않으면 2A형, 신세포암이 동반되어 있으면 2B형, 갈색세포종만 있는 경우 2C형으로 분류한다. VHL병의 발생률은 36,000명당 1명으로 보고 되고 있으며, 임상증상은 주로 18세에서 30세에 발현된다. VHL 병의 진단은 가족력이 있고, 중추신경계 혈관종, 갈색세포종, 신세포암 중 한 가지 질환이 있거나, 가족력이 없는 경우 두 종류 이상의 중추신경계 혈관종이 있거나 한 가지 중추신경계 종양과 복강 내 종양이 있는 경우 임상적으로 진단한다. 병인은 VHL 종양억제유전자에 돌연변이로 인해 다발성 종양이 발생하는 것으로 알려져 있고, 거의 대부분의 VHL 병에 유전자변이가 관찰된다. 최근 VHL 병에 대한 유전자변이 검사를 통해서 환자 진단 및 가족의 선별검사를 통한 조기 발견이 가능해지면서 VHL 병의 사망률 및 이환율이 감소되고 있다.

참고 문헌

1. 김효명, 신영주, 조윤애: 양측성 크롬친화성 세포종을 동반한 von Hippel-Lindau병 1예. 대한안과학회지 25: 771-775, 1984
2. 김병욱, 민준기, 전두수, 채현석, 한석원, 정인식, 선희식: 가족력을 동반한 von Hippel-Lindau Disease 1예. 대한내과학회지 44:139-146, 1993
3. 신기혁, 박규주, 김수웅, 이상훈, 이상은, 정희원, 김현집, 박재갑: 한국인 von Hippel-Lindau병 환자에서 VHL 유전자의 배선 돌연변이. 대한암학회지 28:544-554, 1996
4. 엄기성, 김태영, 김종문: von Hippel-Lindau qud 가계의 VHL 유전자의 돌연변이 연구. 대한신경외과학회지 34: 197-201, 2003
5. 강효정, 김일진, 박재현, 신용, 장상근, 박혜원, 오승근, 김대중, 박영주, 이민로, 박재갑: VHL germline mutations in Korean patients with von Hippel-Lindau(VHL) disease and pheochromocytoma. 대한내분비학회지 19: S158, 2004
6. 정정화, 함종렬, 정순일, 최영식, 박요한: VHL 2A and 2C phenotypes in a Korean family of von Hippel-Lindau disease with D121N germline mutation. 대한내분비학회지 20:S176, 2005
7. 서정훈, 최영식, 박요한, 강효정, 김일진, 박재갑: VHL 유전자의 nonsense mutation을 보인 von Hippel-Lindau 제1형 가족 1예. 대한내분비학회지 20:S180, 2005
8. 김진우, 최상조, 김연경, 안상미, 송경은, 정선혜, 김대중, 정윤석, 이관우, 김일진, 강효정, 박재갑: VHL 유전

자 변이(R167W)에 의해 쌍둥이 형제에서 발현된 von Hippel-Lindau 병 1예. 대한내분비학회지 20:395 ~ 400, 2005

9. Bryant J, Farmer J, Kessler LJ, Townsend RR, Nathanson KL: Pheochromocytoma: The expanding genetic differential diagnosis. J Nat Cancer Inst 95:1196- 1204, 2003

10. Lonser RR, Glenn GM, Walther M, Chew EY, Libutti SK, Linehan WM, Oldfield EH: von Hippel-Lindau disease. Lancet 361:2059-2067, 2003

11. Richards FM, Webster AR, Mcmahon R, Woodward ER, Rose S, Maher ER: Molecular genetic analysis of von Hippel-Lindau disease. J Intern Med. 243:527-533, 1998

12. Richard S, Graff J, Lindau J, Resche F: Von Hippel-Lindau disease. Lancet 363:1231-1234, 2004

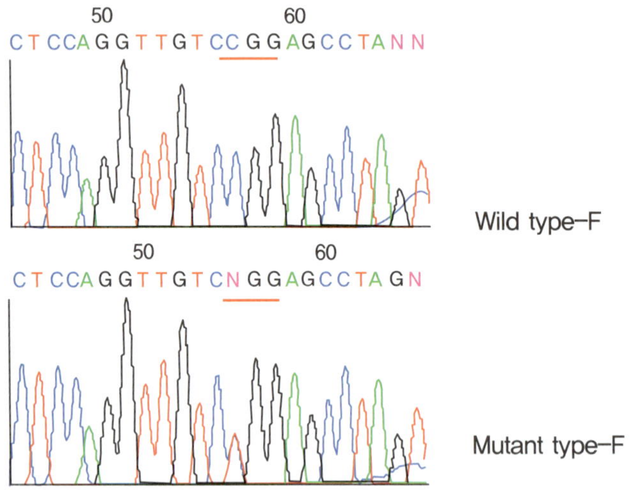

그림 1. VHL 유전자의 배 돌연변이(germline mutation). 3번 염색체 단완의 codon 160번 부위에서 CGG가 TGG로 치환되어 발생한 과오 돌연변이로 인해 arginine이 tryptophane으로 바뀜(N은 돌연변이 맞섬유전자의 C→T 치환을 나타냄)

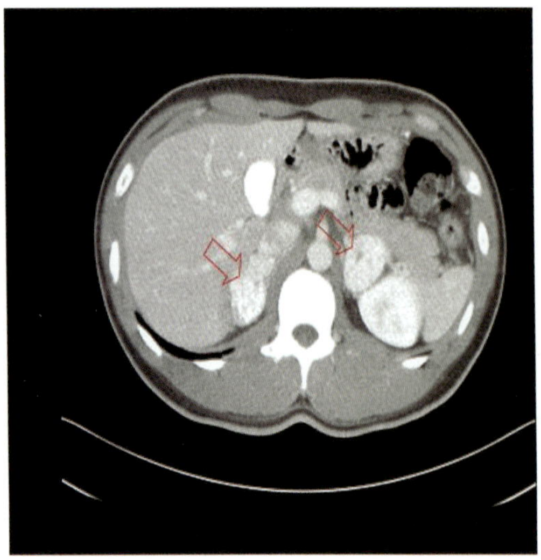

그림 2. 복부 전산화단층촬영에서 우측 부신 및 좌측 부신에 각각 3.7 cm, 3.8 cm 크기의 조영 증강되는 종괴가 보임.

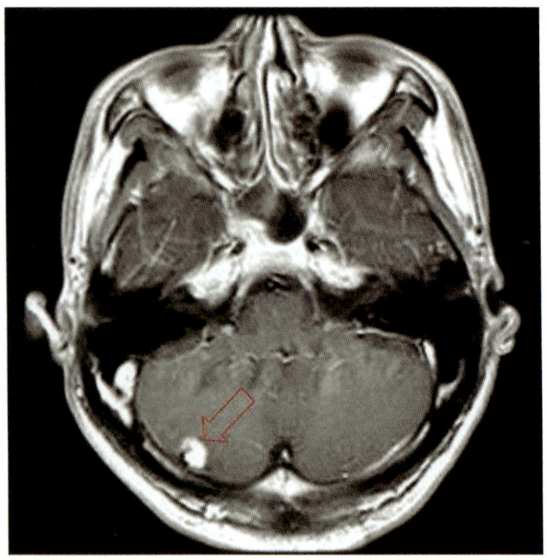

그림 3. 뇌 자기공명영상에서 우측 소뇌에 1.5 cm 크기의 혈관종이 보임.

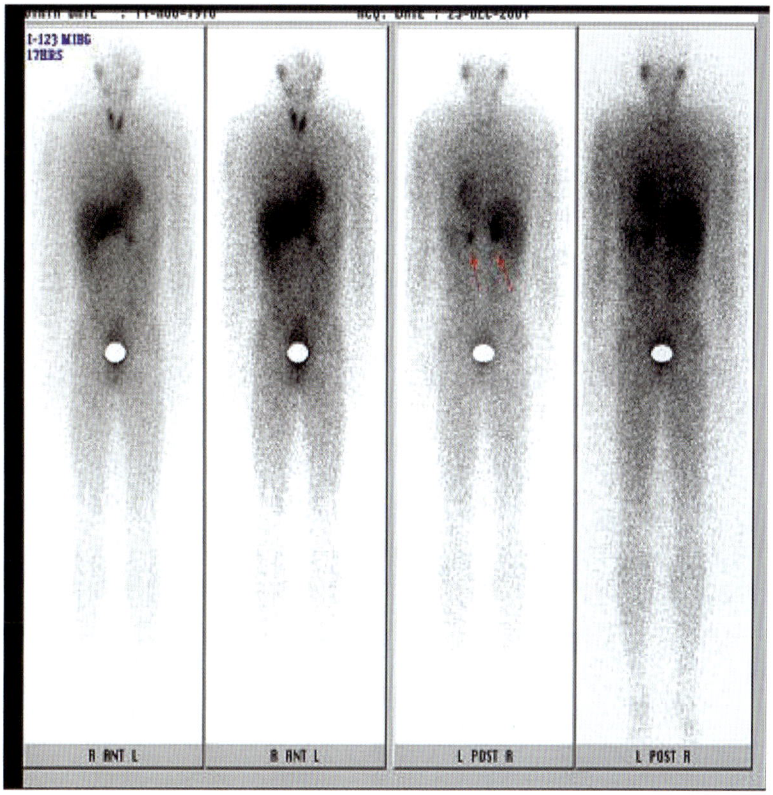

그림 4. 123I MIBG 전신 스캔에서 양측 부신에 국한된 증가된 영상이 보였고 다른 부위로의 전이는 없음.

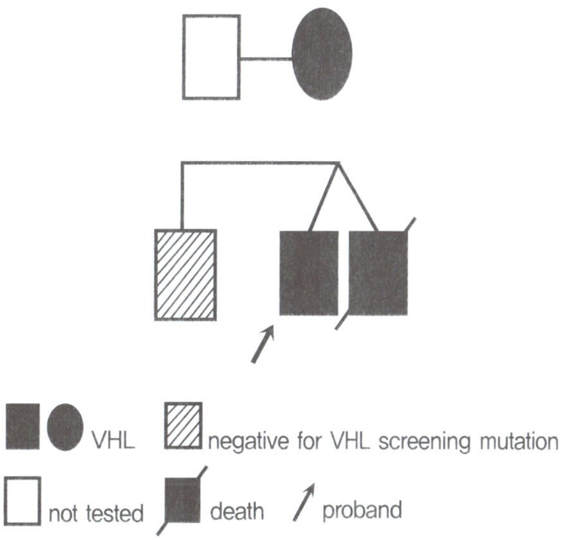

그림 5. 검사가 시행된 가족의 가계도.

찾아보기

ㅇ

ㅈ

ㅊ, ㅋ

ㅌ, ㅍ

E

F

G, H

I

J, K

L

M

N